Kurt Kieselbach

KÖPFE

600 Porträts
namhafter
Persönlichkeiten
aus dem
Gesundheitswesen

Ärzte
Apotheker
Zahnärzte
Politiker
Journalisten

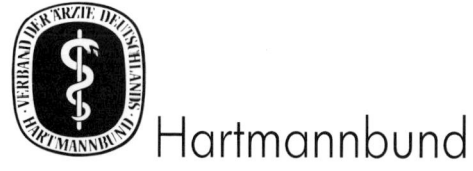

Hartmannbund

Das Buch „Politiker und Ärzte", erschienen 1960, 1964 und 1968, herausgegeben von Dr. med. Hermann Kater, war Vorläufer des Buches „Köpfe", das
1981, 1988 und nunmehr ebenfalls in dritter Auflage erscheint.

Herausgeber: Kurt Kieselbach

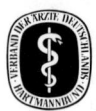   Hartmannbund —
                                Verband der Ärzte Deutschlands
                                Godesberger Allee 54
                                5300 Bonn-Bad Godesberg

Verlag: Wirtschafts- und Verlagsgesellschaft mbH
                                Godesberger Allee 54, 5300 Bonn 2
                                ISBN 3-929436-00-0
                                Nov. 1992

Druck: Moeker Merkur Druck GmbH, Köln

Wer sind die „Köpfe"?

Nach welchen Kriterien die Auswahl stattfand, soll folgende Auflistung darlegen:

- Vorstandsmitglieder, Hauptgeschäftsführung und Justitiare der Bundesärztekammer

- Vorstandsmitglieder, Hauptgeschäftsführung und Justitiare der Kassenärztlichen Bundesvereinigung

- Vorsitzende (Präsidenten), Stellvertreter, Hauptgeschäftsführung und Justitiare der Landesärztekammern und Kassenärztlichen Vereinigungen

- Bundesvorstandsmitglieder, Landesvorsitzende, Stellvertreter und Hauptgeschäftsführung des Hartmannbundes

- Bundesvorstand, Hauptgeschäftsführer und Landesvorsitzende des NAV-Virchow-Bundes und des Berufsverbandes der Praktischen Ärzte und Ärzte für Allgemeinmedizin (BPA), des Berufsverbandes Deutscher Internisten (BDI), des Marburger Bundes, der Apothekerkammern und Apothekerverbände (ABDA und DAV), der Zahnärztekammern, der Kassenzahnärztlichen Bundesvereinigung und der Kassenzahnärztlichen Vereinigungen (KZBV und KZVen), des Freien Verbandes Deutscher Zahnärzte (FVDZ) – Bundesvorstand und Hauptgeschäftsführer verschiedener Ärzteverbände wie Berufsverband der Kinderärzte Deutschlands, Fachverband Deutscher Allgemeinärzte (FDA), des Verbandes der Angestellten-Krankenkassen (VdAK), des AOK-Bundesverbandes, der Medizinisch-Pharmazeutischen Studiengesellschaft (MPS)

- Mitglieder des Gesamtvorstandes des Bundesverbandes der Pharmazeutischen Industrie (BPI)

- Vorsitzender (Präsident) und Hauptgeschäftsführer weiterer kleinerer Ärzteverbände wie Deutscher Ärztinnenbund, Verband Deutscher Badeärzte, Verein Demokratischer Ärztinnen und Ärzte

- Persönlichkeiten aus dem Bundesgesundheitsamt, den Arzneimittelkommissionen der Ärzteschaft und der Apothekerschaft, des Wissenschaftlichen Beirates der Konzertierten Aktion im Gesundheitswesen, ärztliche TV-Moderatoren/-innen, Chefredakteure und gesundheitspolitische Redakteure/Journalisten vor allem der Fach-, aber auch der Tagespresse

- Bundes- und Ländergesundheitsminister und deren Spitzenbeamte, gesundheitspolitische Sprecher/Bundestagsabgeordnete der CDU, CSU, SPD und FDP.

Kurt Kieselbach

Bonn, November 1992

Inhalt

A

Abdolvahab-Emminger, Hamid 21
Abel, Dr. Dietrich von 21
Abshagen, Prof. Dr. Ulrich W. P. 22
Ackermann, Dr. Else 23
Adam, Dieter Robert 24
Afting, Prof. Dr. Ernst-Günter 24
Altherr, Dr. Walter 25
Apfelbach, Dr. Jörg 26
Arnold, Prof. Dr. Martin Michael 26
Articus, Volker 27
Aumiller, Dr. Jochen 27
Axtheim, Dr. Hans-Henning 28

B

Babel, Dr. Gisela 29
Babin, Dr. Wolfgang 29
Bachmann, Prof. Dr. Klaus-Ditmar 30
Baier, Prof. Dr. Horst 30
Balthasar, Dr. Rüdiger 31
Barske, Udo 32
Bartels, Dr. Horst 32
Beck, Dr. Winfried 33
Behnsen, Dr. Gerhard 33
Beleites, Dr. Eggert 34
Berensmann, Dr. Rolf D. 34
Bergmann-Pohl, Dr. Sabine 35
Beske, Prof. Dr. Fritz 36
Bethge, Dr. Ulrich 36
Beyerle, Dr. Ludger 37
Bialas, Dr. Rolf 37
Bittmann, Dr. Klaus 38
Blanck, Dr. Klaus-Jürgen 38
Blinzler, Dr. Manfred 39
Blüm, Dr. Norbert 39
Blum, Dr. Gernot 40
Blume, Prof. Dr. Henning 41
Bodenstein, Joe F. 41
Boeck, Dr. Dieter 42
Boehm, Gero von 42
Bohle, Dr. Franz-Josef 43
Bollinger, Hans Michael 43

Bollmann, Dieter   44
Borelli, Prof. Dr. Siegfried   44
Born, Ulrich   45
Bosch, Merte   46
Bourmer, Prof. Dr. Horst R.   47
Brandstädter, Prof. Dr. Walter   48
Brandt, Michael   48
Braun, Dr. Michael   49
Braun, Prof. Dr. Rainer   49
Braun-Himmerich, Dr. Jürgen   50
Braunsdorf, Dr. Andreas   51
Brautmeier, Bernhard   51
Brenner, Dr. Gerhard   51
Brinker, Fritz   52
Broglie, Maximilian Guido   53
Brüggemann, Dr. Eckhard   53
Burkart, Günter   54

C

Calais, Dr. Peter   54
Carstens, Dr. Veronica   55
Clade, Dr. Harald   55
Clemens, Prof. Dr. Hans-Joachim   57
Combach, Rolf   57
Conradt, Max   58
Cronenberg, Dieter-Julius   58

D

Dahl, Dr. Peter   59
Dallibor, Klaus   59
Damerau-Dambrowski,
Dr. Volker von der   60
Daniel, Andreas   60
Degner, Dr. Klaus   60
Demmer, Ralf   61
Demus, Dr. Helmut   62
Deneke, Prof. J. F. Volrad   63
Derwein, Ursula   64
Detert, Dr. Dirk   65
Deutsch, Richard   65
Diettrich, Prof. Dr. Heinz   66
Dinnendahl, Prof. Dr. Volker   67
Ditzel, Peter   68
Doppert, Dr. Hans   68
Donner, Dr. Andreas   69
Doppelfeld, Prof. Dr. Elmar   69

Dreher, Jürgen 70
Dreßler, Rudolf 70
Drexler, Ingrid 71
Dückers, Alexander 72
Dulce, Prof. Dr. Hans-Joachim 72

E

Eberle, Dr. Sibylle 73
Eckel, Prof. Dr. Heyo 73
Eckert, Dr. Peter 74
Eckhard, Dr. Werner 74
Eggstein, Gerd 75
Eimeren, Prof. Dr. Wilhelm van 76
Eitmann, Dr. Heinrich 76
Elkeles, Dr. Thomas 77
Enders, Dr. Wolfram 77
Engbrocks, Helga 78
Engelen-Kefer, Dr. U. 78
Engelhard, Dr. Hans Heinrich 78
Erkens, Dr. Reinhard 79
Eschenbach, Klaus-Dieter 80
Esser, Elmar 80

E

Feige, Dr. Lothar 81
Feldmann, Dr. Hans Uwe 81
Feyerabend, Dr. Horst 82
Flatten, Dr. Günter 83
Flenker, Dr. Ingo 83
Flöhl, Dr. Rainer 84
Frank, Dr. Michael 84
Freier, Dr. Sighart 85
Freund, Raimund 85
Friebel, Dr. Henning 86
Friel, Hartmut 86
Friese, Hans-Günter 87
Fritz, Dr. Rüdiger O. 87
Frommknecht, Heinrich 88
Frühmorgen, Prof. Dr. Peter 88
Fruhstorfer, Dr. Beate 89
Fruschki, Hansjoachim 90
Fuchs, Prof. Dr. Christoph 90
Funke, Jürgen 90
Furch, Dr. Wolfgang 91

G

Gadomski, Dr. Franz	91
Gaertner, Irmgard	92
Galle, Ulrich	92
Gehlen, Arnold	93
Geiger, Hans	93
Geiger, Dr. Helmut	93
Geisler, Dr. Hans	95
Gelberg, Dr. Hans-Jochen	95
Gerhardt, Dr. Günter	96
Geursen, Dr. Robert	97
Gießwein, Dr. Hans	97
Gilles, Manfred	98
Glaeske, Dr. Gerd	98
Göthlich, Peter	99
Gollert, Dr. Klaus	101
Gottstein, Prof. Dr. Ulrich	101
Gräf, Stefan	102
Granitza, Dr. Axel	102
Grasmugg, Dr. Bruno	103
Grifka, Dr. Joachim	104
Groß, Dr. Bernd-Volker	104
Große-Nordhaus Dr. Henning	105
Grosse, Dr. Norbert	105
Großklaus, Prof. Dr. Dieter	106
Günther, Horst	107
Gutermann, Dr. Wolfgang	108
Gutmann, Dr. Ralph	108
Guthmann, Dr. Dieter	108

H

Habrich, Eberhard	109
Hach, Dr. Friedrich	110
Härter, Prof. Dr. Georg	110
Häussermann, Dr. Ekkhard	111
Hahn, Dr. Klaus-Michael	111
Halter, Dr. Hans	112
Hamm, Prof. Dr. Walter	113
Hammerschlag, Lutz	113
Harndt, Prof. Dr. Raimund	114
Hartl, Dr. Fritz	114
Hasselblatt-Diedrich, Dr. Ingrid	115
Hauenstein, Dr. Elisabeth	116
Haupt, Dr. Manfred	116
Heck, Helmut	117
Hege, Dr. Hans	117

Hell, Dr. Thomas   118
Heinz, Gustav   119
Heinzl, Dr. Susanne   120
Helf, Jürgen   120
Hellbrücke Prof. Dr.
Theodor, Friedrich   121
Helming, Dr. Hans-Joachim   122
Henke, Rudolf   122
Hennings, Rosmarie   123
Henning, Klaus Jürgen   124
Henninges, Dr. Dietrich   124
Herborn, Dr. Ulrich   125
Herder-Dorneich, Prof. Dr. Philipp   125
Herzog, Dr. Horst   126
Hess, Dr. Rainer   127
Hess, Renate   127
Heyenn, Günther   128
Hiller, Walter   128
Hinrichs, Dr. Folkert   129
Hirschmann, Dr. Erwin   130
Höfgen, Ralf   131
Hoffacker, Dr. Paul   131
Hoffmann, Prof. Dr. Hermann   132
Hoffmeister, Prof. Dr. Hans   133
Hofmann, Dr. Gerd Guide   133
Hofmann, Dr. Mariantonius   134
Holler, Albert   134
Hollmann, Prof. Dr. Wildor   135
Hollmann, Dr. Angela   136
Holzgartner, Dr. Hartwig   136
Hommel, Dr. Hans-Jürgen   137
Hoppe, Dr. Jörg-Dietrich   137
Hoppensack, Dr. Hans-Christoph   138
Horn, Donald   139
Huber, Dr. Ellis   139
Huber, Dr. Walter Th.   140
Hügle, Dr. Bernd   141
Hünecke, Dr. Hans   141
Humbert, Dr. Rolf   142

I

Illiger, Prof. Dr. Hans Jochen   142

J

Jachertz, Norbert   143
Jagoda, Bernhard   143

Jansen, Günther   144
Jarmatz, Dr. Heinz F.   145
Jegust, Horst   145
Jepsen, Dr. Hartwin   146
Jesberger, Hans-Jürgen   146
Jöckel, Dr. Hans   147
Joussen, Dr. Kurt   148
Jung, Karl   148
Jung, Wilhelm   149
Junker, Dr. Martin   150

K

Kachel, Dr. Reiner   150
Kamps, Dr. Hans   151
Kater, Dr. Hermann   151
Kathe, Helmut   152
Kaula, Karl   152
Keller, Hermann Stefan   153
Kellner, Dr. Ehrhard   154
Kiefer, Dr. Horst   154
Kielstein, Dr. Helga   155
Kieselbach, Kurt   155
Kindt, Dr. Lutz   156
Kirchhoff, Dr. Ulrich   157
Kirchner, Dr. Roger   157
Kirsten, Dr. Wolf-Dieter   158
Kißmann, Regina   159
Klämbt, Dr. Richard   160
Kleinsorge, Prof. Dr. Hellmuth   160
Klinkhammer, Dr. Ferdinand   161
Klitzsch, Dr. Wolfgang   162
Klotz, Dr. Helmuth   162
Klug, Annelies Ilona   163
Knaape, Dr. Hans-Hinrich   164
Knuth, Dr. Peter   164
Koch, Bertram   165
Koch, Dr. Peter   165
Koch, Wolfgang   166
Kochsiek, Prof. Dr. Kurt   167
Kögel, Dr. Jürgen   167
Köhler, Elke   168
Kölle, Dr. Günter   169
König, Prof. Dr. Benno   169
Kößling, Prof. Dr. Friedrich Karl   170
Kohne, Dr. Horst   171
Kolkmann, Prof. Dr. Friedrich-Wilhelm   172
Kopp, Dr. Wilfried   172

Kosek, Dr. Peter J. 173
Kossow, Dr. Klaus-Dieter 173
Krajewski, Christiane 174
Kramarz, Susanna 175
Kramer, Dr. Rolf 175
Kraus, Rudolf 176
Krebs, Prof. Dr. Rolf 176
Krenkel, Dieter 177
Kreuter, Dr. Hansheinz 177
Kröger, Prof. Dr. Hans 178
Kruse-Jarres, Prof. Dr. Jürgen D. 179
Kühnemann, Dr. Antje-Katrin 180
Küpper, Dr. Jost 180
Kultscher, Dr. Eberhard 181
Kunze, Prof. Dr. Detlef 182

L

Labisch, Prof. Dr. Alfons 183
Labs, Dr. Rotraut 183
Lang, Dr. Bertil 184
Lange, R. Hartwig 185
Lange, Wolfgang W. 185
Langeneckert, Dr. Willy 186
Laschet, Helmut 186
Lehr, Prof. Dr. Ursula Maria 187
Lenz, Dr. Fritz 188
Leonhardt, Prof. Dr. Peter 188
Lerch, Dr. Wolfgang 189
Liebold, Rolf 189
Kori-Lindner, Dr. Claus 190
Lipinski, Jens 191
Loch, Prof. Dr. Franz Carl 191
Löckermann, Dr. Horst 192
Löffler, Dr. Rolf-Jürgen 192
Loeper, Dr. Hubertus von 193
Lojewski, Günter von 193
Luckhaupt, Ralf 194
Luther, Peter 194

M

Maas, Dr. Hans-Jürgen 195
Madaus, Dr. John-Werner 196
Mader, Dr. Frank H. 196
Mahlenbrey, Dr. Kurt 197
Mahn, Dr. med. Hermann 198
Maiß, Dr. Johannes 198

Manasek, Dr. Andreas 199
Mannetstätter, Dr. Egon 199
Martin, Dr. Georg 200
Massing, Dr. Horst-Aloysius 200
Mau, Prof. Dr. Harald 200
Maus, Josef 201
May, Dr. Christian 201
May, Dr. Manfred 202
Maydell, Prof. Dr. Bernd Baron von 202
Meenzen, Ursel 203
Meier-Greve, Dr. Hans-Jürgen 204
Meinke, Dr. Ludger 204
Meisel, Dr. Eckhard 205
Menzel, Dr. Bruno 206
Merten, Dr. Utz P. 206
Metzler, Arno 207
Mitrenga, Dr. Dieter 207
Möhrle, Dr. Alfred R. 208
Mössinger, Dr. Paul 209
Mohl, Dr. h. c. Hans 210
Montgomery, Dr. Frank Ulrich 210
Morck, Dr. Hartmut 211
Morell, Dr. Christian 211
Morhard, Dr. Kurt 212
Mrosek, Dr. Helmut 212
Müller, Erich H. 213
Müller Prof. Dr. Hans-Werner 213
Müller, Dr. Hubertus 214
Müller, Dr. Jürgen 215
Müller, Wolfgang 216
Müller, Dr. Wolfgang 216
Münkner, Dr. Dietrich 217
Münnich, Prof. Dr. Frank E. 217
Munter, Dr. Karl-Heinz 218
Musshafen, Gerhard 218

N

Natusch, Dr. Dieter 219
Naundorf, Dr. Frank 219
Nelde, Hansjürgen 220
Nettesheim, Horst E. 220
Neubauer, Prof. Dr. Günter 221
Nick, Dr. Gernot 221
Nöldner, Klaus 222
Nösser, Bruno 223
Nolden-Temke, Hans Günter 224
Nord Prof. Dr. Dietrich 224

Norpoth, Prof. Dr. Kurt   225
Nürnberger, Klaus   226

O

Oberender, Prof. Dr. Peter   226
Oberer-Haag, Dr. Jutta   227
Ochel, Ursula Anne   228
Ocklenburg, Dr. Heinz-Rudi   228
Oelze, Dr. Fritz   229
Oesingmann, Dr. Ulrich   230
Oettgen, Hans-Jürgen   230
Ollenschläger Dr. Günter   231
Osing, Dr. Wilhelm   232
Ossen, Peter   232
Osterhus, Werner   233
Otto, Dr. Helga   233
Overmeyer, Franz-Egon   233

P

Pack, Dr. Willi   234
Paul, Dr. Carola   235
Pauling, Ute   235
Pfaff, Prof. Dr. Martin   235
Pförringer, Prof. Dr. Wolfgang   236
Pieck, Dr. Johannes   237
Piepgras, Dr. Guido   237
Plassmann, Walter   238
Pohl, Dieter J. R.   238
Popović, Dr. Michael F. R.   239
Postina, Thomas   240
Pott, Dr. Elisabeth   241
Preusker, Dr. Uwe K.   241
Preyss, Dr. Johann Alexander von   242
Pritzel, Martin   243
Prößdorf, Dr. Klaus   243
Pütter, Dr. Sigurg   244

R

Raff, Horst   244
Raida, Dr. Wilhelm   245
Ratschko, Dr. Karl-Werner   245
Regler, Konrad   246
Rehnig, Klaus O.   247
Reichel, Dr. Klaus   247
Reichert, Gerhard   248

Reinauer, Dr. Hans   248
Reitinger, Dr. Jürgen   249
Retiet, Malte   249
Retzlaff, Dr. Ingeborg   250
Richter, Dr. Hermann   250
Ried, Dr. Heinz   251
Ries, Roland   252
Ripplinger, Dr. Helmut   253
Roberts, Edward R.   253
Röderer, Dr. Karl-Heinz   254
Rohde, Dr. Dietrich   254
Rosset, Dr. Christoph   255
Rossi, Dr. Axel de   255
Rudat, Dr. Wolf-Rüdiger   256
Rudolph, Hagen   256
Rüger, Dr. Claus   257
Runde, Ortwin   257

S

Samuel, Dr. Kurt   258
Sander, Dr. Winfried   259
Sayn-Wittgenstein-Hohenstein,
Botho Prinz zu   260
Schad, Wilfried   260
Schäfer, Barbara   261
Schaefer, Dr. Otfrid P.   261
Schattenfroh, Dr. Silvia   263
Schemken, Heinz   263
Schenck, Prof. Dr Hans Uwe   264
Scherf, Dr. Hanno   264
Schettler, Prof. Dr. Gotthard   265
Schimmel, Dr. Klaus-Christof   266
Schlauß, Dr. Hans-Joachim   267
Schlegel, Hartmut   268
Schleicher, Ursula   268
Schmall, Dr. Hartmut   269
Schmickler, Heinz-Gert   270
Schmid, Dr. Manfred   270
Schmidt, Dieter W.   271
Schmidt, Hans-Jürgen   271
Schmidt, Jochen   272
Schmidt, Klaus   272
Schmidt, Thomas   273
Schmidt, Dr. Ulrich, E.   273
Schmieder, Wilfried   274
Schmolke, Dr. Bruno   274
Schneck, Dr. Alois   275

Schneider, Dr. Erich-Dieter 275
Schneider, Dr. Ingo 276
Schneidrzik, Dr. Willy E. J. 276
Schön, Lilo 277
Schönwald, Dr. Willi 277
Scholtholt, Prof. Dr. Josef 278
Schottdorf, Dr. Bernd 279
Schreiber, Werner 279
Schröder, Dr. Karl Bernhard 280
Schroeder-Printzen, Günther 280
Schulte, Gerhard 281
Schulz-Dusenschön, Bernd 281
Schulz, Dr. Rolf 282
Schumacher-Wandersleb Dr. Otto 282
Schuster, Dr. R. Werner 283
Schwabe, Dr. Wolf-Dietrich 283
Schwartz, Prof. Dr. Friedrich Wilhelm 284
Schwarzkopf, Prof. Dr. Hans-Joachim 285
Schwenke, Dr. Peter 285
Schwoerer, Dr. Peter 286
Seehofer, Horst 286
Seidscheck, Dr. Mark 287
Seifert, Prof. Dr. Klaus 287
Semlitsch, Argo 288
Sewering, Prof. Dr. Hans Joachim 288
Sitte, Dr. Klaus-Peter 290
Smiegielski, Dr. Edwin 290
Sommer, Dr. Dieter 291
Speth, Jörg-Erich 291
Spickschen, Dr. Thorlef 291
Spiess, Prof. Dr. Heinz 292
Stamm, Dr. Thomas 293
Staudt, Prof. Dr. Johannes 294
Stein, Peter-Georg 294
Steinbach, Prof. Dr. Manfred 295
Steiner, Bertram 295
Steinhilper, Dr. Gernot 296
Steinigen, Dr. Manfred 296
Steudel, Dr. Andreas 297
Stobrawa, Franz F. 297
Straube, Dr. Dietmar 298
Strelow, Karlheinz 298
Stridde, Dr. Claus 299
Stürzbecher, Klaus 299
Stuppardt, Rolf 300
Süssmuth, Prof. Dr. Rita 300

T

Tascher, Dr. Hans-Joachim — 301
Tegtmeier, Dr. Werner — 302
Thaer, Wilhelm — 302
Theopold, Prof. Dr. Wilhelm — 303
Theurer, Dr. Günter — 304
Thierfelder, Dr. Dietrich — 304
Thöle, Dr. Wolfgang — 305
Thomae, Dr. Dieter — 305
Thomas, Dr. Hans-Jürgen — 306
Thomas, Prof. Dr. Lothar — 307
Tiemann, Dr. Burkhard — 307
Tiemann, Dr. Susanne — 308
Timm, Dr. Gerhard — 310
Trautmann, Heinz — 310
Trenckmann, Prof. Dr. Heinz — 311
Trockel, Werner — 311
Troschke, Prof. Dr. Jürgen Freiherr von — 312

U

Ullmann, Dr. Hansdieter — 312

V

Vilmar, Dr. Karsten — 313
Vita, Dr. Giuseppe — 314
Völker-Albert, Dr. Marita — 314
Voelker, Dr. Klaus — 315
Vogel, Prof. Dr. Hans Rüdiger — 316
Vogt, Dr. Michael — 317
Volkmann, Hans-Werner — 317
Volkmann, Dr. Joachim — 318
Vollmer, Rainer — 318
Vorderwülbecke, Dr. Ulrich — 319

W

Wagner, Baldur — 319
Wagner, Dr. Klaus — 320
Wagner, Norbert — 321
Walther, Dr. Helmut — 321
Wannagat, Dr. Georg — 322
Wasmuth, Dr. Gerd-Rüdiger — 323
Weber, Dieter — 324
Wegener, Dr. Bernd — 324
Wehle, Ernst-Heinrich — 325

Wolfgang Weidig Dr.   325
Weihrauch, Prof. Dr. Thomas R.   326
Weinhold, Prof. Dr. Ernst-Eberhard   327
Weinholz, Dr. Harthmut   328
Weise, Dr. Gerlinde   328
Weismüller, Dr. Josef   329
Weisner, Dr. Eckhard   329
Wendl, Friedrich Georg   330
Wenninger, Dr. Walter   330
Wendt, Hans-Dieter   331
Werling, Dr. Werner   332
Westhoff, Justin   332
Wick, Dr. Ulrich   333
Wildmeister, Prof. Dr. Wolfgang   333
Will, Dr. Winfried   334
Wille, Prof. Dr. Eberhard   334
Wimmenauer, Dr. Jochen   335
Wimmer, Werner   336
Windschild, Günther   336
Winn, Dr. Kuno   337
Wirtz, Dr. Franz   338
Wittig, Dr. Helmut   338
Wönne, Dr. Roland   339
Wolf, Heinz-Günter   339
Wolter, Dr. Udo   340
Worms, Dr. Bernhard   341

Z

Zalewski, Dr. Thomas   341
Zeller, Dr. Albert   342
Zellmann, Jürgen   342
Zimmer, Dr. Franz   343
Zimmermann, Dr. Gerd W.   343
Zöller, Dr. Klaus   344
Zöllner, Dr. Siegfried   344
Zündorf, Martin Andreas   345

Hinweis
Ab Seite 347 sind alle Namen nochmals aufgelistet, zur besseren Übersicht den einzelnen Sparten Ärzteschaft, Apothekerschaft, Zahnärzteschaft, Pharma, Krankenkassen, Politiker/Ministerialbeamte und Journalisten zugeordnet.

Hamid Abdolvahab-Emminger

geb. am 29. März 1964 in Teheran. Stellv. Vorsitzender des Ausschusses „Medizinstudenten im Hart-

Anschrift:
Bansastraße 9,
6078 Neu-Isenburg;
Telefon: (0 61 02) 3 88 87

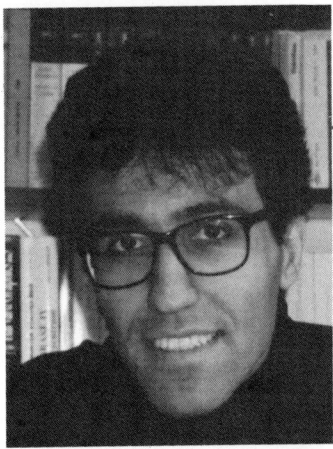

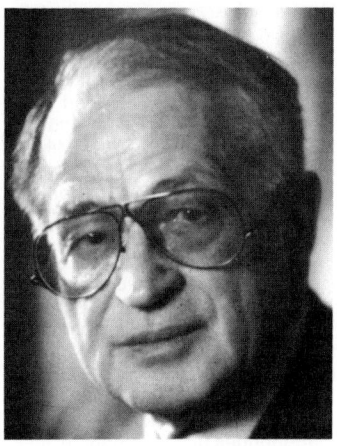

mannbund", Landesvorsitzender des Ausschusses „Medizinstudenten im Hartmannbund" LV Hessen (seit 1989). Begründer und Chefredakteur der semesterweise erscheinenden Zeitschrift StudMed (seit 1990). – Schulbildung und naturwissenschaftliches Abitur Razi Schule, in Teheran (1982). Einreise in die Bundesrepublik im Rahmen des Förderprogramms des persischen Bildungsministeriums (1984). Studium der Medizin in Frankfurt (1986–1993). Promotionsstipendiat des Max-Planck-Instituts für Hirnforschung in Frankfurt (1989–1991). Publikationen: „Schlüsselblatt zu medizinischen und anatomischen Termini" (1988).

Dr. med. Dietrich von Abel

geb. am 9. Janur 1920 in Stuttgart. Als Frauenarzt in Schwäbisch Gmünd niedergelassen (seit 1956).

Schatzmeister des Hartmannbundes (1973–1985). Stellv. Vorsitzender des Hartmannbundes (1974–1981). Vorsitzender des Landesverbandes Baden-Württemberg des Hartmannbundes (seit 1977). Vorsitzender der Friedrich-Thieding-Stiftung des Hartmannbundes (1974–1989). Vorstandsmitglied des Berufsverbandes der Frauenärzte (1972– 1989). Dessen 2. Vorsitzender (1977–1986). Vorstandsmitglied der Kassenärztlichen Vereinigung Nordwürttemberg (von 1970–1989). Vorsitzender der Aktionsgemeinschaft Baden-Württembergischer Ärzte (seit 1978). Schriftleiter von „Der Hartmannbund in Baden-Württemberg (seit 1969). Mitglied des Redaktionsbeirates der Zeitschrift „Der Deutsche Arzt" (1973-bis 1989). Vorstandsmitglied (seit 1989). Vorsitzender des Verwaltungsausschusses der Hartmannbund-Stiftung „Ärzte helfen Ärzten" (seit 1991). Vorstandsmitglied des Wissenschaftlichen Institutes der Ärzte Deutschland WIAD (seit 1976). Geschäftsf. Arzt der Geschäftsstelle Stuttgart des WIAD (seit 1992). – Schulbesuch in Berlin am Bismarck- und Falkrealgymnasium, Abitur (1938). Anschließend Studium der Medizin in Berlin und Tübingen als Angehöriger der Militärärztlichen Akademie. Approbation und Promotion zum Doktor der Medizin (Okt. 1944). Truppenarzt bis Kriegsende. Weiterbildung zum Frauenarzt in Schwäbisch Gmünd (seit 1949). Verleihung des Bundesverdienstkreuzes am Bande (1980). Verleihung des Bundesverdienstkreuzes 1. Klasse (1985). Verleihung der Verdienstmedaille des Landes Baden-Württemberg (1990). Hartmann-Thieding-Plakette des Hartmannbundes und Bernhard-Rüder-Medaille des Berufsverbandes der Frauenärzte (1990). Publikationen: Aufsätze über Sozialpolitik und Reform des Gesundheitswesens und der Gesetzlichen Krankenversicherung in dem Periodikum „Aktionsgemeinschaft Baden-Württembergischer Ärzte" im Ärzteblatt Baden-Württemberg. Aufsatz über Prävention im Gesundheitspolitischen Jahrbuch (Herausgeber Hartmannbund), Aufsatz über Gesundheitserziehung in Zeitung „Die Welt". Aufsatz über Gesundheitserziehung aus der Sicht der Ärzte-

schaft in Sozialhygienische Mitteilungen 2/86.
Anschrift:
Möhringer Landstraße 36,
7000 Stuttgart 80;
Telefon: (07 11) 73 10 24
Fax: (07 11) 73 16 96

Prof. Dr. med. Ulrich W. P. Abshagen

geb. am 18. Juli 1943 in Würzburg. President Pharmaceuticals/Boehringer Mannheim International. Pro-

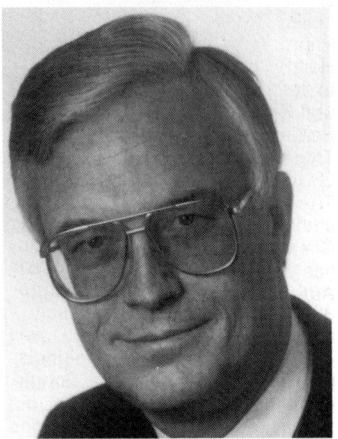

fessor für Klinische Pharmakologie der Universität Heidelberg. Mitglied im Editorial Board der Reihe „Klinische Pharmakologie"/W. Zuckschwerdt Verlag. Mitglied des Vorstandes der Deutschen Gesellschaft für Pharmakologie und Toxikologie. – Studium der Medizin (1962–1968), Studium der Psychologie und Philosophie (1962–1964).

Promot. (1970). Habilitation „Klinische Pharmakologie" Berlin (1974). Umhabilitation an die Fakultät für Klinische Medizin Mannheim der Universität Heidelberg (1977). Wissenschaftlicher Assistent am Institut für Klinische Pharmakologie des Klinikums Steglitz der FU Berlin (1970–1973). Wissenschaftlicher Assistent an der Medizinischen Klinik und Poliklinik des Klinikums Steglitz der FU Berlin (1973–1977). Facharzt für Pharmakologie (1974). Funktionsoberarzt der Medizinischen Aufnahmestation des Klinikums Steglitz (1977). Facharzt für Innere Krankheiten (1977). Seit 1977 bei Boehringer Mannheim GmbH. Leiter des Instituts für Klinische Pharmakologie (1978). Leiter Herz-/Kreislaufforschung der tierexperimentellen Pharmakologie und Klinischen Entwicklung (1982). Bereichsleiter Produktentwicklung Therapeutica (1983). Mitglied der Geschäftsführung des Ressorts Therapeutica (1985–1992). Organisator der „IV. World Conference on Clinical Pharmacology & Therapeutics", Mannheim/Heidelberg (1989). Auszeichnung der Dissertation mit dem „Preis des Kuratoriums der Unterfränkischen Gedenkjahresstiftung für Wissenschaft" (1971). Fritz-Külz-Preis der Deutschen Gesellschaft für Pharmakologie und Toxikologie (1972). BV: Handbook of Experimental Pharmacol. (Vo. 76, 1985); rd. 150 vorw. englspr. Veröff. in intern. Zeitschr.

Anschrift:
Sandhofer Straße 116,
6800 Mannheim 31;
Telefon: (06 21) 7 59-29 69
privat:
Burgunderweg 8,
6940 Weinheim-Lützelsachsen;
Telefon: (0 62 01) 5 84 45

Doz. Dr. med. habil.
Else Ackermann

geb. am 6. November 1933 in Berlin. Facharzt für Pharmakologie und Toxikologie mit Spezialisierung in

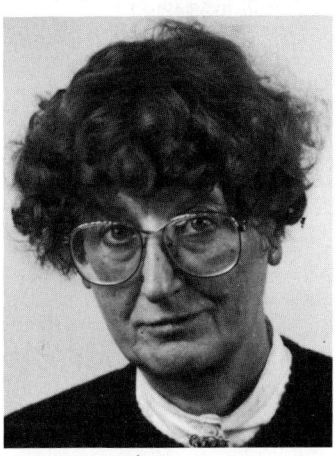

Klinischer Pharmakologie. Lehr- und Forschungstätigkeiten an der Akademie der Wissenschaften in Berlin-Buch, der Medizinischen Akademie „Carl Gustav Carus" in Dresden und der Berliner Charité. – Studium der Humanmedizin an der Humboldt Universität Berlin (1952–1957). Promotion (1958). Habilitation in Dresden (1969). Ordentliche Dozentin für Klinische Pharmakologie an der Medizinischen Akademie in Dresden (1971). Später Honorar- bzw. außerordentliche Dozentur für Klinische Pharmakologie an der Humboldt-Universität. Forschungsschwerpunkte waren der Arzneimittelmetabolismus in der menschlichen Leber (Habilitation), Pharmakokinetik von Benzodiazepinen, Untersuchungen über Bindungsproteine und Steroidhormon-rezeptoren in hormonabhängigen Tumoren.

Anschrift:
Roseggerstraße 8,
O-1272 Neuenhagen;
Telefon: (0 33 42) 71 71

Dieter Robert Adam
Ministerialrat a. D.

geb. am 30. März 1935 in Wuppertal. Hauptgeschäftsführer des Berufs-verbandes der Praktischen Ärzte

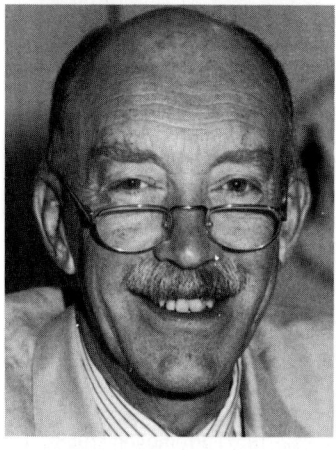

und Ärzte für Allgemeinmedizin Deutschlands (BPA) e. V. (seit 1977) – Besuch des Altsprachlichen Wil-helm-Dörpfeld-Gymnasiums; dort Abitur (1955). Anschließend Jura-studium in Heidelberg, München, Bonn/Köln, dort Referendarex-amen (1959). Fortsetzung des Stu-diums an der Universität und der Ecole des Hautes Etudes Internatio-nales in Genf. Assessorexamen in Düsseldorf (1964). Nach vorüberge-hender Tätigkeit in der wissen-schaftlichen Abteilung des Deut-schen Bundestages verschiedene Aufgaben im Bereich des Bundes-ministeriums des Innern (von 1965 bis 1970). Rückkehr zur Verwaltung des Deutschen Bundestages, Se-kretär des Bundestagsausschusses für Jugend, Familie und Gesundheit (ab 1971). Mitarbeit unter anderem an Krankenhausfinanzierungsge-setz, Psychiatrie-Enquête, Bundes-ärzte- und Approbationsordnung, Lebensmittelgesetz. Arzneimittel-gesetz. Juni 1976 Eintritt in die Ge-schäftsführung des BPA.

Anschrift:
Bundesgeschäftsstelle des BPA,
Belfortstraße 9/IX, 5000 Köln 1;
Telefon: (02 21) 72 07 27
Ab Januar 1993:
Theodor-Heuss-Ring 14
5000 Köln 1

Prof. Dr. med. Dr. rer. nat.
Ernst-Günter Afting

geb. am 9. August 1942, Osnabrück. Direktor der Hoechst AG. Leiter des Geschäftsbereichs Pharma der Ho-echst AG. – Studium der Chemie und Medizin in Münster und Frei-burg (seit 1964). Nach Staatsexa-men und Promotion zum Doktor der Chemie. Forschungsaufenthalt in Japan, anschließend wissenschaft-licher Assistent und Forschungs-gruppenleiter an der Universität Freiburg (1973). Promotion zum Doktor der Medizin, Habilitation und venia legendi für Physiologische Chemie an der Universität Freiburg (1978). Approbation als Arzt und Ruf an die Georg-August-Universität Göttingen (1980). Dort Professor und Leiter der Abteilung Protein-chemie im Zentrum für Biochemie.

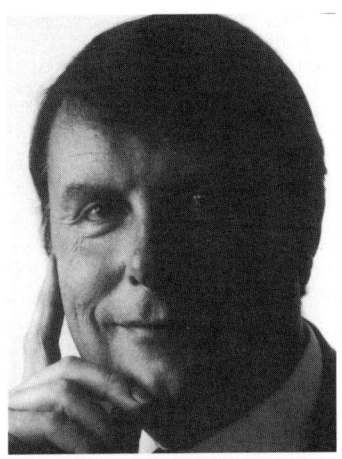

Dr. med. Walter Altherr MdB

geb. am 11. Juli 1946 in Kaiserslautern. Mitglied des Deutschen Bundestages. – Lehre als Elek-

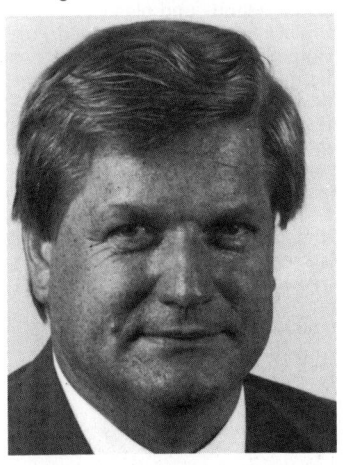

Eintritt in die Behringwerke AG und Übernahme der Forschungsleitung unter Beibehaltung der Lehrtätigkeit an der Universität Göttingen (1984). Stellv. Vorstandsmitglied der Behringwerke AG, zuständig für die Forschung (1986). Wechsel zur Hoechst AG. Ernennung zum Mitglied der Bereichsleitung Pharma, verantwortlich für Pharmaforschung und -entwicklung (1988). Direktor der Hoechst AG (1991). Leiter des Geschäftsbereichs Pharma der Hoechst AG (seit März 1991). Forschungspreis der Medizinischen Fakultät der Universität Freiburg (1972). Stipendiat der Studienstiftung des Deutschen Volkes (1965–1974). Publikationen: Ca. 100 Publikationen in Büchern und Fachzeitschriften.

Anschrift:
Hoechst Aktiengesellschaft
Postfach 80 03 20,
6230 Frankfurt/M. 80;
Telefon: (0 69) 3 05 78 79

tromechaniker. Abitur über den 2. Bildungsweg, Studium der Medizin in Saarbrücken und Homburg/Saar (1969). Staatsexamen, Promotion zum Dr. med. (1975). 1 Jahr chirurgische Assistenz St. Johannis-Krankenhaus in 6790 Landstuhl (1975–1977). Chirurgische Universitätsklinik Homburg/Saar, Allgemeinchirurgie (Prof. Dr. Farthmann), Unfallchirurgie (Prof. Dr. Schweiberer), Herz- und Thoraxchirurgie (Prof. Dr. Stapenhorst) (seit Juli 1977). Facharzt für Chirurgie, Wissenschaftl. Assistent Abt. für Unfallchirurgie, Weiterbildung zum Unfallchirurgen (Prof. Dr. Muhr), Funktionsoberarzt Abt. für Unfallchirurgie (Prof. Dr. Trentz) (Dez. 1983). Besondere fachliche Spezialausbildungen: Mikro- und Replantations-

25

chirurgie bei Prof. Dr. Lee aus San Diego am Klinikum Steglitz in Berlin (1978), Handchirurgie bei Prof. Dr. Zwank, Saarbrücken. Oberarzt an den Städtischen Krankenanstalten Saarbrücken (seit Juli 1986). Abt. Unfall-, Hand- und plastische Chirurgie. Lehrauftrag an der Med. Fak. (Homburg/Saar) der Univ. des Saarlandes im Fach Sozialmedizin. Mitglied des Deutschen Bundestages (seit Dez. 1990). Mitglied des Verteidigungsausschusses und dort Berichterstatter der CDU/CSU-Fraktion für das Sanitätswesen und die militärische gentechnologische Forschung. Stellv. Vorsitzender des Ausschusses für Gesundheit.

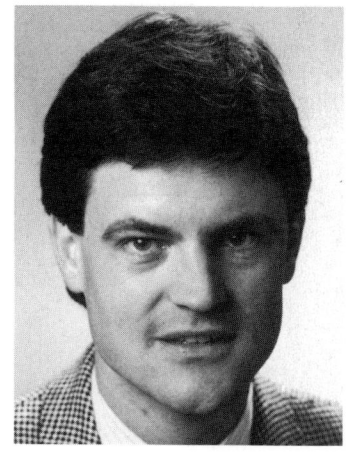

Anschrift:
c/o Bundeshaus,
5300 Bonn;
Telefon: (02 28) 16 31 92

Anschrift:
c/o ZDF
Redaktion Gesundheit und Natur
Postfach 40 40,
6500 Mainz;
Telefon: (0 61 31) 70 22 70
Fax: (6 61 31) 70 22 76

Dr. med. Jörg Apfelbach

geb. am 10. April 1958 in Stuttgart. Wissenschaftsredakteur beim Zweiten Deutschen Fernsehen – ZDF – in der Redaktion Gesundheit und Natur (Ltg. Dr. h. c. Hans Mohl). Aufgaben: Erstellen von Beiträgen zu Gesundheitsthemen aller Art für „Gesundheitsmagazin PRAXIS". Moderationen/Dokumentationen/Sondersendungen. Studium der Humanmedizin in Heidelberg (1977–1984). Doktorarbeit (1984–1988). Aufbaustudium „Journalistik" in Mainz/Freier Journalist (1986–1988). Festanstellung beim ZDF (seit 1. Juni 1988). ESSEX-Fellowship verliehen (1990) durch die Vereinigung der Deutschen Medizinischen Fach- und Standespresse.

Prof. Dr. med. Martin Michael Arnold

geb. am 27. Dezember 1928 in Mainz. O. Professor für Anatomie/Anatomisches Institut d. Universität Tübingen. Medizinerausbildung, Übernahme einer Stiftungsprofessur GSF. – Medizinstudium in Göttingen, Freiburg u. Düsseldorf (1950–1955). Promotion zum Dr. med. (1956). Habilitation (1965). Ruf an den Lehrstuhl Anatomie in Tübingen (1972). Ruf auf den Lehrstuhl Anatomie I in Düsseldorf (Ablehnung) (1975). Mitglied des Vorstandes der Gesellschaft Histochemie (seit 1969). Mitglied des Wissen-

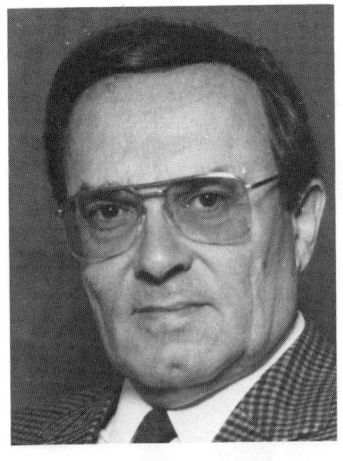
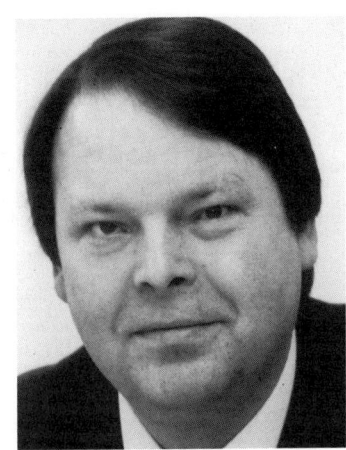

schaftlichen Beirates der Bundes-ärztekammer (seit 1976). Mitglied des Vorstandes des Wissenschaftlichen Beirates der BÄK (1988–1992). 130 Publikationen auf den Gebieten Morphologie/Histochemie, Mediziner-Ausbildung und Gesundheitswesen.

Anschrift:
Keplerstraße 15,
7400 Tübingen 1;
Telefon: (0 70 71) 29 39 31

theken Rechenzentrum. PR-Ausschuß der ABDA. – Praktikum mit Vorexamen, Kiel. Studium in München. Kandidatenjahr Kg. priv. Apotheke, Leck. Tätigkeit im Sanitätsdepot Bramstedt Lund und öffentlichen Apotheken. Leiter der Schwan-Apotheke (seit 1977). Ehrenkreuz der Bundeswehr. Herausgeber der Geschichte der alten Husumer Apotheken.

Anschrift:
Großstraße 21,
2250 Husum;
Telefon: (0 48 41) 30 66
(0 48 41) 57 67 (privat)

Apotheker
Volker Articus

geb. am 3. Dezember 1942. Leiter der Schwan-Apotheke, Husum. Vorsitzender Apothekerverein Schleswig-Holstein. Vorstand Deutscher Apothekerverein. Verwaltungsrat Norddeutsches Apo-

Dr. med. Jochen Aumiller

geb. am 11. Oktober 1941 in Arnstorf/Niederbayern. Geschäftsführer des MMV Medizin Verlags- und Chefredakteur der Münchener Me-

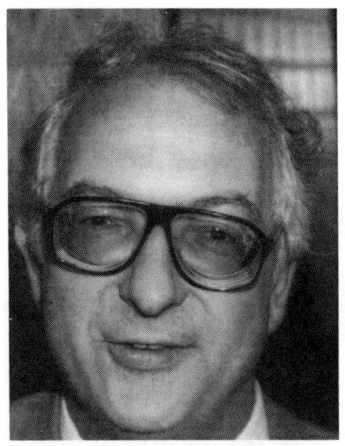

Gesundheitsminister Dr. med. Hans-Henning Axthelm

geb. am 24. August 1941 in Allstedt, Kreis Artern. Minister für Soziales und Gesundheit des Landes Thü-

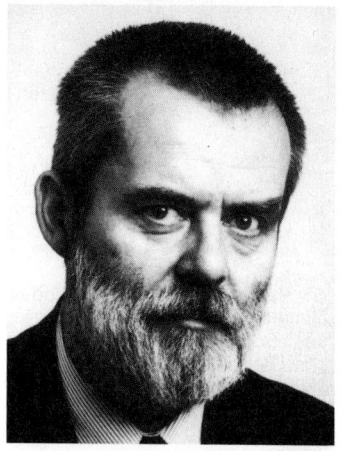

dizinischen Wochenschrift. – Nach dem Abitur 11/2 Jahre Volontariat bei einer Tageszeitung, dann Medizinstudium in München. Beginn der Facharztausbildung Anästhesiologie. Freie Mitarbeit in zahlreichen Rundfunkanstalten wie auch in Tageszeitungen. Chefredakteur der MMW (seit 1977). – Walter-Trummert-Medaille und Ernst-von-Leyden-Preis. Publikationen: Autor von mehreren Aufklärungsbüchern (z. B. der Krebshilfe-Ratgeber, Band I und II, zusammen mit Mildred Scheel), Herausgabe von Fachpublikationen (z. B. „Qualitätssicherung in der Medizin", MMV Medizin Verlag, München, und „Risikofaktor Hypertonie", MMV Medizin Verlag München.

Anschrift:
MMV Medizin Verlag GmbH
München
Neumarkter Straße 18,
8000 München 80;
Telefon: (0 89) 43 18 96 40
Fax: (0 89) 43 18 96 33

ringen (seit 8. Nov. 1990). – Medizinstudium in Jena, Ausbildung zum Facharzt für Arbeitsmedizin. 2. Ausbildung zum Facharzt für Innere Medizin. Mitglied des Parteivorstandes der CDU des Landes Thüringen (Dez. 1989). Wahl in die Volkskammer, Mitglied des Fraktionsvorstandes der CDU und des Präsidiums der Volkskammer (18. März 1990). Abgeordneter des Thüringer Landtages (3. Okt. 1990). Minister für Soziales und Gesundheit in Thüringen (8. Nov. 1990).

Anschrift:
Privat:
Thomasberger Weg 17,
O-6120 Eisfeld;
Telefon: (0 36 86) 24 60

dienstlich:
Thüringer Ministerium
für Soziales und Gesundheit
Werner-Seelenbinder-Straße 14,
O-5010 Erfurt;
Telefon: (0 36 86) 3 89-0

Dr. Gisela Babel

geb. am 23. Mai 1938 in Berlin.
Mitglied des Bundestages, Wahlkreis Marburg (seit 1990). Vorsitzen-

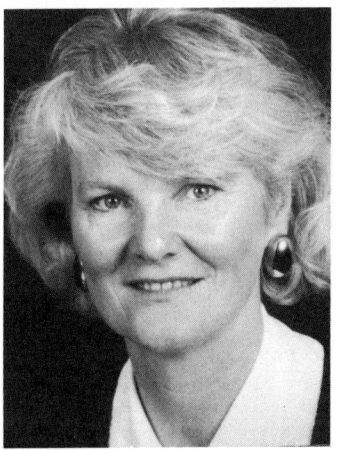

de des Arbeitskreises Arbeits-, So-
zial-, Frauen-, Jugend-, Familien-
und Gesundheitspolitik der FDP-
Bundestagsfraktion (seit Sept.
1992). Obfrau im Ausschuß für Arbeit und Sozialordnung des Bundestages. Mitglied der FDP (seit
1976). Stadtverordnete (1981–
1985). Ortsvorsitzende in Marburg
(seit 1983). Kreisvorsitzende in Mar-
burg-Biedenkopf (seit 1984). Mitglied des Hessischen Landtages
und deren sozialpolitische Sprecherin (1987–1990). Kreistagsabge-

ordnete in Marburg (seit 1989). –
Abitur (1957). Studium der Rechtswissenschaften in Edinburgh, Berlin
und Tübingen. Promotion (1964).
Anschrift:
Bundeshaus
5300 Bonn 1

Dr. med. dent.
Wolfgang Babin
Zahnarzt

geb. am 6. Oktober 1939 in Berlin.
Zahnarzt in eigener Praxis (seit
1966). Referent für Prophylaxe und /

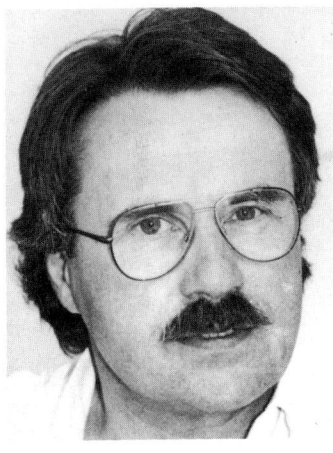

oder GOZ bei Kongressen (Davos,
Braunlage) und in ganz Deutschland für Institute und Kammern (seit
1980). Vorstandsmitglied der Zahnärztekammer Berlin (1987–1990).
Landesvorsitzender für Berlin im
Freien Verband Deutscher Zahnärzte (seit 1991). – Abitur und Studium in Berlin. Übernahme einer
Praxis in Berlin-Schöneberg (1966).
Promotion in Berlin, Fach Chirurgie,

Spezialisierung auf Individualprophylaxe mit Schwergewicht auf Paradontologie (1982).
Anschrift:
Bayerischer Platz 11,
W-1000 Berlin 30;
Telefon: (0 30) 2 18 26 28
Fax: (0 30) 2 13 32 06

Prof. Dr.
Klaus-Ditmar Bachmann

geb. am 8. Januar 1922 in St. Goarshausen. Direktor der Universitäts-Kinderklinik Münster. Vorsitzender

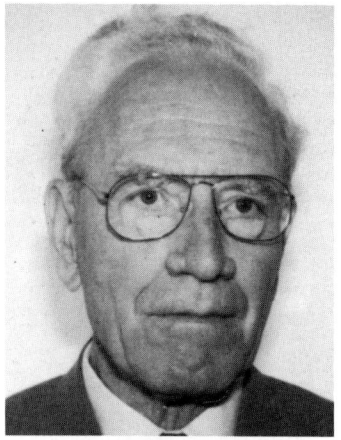

des Wissenschaftlichen Beirates der Bundesärztekammer. – Wiss. Assistent am Anatomischen Institut der Universität Marburg/Lahn, Direktor: Prof. Dr. A. Benninghoff (1948). Wiss. Assistent am Pathologischen Institut der Universität Marburg/Lahn, Direktor: Prof. Dr. H. Hamperl (1950–1952). Wiss. Assistent und Oberarzt der Univ. Kinderklinik Köln, Direktor: Prof. Dr. Benn-holdt-Thomsen (1952–1969). Habilitation (1957). Ordentlicher Professor und Direktor der Univ. Kinderklinik Münster (seit 1. Apr. 1970). Publikationen: Originalarbeiten Pneumocystis Pneumonie; angeborene Tumoren. Zu den Fachgebieten: Elektrolyt-Haushalt. Neonatale Hypoglykämie. Mitherausgeber der 3bändigen „Pädiatrie in Praxis und Klinik" und Fachredakteur für Kinderheilkunde in der Med.-wiss. Abt. des „Deutschen Ärzteblattes".

Anschrift:
Univ. Kinderklinik,
Albert-Schweitzer-Straße 33,
4400 Münster;
Telefon: (02 51) 83 77 31
Vredenweg 19,
4400 Münster;
Telefon: (02 51) 8 65 13
Ärztekammer Westf.-Lippe,
Kaiser-Wilhelm-Ring 4–6,
4400 Münster;
Telefon: (02 51) 3 75 01 71

Prof. Dr. med. Horst Baier

geb. am 26. März 1933 in Brünn/ Mähren. Ordinarius der Soziologie in der Sozialwissenschaftlichen Fakultät der Universität Konstanz mit den Lehr- und Forschungsgebieten der Sozialpolitik und Sozialmedizin, Sozialgeschichte und Sozialstruktur der europäischen Länder, Geschichte der Sozialwissenschaften und der sozialen Ideen. – Studium der Medizin, Philosophie und Sozialwissenschaften in Erlangen, Berlin und München (1952 bis 1961). Ärztliches Staatsexamen in München (1959). Approbation (1961). Wissenschaftlicher Mitarbeiter an der Sozialforschungsstelle Dortmund (1962 bis 1969); Habilita-

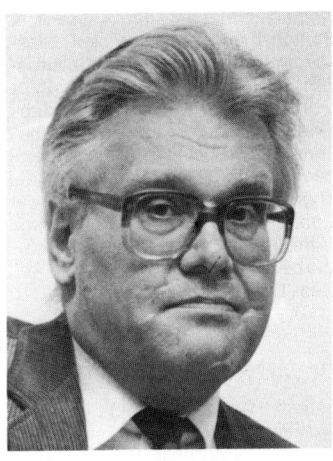

Dipl.-Kfm. Dr. rer. pol.
Rüdiger Balthasar

geb. 6. Dezember 1943 in Willich.
Hauptgeschäftsführer der Kassenärztlichen Vereinigung Westfalen-

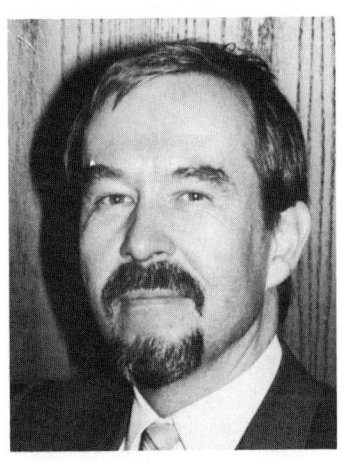

tion für Soziologie an der Universität
Münster (1969); o. Professor für Soziologie und Sozialpädagogik an
der Pädagogischen Hochschule
Münster (1969/70); o. Professor für
Soziologie und Philosophie an der
Universität Frankfurt/Main (1970
bis 1975); Ordinarius für Soziologie
an der Universität Konstanz (seit
1975). Publikationen: Medizin im
Sozialstaat (1978); Vom bewaffne-
ten zum ewigen Frieden? (1985);
Ehrlichkeit im Sozialstaat (1988);
Hg.: Arzneimittel im Sozialen Wandel (1988); Soziologie als Aufklärung (1989); Schmutz – über Abfälle
in der Zivilisation Europas (1991);
Mit-Hg.: Max Weber-Gesamtausga-
be (seit 1984). Veröffentlichungen
zu den genannten Forschungsgebieten in Fachzeitschriften, Sammelwerken und Lexika.

Anschrift:
Renkenweg 9,
7750 Konstanz;
Telefon: (0 75 31) 3 29 90

Lippe. – Studium der Wirtschafts- u.
Sozialwissenschaften an der Universität zu Köln (1965–1970). Promotion am Seminar für Sozialpolitik
der Universität zu Köln (1970–1972).
Wiss. Hilfskraft ebda. (1970–1971).
Stellv. Hauptgeschäftsführer der
Kassenärztlichen Vereinigung
Westf.-Lippe (1978–1986). Hauptgeschäftsführer der Kassenärztlichen Vereinigung Westfalen-Lippe
(seit 1987). 1. Möglichkeiten zur
Steuerung der Arzneimittelausga-
ben in der gesetzlichen Krankenversicherung, Diss. Köln 1972. 2.
Balthasar, Rüdiger, Gerdelmann,
Werner, Herder-Dorneich, Ph., Reform der Weiterentwicklung der gesetzlichen Krankenversicherung,
Erich-Schmidt-Verlag 1971. 3. Balthasar, Rüdiger, Kostenexplosion im

Gesundheitswesen – Ursachen und Prognosen in: Medizin, Mensch, Gesellschaft Nr. 1, 1. Jg., Enke-Verlag Stuttgart 1976. 4. Adenauer, Georg, Balthasar, Rüdiger, Arzneimittelökonomik, Strukturgeschichte eines Marktes in: Medizin, Mensch, Gesellschaft, Nr. 1, 1. Jg., Enke-Verlag Stuttgart 1977, S. 2–8. 5. Balthasar, Rüdiger, Ökonomische Aspekte zur Kostenexplosion im Gesundheitswesen in: Metamed, Vol. 1, Nr. 1, Burg-Verlag 1977, S. 43–54.

Anschrift:
c/o Kassenärztliche Vereinigung Westfalen-Lippe
Westfalendamm 45,
4600 Dortmund 1,
Telefon: 02 31/41 07-2 06

Udo Barske

geb. am 11. Mai 1954 in Neuburg/ Donau. Leiter der Pressestelle des AOK-Bundesverbandes. – Studiumder Germanistik und der Politik

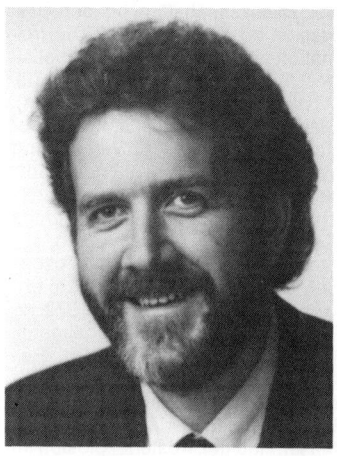

wissenschaft an der Universität Stuttgart. Erstes und zweites Staatsexamen. Freier Journalist (1983–1986). Pressebeauftragter des DRK-Landesverbandes Baden-Württemberg (1986–1989). Pressesprecher des AOK-Bundesverbandes (seit 1990).

Anschrift:
c/o AOK-Bundesverband
Kortrijker Straße 1,
5300 Bonn 2

Dr. jur. Horst Bartels

geb. am 12. April 1953 in Schwerte. Justitiar der Kassenärztlichen Vereinigung Nordrhein. Rechtsanwalt.

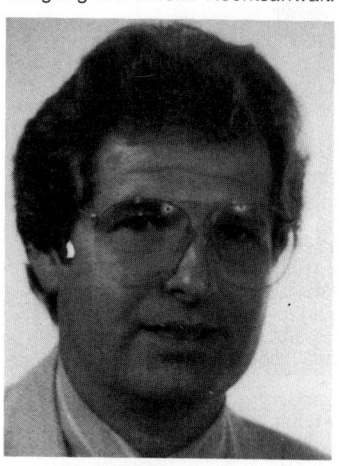

– Studium der Rechtswissenschaften an der Ruhr-Universität Bochum, Assistent am Lehrstuhl für Staats-, Verwaltungs- und Sozialrecht, Prof. Dr. Wertenbruch, Referendariat und Mitarbeit am Lehrstuhl für Staats-, Verwaltungs- und

Sozialrecht, Prof. Dr. Schnapp, stellvertretender Justitiar, dann Justitiar der KV Nordrhein. Publikationen: „Die Anhörung Beteiligter im Verwaltungsverfahren".

Anschrift:
Emanuel-Lentze-Straße 8,
4000 Düsseldorf 11;
Telefon: (02 11) 59 70-2 15/2 16

Dr. med. Winfried Beck

geb. am 2. Juni 1943. Niedergel. Orthopäde in Frankfurt/M. (seit 1977). Seit Vereinsgründung Vorsit-

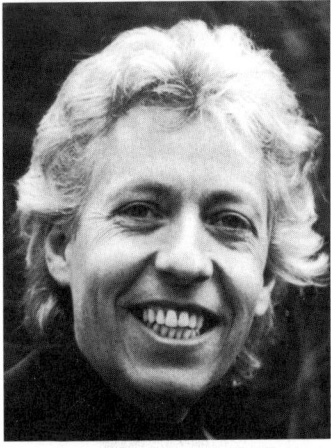

zender des Vereins Demokratischer Ärztinnen und Ärzte (VDAA)) (1986). Delegierter in der Landesärztekammer Hessen (seit 1976). Listenführer der Liste Demokratischer Ärztinnen und Ärzte. Mitglied im Ausschuß für Umwelt + Medizin d. LÄKH. Herausgeber des Rundbriefs der Arbeitsgemeinschaft oppositioneller Ärztekammerlisten Deutschlands. Mitglied d. Krankenhauskommission Offenbach. Medizinstudium in Frankfurt/Main und Heidelberg, Staatsexamen und Promotion (1968). Weiterbildung zum Orthopäden in der Universitätsklinik FFm. Anerkennung (1975). „Pax Medica" Stationen ärztlichen Friedensengagements und Verirrungen ärztlichen Militarismus (Herausgeber und Autor) VSA, Verlag Hamburg 1986. „Ärzte Opposition" (Herausgeber und Autor) Jung Johann Verlag München 1987. Zahlreiche gesundheitspolitische Artikel und Kommentare.

Anschrift:
Atzelbergstr. 46,
6000 Frankfurt 60;
Telefon: (0 69) 47 77 33
Fax (0 69) 47 99 23

Dr. rer. nat.
Gerhard Behnsen

geb. am 16. Oktober 1938 in Schwerin. Apothekenleitung „Theodor-Körner-Apotheke" Gadebusch. Vorsitzender des Apothekenvereins Mecklenburg-Vorpommern. Mitglied des Bildungsausschusses der Apothekerkammer Mecklenburg-Vorpommern. – Pharmaziestudium in Rostock (1957–1962). Übernahme der Leitung der Theodor-Körner-Apotheke in Gadebusch (seit 1. Sept. 1963). Aspirantur am Pharmazeut. Institut der Humboldt Universität Berlin (1967–1972). Promotion mit „Untersuchungen zur Stabilität von Alkaloiden in organischen Lösungsmitteln" unter Prof. S. Pfeifer (1972). Ausbildung zum Fachapotheker für Arzneimittelkontrolle (1975–1977). Neben der Apothekenleitung auch Bereichsleiter Pharmazie u. Arzneimittelkontrolle

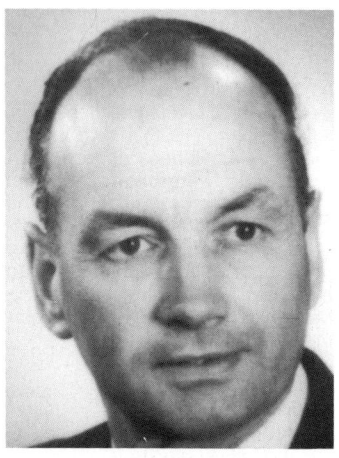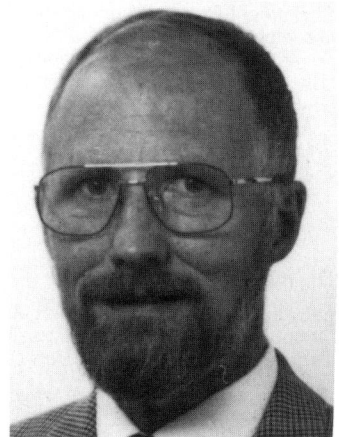

im Pharmazeutischen Zentrum Gadebusch (seit 1977). Vortragstätigkeit bei Seminaren für Apotheker, Facharztkandidaten, Pharmazie-Ingenieuren.
Anschrift:
Am Markt 2,
O-2730 Gadebusch

Dr. med. habil.
Eggert Beleites

geb. am 1. Juni 1939 in Halle/S.. OA an der Universitäts-HNO-Klinik. Präsident der Landesärztekammer Thüringen. – Humanmedizinstudium an der Martin-Luther-Universität Halle/S. (1959–1965). HNO-Facharzt (1970). Habilitation zum Problem Implantologie im HNO-Gebiet.
Anschrift:
dienstlich:
Univ.-HNO-Klinik Jena
Lessingstraße 2,
O-6900 Jena;

Telefon: (0 36 41) 82 25
Landesärztekammer Thüringen
Stoystraße 2,
O-6900 Jena;
Telefon: (0 36 41) 2 55 41
Fax: (0 36 41) 2 53 21
privat:
Mühle,
O-69 01 Maua;
Telefon: (0 36 41) 3 40 52

Dr. med.
Rolf D. Berensmann

geb. am 30. Mai 1920 in Laasphe (Westfalen). Facharzt für Chirurgie. Präsident der MEDICA – Deutsche Gesellschaft zur Förderung der Medizinischen Diagnostik e. V. – Geschäftsführender Arzt der Bezirksärztekammer Nordwürttemberg (1955 bis zur Pensionierung 1985). – Medizinstudium in Marburg und

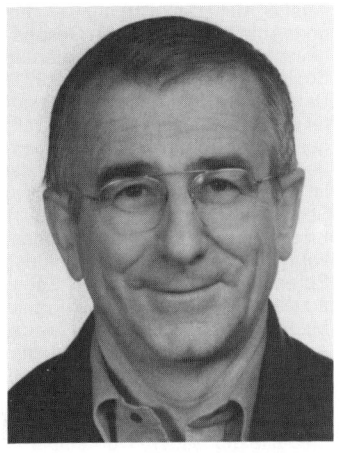

Parl. Staatssekretärin
Dr. med.
Sabine Bergmann-Pohl
MdB

geb. am 20. April 1946 in Eisenach. Parlamentarische Staatssekretärin im Bundesministerium für Gesund-

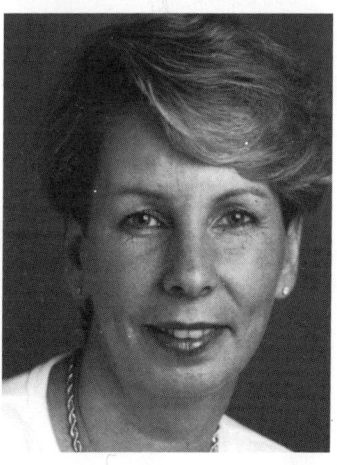

Göttingen. Unfallchirurgische Weiterbildung, Facharzt für Chirurgie (18. Nov. 1951). Bundesverdienstkreuz. Ehrenreflexhammer des Marburger Bundes. Ehrenmitglied der Deutschen Gesellschaft f. Arbeitsmedizin. Ehrenmitglied des Berufsverbandes Deutscher Werks- u. Betriebsärzte. Publikationen: Zahlreiche Veröffentlichungen zur Gesundheits-, Sozial- und Berufspolitik. Ehrenvorsitzender des Bundesverbandes des Marburger Bundes.

Anschrift:
Jahnstraße 35,
7000 Stuttgart 70;
Telefon:
privat: (07 11) 76 30 28

Büro: MEDICA –
Deutsche Gesellschaft zur Förderung der Medizinischen Diagnostik e. V.,
Telefon: (07 11) 76 14 54 – 76 34 43
Fax (07 11) 76 69 92

heit. Bundestagsabgeordnete. – Tätigkeit als Laborantin im Institut für Gerichtsmedizin der Humboldt-Universität Berlin (1964–1966). Medizinstudium an der Humboldt-Universität Berlin (1966–1972). Assistenzärztin in der Lungenklinik im Klinikum Berlin-Buch und im Forschungsinstitut Lungenkrankheiten und Tuberkulose Berlin (1972–1979). Facharztanerkennung als Fachärztin für Lungenkrankheiten (1979). Promotion (1980). Leiterin der poliklinischen Abteilung für Lungenkrankheiten und Tuberkulose in Berlin-Friedrichshain (1980–1985). Ärztliche Direktorin der Bezirksstelle für Lungenkrankheiten und Tuberkulose in Berlin (1985–

1990). Volkskammerpräsidentin der DDR (April–Oktober 1990). Bundesministerin für besondere Aufgaben (Oktober–Dezember 1990).
Anschrift:
c/o Bundesministerium
für Gesundheit
Koblenzer Straße 112,
5300 Bonn 2

Prof. Dr. med. Fritz Beske, MPH, Staatssekretär a. D.

geb. am 12. Dezember 1922 in Wollin/Pommern. Direktor des Instituts für Gesundheits-System-For-

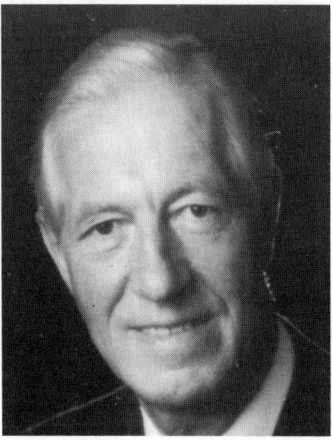

schung Kiel. Vorsitzender der Gesundheitspolitischen Gesellschaft e. V., Kiel. Mitglied des „WHO Expert Advisory Panel on Organization of Medical Care". Mitglied des Präsidiums des DRK-Landesverbandes Schleswig-Holstein. Schriftleiter der Zeitschrift „Das Gesundheitswesen". Wissenschaftlicher Assistent am Hygiene-Institut der Uni-

versität Kiel (1952– 1958). Referent und Abteilungsleiter der Gesundheitsabteilung der Landesregierung Schleswig-Holstein (1958–1971). Dazwischen: Internationaler Beamter im Europäischen Büro der Weltgesundheitsorganisation in Kopenhagen (1961–1964). Staatssekretär im Sozialministerium des Landes Schleswig-Holstein (1971–1981). Kriegsauszeichnungen. Bundesverdienstkreuz 1. Klasse. Goldene Ehrennadel der Deutschen Zahnärzteschaft. Johann-Peter-Frank-Medaille des Bundesverbandes der Ärzte des öffentlichen Gesundheitswesens. Selbstmedikationspreis des Bundesfachverbandes der Heilmittelindustrie. Alfons Fischer-Medaille der Baden-Württembergischen Gesellschaft für Sozialhygiene. „Health for All by the Year 2000 Medal" der Weltgesundheitsorganisation. Rd. 350 Publikationen, im wesentlichen über Strukturfragen des Gesundheitswesens. Herausgeber des zweibändigen Lehrbuches für Krankenpflegeberufe (6. Auflage).
Anschrift:
c/o Institut für
Gesundheits-System-
Forschung Kiel
Weimarer Straße 8,
2300 Kiel-Wik;
Telefon: (04 31) 38 95-20
Privat:
Rehbenitzwinkel 29,
2300 Kiel;
Telefon: (04 31) 3 51 51

Dr. rer. nat. Ulrich Bethge

geb. am 4. Juli 1947 in Kiel. Apotheker. Vorsitzender des Bremer Apothekervereins. Mitglied des Vorstandes des Deutschen Apotheker

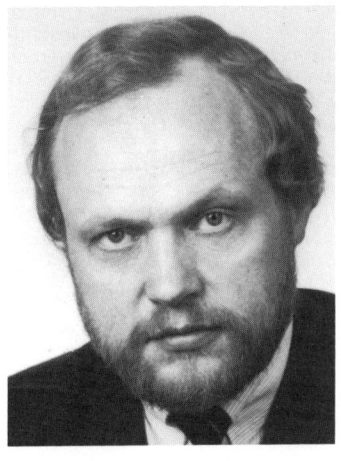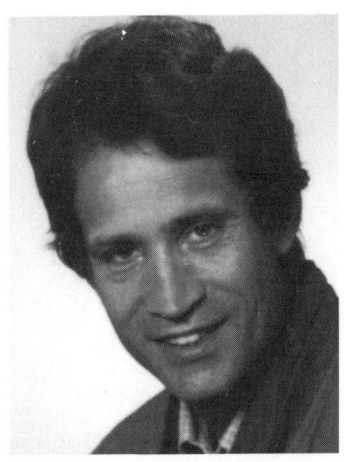

Vereins. Sprecher des Beirats der MGDA-Marketinggesellschaft Deutscher Apotheker. Vorsitzender des Verwaltungsrates des Norddeutschen Apotheken-Rechenzentrums. – Schulbesuch in Bremen. Studium der Pharmazie mit anschließender Promotion. Apotheker in Bremen (seit 1979). Ehrenamtlich in Organisationen der Apothekerschaft tätig (seit 1980). Vizepräsident Apothekerkammer Bremen (1982–1986). Vorsitzender Bremer Apothekerverein.

Anschrift:
Stader Straße 83,
2800 Bremen 44;
Telefon: (04 21) 44 48 85
Fax (04 21) 4 98 64 53

Dr. med. Ludger Beyerle

geb. am 18. November 1944 in Wangen. Niedergel. Internist, Vorstandsmitglied des Berufsverbandes Deut-

scher Internisten (BDI), Chefredakteur des BDI-Mitgliederrundschreibens (22.000 Auflage). Mitglied der Vertreterversammlung der Kassenärztlichen Vereinigung Nordrhein, der Kammerversammlung der Ärztekammer Nordrhein. – Approbation (1973). Facharztweiterbildung an der Universität Essen. Niederlassung (1980).

Anschrift:
Aktienstraße 277,
4330 Mülheim;
Telefon: (02 08) 7 69 81

Dr. med. Rolf Bialas

geb. am 2. Februar 1929 in Hamburg. Präsident der Ärztekammer Hamburg (seit 1986). Niedergelassener Internist. Vorsitzender des Verwaltungsausschusses des Versorgungswerkes Ärztekammer Hamburg. Vors. StäKo (Ärztlicher Versorgungswerke u. Fürsorge

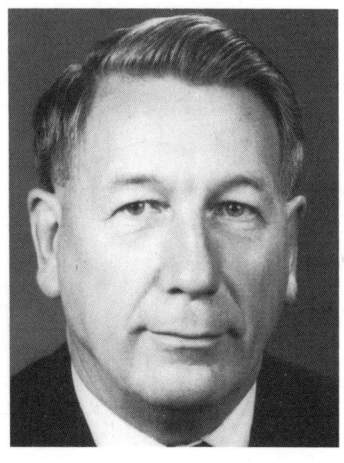
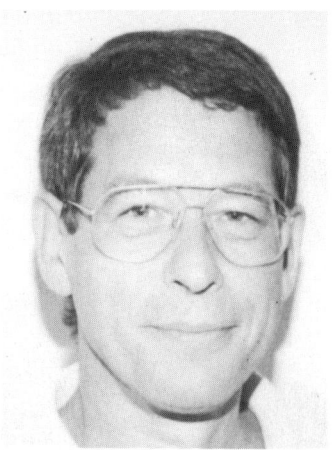

BÄK. Vorsitzender des Ausschusses „Gebührenordnung" BÄK. Stellv. Vors. Ausschuß „Qualitätssicherung ärztl. Berufsausübung" BÄK. – Arzt im Allgem. Krankenhaus Barmbek/Hamburg (1954–1962). Priv. Praxis u. Vertrauensarzt LVA Hamburg (1962–1974). Kassenarztpraxis als Internist (seit 1978). Senator, Präses der Baubehörde Hamburg (1974–1978).

Anschrift:
Ärztekammer Hamburg,
Humboldtstraße 56,
2000 Hamburg 76;
Telefon: (0 40) 22 80 24 31

Dr. med. Klaus Bittmann

geb. am 6. September 1943 in Stargard/Pommern. Frauenarzt. Landesvorsitzender des NAV-Virchowbundes Schleswig-Holstein. Vorstandsmitglied der Kassenärztlichen Vereinigung Schleswig-Hol-

stein. – Med. Examen, und Promotion, Marburg (1970). Approbation (1971). Facharzt Frauenheilkunde und Geb.-Hilfe (1976). Zulassung (27. Okt. 1976). Praxis in Plön (Jan. 1977). Publikationen: Umweltmedizin.

Anschrift:
Eutiner Straße 17/18,
2320 Plön;
Telefon: (0 45 22) 98 88
Fax: (0 45 22) 91 33

Dr. med. dent.
Klaus-Jürgen Blanck

geb. am 30. Dezember 1950 in Berlin. Zahnarzt-Oralchirurgie. Vorsitzender des Freien Verbandes Deutscher Zahnärzte – Landesverband Bremen. Mitglied der Vertreterversammlung. Gutachter für Prothetik. Beschwerdeausschuß. – Examen Uni Mainz (1975). Wehrdienst (1976). Assistent Uni Mainz (1977/

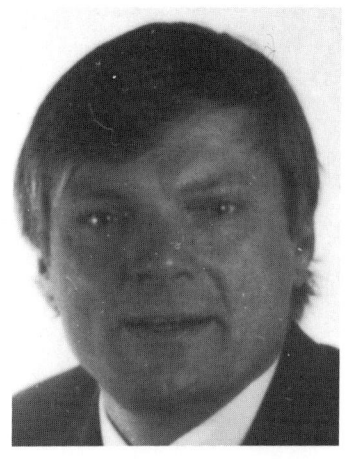

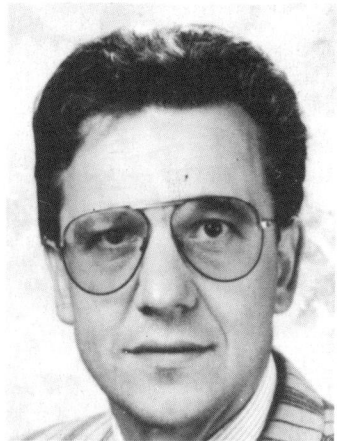

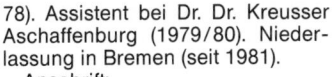

78). Assistent bei Dr. Dr. Kreusser Aschaffenburg (1979/80). Niederlassung in Bremen (seit 1981).
Anschrift:
Morgenlandstraße 15,
2800 Bremen 21;
Telefon: (04 21) 61 19 00
Fax: (04 21) 61 29 86

Dr. med.
Manfred Blinzler

geb. am 3. November 1943 in Kronach. Internist. Stellv. Vorsitzender Kassenärztliche Vereinigung Bayerns, Bezirksgeschäftsstelle Oberfranken. Delegierter der Vertreterversammlung der Kassenärztlichen Vereinigung Bayerns. Vorsitzender des Landesverband Bayern NAV-Virchowbund. – Studium in Berlin und Würzburg (1965–1970). Medizinalassistent und Assistent-Tätigkeit Universität Würzburg, Städtisches Klinikum Düren/Rheinland und Landkrankenhaus Coburg. Nieder-

gelassen als Internist (seit 1978). Praxisgemeinschaft mit einem Internisten und zwei Chirurgen (seit 1990).
Anschrift:
Lucas-Cranach-Straße 7,
8640 Kronach;
Telefon: (0 92 61) 5 20 56 (Praxis)
(0 92 61) 5 20 58 (NAV-Virchowbund)
Fax: (0 92 61) 5 33 45

Bundesminister
Dr. phil. Norbert Blüm

geb. am 21. Juli 1935 in Rüsselsheim. Bundesminister für Arbeit und Sozialordnung, Mitglied des Deutschen Bundestages, Landesvorsitzender der CDU Nordrhein-Westfalen. – Volksschule, Lehre, Werkzeugmacher, Besuch des Abendgymnasiums, Studium der Philosophie, Germanistik, Geschichte und Theologie, Promotion in Philosophie. Redakteur der „Sozialen Ord-

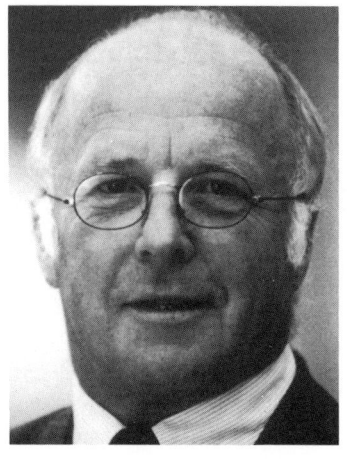 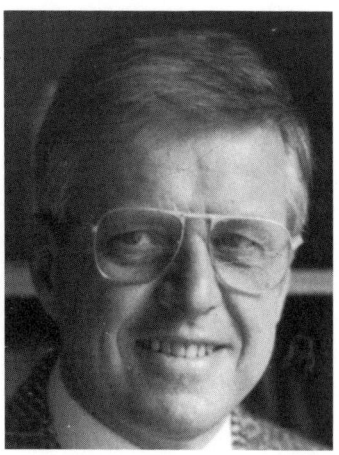

nung" (1966–1968). Hauptge-schäftsführer der CDA, deren Bundesvorsitzender (1977–1987). Hauptgeschäftsführer (1968– 1975). Landesvorsitzender CDU NRW (seit Mai 1987). Mitglied des Deutschen Bundestages (1972–1981 und seit 1982). Senator für Bundesangelegenheiten in Berlin (1981/82). Bundesminister für Arbeit und Sozialordnung (seit 1982). Publikationen: „Reaktion oder Reform – wohin geht die CDU", Reinbek 1972; „Gewerkschaften zwischen Allmacht und Ohnmacht", Stuttgart 1979; „Werkstücke", Köln 1980; „Die Arbeit geht weiter", München 1983.

Anschrift:
Rochusstraße 1,
5300 Bonn 1;
Telefon: (02 28) 5 27-21 92 (21 93)

Dr. med. Gernot Blum

geb. am 12. Juli 1939 in Aachen. Niedergelassener Arzt für Neurologie und Psychiatrie mit Zusatzbe-

zeichnung Psychotherapie. Mitglied des Geschäftsführenden Vorstandes des Hartmannbundes (seit 1977). Landesvorsitzender HB-NR (bis 1989). Stellv. Vorsitzender (seit 1989). Stellv. Vorsitzender der Friedrich-Thieding-Stiftung des Hartmannbundes (seit 1989). Delegierter der KV-NO, Mitglied des Vorstandes der Kassenärztlichen Vereinigung Nordrhein und Vorsitzender des Ausschusses Öffentlichkeitsarbeit. Delegierter der Ärztekammer Nordrhein. Vorsitzender der KV Mönchengladbach und stellv. Vorsitzender des Verwaltungsrates der KV Bezirksstelle Krefeld. Delegierter zum Deutschen Ärztetag d. ÄK-NO. Delegierter der Kassenärztlichen Bundesvereinigung. – Studium (1965–1969). Physikum in München, Hamburg und Erlangen (6.–11. Semester). Staatsexamen und Promotion an der Universität Düsseldorf. MP-Zeit (1965–1967). Weiterbildung zum Facharzt am St.-Alexius-Krankenhaus Neuss (1967–1971). Niedergelassen in Kassenpraxis als Psychiater, Neurologe und Psychotherapeut in Mönchengladbach (seit 1971). Publikationen: Katalog „Exlibris für Ärzte" vom 16. Jahrhundert bis zur Gegenwart, 1. Auflage 1983. „Die Kunst des erotischen Exlibris", 1986, „Der Tod in Exlibris", 1989, „Das Exlibris um 1900", 1990, „Antike ein Exlibris" Bd. I: Ägypten, Bd. II: Griechenland.

Anschrift:
Bockmühlstraße 31,
4050 Mönchengladbach 3;
Telefon:
Praxis: (0 21 66) 60 20 14,
privat: (0 21 66) 60 55 81

Pharmaziestudium in Frankfurt am Main (1968–1971). Wiss. Mitarbeiter an der Universität Frankfurt (1971–1979). Hochschulassistent an der Universität Frankfurt (1979–1983). Promotion (1974). Habilitation und Ernennung zum Privatdozenten (1982). Ernennung zum apl. Professor (1989). Leiter des Zentrallaboratoriums Deutscher Apotheker (seit 1983). Publikationen: 79 Originalpublikationen.

Anschrift:
Zentrallaboratorium Deutscher Apotheker,
Ginnheimer Straße 20,
6236 Eschborn;
Telefon: (0 61 96) 70 16 20

Prof. Dr. Henning Blume

geb. am 13. Januar 1947 in Göttingen. Leiter des Zentrallaboratoriums Deutscher Apotheker. Mitglied der Transparenzkommission. –

Joe F. Bodenstein

geb. am 24. Februar 1936 in Saaz/Sudetenland. Korrespondent der Associated Press (AP), Sachgebiete u. a. Gesundheit, Familie, Jugend,

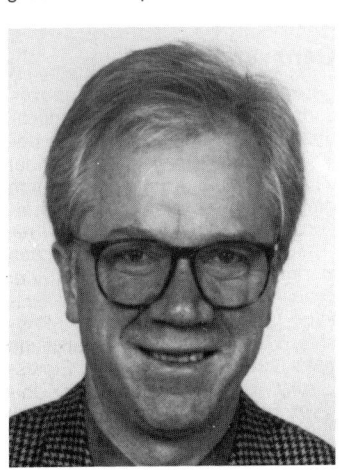
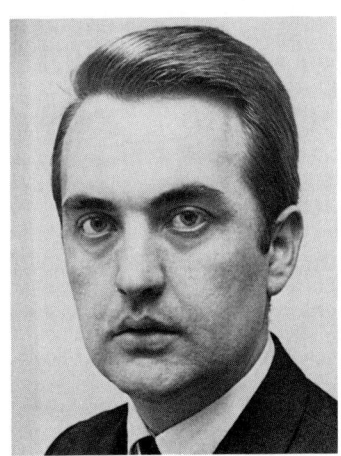

Frauen. – Wirtschaftsfachschule, Volontariat in Presse-Verlag, Tageszeitung, Studienreisen Afrika, Asien, Amerika, politischer Korrespondent in Bonn.

Anschrift:
Händelstraße 12,
5300 Bonn;
Telefon: (02 28) 65 12 08
Fax: (02 28) 69 79 33

Dr. Dieter Boeck

geb. am 25. Februar 1939 in Münster/Westfalen. Hauptgeschäftsführer des Marburger Bundes. –

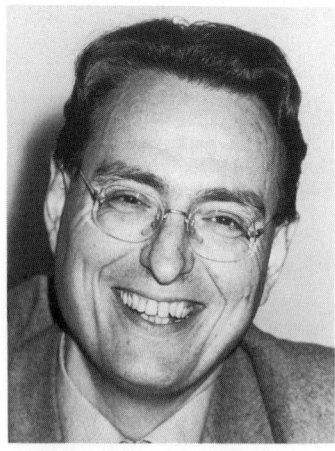

Abitur am humanistischen Uhland-Gymnasium in Tübingen (1958). Studium der Rechtswissenschaft und Betriebswirtschaft in Tübingen, München, Berlin und Hamburg. Promotion über preußische Rechtsgeschichte. Nach den juristischen Prüfungen Geschäftsführer im Hartmannbund (1967). Danach als Rechtsanwalt in Bonn niedergelassen und in der Gesundheits- und Sozialpolitik beratend tätig (seit 1969), auch für den Marburger Bund als Justitiar (ab 1971). Hauptgeschäftsführer des Marburger Bund, Bundesverbandes (seit 1977). Geschäftsführender Gesellschafter der Marburger Bund Treuhandgesellschaft mbH, Mitherausgeber der Zeitung „marburger bund – Ärztliche Nachrichten" und Vorstandsmitglied der gemeinnützigen Marburger-Bund-Stiftung. Mitglied des Beirats und der Vertreterversammlung der Deutschen Apotheker- und Ärztebank eG, Düsseldorf (seit 1984). Mitglied des Aufsichtsrats der Vereinten Krankenversicherung AG, München (seit 1990). Ehrenzeichen der deutschen Ärzteschaft (1986).

Anschrift:
Riehler Straße 6
5000 Köln 1;
Telefon: (02 21) 73 31 73 u. 72 46 24

Gero von Boehm

geb. am 20. April 1954 in Hannover. Journalist, Fernseh- und Filmproduzent. – Abitur, Studium der Rechts- und Sozialwissenschaften, Gründung der „interscience film gmbh", Film- und Fernsehproduktion, seitdem Geschäftsführer (1978). Film- und Fernsehpreis des Hartmannbundes (1977 und 1991). Preis Medizin und Medien, Wilhelmine-Lübke-Preis, Upjohn-Felowship, Deutscher Wirtschaftsfilmpreis (1988).

Anschrift:
Am Büchsenackerhang 41,
6900 Heidelberg;
Telefon: (0 62 21) 80 90 18

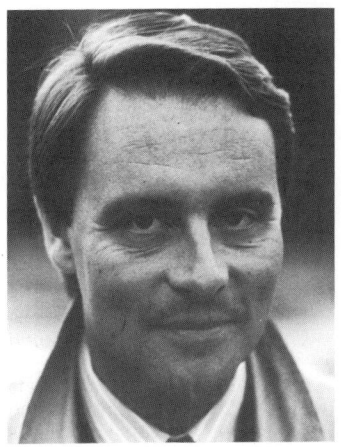

Gero von Boehm

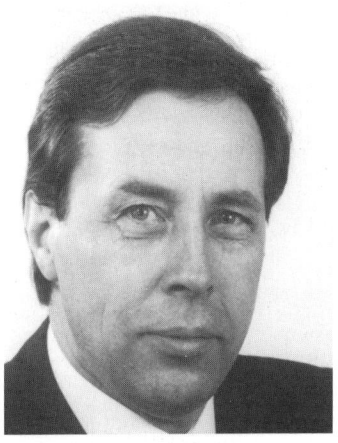

Anschrift:
Bayer AG,
Sektor Gesundheit
Gesundheitspolitik
5090 Leverkusen 1;
Telefon: (02 14) 30 30 10

Dr. rer. nat.
Franz-Josef Bohle

geb. am 6. März 1939 in Arolsen. Leiter des Bereichs Gesundheitspolitik im Sektor Gesundheit der Bayer AG. Mitglied verschiedener medizinischer und gesundheitspolitischer Gremien und Organisationen. – Abitur Hittorf-Gymnasium Recklinghausen, Studium der Pharmazie an der Universität Marburg (1958). Promotion zum Dr. rer. nat. an der Universität Tübingen, Arbeit als Wiss. Assistent in Tübingen (1967). Eintritt bei der Bayer AG (1969). Leitende Marketing- und Vertriebsfunktionen im In- u. Ausland. Prokura (1980). Direktor der Bayer AG (1987). Publikationen: Veröffentlichungen auf dem Gebiet der Pharm. Chemie und Gesundheitspolitik.

Hans Michael Bollinger

geb. am 17. August 1944 in Steinheim bei Heidenheim an der Brenz. Leitender Redakteur SWF 3 Schlußredaktion, 7570 Baden-Baden, Südwestfunk. – Redakteur des „Ratgebers Gesundheit" bei SWF 1 Hörfunk – bei SWF 3 seit langem mit den Themen Gesundheits- und Sozialpolitik befaßt, daneben als Redakteur zuständig für tagesaktuelle satirische Nachrichtenverarbeitung, Vater vieler auch sozialkritisch gemeinter Comic-Figuren und Comic-Serien zur Gesundheitserziehung. Zwölf Jahre Waldorfschule in Heidenheim/Brenz, danach Zeitungsvolontariat bei der Südwestpresse,

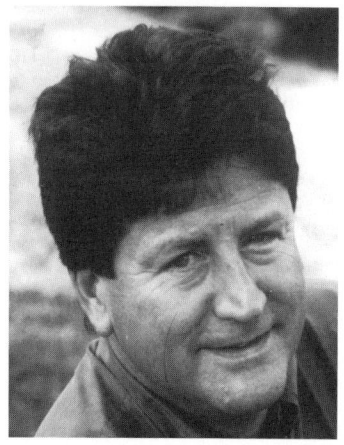

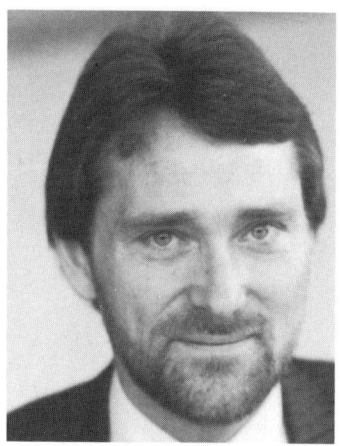

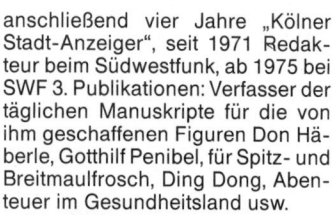

anschließend vier Jahre „Kölner Stadt-Anzeiger", seit 1971 Redakteur beim Südwestfunk, ab 1975 bei SWF 3. Publikationen: Verfasser der täglichen Manuskripte für die von ihm geschaffenen Figuren Don Häberle, Gotthilf Penibel, für Spitz- und Breitmaulfrosch, Ding Dong, Abenteuer im Gesundheitsland usw.

Anschrift:
Sommerstraße 77 b,
7570 Baden-Baden 11 (Steinbach)
Telefon: (0 72 23) 6 00 50

Dipl.-Volkswirt
Dieter Bollmann

geb. am 4. Dezember 1949 in Hamburg. Hauptgeschäftsführer der Kassenärztlichen Vereinigung Hamburg. – Diplom in Göttingen (1977). Abrechnungsleiter der KVH (1983). Stellv. Geschäftsführer der KVH (1986). Hauptgeschäftsführer der KVH (1990).

Anschrift:
Privat:
Ahornweg 53,
2057 Reinbek 5;
Telefon: (0 40) 7 11 98 40
Dienstlich:
Kassenärztliche Vereinigung Hamburg
Humboldtstraße 56,
2000 Hamburg 76;
Telefon: (0 40) 22 80 23 11

Univ.-Prof. Dr. med. Dr. phil.
Siegfried Borelli

geb. am 2. Juni 1924 in Berlin-Wilmersdorf. o. Professor für Dermatologie und Venerologie sowie Direktor der Dermatologischen Klinik und Poliklinik der Technischen Universität München, Biedersteinerstraße 29, 8000 München 40, Direktor der – Deutschen – Klinik für Dermatologie und Allergie Davos – Alexanderhausklinik, Tobelmühlestr. 2, CH 7270 Davos-Platz/

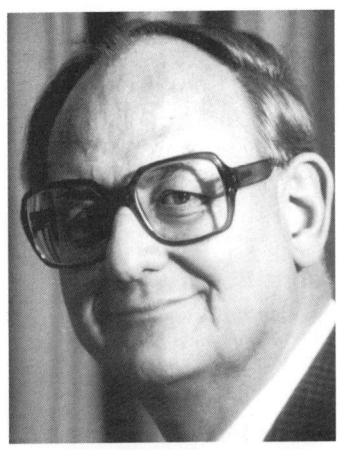

Schweiz, Vorsitzender des Kuratoriums der Bayer. Akademie für Arbeits- und Sozialmedizin, Mitglied des Vorstandes der Kassenärztlichen Bundesvereinigung – Körperschaft des Öffentlichen Rechts –, (bis Januar 1992 Mitglied des Vorstandes der Kassenärztlichen Vereinigung Bayerns). Vertrauensmann der KV Bezirksstelle München Stadt und Land, Delegierter des Ärztlichen Kreis- und Bezirksverbandes München, Mitglied der Vertreterversammlung der Deutschen Apotheker- und Ärztebank. – Humanistisches Gymnasium Berlin-Zehlendorf, Kriegsdienst, Angehöriger der Militärärztlichen Akademie Berlin, Studium der Medizin an den Universitäten Berlin, Prag, Hamburg, Staatsexamen und Promotion zum Dr. med. (1948). Promotion zum Dr. phil. Hamburg (1950). Assistenzarzt am Universitätskrankenhaus Hamburg-Eppendorf (seit 1948). Innere Medizin, später Dermatologie, Dermatologische Klinik und Poliklinik

der Ludwig-Maximilians-Universität München (seit 1951). Privat-Dozent (1956). Leitender Arzt der Deutschen Klinik für Dermatologie und Allergie Davos (seit 1961). Apl. Professor und beamteter apl. Professor für Dermatologie der Universität München (1962). Ruf auf den o. Lehrstuhl für Dermatologie und Venerologie der Technischen Universität München (1967). Zugleich Direktor der Dermatologischen Klinik und Poliklinik der Technischen Universität München. Korrespondierendes und Ehrenmitglied verschiedener nationaler Dermatologischer Gesellschaften. Eisernes Kreuz, Bayerischer Verdienstorden, Großes Verdienstkreuz des Verdienstordens der Bundesrepublik Deutschland. Rund 400 Publikationen in wissenschaftlichen Zeitschriften, Büchern und Handbüchern, als Monographien und Bücher, z. B. „Krankheiten der Haut und Schleimhaut durch Kontakte in Beruf und Umwelt – Dermatologischer Noxenkatalog", 7 Bände, 16.000 Seiten (bei Springer) Heidelberg (1988).

Anschrift:
Biedersteinerstraße 29,
8000 München 40;
Telefon: (0 89) 38 49-1

Ulrich Born

geb. am 1. Oktober 1925 in Calbe/Saale. Leiter der Pressestelle des Freien Verbandes Deutscher Zahnärzte. Freier Medizinjournalist mit Schwerpunktthemen ärztliche und zahnärztliche Berufspolitik, Krankenversicherung, Sozial- und Gesundheitspolitik, Krankenhauswesen. – Studium der Geschichte, Philosophie, Soziologie und Publizistik

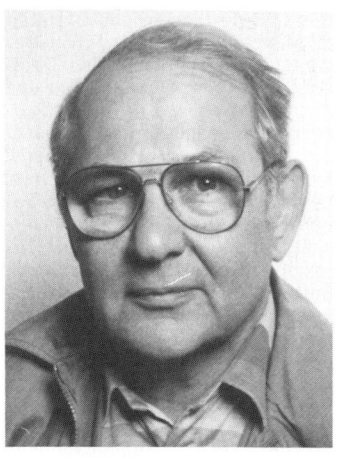

Bildschrift für aufgeschlossene Patienten – wissenschaftliche Erkenntnisse im Konflikt mit der Praxis; Verlag Kern & Birner, Frankfurt 1986, 3. Aufl. – Februar 1990.
Anschrift:
Prinzenstraße 183,
5300 Bonn 2;
Telefon: (02 28) 31 63 71

Merte Bosch

geb. am 25. Dezember 1940 in München. Geschäftsführerin im Hartmannbund, zuständig für die Aus-

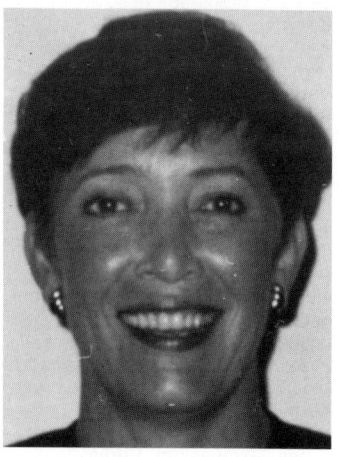

an der Freien Universität Berlin (1949–1955). Danach Volontariat bei der Deutschen Illustrierten „abz". Textredakteur der „Hör zu". Freie Mitarbeit an mehreren Buchverlagen und Zeitschriften. Zeitungsautor mit sozialpolitischer Thematik. Bei „euromed" als verantwortlicher Redakteur für Standes-, Sozial- und Gesundheitspolitik (1961–1969). Chefredakteur des Hartmannbund-Organs „Der Deutsche Arzt" (1969–1975). Aufbau und Leitung der Pressestelle des Freien Verbandes Deutscher Zahnärzte und seitdem ständiger Bonner Mitarbeiter der Verbandszeitschrift „Der Freie Zahnarzt" sowie Autor bei anderen standespolitischen Zeitschriften. Mitglied des Kollegiums der Medizinjournalisten und der Vereinigung der Deutschen Medizinischen Fach- und Standespresse (seit 1969). „Die Gechichte des Freien Verbandes Deutscher Zahnärzte (1955–1980)". Co-Autor „Zahnverlust – kein Schicksal",

landsbeziehungen des Verbandes und die Sachgebiete Datenschutz, Datenverarbeitung in der Medizin, Allgemeinmedizin, Physiotherapie, ärztliche Seniorenpolitik und Patientenrecht (seit 1969). Sie leitet zudem die Mitgliederabteilung des Verbandes. – Auslandsaufenthalte in Großbritannien und Frankreich. Wirtschafts- und Verwaltungsakademie in München und Bonn (1966/

67). Büro des Ständigen Ausschusses der Ärzte der EG bei der Bayerischen Landesärztekammer (1965). In der Geschäftsführung des Hartmannbundes (seit 1966). Mitglied des Sachverständigenkreises „Datenverarbeitung im Gesundheitswesen" beim Bundesminister für Forschung und Technologie (1975–1979). Studienreisen in die USA sowie alle ehemaligen Ostblockstaaten. Ehrenzeichen der deutschen Ärzteschaft (1986). Hartmann-Thieding-Plakette des Hartmannbundes (1987). „Was Patienten wissen müssen", Taschenbuch im Bastei/Lübbe Verlag; Beiträge in „Computer in der Arztpraxis", ecomed Verlag sowie in der Loseblattsammlung, „Praxis und Computer", Springer Verlag Berlin, Heidelberg, New York; Aufsätze und Beiträge in der ärztlichen Fach- und Standespresse.

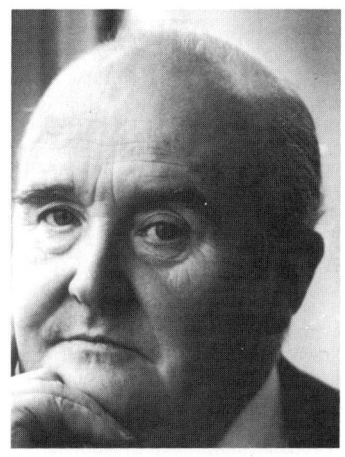

Anschrift:
privat:
Basteistraße 63 a
5300 Bonn 2;
Telefon: (02 08) 36 29 78
dienstlich:
c/o Harmannbund,
Godesberger Allee 54,
5300 Bonn 2;
Telefon: (02 28) 81 04-1 47

Prof. Dr. med. Horst R. Bourmer

geb. am 17. August 1920 in Koblenz. Präsident der Ärztekammer Nordrhein (seit 1981). Vorsitzender des Hartmannbundes – Verband der Ärzte Deutschlands e. V. (1972–1989), Ehrenvorsitzender. Präsident der Bundesvereinigung Deutscher Ärzteverbände (1978–1990). 2. Vorsitzender des Marburger Bundes (1961–1968). Mitglied der Vertreterversammlung der Kassenärztlichen Bundesvereinigung (seit 1968). Mitglied des Bundesgesundheitsrates. Mitglied der Konzertierten Aktion im Gesundheitswesen (bis 1989). Mitglied des Kuratoriums der Deutschen Krebshilfe. Vorsitzender der Arbeitsgemeinschaft zur Förderung gesundheitspolitischer Bestrebungen e. V. Vorsitzender des Aufsichtsrates der Deutschen Apotheker- und Ärztebank. Vorsitzender des Ärztebeirates der Central Krankenversicherung. Vorsitzender des Verbandes der Freien Berufe im Lande Nordrhein-Westfalen. Vorsitzender des wissenschaftlichen Instituts der Ärzte Deutschlands (WIAD). Vorsitzender der Hartmannbund-Stiftung „Ärzte helfen Ärzten". Lehrbeauftragter (1976–1987). Honorarprofessor für Sozialmedizin und Rehabilitation der Fachhochschule des Landes Rheinland-Pfalz (1981–1987). Gründungs- und Altpräsident des Rotary-Clubs Dormagen. – Besuch der Reformgymna-

sien in Frankfurt/Main und Köln;
Abitur (1938). Ärztliches Studium –
unterbrochen durch Fronteinsätze –
an den Universitäten Berlin, Kiel,
Köln, Heidelberg und Tübingen,
Staatsexamen und Approbation in
Tübingen (1944). Kriegsdienst als
aktiver Marine-Sanitätsoffizier im
Marinelazarett und als U-Boot-Arzt,
dann britische Kriegsgefangenschaft. Promotion (1946). Ärztliche
Weiterbildung zum Arzt für Chirurgie, Urologie und Anästhesie an der
II. Medizinischen Universitätsklinik
Hamburg-Eppendorf, am Landes-
krankenhaus in Sanderbusch/Ol-
denburg, in der Chirurgischen Universitätsklinik Köln-Lindenthal und
an der Zweiten Chirurgischen Universitätsklinik der Städtischen
Krankenanstalten Köln-Merheim.
Dort Oberarzt (1957–1961). Chefarzt
des Städtischen Krankenhauses
Köln-Worringen (1961–1981). Träger des Großen Verdienstkreuzes
mit Stern und Schulterband des
Verdienstordens der Bundesrepublik Deutschland. Paul-Harris-Fel-
low (Rotary International) u. a. Auszeichnungen. Publikationen: Zahlreiche wissenschaftliche, sozialmedizinische und berufspolitische
Veröffentlichungen.
Anschrift:
Lärchenweg 1,
5000 Köln 71 (Pesch):
Telefon: (02 21) 5 90 66 64

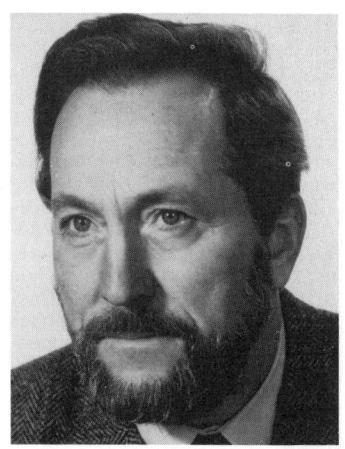

(Gründung). – Studium der Human-
Medizin (1952–1957). Promotion
zum Dr. med. (1957). Habilitation
(1969). Facharztanerkennung für
Blutspende- u. Transfusionswesen
(1964). Ärztl. Direktor des Bezirks-
Instituts für Blutspende u. Transfu-
sionswesen (1963 – 30. 6. 91).
Anschrift:
Birkenweg 2,
O-3090 Magdeburg;
Telefon:
privat: (0 91) 64 78 84
dienstlich: (0 91) 67 37 00

Prof. Dr. med. habil.
Walter Brandstädter

geb. am 21. Oktober 1931 in Lyck.
Direktor des Instituts für Blutspen-
de- u. Transfusionswesen der Medizinischen Akademie Magdeburg
(seit 1. 7. 91). Präsident der Ärztekammer Sachsen-Anhalt (seit 1990)

Michael Brandt

geb. am 1. Januar 1942 in Liegnitz/
Schlesien. Wirtschaftskorrespon-
dent des „Kölner Stadt-Anzeiger" in
Bonn. Schwerpunkte: Sozialpolitik
und Umweltschutz. – Abitur in München (1962). Jura-Studium in München, Bonn und Berlin. Nach einer
Aufnahmeprüfung Besuch der-

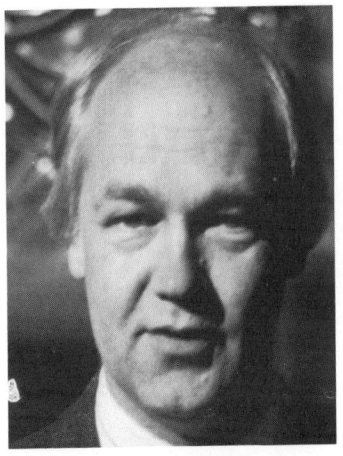 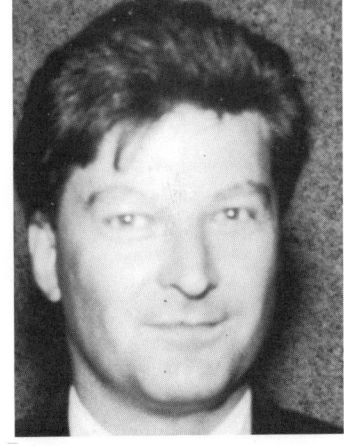

Deutschen Journalistenschule in München (1968). Politischer Redakteur der „Neuen Ruhr Zeitung" in Essen (1969). Wechsel ins Reportagenressort der Münchner Boulevardzeitung „tz" (1972). Beim „Kölner Stadt-Anzeiger" (seit 1974). In Bonn (seit 1985).

Anschrift:
Bonner Parlamentsredaktion des „Kölner Stadt-Anzeiger",
Dahlmannstraße 22,
5300 Bonn 1;
Telefon: (02 28) 21 40 86

ärztlichen Vereinigung Bayern, BRK-Kreiskollonnenarzt. – Studium in Kiel und München. Weiterbildung zum Allgemeinarzt in verschiedenen Kliniken in Memmingen. Landshut, Regensburg. Niedergelassen (seit 1981). Div. Auszeichnungen von BRK, Malteser Hilfsdienst. Publikationen: Div. Publikationen über Abrechnung, Praxisorganisation und Praxisführung, Berufspolitik.

Anschrift:
Talstraße 7,
3410 Nittendorf;
Telefon: (0 94 04) 49 44

Dr. med. Michael Braun

geb. am 24. Mai 1950 in Regensburg. Facharzt für Allgemeinmedizin. Stv. Landesvorsitzender des Hartmannbund-Landesverbandes Bayern. Mitglied geschäftsführenden Vorstandes des Hartmannbundes (Bundesebene). Prüfungsausschuß-Vorsitzender der Kassen-

Univ.-Prof. Dr. rer. nat. Rainer Braun

geb. am 12. Mai 1941 in Wuppertal. Apotheker, Dipl.-Chemiker, Fachpharmakologe (DGPT). Geschäftsführer Pharmazie der ABDA – Bundesvereinig. Deutscher Apothekerverbände. Honorarprof. d. Uni Marburg (Pharmakologie u. Toxikolo-

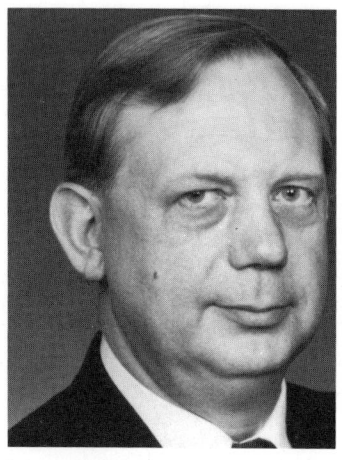

Publikationen: ca. 100 exp.-wissenschaftliche Publikationen, ca. 150 fachwissenschaftliche Publikationen, 3 Fachbücher als Herausgeber und Autor.
Anschrift:
ABDA-Bundesvereinigung Deutscher Apothekerverbände Beethovenplatz 1–3,
6000 Frankfurt/Main;

Dr. Jürgen Braun-Himmerich

geb. am 23. August 1940 in Heidelberg. Landesvorsitzender Freier Verband Deutscher Zahnärzte

gie). Mitglied der Komm. A, Sachverständiger der Komm. für Standardzulassungen, Sachverständiger der Komm. für Apothekenpflicht beim Bundesgesundheitsamt. Externer Sachverständiger beim BGA gem. § 25 a AMG. – Studium d. Pharmazie, Chemie u. Humanbiologie, Approbation z. Apotheker (1966), Dipl.-Chem. Hauptprüfung (1967), Promotion zum Dr. rer. nat. (1969), Anerkennung als Fachpharmakologe (DGPT) (1976), Habilitation f. d. Fach Phamakologie u. Toxikologie (Uni Marb.) (1978), Habilitation f. d. Fach Pharmazie, FU Berlin (1984), Wiss. Ass. am Pharmaz. Institut d. Uni Marburg (1967–1971), Hochschuldozent f. Pharmakologie u. Toxikologie am Institut f. Pharmakologie u. Toxikologie d. Universität Marburg (1971–1978), Mitarbeiter am Institut f. Arzneimittel, BGA, Berlin, zuletzt als Abteilungsl. u. Wiss. Direktor u. Prof. (Abtl. Aufbereitung u. Nachzulassen) (1979–1986), Geschäftsführer der ABDA (seit 1986).

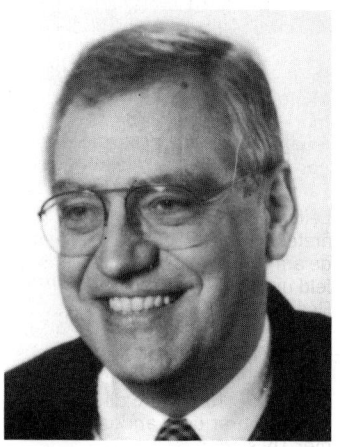

Rheinland-Pfalz. Vorstandsmitglied Bezirkszahnärztekammer Rheinhessen. – Abitur (1959). Staatsexamen Zahnmedizin (1967). Promotion (1971).
Anschrift:
Bleichweg 18,
6505 Nierstein;
Telefon: (0 61 33) 53 07
Fax: (0 61 33) 53 73

Dr. med.
Andreas Braunsdorf

geb. am 18. Oktober 1957 in Zerbst/
Anhalt. Ärztlicher Geschäftsführer
der Landesärztekammer Thüringen.

Bernhard Brautmeier

geb. am 2. Februar 1955 in Gelsenkirchen. Hauptgeschäftsführer
der Kassenärztlichen Vereinigung
Nordrhein.

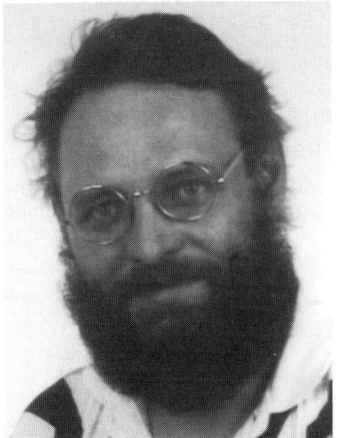 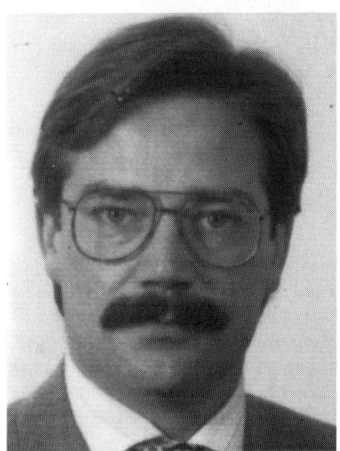

Leiter der Pressestelle der Landes-
ärztekammer Thüringen. – Patholo-
ge am Pathologischen Institut Saal-
feld und der FSU Jena (1984–1990).
Ressortleiter für Gesundheit und
Soziales des Bezirkes Gera und
amt. Abteilungsleiter im Thüringer
Ministerium für Soziales und Ge-
sundheit (1990). Ärztlicher Ge-
schäftsführer der Landesärztekam-
mer Thüringen (seit 1991).
Anschrift:
dienstlich:
Landesärztekammer Thüringen
Stoystraße 2,
O-6900 Jena;
Telefon: (0 36 41) 2 55 41
Fax: (0 36 41) 2 53 91
pivat: Mädertal 54,
O-6900 Jena;
Telefon: (0 36 41) 5 00 36

Anschrift:
Emanuel-Leutze Straße 8,
4000 Düsseldorf;
Telefon: (02 11) 5 97 02 11

Dipl.-Kaufmann
Dr. Gerhard Brenner

geb. am 16. 11. 1943 in Ludwigsburg. Geschäftsführer des Zentralinstituts für die kassenärztliche Versorgung, Köln. Mitglied in verschiedenen EG-Projektkommissionen,
temporary adviser der WHO, Mitglied des Sachverständigenkreises

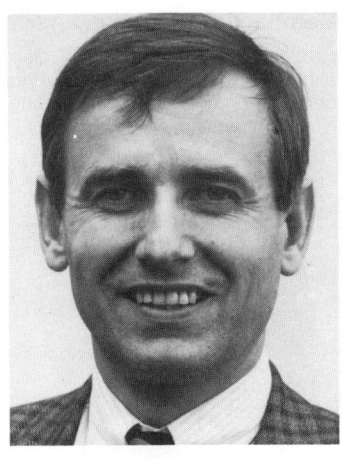

Anschrift:
Zentralinstitut für die
kassenärztliche Versorgung in
der Bundesrepublik Deutschland
Herbert-Lewin-Straße 5,
5000 Köln 41;
Telefon: (02 21) 4 00 51 24
Fax: (02 21) 40 80 55

Fritz Brinker
Oberregierungsrat a. D.

geb. am 13. März 1932 in Ander-
nach/Rh.   Hauptgeschäftsführer
und Justitiar. (Justitiar der KV Ko-

Gesundheitsökonomie beim Bun-
desforschungsministerium. Tätig-
keitsschwerpunkt: Gesundheitssy-
stemforschung, empirische Erhe-
bungen. Einführung von Informatik-
und   Kommunikationsanwendun-
gen, Krankenversicherten- und Pa-
tientenkarten, Arzneimittelinforma-
tionssysteme, Herausgabe der ZI-
Schriftenreihe. – Studium der Volks-
und Betriebswirtschaft 1966–1970
in Bonn, Würzburg und London,
berufliche Tätigkeit bei Dornier-Sy-
stem GmbH (Luft- und Raumfahrt).
Zentralinstitut (seit 1975). Promotion
mit dem Thema: Die Reform des
Einheitlichen Bewertungsmaßsta-
bes für ärztliche Leistungen in den
Jahren 1985–1988, veröffentlicht in
der ZI-Schriftenreihe (1990). Über
100 Publikationen zu gesundheits-
ökonomischen- und gesundheitspolitischen Themen in Zeitschriften
und Sammelwerken im nationalen
und internationalen Bereich, Vortragstätigkeit zum gleichen The-
menbereich.

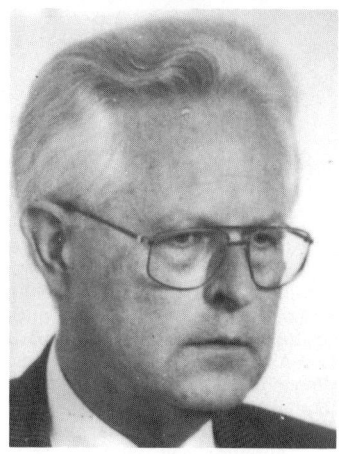

blenz, der Bezirksärztekammer Koblenz und der Versorgungseinrichtung — VE — der Kammer, Hauptgeschäftsführer der Kammer und
der VE). – Jurastudium an den Universitäten   Bonn   und   Köln
(1951–1955).   Rechtsreferendar
(1956–1959). Als   Reg.-Assessor
und Reg.-Rat Vertreter des Landrats
i. A. in Alzey/Rhh. (1960–1963). Als

Reg.-Rat und Oberreg.-Rat im Ministerium des Innern des Landes Rheinl.-Pf. in Mainz; zuständig u. a. für Rechtsfragen im Gesundheitswesen und für die Rechtsaufsicht über Kammern und Versorgungswerke (1963–1969). Hauptgeschäftsführer und Justitiar (seit 1969).
Anschrift:
Wismarer Straße 11,
5400 Koblenz;
Telefon: (02 61) 5 17 63

Maximilian Guido Broglie
Rechtsanwalt

geb. am 22. November 1943 in Gießen. Hauptgeschäftsführer des Berufsverbandes Deutscher Inter-

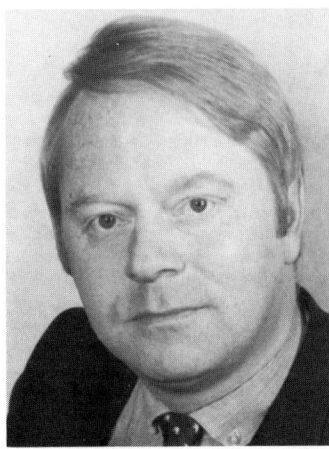

nisten. – Maschinenschlosserlehre (Opel AG) (1962–65); Abitur (Stiftg. Louisenlund) (1967); Studium Jura und Betriebswirtschaftslehre (Universitäten Marburg, Mannheim,

Freiburg, Heidelberg und Adelaide/Australien) (1967–72). Rechtsanwalt (seit 1976); Leiter der Personal- und Rechtsabteilung, Geschäftsführer (Esüdro eG) (1977–80); Hauptgeschäftsführer des Berufsverbandes Deutscher Internisten (seit 1980).- Diverse juristische Fachveröffentlichungen.
Anschrift:
c/o Berufsverband
Deutscher Internisten e. V. (BDI),
Schöne Aussicht 5
6200 Wiesbaden;
Telefon: (06 11) 52 50 18
privat:
Riederbergstraße 98,
D-6200 Wiesbaden;
Telefon: (06 11) 52 68 24

Dr. med.
Eckhard Brüggemann

geb. am 12. Januar 1940 in Datteln/Westf. Facharzt für Allgemeinmedizin in Herne 1. Bundesvorsitzender des Fachverbandes Deutscher Allgemeinärzte (FDA). Leiter der Seminare „Rund um's Geld des Kassenarztes". – Journalist und Buchautor. – Niederlassung in eigener Kassenpraxis (1972). Verschiedene Tätigkeiten in der KV/Westf.-Lippe. Bundesvorsitzender FDA (seit 1985). Publikationen: Abrechnungstechnik in Bildern. Ich hab' da eine Frage, Herr Kollege. Rund um den Arbeitsunfall. Rund um die Kürzung. Rund um die Geldanlage.
Anschrift:
Praxis:
Neustraße 20,
4690 Herne 1;
Telefon: (0 23 03) 5 00 41
Fax: (0 23 03) 5 00 42

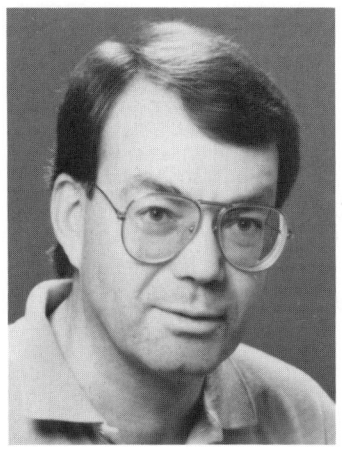

Dr. med. Eckhard Brüggemann

Privat:
Schüchtermannstraße 219,
469 Herne 1;
Telefon: (0 23 03) 8 95 60
Fax: (0 23 03) 8 13 67

Günter Burkart

geb. am 1. Januar 1934 in Liegnitz/
Niederschlesien. Chef vom Dienst
„Deutsches Ärzteblatt", Köln. – Abi-
tur in Hamburg (1953). Buchhan-
delslehre in Hamburg (1953–1955).
Redakteur bei der Zeitschrift „Erdöl
und Kohle" in Hamburg (1956–
1960). Redakteur von „Hier spricht
London" (Programmzeitschrift des
BBC German Service) (1961–1963).
Redakteur (Scriptwriter) beim BBC
German Service, London (Politik,
Zeitfragen, Ostpolitik, Sozialpolitik,
speziell für Hörer in der DDR)
(1963–1973). Redakteur beim
„Deutschen Ärzteblatt", Köln (seit
1973).

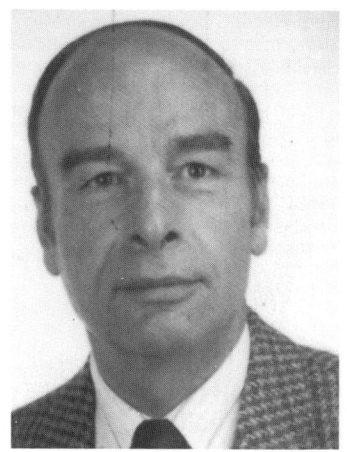

Anschrift:
privat:
Birrekoven 21,
5305 Alfter;
Telefon: (0 22 22) 6 14 35
dienstlich:
c/o Redaktion „Deutsches
Ärzteblatt"
Herbert-Lewin-Straße 5,
5000 Köln 41;
Telefon: (02 21) 40 04-0

Dr. med. Peter Calais

geb. am 26. Juli 1937 in Hamburg.
Niedergelassen als Arzt für Mund-,
Kiefer- und Gesichtschirurgie. Mit-
glied der Vertreterversammlung der
KV Hamburg (seit 1980). 2. Vorsit-
zender des Landesverbandes des
Hartmannbundes Hamburg. – Stu-
dium Heidelberg, Freiburg, Ham-
burg Medizin und Zahnmedizin.
Staatsexamen Medizin (1964).
Staatsexamen Zahnmedizin (1964).
Approbation als Arzt (1966). Promo-
tion Medizin (1965). Facharzt

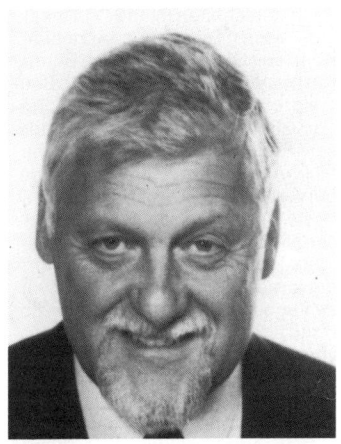
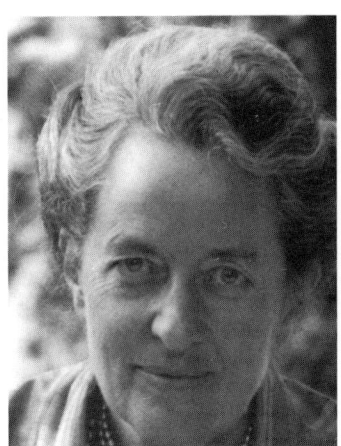
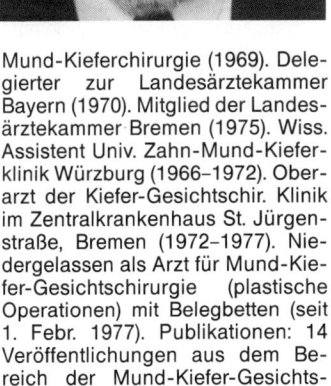

Mund-Kieferchirurgie (1969). Delegierter zur Landesärztekammer Bayern (1970). Mitglied der Landesärztekammer Bremen (1975). Wiss. Assistent Univ. Zahn-Mund-Kieferklinik Würzburg (1966–1972). Oberarzt der Kiefer-Gesichtschir. Klinik im Zentralkrankenhaus St. Jürgenstraße, Bremen (1972–1977). Niedergelassen als Arzt für Mund-Kiefer-Gesichtschirurgie (plastische Operationen) mit Belegbetten (seit 1. Febr. 1977). Publikationen: 14 Veröffentlichungen aus dem Bereich der Mund-Kiefer-Gesichtschirurgie.
Anschrift:
Eimsbütteler Chaussee 28,
2000 Hamburg 20;
Telefon: (0 40) 43 47 47

Dr. med.
Veronica Carstens

geb. am 18. Juni 1923 in Bielefeld. Ärztin für Innere Medizin. Internisti-sche Praxis in Meckenheim. Vorstandsvorsitzende in der Fördergemeinschaft für Erfahrungsheilkunde Natur und Medizin. – Im Anschluß an das Staatsexamen Tätigkeit in verschiedenen Krankenhäusern und Kliniken Bonns als Assistenzärztin (bis 1967). Anerkennung zum Facharzt für Innere Medizin (1966). Eigene internistische Praxis in Meckenheim bei Bonn (seit 1968).
Anschrift:
Dechant-Kreiten-Straße 43,
5309 Meckenheim;
Telefon: (0 22 25) 30 55 (Praxis)

Dipl.-Kfm. Dr. rer. pol.
Harald Clade

geb. am 20. August 1940 in Neustadt a. d. Weinstraße. Redakteur für Sozial- und Gesundheitspolitik sowie ärztliche Berufspolitik des „Deutschen Ärzteblattes", Köln. – Besuch des Staatlichen Leibniz-Gymna-

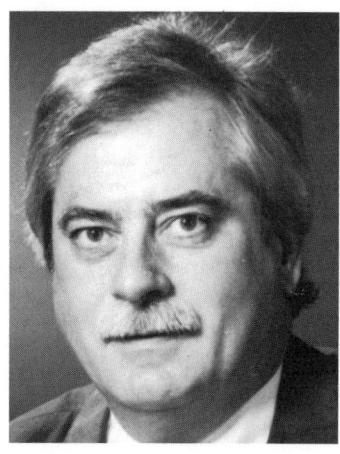

siums in Neustadt a. d. Weinstraße (1951 bis März 1960). Abitur (März 1960). Kaufm. Praktikum in der Papierindustrie in der Pfalz; von Wintersemester 1960 bis Sommersemester 1962 Studium der Wirtschaftswissenschaften an der Universität Mannheim; Studium der Wirtschafts- und Sozialwissenschaften (1962–1965), Schwerpunkt: Betriebswirtschaftslehre, an der Universität zu Köln, Staatsexamen als Dipl.-Kaufmann (1965). Nach-Diplom-Studium an der Universität Köln mit den Schwerpunkten Betriebswirtschaftslehre, Volkswirtschaftslehre, Wirtschaftspolitik, Sozialpolitik (1966–1972); Promotion zum Dr. rer. pol. mit „Magna cum laude" (Juli 1972). Wissenschaftlicher Referent in der Sozialwissenschaftlichen Abteilung des Deutschen Industrie-Instituts (heute: Institut der deutschen Wirtschaft), Köln (1965–1972). Freier Mitarbeiter verschiedener sozialwissenschaftlicher und gesundheitspolitischer

Fachzeitschriften (bis 1972). Redakteur beim „Deutschen Ärzteblatt", Köln (seit Okt. 1972); dessen Bonner Korrespondent, (Mitglied der Bundespresskonferenz) (seit 1991). Träger des Hans-Constantin-Paulssen-Preises (1973) der Bundesvereinigung der Deutschen Arbeitgeberverbände (BDA), Köln, für die beste sozialwissenschaftliche Dissertation (1972). Publikationen: „Das kranke Krankenhaus. Reform der inneren Struktur"; „Reformvorschläge zur Krankenhausfinanzierung"; „Probleme der Gesundheitsvorsorge", Köln 1970; „Lohnfortzahlungsgesetz und Änderungen des Krankenversicherungsrechts"; „Erfahrungen mit dem Lohnfortzahlungsgesetz". „Aktuelle Probleme der Gesundheitssicherung", in: „Analyse des Gesundheitssystems"; „Finanzielle Grenze des Dialyseprogrammes", in: Grenzen der Dauerdialysebehandlung; 4. Dialyse-Ärzte-Workshop. „Umbasierung der lohnbezogenen Sozialabgaben". „Der werksärztliche Dienst in Bundesrepublik Deutschland", „Freigemeinnützige und private Krankenhäuser: Das Postulat der Pluralität bei gewandelten ‚Marktbedingungen'", in: Krankenhausökonomie in Wissenschaft und Praxis, Festschrift für Siegfried Eichhorn, Kulmbach (1988). Mitarbeit am Lexikon des Sozial- und Gesundheitswesens, hrsg. von Rudolf Bauer, 3 Bände, München (1992). u. a.

Anschrift:
Kreuzstraße 56,
5020 Frechen-Bachem;
Telefon: (0 22 34) 5 64 84
dienstlich:
Herbert-Lewin-Straße 5,
5000 Köln 41;
Telefon: (02 21) 4 00 43 12
Fax: (02 21) 4 00 43 45

Prof. Dr. med.
Hans-Joachim Clemens

geb. am 18. 4. 1921 in Berlin. Vorsitzender der „Vereinigung der Deutschen Medizinischen Fach- und

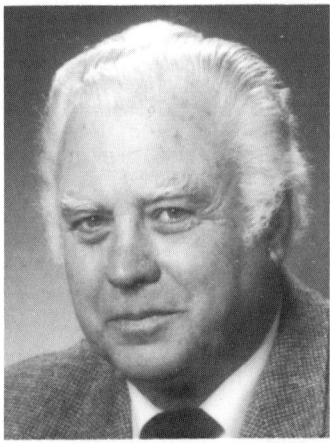

Standespresse". Nach Abschluß des Staatsexamens in Berlin (1945) klininische Tätigkeit in Chirurgie, Geburtshilfe, Gynäkologie und innere Medizin (bis 1949). Tätigkeit in der Anatomie mit Schwerpunkt in den Forschungsgebieten: Experimentelle Medizin, Unfallforschung (Wirbelsäule, Rückenmark, Lunge) (1950–1971). Habilitation für das Fach Anatomie (1954). Außerplanmäßige Professur für Anatomie (1961). Georg-Schmorl-Preis (1965). Ordinarius für Anatomie und Direktor des 3. Anatomischen Institutes der Freien Universität Berlin (1967–1971). Anschließend im Verlagswesen tätig als Verlagsdirektor (Abteilung Medizin) bei Walter de Gruyter, Berlin und Lektor im Verlag Urban & Schwarzenberg (1974–1982). Pla-

ner im Bergmann und Springer Verlag, Büro München und Chefredakteur der Klinischen Wochenschrift (von Oktober 1982 bis April 1990). Dem Sortiment bekannt geworden als Autor der Broschüre „Medizin für Buchhändler" (2. Aufl. 1979 Urban u. Schwarzenberg München). An die Öffentlichkeit getreten mit zahlreichen wissenschaftlichen Publikationen in Fachzeitschriften, Monographien und wissenschaftlichen Filmen.

Anschrift:
Weiherweg 7,
8021 Hohenschäftlarn;
Telefon: (0 81) 78-38 19

Rolf Combach

geb. am 20. Dezember 1941 in Köln. Freier Journalist. Banklehre, Studium der Betriebswirtschaft an den Universitäten zu Köln und Lausanne/Schweiz. Freimakler an den Börsen zu Frankfurt und Düsseldorf. Redakteur von Capital und Aktionär.

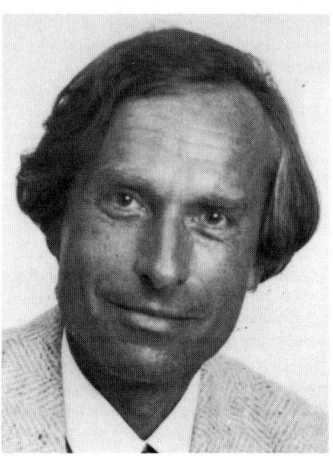

Bonner Korrespondent der Ärzte-zeitschrift „status" (Leiter der Bonner Redaktion und Chefredakteur). Freier Journalist für Wirtschafts- und Gesundheitspolitik in Bonn (seit 1985). Mitarbeiter verschiedener Fachzeitschriften und Magazine (u. a. Deutsches Ärzteblatt, Gesundheitspolitische Umschau, DM, VDI-Nachrichten, Bild am Sonntag, Deutsche Apotheker Zeitung, Der Arbeitgeber).

Anschrift:
Redaktionsbüro
Welcker Straße 22,
Postfach 12 05 25,
5300 Bonn 1;
Telefon: (02 28) 21 46 47
Fax: (02 28) 21 17 74

Max Conradt

geb. am 7. März 1930 in Idar-Oberstein. Ressortleiter für Medizin und Gesundheitspolitik beim „Hamburger Abendblatt". Mitarbeiter verschiedener Tageszeitungen und

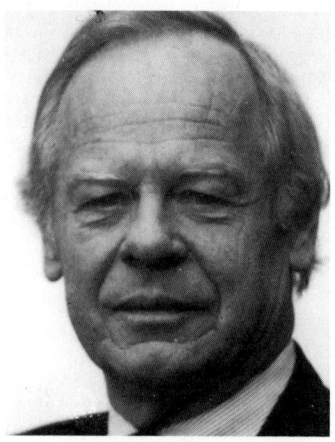

Zeitschriften. Lehrbeauftragter der Hamburger Universität für das Studienfach Journalistik (von 1984–1990). – Besuch des Gymnasiums Idar-Oberstein. Redaktions-Volontariat bei der Allgemeinen Zeitung Mainz (1953). Leiter der Außenredaktion Idar-Oberstein der Allgemeinen Zeitung (1960–1964). Wechsel zum Hamburger Abendblatt (1. Juli 1964). Ressortleiter für Medizin und Gesundheitspolitik (seit 1970). Mitglied der Landespressekonferenz Hamburg. Mit dem Theodor-Wolff-Preis ausgezeichnet (1979 und 1988), mit dem Preis „Medizin im Wort" (1989).

Anschrift:
Freesienweg 61,
2000 Hamburg 65;
Telefon: (0 40) 6 01 67 67

Dieter-Julius Cronenberg
MdB
Bundestagsvizepräsident

geb. am 8. Februar 1930 in Arnsberg-Neheim. Mitglied und Vizepräsident des Deutschen Bundestages. Mitglied im Ausschuß für Arbeit und Sozialordnung des Deutschen Bundestages. Mitinhaber der Firma Julius Cronenberg oH und anderer mittelständischer Unternehmen. Mitglied im Aufsichtsrat der Industrie-Verwaltungsgesellschaft AG Bonn- Bad Godesberg. Mitglied des Beirats und der Mitgliedervertretung der Gothaer-Versicherungsbank VVaG. Mitglied im Vorstand des Wirtschaftsverbandes Stahlverformung e. V. – Nach dem Abitur (1951), Studium Hautes Etudes Commercials, Lausanne/Schweiz (1951/52), Faculté de droit Aix-en-Provence/Frankreich (1952), rechts- und staatswissenschaftli-

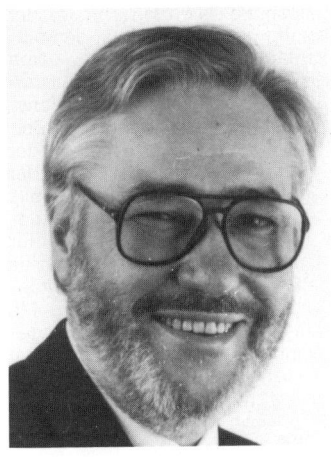 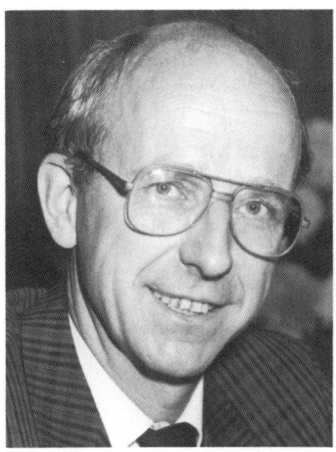

ches Studium an der Universität Münster (1952/53); Vorstandsmitglied im Verband deutscher Studentenschaften (1954/55), Wiederaufnahme des Jurastudiums in Münster und 1. juristische Staatsprüfung beim OLG Hamm (1958). Volontärzeit in verschiedenen Unternehmen und tätig in der Firma Julius Cronenberg oH (ab 1960).

Anschrift:
Friedrich-Naumann-Straße 1 a,
5760 Arnsberg 1;
Telefon: (0 29 32) 4 77-0

Dr. med. Peter Dahl

geb. am 26. März 1936 in Bad Harzburg. Arzt für Innere Medizin, Sportmedizin, Vertrauensarzt der Seeberufsgenossenschaft. Mitglied in folgenden Gremien: Gesundheitsausschuß der Hansestadt Lübeck. Laborkommission der KV Schleswig-Holstein. Beirat der KV S-H, Kreisstelle Lübeck. Vorsitzender des Hartmannbundes Landesverband Schleswig-Holstein (1981–1989). – Studium der Medizin in Marburg/Lahn, München, Innsbruck und Freiburg. Staatsexamen und Promotion (1962). Approbation (1964). Medizinalassistent in Bad Harzburg und Lübeck. Facharztausbildung für Innere Medizin in Lübeck mit Facharztanerkennung (1969). Kassenarzt für Innere Medizin in Lübeck-Travemünde (seit 1970). Verleihung der Hartmann-Thieding-Plakette des Hartmannbundes (1991). Wissenschaftliche Arbeiten auf dem Gebiet der Inneren Medizin und Nuklear-Medizin (1964–1969).

Anschrift:
Vorderreihe 35,
2400 Lübeck-Travemünde;
Telefon: (0 45 02) 38 22

Klaus Dallibor

geb. am 25. Januar 1936 in Königshütte. Colloquium Verlag Berlin, RIAS Berlin, KNO Wien. dpa (Deut

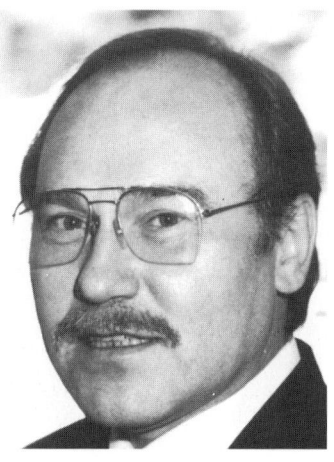 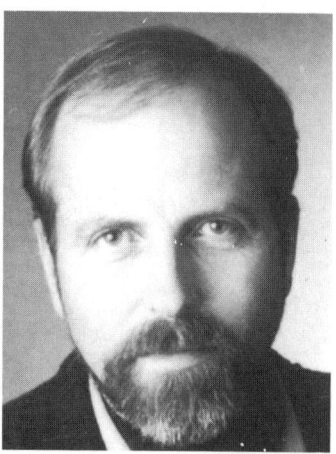

şche Presse-Agentur) Hamburg, Ärztezeitung, Neu-Isenburg, danach freier Medizinjournalist. – Studium Geschichte, Germanistik, Philosophie Uni Frankfurt/Main und Freie Universität Berlin. Staatsexamen (Höheres Lehramt) FU Berlin. Mehrere journalist. Auszeichnungen. Publikationen: Wissenschafts- und medizinjournalist. Beiträge seit etwa 25 Jahren.

Anschrift:
Schutzbaumstraße 36 a,
6050 Offenbach;
Telefon: (0 69) 89 37 32

Dr. med. Volker von der Damerau-Dambrowski

geb. am 5. September 1942 in Hamburg. Niedergelassener Arzt für Allgemeinmedizin. Stellvertretender Bundesvorsitzender des Fachverbandes Deutscher Allgemeinärzte

(FDA). Mitglied im Vorstand der KVN Bezirksstelle Stade. Vorsitzender der KV Kreisstelle Stade. Vorsitzender des Ärztevereins Stade. Fortbildungsreferent. Approbation als Arzt (1972). Anerkennung als Arzt für Allgemeinmedizin (1976).

Anschrift:
Harsefelder Straße 3,
2160 Stade;
Telefon: (0 41 41) 6 99 09

Andreas Daniel

geb. am 7. November 1959 in Dortmund. Leiter der Ärztlichen Pressestelle Westfalen-Lippe (gemeinsame Pressestelle von Ärztekammer und Kassenärztlicher Vereinigung Westfalen-Lippe). – Studium der Neuen Geschichte, Publizistik und Germanistik (1980–1987) in Münster, Magister artium, freier Mitarbeiter und Texter für Presseämter und Marketingabteilungen. Im Referat Presse- und Öffentlichkeitsar-

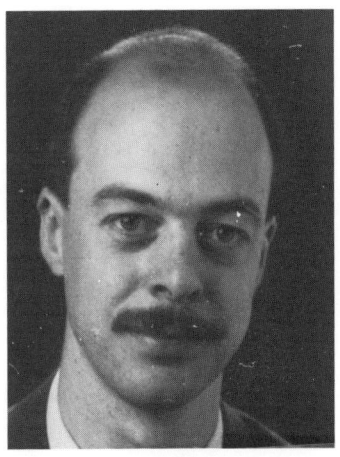 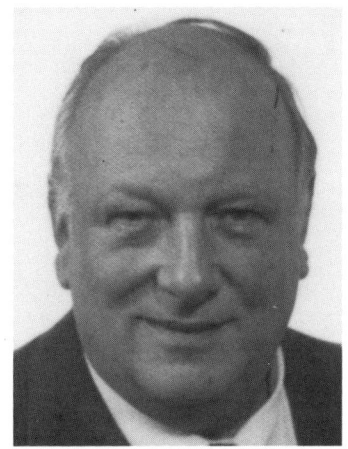

beit der Landesversicherungsan-
stalt Westfalen (1988–1990). Mehre-
re Publikationen zur Geschichte der
Arbeiter-Rentenversicherung.
Anschrift:
Ärztliche Pressestelle Westfalen-
Lippe – der Ärztekammer – der
Kassenärztlichen Vereinigung
Kaiser-Wilhelm-Ring 4–6,
4400 Münster;
Telefon: (02 51) 37 50-1 21
Fax: (02 51) 37 50-4 51

Anschrift:
privat:
Rangsdorfer Straße 46,
1000 Berlin 49;
Telefon: (0 30) 7 44 59 68
Fax: (0 30) 7 44 48 86
Praxis:
Beselerstraße 1,
1000 Berlin 46;
Telefon: (0 30) 7 75 40 04
              7 75 42 42

Ralf Demmer

geb. am 17. Januar 1963 in Düssel-
dorf. – Student der Medizin an der
RWTH Aachen. Vorsitzender des
Sprecherrates der Medizinstuden-
ten im Marburger Bund. Kooptiertes
Mitglied des Marburger Bund – Ver-
band der angestellten und beamte-
ten Ärzte Deutschlands e. V. – Bun-
desvorstand und Landesvorstand
Nordrhein-Westfalen / Rheinland-
Pfalz. Mitglied des Arbeitskreises
„Hochschule und Ausbildung" des
Marburger Bundes. Mitglied der

Dr. med. dent. Klaus Degner

geb. am 10 April 1927 in Berlin.
Zahnarzt in eigener Praxis (seit
1959). Vorsitzender der KZV Berlin
(seit 1. Jan. 1977). Im Vorstand (seit
1969). Stellv. Vorsitzender (seit
1973). Approbation und Promotion
Freie Universität Berlin (1953).

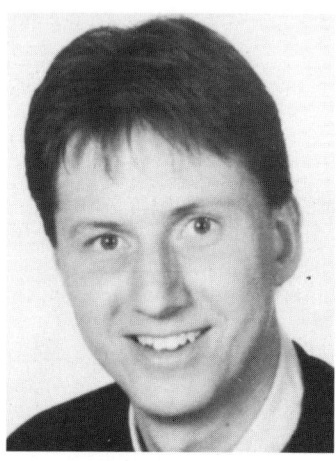

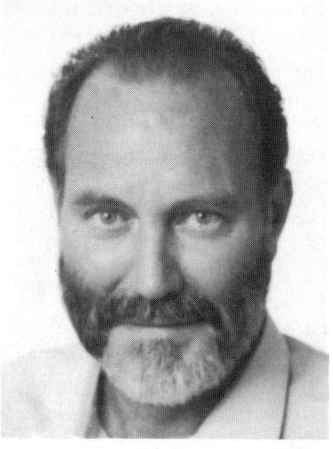

„Sachverständigengruppe zu Fragen der Neuordnung des Medizinstudiums" beim Bundesministerium für Gesundheit (BMG).

Anschrift:
Neuenhofer Weg 23,
W-5100 Aachen;
Telefon: (02 41) 87 03 03
c/o Marburger Bund
Riehler Straße 6,
5000 Köln 1;
Telefon: (02 21) 73 31 73 u. 72 46 24

Dr. med. Helmut Demus

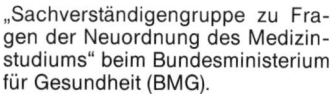

geb. am 30. Januar 1940 in Dessau. Chefredakteur von „Ärztliche Praxis" und „Tägliche Ärztliche Praxis". (seit 1979). Stellv. Vorsitzender der „Vereinigung der Deutschen Medizinischen Fach- und Standespresse". – Medizinstudium in Halle/Saale (1958– 1961) und Hamburg (1961–1964). Promotion (1965). Universitätskrankenhaus Hamburg-Eppendorf (Neuro-chirurgie, Neurologie, Psychiatrie, Neuropathologie) (1965– 1966). Kreiskrankenhaus Stolzenau/Weser (Innere Medizin, Chirurgie, Gynäkologie) und Landarzt-Vertretungen in Niedersachsen und im Westerwald (1966/1967). Max-Planck-Institut für Psychiatrie in München (Neurochemie und Immunchemie) (1967–1973). Gast-Assistent am Genetischen Institut der Universität Köln (1970). Redaktion „Reallexikon der Medizin" in München (1973–1977). Seitdem beim Werk-Verlag Dr. Edmund Banaschewski in München-Gräfelfing: Redakteur bei „euromed" (1977).

Anschrift:
privat:
Aberlestraße 4,
8000 München 70;
Telefon: (0 89) 7 25 32 79
dienstlich:
Hans-Cornelius-Straße 4,
8032 Gräfelfing b. München;
Telefon: (0 89) 89 81 70

Prof. Johann Friedrich Volrad Deneke

geb. am 8. März 1920 in Wernigerode (Harz). Präsident des Bundesverbandes der Freien Berufe, Bonn. –

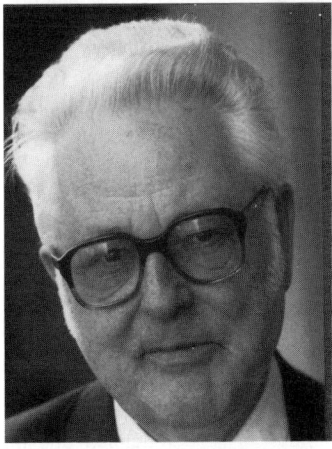

Abteilungsleiter im Evangelischen Presseverband für Deutschland (1945–1947). Dozent an der Evangelischen Bibliotheksschule in Göttingen (1947–1948). Chef vom Dienst und stellv. Chefredakteur der „Aachener Nachrichten" (1949–1951). Freiberuflich tätiger Bonner Korrespondent für Zeitungen und Fachzeitschriften (1951–1955). Leiter der Pressestelle der deutschen Ärzteschaft in Köln und Schriftleiter des „Deutschen Ärzteblattes" (1955–1958). Hauptschriftleiter des „Deutschen Ärzteblattes" (1958–1969). Bundesgeschäftsführer der F.D.P. (1969–1971). Hauptgeschäftsführer des Hartmannbundes – Verband der Ärzte Deutschlands e. V. in Bonn-Bad Godesberg (1971–1974). Hauptgeschäftsführer der Bundesärztekammer und des Deutschen Ärztetages in Köln (1974–1984). Freiberuflich tätiger Fachjournalist in Bonn (seit 1. Okt. 1984). Verfasser von rd. 250 wissenschaftlichen Veröffentlichungen, vorwiegend zur Soziologie der Freien Berufe, zur Gesundheitspolitik und zur Geschichte der medizinischen Publizistik. Vorlesungen an der Akademie für öffentliches Gesundheitswesen in Düsseldorf (1961–1984). Mitbegründer des Instituts für Freie Berufe an der Friedrich-Alexander-Universität Erlangen-Nürnberg (1964). Lehrbeauftragter für Soziologie der Freien Berufe an der Wirtschafts- und Sozialwissenschaftlichen Fakultät der Friedrich-Alexander-Universität Erlangen–Nürnberg (1964–1972). Lehrbeauftragter für Medizinische Soziologie an der Johannes Gutenberg-Universität Mainz (Fachbereich Theoretische Medizin) (1975–1977). Lehrbeauftragter für Medizinische Publizistik an der Medizinischen Fakultät der Universität Düsseldorf (seit 1975–1992). Verleihung des Titels „Professor" durch die Landesregierung Nordrhein-Westfalen in Anerkennung des wissenschaftlichen Lebenswerkes (15. April 1975). – In der vierten Legislaturperiode Abgeordneter des Deutschen Bundestages (1961–1965). Mitbegründer und stellv. Vorsitzender der „Vereinigung ehemaliger Mitglieder des Deutschen Bundestages e. V." (1977–1992). Präsident des Bundesverbandes der Freien Berufe (seit Mai 1984). Mitglied der Vertreterversammlung der Bundesversicherungsanstalt für Angestellte (BfA) (seit 1984). Mitglied der Vertreterversammlung der Verwaltungsberufsgenossenschaft (seit 1984). Vorstands- und Kuratoriums-

mitglied der Ludwig-Sievers-Stiftung (1986). Mitglied des Verwaltungsrates der Deutschen Ausgleichsbank (seit 1992). Träger des Großen Verdienstkreuzes des Verdienstordens der Bundesrepublik Deutschland (1975), mit Stern (1986) und anderer Auszeichnungen. Ehrenmitglied des Bundesverbandes sowie des Landesverbandes Nordrhein-Westfalen der Freien Berufe, des Bundesverbandes Deutscher Schriftstellerärzte e. V. in der Union Mondiale des Ecrivains Medecins.
Anschrift:
Bundesverband der Freien Berufe
Godesberger Allee 54,
5300 Bonn 2;
Telefon: (02 28) 37 66 35

Ursula Derwein

geb. am 30. Dezember 1948 in Berlin-Buch. Mitglied des geschäftsführenden Hauptvorstandes der Gewerkschaft ÖTV, zuständig für Sozial- und Gesundheitspolitik/Ar-

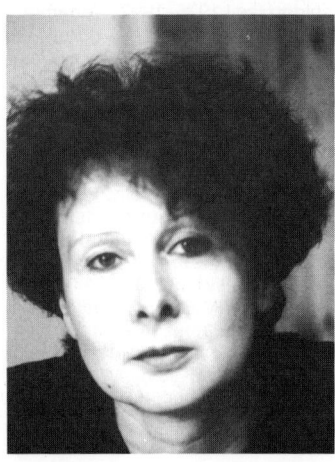

beitsschutz, Frauenpolitik, Senioren/Seniorinnen. – Mittlere Reife mit Abschluß (1965). Krankenpflegeausbildung, Hamburg (1966–1969). Tätigkeit als Arzthelferin (1969–1974). Krankenschwester, Medizinische Hochschule Hannover (1974–1979). Sozialpsychiatrische Zusatzausbildung, Medizinische Hochschule Hannover (1975–1977). Krankenschwester, Städtisches Klinikum Braunschweig (1979–1991). Gewerkschaftssekretärin, Gewerkschaft Öffentliche Dienste, Transport und Verkehr, Kreisverwaltung Braunschweig (seit Nov. 1991 – Ende Juni 1992). Mitglied des geschäftsführenden Hauptvorstandes der Gewerkschaft ÖTV Stuttgart, zuständig für Sozialpolitik, Gesundheitspolitik/Arbeitsschutz, Frauenpolitik, Seniorinnen und Senioren (seit Ende Juni 1992). Gewerkschaftliche Funktionen: Mitglied der Gewerkschaft ÖTV (seit 1973). Vertrauensfrau im Städtischen Klinikum Braunschweig (1982–1991). Personalratsmitglied davon von 1988–1991 freigestellte Personalrätin (1984–1991). Mitglied im Gesamtpersonalrat der Stadt Braunschweig. Mitglied im Kreisvorstand als Vertreterin des Bereichs Gesundheitswesen (1987–1991). Mitglied im Kreisfrauenausschuß. Politische Funktionen: Mitglied der Partei „Die Grünen" (seit 1986). Mitglied im Rat der Stadt Braunschweig und 2. Bürgermeisterin (seit 1991 – Mitte Okt. 1992).
Anschrift:
Gewerkschaft Öffentliche
Dienste, Transport und Verkehr
(ÖTV)
Hauptverwaltung
Theodor-Heuss-Straße 2,
7000 Stuttgart 1;
Telefon: (07 11) 20 97-1

Dr. Dirk Detert, Ph. D.

geb. am 7. Dezember 1940 in Wilhelmshaven. Geschäftsführer Wellcome GmbH und General Manager

Anschrift:
c/o Wellcome GmbH
Im Langen Felde 3–5,
Burgwedel 1

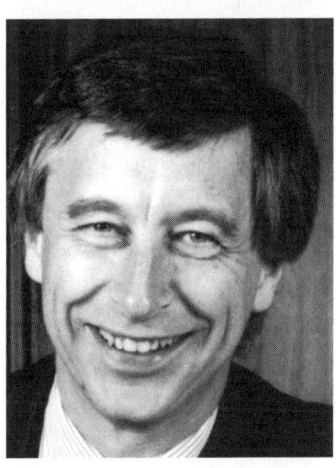

Central Europe, Burgwedel. Mitglied des Gesamtvorstandes des Bundesverbandes der Pharmazeutischen Industrie (BPI). Chemistudium in Kiel, Marburg Edmonton/Kanada, Promotion im Gebiet der organischen Chemie. In der Pharmaindustrie tätig (seit 1969). Hoechst AG (1969). MSD Sharp & Dohme, München, Geschäftsführer (1980). Beiersdorf AG, Vorstand (1984). Geschäftsführer Wellcome GmbH (seit 1991). Im Vorstand des Landesverbandes Hamburg/Schleswig-Holstein (1985–1991). Stellvertretender Vorsitzender des Landesverbandes Niedersachsen und Bremen (seit 1992). Rechnungsprüfer im BPI (1987/88). Mitglied des Gesamtvorstandes (seit 1988).

Bankdirektor
Richard Deutsch

geb. am 17. März 1932 in Eitorf/Sieg. Rechtsanwalt Dipl.-Kfm. Vorsitzender des Vorstands der Deut-

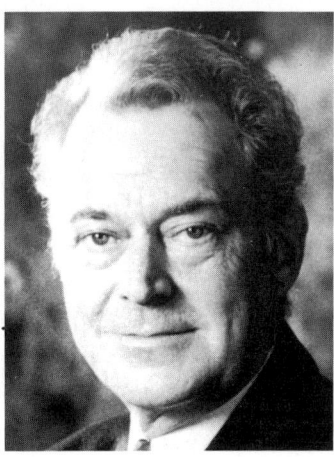

schen Apotheker- und Ärztebank eG, Düsseldorf. Vorsitzender des Verwaltungsrats des Apotheken Rechenzentrum GmbH, Darmstadt. Mitglied des Aufsichtsrats der GVR-Fördergesellschaft der rheinischen Kreditgenossenschaften mbH, Köln, der Treuhand Hannover GmbH, Steuerberatungsgesellschaft, Hannover, der Westdeutsche Genossenschafts-Zentralbank eG, Düsseldorf, der Mannheimer Lebensversicherung AG, Mannheim. Vorsitzender des Beirats der R + B

65

Reise und Beteiligungs GmbH & Co Tristar KG, Düsseldorf. Mitglied des Beirats der DWS Deutsche Gesellschaft für Wertpapiersparen mbH, Frankfurt/Main, der Bausparkasse Schwäbisch Hall AG, Schwäbisch Hall. – Abitur (1952). Studium der Betriebswirtschaftslehre an der Universität zu Köln (1952–1956). Staatsexamen: Diplom-Kaufmann (1956). Studium der Rechtswissenschaft an der Universität zu Köln (1956–1961). 1. Juristisches Staatsexamen (1961). 2. Juristisches Staatsexamen (1965). Eintritt in die Deutsche Apotheker- und Ärztebank eG als Leiter der Rechtsabteilung (1966). Berufung zum stellv. Vorstandsmitglied der Deutschen Apotheker- und Ärztebank eG (1968). Bestellung zum ordentlichen Vorstandsmitglied der Deutschen Apotheker- und Ärztebank eG (1970). Ernennung zum Vorsitzenden des Vorstands der Deutschen Apotheker- und Ärztebank eG (1990). Mitgliedschaften: Verbandsrat des Bundesverbandes der Deutschen Volksbanken und Raiffeisenbanken, Bonn; Vorstand des Vereins zur Förderung der genossenschaftswissenschaftlichen Forschung an der Universität zu Köln e. V., Köln; Finanzausschuß der Treuhand Hannover GmbH, Steuerberatungsgesellschaft, Hannover; Kuratorium der Friedrich-Thieding-Stiftung des Hartmannbundes – Verband der Ärzte Deutschlands e. V., Bonn-Bad Godesberg; Kuratorium des Hilfswerks deutscher Zahnärzte für Lepra- und Notgebiete, Göttingen; Landeskuratorium Nordrhein-Westfalen des Stifterverbandes für die Deutsche Wissenschaft; Militärischer und Hospitalischer Orden des hl. Lazarus von Jerusalem; Kuratorium der Marbur-

ger-Bund-Stiftung; Beirat des Förderkreises „Bad Nauheimer Gespräche". Auszeichnungen: Verdienstkreuz am Bande des Verdienstordens der Bundesrepublik Deutschland; Ehrenzeichen der Deutschen Ärzteschaft; Ehrennadel in Gold der deutschen Zahnärzteschaft; Ehrennadel der deutschen Apothekerschaft; Hartmann-Thieding-Plakette des Hartmannbundes – Verband der Ärzte Deutschlands e. V.; Ehren-Reflexkammer des Marburger Bundes – Verband der angestellten und beamteten Ärzte Deutschlands e. V.; Wilhelm-von-Humboldt-Plakette des Bundesverbandes der Freien Berufe; Ehrennadel des Deutschen Genossenschafts- und Raiffeisenverbandes in Gold.
Anschrift:
c/o Deutsche Apotheker-
und Ärztebank eG
Hauptverwaltung
Emanuel-Leutze-Straße 8,
4000 Düsseldorf 11
Telefon: 02 11/59 98-0

Prof. Dr. med. habil. Heinz Diettrich

geb. am 6. März 1940 in Adorf/Erzgeb. C_3-Professor an der Medizinischen Akademie Dresden, Facharzt für Chirurgie. Präsident der Sächsischen Landesärztekammer. – Studium an der Universität Leipzig und Medizinischen Akademie Dresden (1958–1964). Facharztweiterbildung zum Facharzt für Chirurgie in Dresden (1964–1968). Promotion zum Dr. med. (1967). Oberarzt an der Chirurgischen Klinik der Med. Akademie Dresden (1975). Chefarzt des Krankenhauses St. Joseph-Stift in

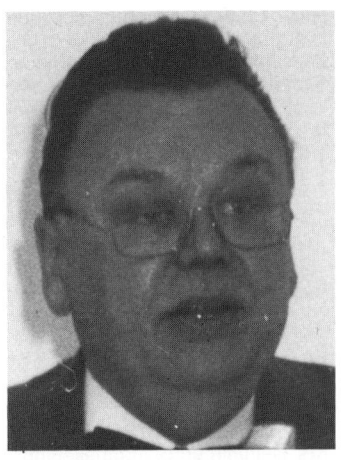

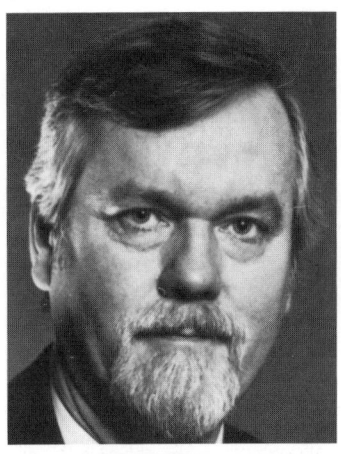

Dresden (1976–1979). Habilitation an der Med. Akademie Dresden (1983). Außerordentliche Dozentur dortselbst (1987). C_3-Professor an der Medizinischen Akademie Dresden (1992).

Anschrift:
Robert-Diez-Straße 3,
O-8054 Dresden;
Telefon: (03 51) 37 73 11

Prof. Dr. rer. nat. Volker Dinnendahl

geb. am 14. Oktober 1940 in Berlin. Vorsitzender der Arzneimittelkommission der Deutschen Apotheker, Mitglied der Transparenzkommission beim Bundesgesundheitsamt, des Sachverständigenausschusses für Verschreibungspflicht sowie korrespondierendes Mitglied der Arzneimittelkommission der deutschen Ärzteschaft. – Nach 5 Semestern Chemie (bis Vordiplom) Studium der Pharmazie in Bonn. Bestallung als Apotheker (1967). Promotion im Pharmakologischen Institut der Universität Bonn (1970). Anerkennung als Fachpharmakologe DGPT (1974). Assistent im Institut für Pharmakologie und Toxikologie der Medizinischen Hochschule Hannover (1972–1977). Habilitation für das Fach Pharmakologie und Toxikologie (1977). Bei der ABDA – Bundesvereinigung Deutscher Apothekerverbände zuständig für das ‚Risikomanagement‘ bei Arzneimitteln insbesondere im Rahmen des Stufenplans (seit Juli 1977). Ernennung zum apl. Professor an der Medizinischen Hochschule Hannover (1984). GEFFRUB-Preis der Universität Bonn (1970). Publikationen: Wissenschaftlich-experimentelle Arbeiten über Knorpel-Stoffwechsel, Lipolyse, zentrales Nervensystem, Neurotransmitter. Herausgeber der ARZNEISTOFF-PROFILE (zusammen mit Prof. Dr. U. Fricke), Mitarbeit am ARZNEIVER-

ORDNUNGSREPORT (Schwabe, Paffrath Hrsg.), Verfasser zahlreicher Übersichtsartikel zu Arzneimittelfragen.

Anschrift:
Arzneimittelkommission der Deutsche Apotheker
Beethovenplatz 1—3,
6000 Frankfurt/M 15;
Telefon: (0 69) 75 44-2 47

(seit 1983). DAZ-Mitherausgeber (seit 1986). Zahlreiche Fachartikel in Zeitschriften und Büchern. Mitautor folgender Bücher Apotheker-Jahrbuch/Lehrbuch für Apothekenhelferinnen/Apotheken-Schaufenster/Rausch- und Suchtmittel.

Anschrift:
Birkenwaldstraße 44,
Postfach 10 10 61,
7000 Stuttgart 1;
Telefon (07 11) 25 82-2 38

Peter Ditzel, Apotheker

geb. am 15. Juli 1952 in Schweinfurt. Chefredakteur und Mitherausgeber der „Deutschen Apotheker Zei-

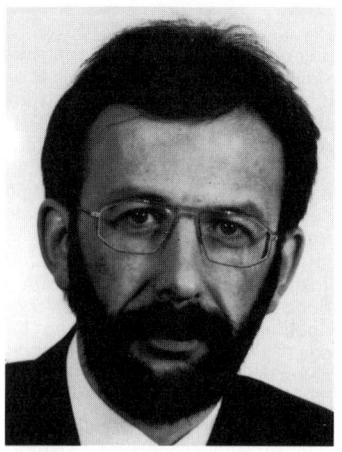

Dr. rer. nat. Hans Dobbert

geb. am 10. Mai 1937 in Lindenberg, Krs. Demmin Vorp. Apothekeninhaber. Vorsitzender des Apotheker-

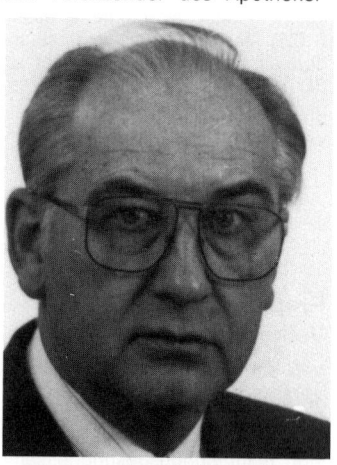

tung". Prokurist des Deutschen Apotheker Verlags, Stuttgart. – Pharmazeutisches Vorexamen (1972). Studium der Pharmazie (1975–1978). Approbation als Apotheker (1978). Leitung einer Apotheke (1978–1980). Redakteur der Deutschen Apotheker Zeitung (DAZ) (seit 1980). Chefredakteur

vereins Brandenburg e. V. – Stud. pharm. Halle/Saale (1958–1963). Approbation als Apotheker (1964). Apothekenleiter in Ruhland, Krs. Senftenberg und in Forst/L. (Bahnhofs- u. Hufeland-Apotheke) (seit

1964). Nebenamtlich Kreisapotheker u. Leiter eines pharmazeutischen Zentrums in Forst (bis 1991). Fachapotheker Allgemeinpharmazie (1978). Promotion, Stellv. Vors. u. Mitglied des Vorstandes der Pharm. Gesellschaft, Regionalgesellschaft Brandenburg für Bez. Cottbus (1983–1992). Vors. d. Apothekervereins Brandenburg (1990). Apothekeninhaber (1991).

Anschrift:
privat:
Schwerinstraße 12,
O-7570 Forst-Lausitz;
dienstlich:
Finkenweg 12,
O-1560 Potsdam

Dr. med. Andreas Donner

geb. am 27. Mai 1954 in Stralsund. HNO-Facharzt in eigener Niederlassung. Vorsitzender des Landesverbandes des NAV-Virchow-Bun-

des. Vorsitzender der KV Kreisstelle Greifswald. – Studium in Greifswald (1975–1978). Erfurt (1978–1980). Rostock (1980–1981). Facharztausbildung HNO an der Universitätsklinik Rostock. Assistenzarzt HNO – Universitätsklinik (1986–1988). Assistenzarzt Bezirkskrankenhaus Brandenburg (1988–1989). Niederlassung als HNO Facharzt (Apr. 1989). Publikationen: in HNO Fachzeitschriften.

Anschrift:
Schützenstraße 10,
O-2200 Greifswald;
Telefon: 21 73

Prof. Dr. med. Elmar Doppelfeld

geb. am 20. Oktober 1939 in Köln. Leiter der Medizinisch-Wissenschaftlichen Redaktion des Deutschen Ärzteblattes, Köln. – Studium der Geschichte, wissenschaftl. Poli-

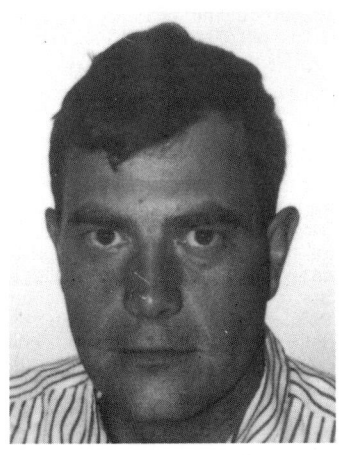

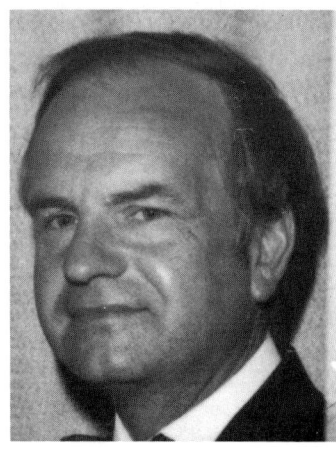

tik und Rechtswissenschaft (1960–1962). Studium der Medizin (1962–1967). Promotion (1968). Approbation als Arzt (1970). Tätigkeit als wissenschaftlicher Assistent an den Nuklearmedizinischen bzw. Radiologischen Kliniken der Universitäten Zürich, Köln und Bonn sowie der RWTH Aachen (1969–1980), Anerkennung als Arzt für Radiologie sowie als Arzt für Nuklearmedizin (1977). Habilitation für Nuklearmedizin a. d. Universität Bonn (1980). Oberarzt der Universitätsklinik für Nuklearmedizin u. Radiotherapie in Zürich (1980/81). Oberarzt d. Strahlentherapeutischen Universitätsklinik in Köln (1981/1982). Ärztlicher Geschäftsführer in der Bundesärztekammer (1. 10. 1982). Geschäftsführender Arzt der Bundesärztekammer (14. Juli 1984). Außerplanmäßiger Professor an der Rheinischen-Friedrich-Wilhelms-Universität Bonn (1986), Leiter der Med.-Wiss. Redaktion des Deutschen Ärzteblattes (seit 1. 1. 1989). Publikationen: Zahlreiche Fachpublikationen.

Anschrift:
dienstlich:
Herbert-Lewin-Straße 1,
5000 Köln 41;
Telefon: (02 21) 4 00 42 05

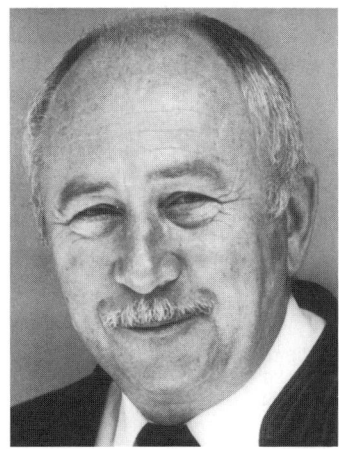

gen (Wissenschaft und Technik). Träger des Ehrenzeichens der Deutschen Ärzteschaft. Mitautor „Öffentlichkeitsarbeit der ärztlichen Körperschaften – Bestandaufnahme und Perspektiven".

Anschrift:
Musbergerstraße 50,
7000 Stuttgart 80;
Telefon: (07 11) 74 23 84

Jürgen Dreher

geb. am 22. Oktober 1934 in Memel. Leiter der Ärztlichen Pressestelle Baden-Württemberg. Chefredakteur des Ärzteblattes Baden-Württemberg. Verantwortl. Redakteur des Ärzteblattes Sachsen. – Studium Naturwissenschaften, Geschichte – Journalistenausbildung. Redakteur bei versch. Tageszeitun-

Rudolf Dreßler MdB

geb. am 17. November 1940 in Wuppertal. Stellv. Vorsitzender der Sozialdemokratischen Bundestagsfraktion. Bundestagsabgeordneter der SPD. Wahlkreis Wuppertal 1. – Besuch der Volksschule und einer Sprachschule (englisch). Ausbildung zum Schriftsetzer, Gehilfenprüfung (1958). Umschulung zum Metteur, danach zum Linotypesetzer. Freie Mitarbeitertätigkeit für verschiedene Zeitungen. Vorsitzen-

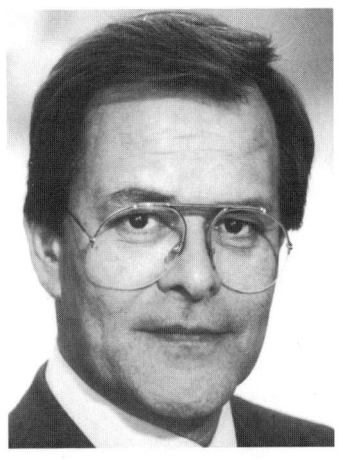

Anschrift:
privat:
Auf dem Scheidt 15,
5600 Wuppertal 1;
Postanschrift:
Bundeshaus
5300 Bonn 1

Ingrid Drexler

geb. am 2. April 1940 in Andernach.
Leiterin der Pressestelle des NAV-
Virchowbundes, Verband der nie-

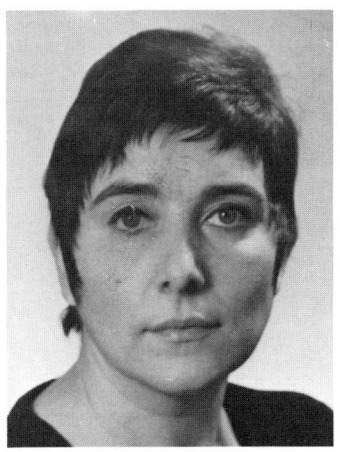

der des Betriebsrates im Hause der
„Westdeutschen Zeitung" (1969 –
März 1981). Mitglied des Aufsichtsrates der Wuppertaler Stadtwerke
AG. Mitglied des Hauptvorstandes
der IG Druck und Papier
(1974–1983). Mitautor des (1974) er-
schienenen Buches „Sozialplan
und Interessenausgleich nach dem
BetrVG 1972". Mitherausgeber des
„Schwarzbuch Wirtschaftskrimina-
lität (1987). Mehrere Jahre ehrenamtlicher Richter am Sozialgericht
Düsseldorf und am Oberverwal-
tungsgericht für das Land Nordrhein-Westfalen in Münster. Eintritt in
die SPD (1969). Vorsitzender der
SPD Wuppertal. Vorsitzender der
Arbeitsgemeinschaft für Arbeitneh-
merfragen in der SPD (seit 1984).
Mitglied des SPD-Parteivorstandes
(seit 1984). Präsidiumsmitglied der
SPD (seit 1991). Mitglied des Bundestages (seit 1980). Parlamentarischer Staatssekretär beim Bundesminister für Arbeit und Sozialordnung (28. Apr. 1982 – 4. Okt. 1982).

dergelassenen Ärzte Deutschlands.
– Mittlere Reife. Nach Abschluß der
Höheren Handelsschule in kauf-
männischen Berufen tätig. Dazwi-
schen halbjähriger Aufenthalt in
Canada (1963) und in Los Angeles/
USA (1967/1968). Journalistisches
Volontariat bei dem Verbraucher-
magazin „DM" in Frankfurt mit
Übernahme als Redakteurin (1969–
1971). Anschließend als Redakteu-
rin bei Reuters und dem „Parlamen-

tarisch-Politischen Pressedienst in Bonn. Leiterin der Pressestelle beim NAV – Virchowbund (1. Juli 1973).
Anschrift:
Hebbelstraße 52 B,
5000 Köln 51;
Telefon: (02 21) 3 76 12 71
und
c/o NAV – Virchowbund
Belfortstraße 9,
5000 Köln 1;
Telefon: (02 21) 9 73 00 50

Alexander Dückers M. A.

geb. am 17. August 1961 in Straelen. Pressesprecher der Kassenärztlichen Vereinigung Nordrhein. Re-

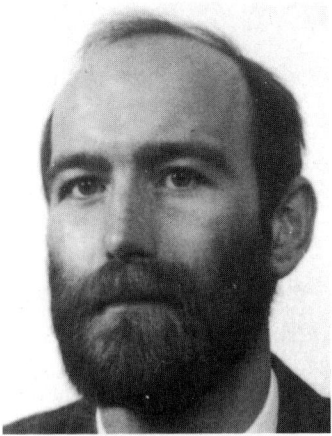

dakteur des „Rheinischen Ärzteblattes". – Studium: Geschichte, Politikwissenschaft, Philosophie an der Universität zu Köln. Journalistische Praktika, u. a. Deutsche Welle. Redakteur in der Pressestelle der deutschen Ärzteschaft. Publikationen: Öffentlichkeitsarbeit der ärztli-

chen Körperschaften Esser/Dückers/Dreher/Naumann.
Anschrift:
Kassenärztliche Vereinigung Nordrhein
Emanuel-Leutze-Straße 8,
4000 Düsseldorf 11

Prof. Dr. med. Hans-Joachim Dulce

geb. am 6. Juni 1927 in Berlin. Ordentlicher Professor für Physiologische und Klinische Chemie, Direktor

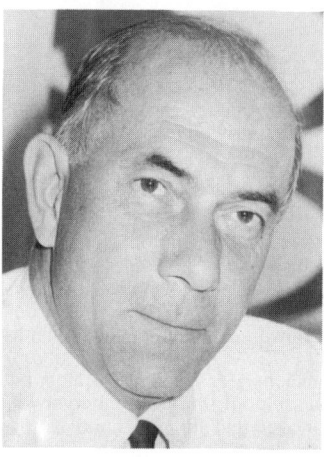

des Institutes für Klinische Chemie und Klinische Biochemie des Klinikum Steglitz der Freien Universität Berlin. Dekan des Fachbereichs Klinikum Steglitz der Freien Universität Berlin (1987–1988). Ärztlicher Direktor des FU-Klinikums Steglitz (seit 1988). 2. Vorsitzender des Berufsverbandes Deutscher Laborärzte, Vorsitzender des Hartmannbund Landesverbandes Berlin, Mitglied

der Transparenzkommission des BGA, Mitglied des Kuratoriums der Hufelandgesellschaft, Dozent an der MTA-Schule des Lette-Vereins Berlin, Delegierter der Ärztekammer Berlin. – Medizinstudium (1946–1951). Approbation als Arzt (1952). Promotion zum Dr. med. (1951). Chemiestudium (1953–1956). Habilitation (1959). Ao Prof. (1965). O. Prof. (1966). Verleihung des Karl-Thomas-Preises für wissenschaftliche Arbeit auf dem Gebiet des Elektrolytstoffwechsels (1960). Publikationen: Auf den Gebieten Elektrolyt- und Säurebasenhaushalt, Knochenstoffwechsel, Harnsteinbildung, analytische Methoden, Berufspolitik.
Anschrift:
Marchandstraße 9,
1000 Berlin 46;
Telefon: (0 30) 7 75 51 92

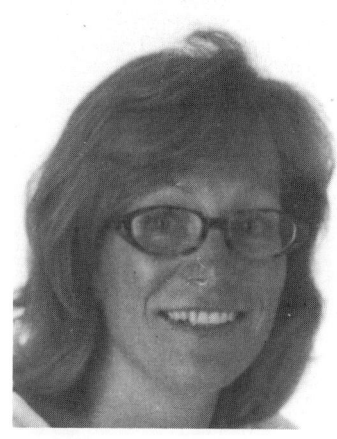

Anschrift:
Georg-Strebl-Straße 14,
8000 München 71,
Telefon: (0 89) 79 24 37

Dr. med. Sibylle Eberle

geb. am 21. August 1947 in München. Chir. Assistenzärztin (Teilzeit). 2. Vorsitzende des Ärztl. Kreis- u. Bezirksverband München. Mitglied im Vorstand der Bayer. Landesärztekammer. Beisitzer im Vorstand Bundesverband des Marburger Bundes. 2. Vorsitzende des Landesverbandes Bayern des Marburger Bundes. – Abitur in München (1966). Approbation in München (1974). LMU, (Studium Humanmedizin). Promotion (Chirurgie „Proximal Selektive Vagotomie") (1980). Chir. Assistenzärztin bei Prof. G. Heberer Chir. Univ.-Klinik München Nußbaumstr. und Großhadern (Aug. 1976 – Dez. 1982). Teilzeit Assistenzärztin Plast. Chir. München-Gräfelfing (seit Apr. 1991).

Prof. Dr. med. Heyo Eckel

geb. am 8. Februar 1935 in Berlin. Präsident der Ärztekammer Niedersachsen. Chefarzt des Instituts für klinische Radiologie des Evangelischen Krankenhauses Göttingen Weende e. V. – Studium und ärztliche Tätigkeit in Tübingen, Mainz, Erlangen, Göttingen und Hannover. Chefarzt in Göttingen (seit 1976). Ernennung zum Professor der Universität Göttingen (1981). Mitglied des Vorstandes der Ärztekammer Niedersachsen (seit 1982). Präsident der Ärztekammer Niedersachsen und Mitglied des Vorstandes der Bundesärztekammer (seit 1990). Vorsitzender des Ausschusses „Gesundheit und Umwelt" der Bundesärztekammer. Publikationen: Beschäftigung mit klinischen Fragen der Ultraschalldia-

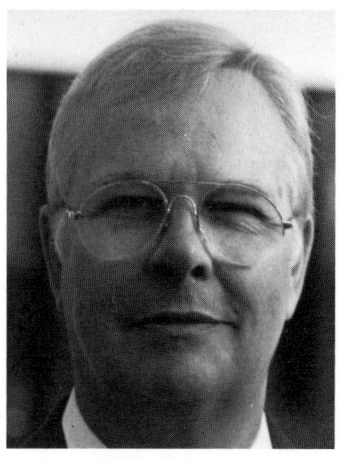
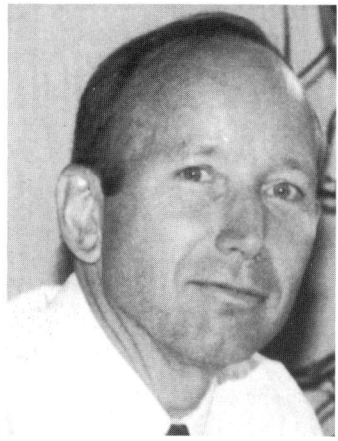

gnostik, der Strahlenbiologie und der Dünndarmdiagnostik. Patientenbezogene bzw. medizinbezogene Umweltfragen.
An der Lutter 24/26,
3400 Göttingen-Weende;
Telefon: (05 51)5 03 42 71

Diverse Veröffentlichungen in der zahnärztlichen standespolitischen Presse.
Anschrift:
Monheimsallee 6,
5100 Aachen;
Telefon: (02 41) 15 30 43

Dr. med. dent.
Peter Eckert

geb. am 21. Januar 1938 in Berlin. Selbst. Zahnarzt in eigener Praxis. Stellv. Bundesvorsitzender des Freien Verbandes Deutscher Zahnärzte. Stellv. Vorsitzender der Kassenzahnärztlichen Vereinigung Nordrhein. – Studium der Zahnmedizin in Frankfurt/Main, Düsseldorf und Marburg. Staatsexamen (1964). Niederlassung in Aachen (1967). Mitglied des Vorstandes der KZV Nordrhein (seit 1977). 2. Vorsitzender (seit 1981). Stellv. Vorsitzender des Freien Verbandes (seit 1991). Lehrbeauftragter TH Aachen (seit 1988). Publikationen:

Dr. med.
Werner Eckhardt

geb. am 20. Januar 1943 in Hameln. Chefarzt der Zentralen Klinik für Anaesthesiologie und Intensivmedizin Agnes-Karll-Krankenhaus des Landkreises Hannover. 1. Vorsitzender des Marburger Bundes, Landesverband Niedersachsen. Vors. des Verwaltungsausschusses der Ärzteversorgung der Ärztekammer Niedersachsen. 2. Vors. der Ärztekammer Niedersachsen – Bezirksstelle Hannover. Richter am Niedersächsischen Finanzgericht. Lehrauftrag der Medizinischen Hochschule Hannover. – Studium in Hamburg (1964–1970).

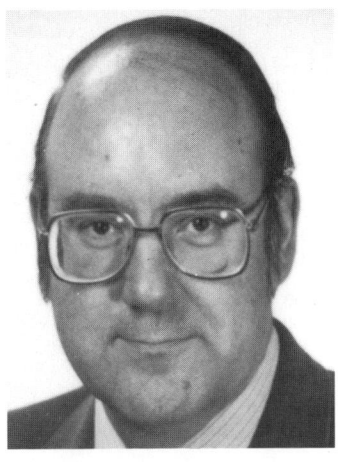

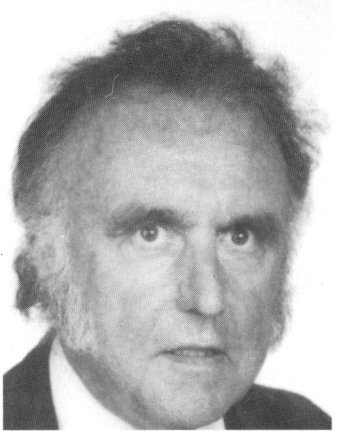

Promotion (1970), Weiterbildung in Innerer Medizin, Chirurgie, Anaesthesiologie, Facharzt für Anaesthesiologie (1975), Oberarzt und Ltd. Arzt der Operat. Intensivmedizin (1975), Chefarzt (1979). Ehrenbeamter des Landes Niedersachsen.

Anschrift:
Klinik für Anaesthesiologie und Operat. Intensivmedizin
Agnes-Karll-Krankenhaus,
Hildesheimer Straße 158,
3014 Laatzen 1;
Telefon: (05 11) 82 08-7 00
Fax: (0 50 41) 8 10 67

Ministerialrat a. D.
Gerd Eggstein

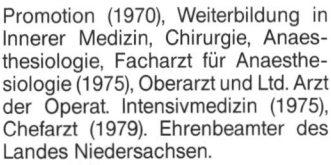

geb. am 9. Juni 1934 in Mannheim. Geschäftsführer und Justitiar der Landesärztekammer Baden-Württemberg. – Abitur in Waldshut (1952). Studium der Rechtswissenschaften in Freiburg, München und Heidelberg (1952–1955). Notardienstverweser in Radolfzell, Stockach und Überlingen (1958). Richter am Amtsgericht Freudenstadt und Landgericht Ravensburg (1960/1961). Regierungsrat bei den Landratsämtern Balingen, Lörrach, Baurechtsreferent und Referatsleiter im Regierungspräsidium Freiburg und in der Baurechtsabteilung des Innenministeriums Baden-Württemberg (1962–1972). Leitung des Rechtsreferats der Gesundheitsabteilung des Sozialministeriums Baden-Württemberg, während dieser Zeit Mitglied der Arbeitsgruppe „Facharztwesen" der Arbeitsgemeinschaft der Leitenden Medizinalbeamten der Länder, Vertreter der Bundesländer im „Beratenden Ausschuß für die ärztliche Ausbildung" bei der Kommission der Europäischen Gemeinschaften in Brüssel, stellvertretendes Mitglied des Verwaltungsrates des Instituts für medizinische und pharmazeutische Prüfungsfragen in Mainz. In den Diensten der Landesärztekammer Baden-Württemberg als Geschäftsführer und Justitiar (seit 1. Juli 1978).

Anschrift:
Jahnstraße 38 A,
7000 Stuttgart 70;
Telefon: (07 11) 76 98 90

Anschrift:
Ingolstädter Landstraße,
8042 Neuherberg;
Telefon: (0 89) 31 87 40 32

Prof. Dr. med. Wilhelm van Eimeren Dipl.-Psych.

geb. am 17. März 1936 in Goch.
Direktor des Instituts für Medizinische
Informatik und Systemforschung

Dr. med. Heinrich Eitmann

geb. am 28. August 1923 in Bremen.
Arzt für Allgemeinmedizin. 1. Vorsitzender des Landesverbandes Bre-

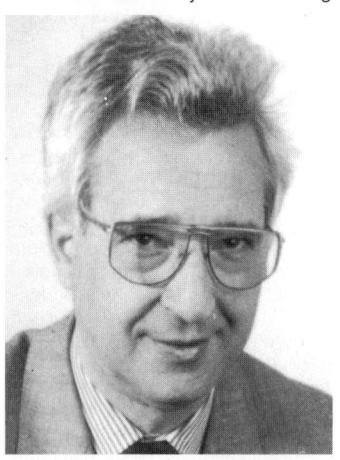

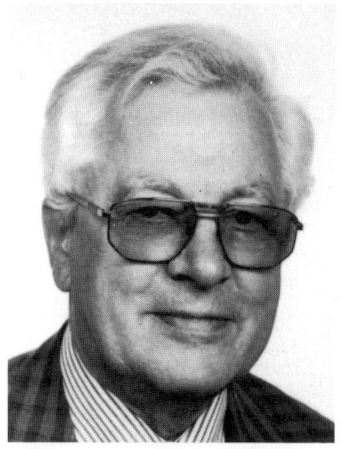

(MEDIS) der GSF – Forschungszentrum für Umwelt und Gesundheit,
8042 Neuherberg. Professor für Medizinische Informationsverarbeitung,
Biometrie und Epidemiologie, Medizinische Fakultät der Ludwig-Maximilians-Universität München. Universität Ulm (bis 1974). Ludwig-Maximilians-Universität München (bis
1978). GSF – Forschungszentrum für
Umwelt und Gesundheit Neuherberg
(seit 1978).

men des B.P.A. Deutscher Hausärzteverband. Vorstandsmitglied der Ärztekammer Bremen. – Medizinstudium
in Hamburg und Göttingen
(1946–1951). Assistententätigkeit in
Bremen (1952–1958). Niederlassung
in eigener Praxis (1959).

Anschrift:
Georg-Gröning-Straße 29,
2800 Bremen;
Telefon: (04 21) 3 49 11 21

Dr. med. Dipl. Soz. Thomas Elkeles

geb. am 16. Oktober 1952 in Hannover. Wiss. Angestellter (Wissenschaftszentrum Berlin). Redaktion

Anschrift:
c/o Wissenschaftszentrum Berlin
Forschungsgruppe
Gesundheitsrisiken und
Präventionspolitik
Reichpietschufer 50,
1000 Berlin 30;
Telefon: (0 30) 2 54 91-0

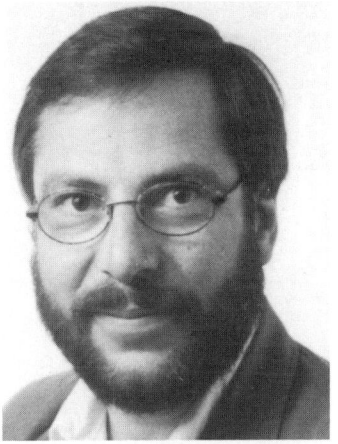

Dr. med. Wolfram Enders

geb. am 30. November 1941 in Mannheim. Prakt. Arzt, Badearzt. Verwaltungsstellenleiter der Kassenärztli-

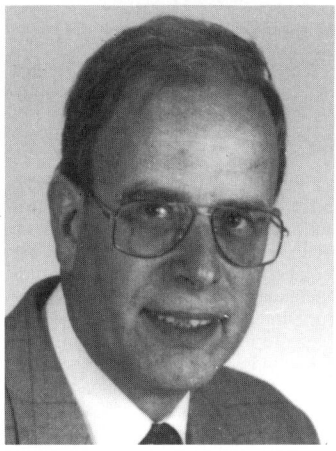

Berliner Ärzte (v.i.S.d.P.). Lehrbeauftragter für Sozialmedizin (Fachhochschule für Sozialarbeit und Sozialpädagogik Berlin). – Ausbildung und Tätigkeit als Krankenpfleger (1971–1977). Studium der Humanmedizin (1977–1985). Studium der Soziologie (1980–1986). Promotion (1986). Forschungstätigkeit (Arbeitsgebiete: Medizinsoziologie, Gesundheitspolitik) (seit 1987). Publikationen (Th. Elkeles: Arbeitsorganisation in der Krankenpflege – Zur Kritik der Funktionspflege. 3. Aufl., Frankfurt/M (1991). B. Badura, Th. Elkeles u. a. (Hg.): Zukunftsaufgabe Gesundheitsförderung. 2. Aufl., Frankfurt/M. (1991).

chen Vereinigung Westfalen-Lippe in Münster. Präsident VDB, Mitglied der Vertreterversammlung der Kassenärztlichen Bundesvereinigung. In eigener Praxis tätig (seit 1972).

Anschrift:
Allestraße 10,
3490 Bad-Driburg;
Telefon: (0 52 53) 26 90

Helga Engbrocks

geb. am 23. Mai 1938 in Frechen. Vorstandsreferentin. Persönliche Referentin des Vorsitzenden im Hart-

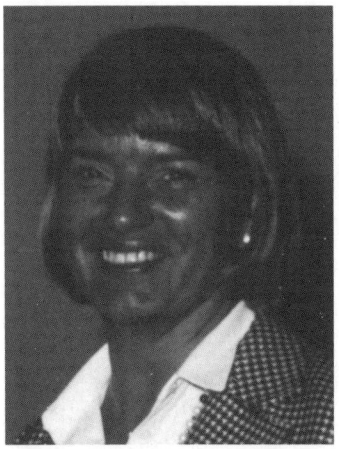

mannbund (seit 1970). Gleichzeitig Geschäftsführerin des Hartmannbund-Landesverbandes Nordrhein (seit 1976). Mitglied der Arbeitsgemeinschaft zur Förderung gesundheitspolitischer Bestrebungen. Gründungsmitglied des Aesculap-Circle. – Neusprachliches Gymnasium und Sprachenstudium. Tätigkeit als Übersetzerin (1958–1963), später als Redakteurin in einem Fachverlag für Wirtschaft und Außenhandel. Dreijährige Tätigkeit in der Entwicklungshilfe. Beim Verband der privaten Bausparkassen/Europäische Bausparkassenvereinigung (1966–1970).

Anschrift:
c/o Hartmannbund,
Godesberger Allee 54,
5300 Bonn 2;
Telefon: (02 28) 81 04-1 04

Dr. rer. pol. U. Engelen-Kefer

geb. am 20. Juni 1943 in Prag. Stellvertretende Vorsitzende des Deutschen Gewerkschaftsbundes. Alter-

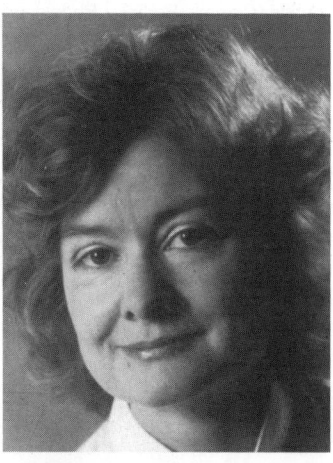

nierende Vorsitzende des Vorstandes der Bundesanstalt für Arbeit. Alternierende Vorsitzende des Verbandes Deutscher Rentenversicherungsträger. – Studium der Volkswirtschaftslehre, Wahlfach Sozialpolitik, freie Journalistin in den USA in Wirtschafts- und Sozialpolitik. Wiss. Referentin im Wirtschafts- und Sozialwissenschaftlichen Institut des DGB. Publikationen: Wissenschaftliches Lehrbuch „Beschäftigungspolitik".
Anschrift:
Hans-Böckler-Straße 39,
4000 Düsseldorf;
Telefon: (02 11) 43 01-2 59

Dr. med.
Hans Heinrich Engelhard

geb. am 23. Dezember 1925 in Osnabrück. Niedergelassener Internist,

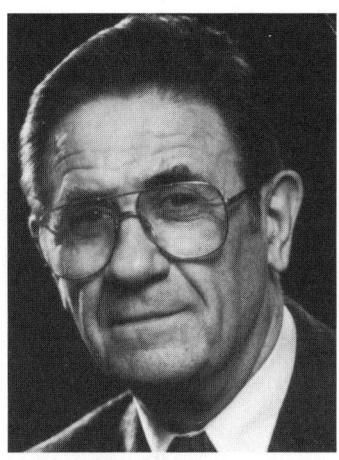

Dr. med. Reinhard Erkens

geb. am 29. April 1940 in Potsdam.
Leiter der Abteilung Kardiologie am
Klinikum Potsdam. Vorsitzender der

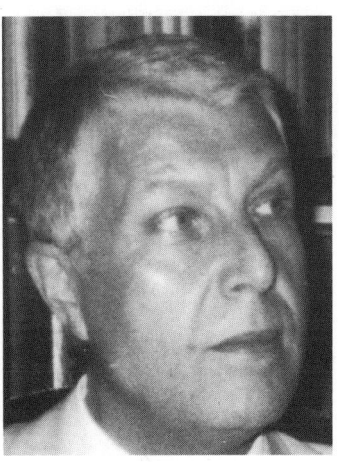

Betriebsmedizin. Präsident der Landesärztekammer Rheinland-Pfalz (seit 1986). Vorsitzender des Kuratoriums der Akademie für ärztliche Fortbildung. Schriftleiter des Ärzteblattes Rheinland-Pfalz. – Studium in Frankfurt am Main, dort Bestallung als Arzt und Promotion (1952); Assistenzarzt in Dernbach, Cloppenburg und Koblenz, Internist (seit 1957), Oberarzt am Kemperhof (ab 1959), Niederlassung (1965). Ernennung zum Sanitätsrat (1986). Bundesverdienstkreuz (1992).

Anschrift:
Praxis:
Bahnhofstraße 37,
5400 Koblenz;
Telefon: (06 21) 3 48 76

privat:
Erlenweg 10,
5400 Koblenz;
Telefon: (02 61) 5 27 60

Landesgruppe Brandenburg des Berufsverbandes Deutscher Internisten. Vorsitzender des Prüfungsausschusses Kardiologie bei der Landesärztekammer. – Approbation für Humanmedizin an der Humboldt Universität (1965). Ausbildung zum Arzt für Innere Medizin bei Prof. Hollmann und Prof. Remde. Anerkennung als Arzt für Innere Medizin (1971). Tätigkeit als Facharzt in der Klinik Potsdam. Berufung zum Oberarzt (1979). Erwerb der Teilgebietsanerkennung Kardiologie (1983). Übertragung der Abteilungsleiterfunktion. Publikationen: Epidemiologische Fragen des Herzinfarktes. Mitautor der Monografie: Elektrischer Strom als Unfallursache.

Anschrift:
Ravensbergweg 15,
O-1513 Wilhelmshorst

Klaus-Dieter Eschenbach

geb. am 18. November 1944 in Erfurt.
Chefredakteur „Arzneimittel Zeitung"
(seit 1988). – Uni Ffm: Studium Mine-

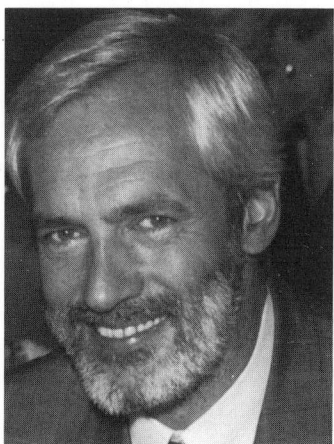

ralogie + Mathe/Chemie. FU Berlin:
Journalisten-Weiterbildung. Langjährige Tätigkeit als festangestellter
Journalist für Zeitung (FAZ), für Zeitschrift (Umschau in Wiss. + Technik)
und frei für TV (Ratgeber Gesundheit;
Bilder aus der Wissenschaft) und
Hörfunk (ARD-Sender), PR in Industrie (Schering) und Agentur.

Anschrift:
dienstlich:
Am Forsthaus Gravenbruch 5
6078 Neu-Isenburg 2;
Telefon: (0 61 02) 50 61 35

privat:
Stettenstraße 28,
6000 Frankfurt/M. 1;
Telefon: (0 69) 59 93 32

Elmar Esser

geb. am 16. Januar 1958 in Setterich/
Krs. Aachen, Leiter der Pressestelle
der Ärztekammer Nordrhein, Chefre-

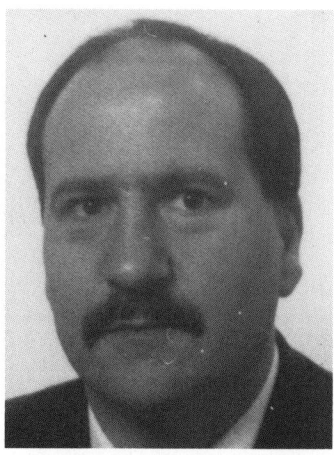

dakteur des Rheinischen Ärzteblattes. Nach Abitur Studium der Angli-
stik, Geschichte und Germanistik an
der RWTH Aachen und Rheinischen
Friedrich-Wilhelm-Universität, Bonn.
Freier Journalist für diverse Tageszeitungen, Magazine und Rundfunkanstalten. Mitglied des Deutschen
Journalisten Verbandes und der Vereinigung der Deutschen Medizinischen Fach- und Standespresse. Publikationen: „Öffentlichkeitsarbeit der
ärztlichen   Körperschaften   –
Bestandsaufnahme und Perspektiven", zahlreiche Begleitaufsätze zu
Schulfunksendungen „Gesundheit"
des Westdeutschen Rundfunks.

Anschrift:
Georgstraße 20,
4053 Jüchen;
Telefon: (0 21 65) 22 40

c/o Ärztekammer Nordrhein
Tersteegenstraße 31,
4000 Düsseldorf 30;
Telefon: (02 11) 4 30 22 45-2 46

Dr. rer. pol.
Lothar Feige

geb. am 11. August 1954 in Uffeln.
Hauptgeschäftsführer der Kassenärztlichen Vereinigung Niedersach-

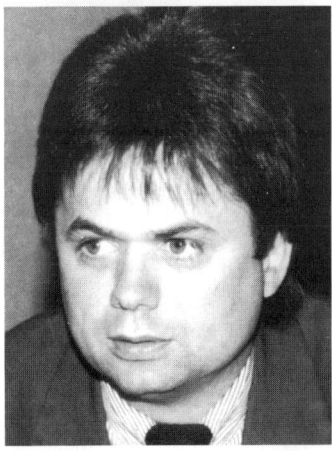

sen. Lehrbeauftragter an der Medizinischen Hochschule Hannover. – Studium der Wirtschaftswissenschaften in Aachen und Köln. Geschäftsf. Assistent des Instituts für Einkommenspolitik und soziale Sicherung in Köln (Direktor Prof. Dr. Herder-Dorneich) (ab 1978). Leiter des Referats für soziale und gesundheitspol. Grundsatzfragen der KVN (ab 1982). Leiter des Vorstandsbüros des Vorstandes der KVN (ab 1989). Geschäftsführer in der KVN (ab 1990). Hauptgeschäfts-

führer der KVN (ab 1. 9. 1991). Publikationen: Dissertation „Sozialpolitische Analyse der Organisation von Interessen in der Gesetzlichen Krankenversicherung. Von den Anfängen der sozialen Sicherung bis zur Notgesetzgebung 1932 in Deutschland". Neue politische Ökonomie als Erklärungsansatz der Entstehung und Entwicklung von Zwangsinstitutionen am Beispiel der Gesetzlichen Krankenversicherung, in: Jahrbuch für Neue Politische Ökonomie, Band 2, Berlin 1982. Beiträge zur Sozialen Ordnungspolitik. Festschrift für Prof. Dr. Herder-Dorneich, Herausgeber Groser, Weber, Feige, Leienbach. Aufsätze in sozialpolitischen und gesundheitspolitischen Fachzeitschriften.

Anschrift:
Berliner Allee 22,
3000 Hannover 1;
Telefon: (05 11) 34 94-2 67

Dr. med.
Hans Uwe Feldmann

geb. am 30. 10. 1939 in Mülheim a. d. Ruhr. Allgemein- und Frauenarzt, Fliegerarzt d. Luftwaffe i. R. Frauenarzt in Essen (Gemeinschaftspraxis). Herausgeber bzw. Chefredakteur der Fachzeitschriften gyne, horme, korasion, ikon und pais. Herausgeber der Fachzeitschrift physis. Redakteur beim Rheinischen Ärzteblatt. – Staatsexamen in Tübingen (1963). Promotion in Tübingen (Anatomie) (1965). Assistenzarzt bzw. wiss. Assistent in den Fächern Innere Medizin, Chirurgie, Frauenheilkunde, Neurologie und Psychiatrie, Fliegerarzt der Luftwaffe, Landesassistentensprecher NRW,

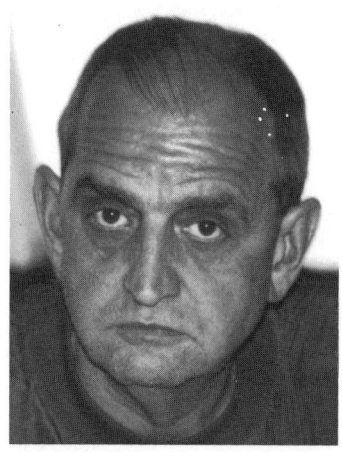

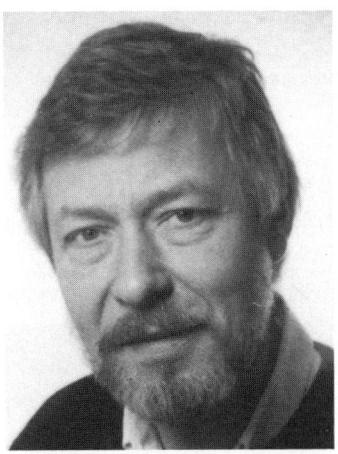

Gründungssenator der Universität Essen. Mitglied des Kollegiums der Medizinjournalisten. Publikationen: Mehrere Bücher, mehrere Fachbroschüren, zahlreiche Fachpublikationen.

Anschrift:
Kettwiger Straße 54,
4300 Essen 1;
Telefon: (02 01) 22 71 96

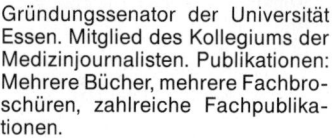

Dr. med. Horst Feyerabend

geb. am 20. März 1941 in Magdeburg. Arzt für innere Medizin, in Gemeinschaftspraxis niedergelassen. Vorsitzender der Landesgruppe Westfalen/Lippe im Berufsverband Deutscher Internisten (seit 1989). Mitglied der Vertreterversammlung der Kassenärztlichen Vereinigung Westfalen-Lippe (KVWL) (seit 1985) sowie sonstige Tätigkeiten im Rahmen der Selbstverwaltung in der KVWL. – Studium der Medizin in Kiel und Freiburg. Med. Staatsexamen (im Frühjahr 1969). Promotion (1969) bei H. Holzer (Freiburg). Medizinalassistent und Assistent in innerer Medizin, Chirurgie und Gynäkologie am Elisabeth-Krankenhaus Geilenkirchen (bis 1970). Wissenschaftlicher Assistent an der Ruhr-Universität Bochum am Institut für physiologische Chemie (A. W. Holldorf) (bis 1972). Danach Wissenschaftlicher Assistent an der Med. Universitätsklinik der Westf. Wilhelms-Universität Münster (W. H. Hauss, U. Gerlach). Internistische Gemeinschaftspraxis mit Dr. K.-P. Backwinkel (Schwerpunkte Kardiologie, Angiologie, Gastroenterologie) (seit 1978). Versch. Publikationen aus der Gastroenterologie in Zeitschriften und Lehrbüchern.

Anschrift:
Körnerstraße 60/62,
5800 Hagen;
Telefon: (0 23 31) 3 11 96

Dr. med. Günter Flatten

geb. am 13. September 1939 in Gummersbach. Geschäftsführer des Zentralinstituts für die kassen-

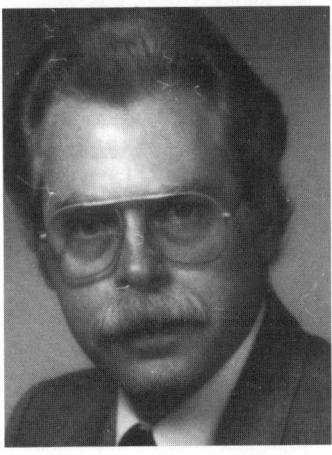

Qualitätssicherung, HIV-Infektion und AIDS, Prioritäre Gesundheitsziele, Kooperation von Ärzten mit Selbsthilfegruppen, Prävention von Krebs- und Herz-Kreislauferkrankungen.
Anschrift:
Herbert-Lewin-Straße 5,
5000 Köln 41;
Telefon: (02 21) 40 05-1 22 / 1 23

Dr. med. Ingo Flenker

geb. am 3. Juli 1946 in Wuppertal. Chefarzt der Medizinischen Abteilung des Kath. Krankenhauses

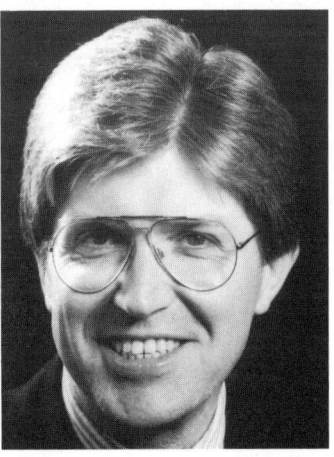

ärztliche Versorgung in der Bundesrepublik Deutschland. Lehrbeauftragter für Epidemiologie und Gesundheitsökonomie an der Universität Köln. – Abitur am Neusprachlichen Gymnasium in Köln-Nippes; Medizinstudium an der Universität Köln (1959). Medizinisches Staatsexamen (1964). Promotion, Weiterbildung zum Internisten; nach mehrjähriger Oberarzt-Tätigkeit im Krankenhaus Köln-Porz. Niederlassung in internistischer Gemeinschaftspraxis (1973). Ärztlicher Geschäftsführer und Dezernent bei der Kassenärztlichen Bundesvereinigung, Köln (1977) Geschäftsführer des Zentralinstituts für die kassenärztliche Versorgung (1985). Zahlreiche Publikationen und Fortbildungsseminare zu den Themen Gesundheitsökonomie, Epidemiologie,

Dortmund-West. Vizepräsident der Ärztekammer Westfalen-Lippe. 2. Vorsitzender des Marburger Bundes, Landesverband Nordrhein-Westfalen Rheinland-Pfalz. Mitglied der Vertreterversammlung der Kassenärztlichen Vereinigung Westfalen-Lippe. – Abitur in Wuppertal (1966). Studium der Humanmedizin in Gießen, München und Bonn, Staatsexamen (1973). Medizinische Weiterbildung in Velbert, Bonn, Mölln, Stockholm, Bochum, (1977–1981). Lehrauftrag an der Ruhruniversität Bochum für das Fach Innere Medizin. Chefarzt der Medizinischen Abteilung des Kath. Krankenhauses Dortmund-West, Mitglied zahlreicher medizinischer Fachgesellschaften (seit 1. Jan. 1982). Zahlreiche wissenschaftliche Veröffentlichungen.

Anschrift:
Wittener Straße 56,
4322 Sprockhövel;
Telefon: (0 23 39) 58 47 priv.
(02 31) 67 98-2 25/6 dienstl.

mie und Biochemie, Promotion zum Thema „Transport von Zuckern durch Bakterienmembranen". Diplomchemiker. Wissenschaftsredakteur der Frankfurter Allgemeinen Zeitung (1967). Ressortleiter (seit 1980). Theodor-Wolff-Preis (1979). Publizistikpreis „Medizin im Wort" (1980). Upjohn Fellowship (1981). Preis der Gesellschaft Deutscher Chemiker für Journalisten und Schriftsteller (1992). Zahlreiche Publikationen.

Anschrift:
c/o Frankfurter Allgemeine Zeitung
Hellerhofstraße 2–4,
W-6000 Frankfurt/M.
Telefon: (0 69) 75 91 14 12

Dr. phil. nat. Rainer Flöhl

geb. am 14. Januar 1938 in Mannheim. Ressortleiter der Wissenschaftsredaktion („Natur und Wissenschaft") der Frankfurter Allgemeinen Zeitung. – Studium der Che-

Dr. med. dent. Michael Frank

geb. am 14. August 1952 in Fulda. Zahnarzt in Gemeinschaftspraxis. Vizepräsident Landeszahnärzte-

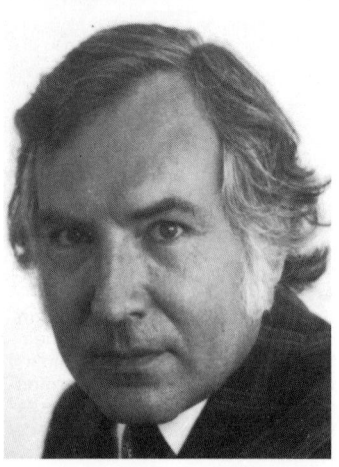

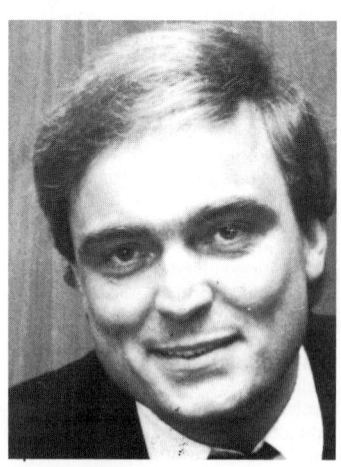

kammer Hessen und Landesvorsitzender des FVDZ-Landesverband Hessen. – Studium – Promotion – mehrjährige Assistententätigkeit – in oralchirurg. Gemeinschaftspraxis in Lampertheim niedergelassen (seit 1984). Standespolitische Betätigungen auf verschiedenen Gebieten (seit 1980).

Anschrift:
Viernheimer Straße 2,
6840 Lampertheim;
Telefon: (0 62 06) 24 42

(1964– 1970). Weiterbildung zum Facharzt für Allgemeinmedizin in Eisenach (1970–1975). Hausarzt/ Facharzt für Allgemeinmedizin und Ärztlicher Leiter des Landambulatoriums in Creuzburg/Werra (1976–1990). Arzt in eigener Niederlassung in Creuzburg (seit Dezember 1990).

Anschrift:
Klosterstraße 22,
O-5903 Creuzburg (Kr. Eisenach);
Telefon: 2 33

Dr. med.
Sighart Freier

geb. am 31. Oktober 1944 in Wittenberg. Niedergelassener Kassenarzt als Facharzt für Allgemeinmedizin.

Dipl.-Kfm.
Raimund Freund

geb. am 12. Dezember 1931 in Bad Orb. Leitung der Reha-Kliniken Küppelsmühle. R. + U. Freund Bad

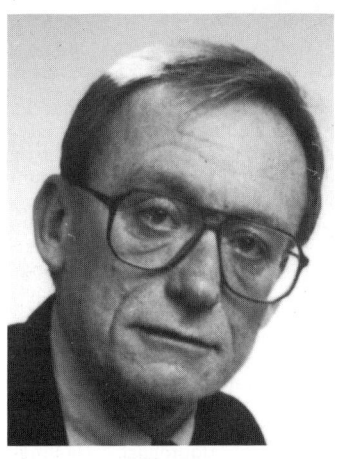

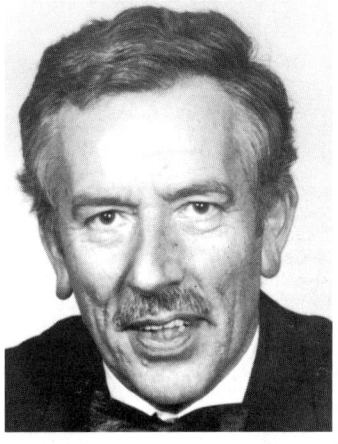

Landesvorsitzender des „Thüringer Berufsverband der praktischen Ärztinnen und Ärzte für Allgemeinmedizin (BVA) e. V." – Medizinstudium an der Humboldt-Universität Berlin

Orb. Verbandsarbeit im Bereich Private Krankenanstalten. – Studium der Betriebswirtschaftslehre. Auslandsaufenthalt. Eintritt in den Familienbetrieb (1958).

Anschrift:
Küppelsmühle,
6482 Bad Orb im Spessart

Dr. med. Henning Friebel

geb. am 31. Januar 1944 in Falkenstein/Vogtland. Facharzt für Innere Medizin. Oberarzt an der Klinik f.

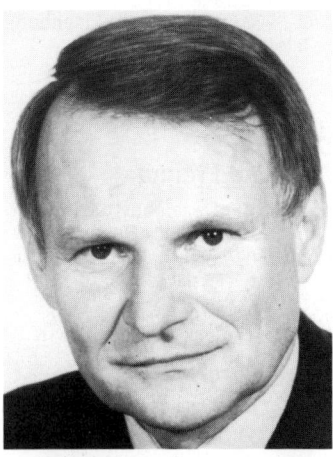

Innere Medizin der Med. Akademie Magdeburg. Vizepräsident der Ärztekammer Sachsen-Anhalt. Chefredakteur des Ärzteblattes Sachsen-Anhalt. – Studium an der Med. Akademie Mgb., Facharztausbildung Innere Medizin. Stationsarzt, Oberarzt (nach der „Wende", vorher nicht zuverlässig genug) Ultraschall als Spezialgebiet.
Anschrift:
Privat:
Im Mittelfelde 10,
O-3018 Magdeburg
Dienstlich:
Leipziger Straße 44,
O-3090 Magdeburg

Dipl.-Volkswirt Hartmut Friel

geb. am 13. November 1935 in Gera/Thüringen. Chefredakteur „Zahnärztliche Mitteilungen", Organ der

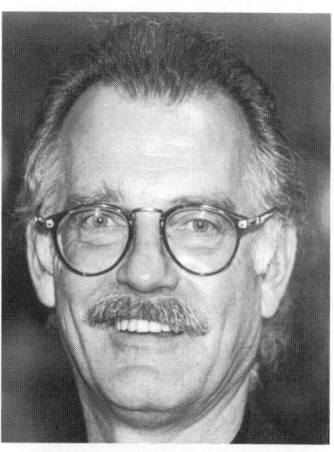

Bundeszahnärztekammer und der Kassenzahnärztlichen Bundesvereinigung. – Schule und Abitur in Jena/Thür. (1954). Werkstudenttätigkeit in München (1954–1956). Studium der Volkswirtschaftslehre in München (1956–1961). Volontariat bei der Süddeutschen Zeitung/ Tätigkeiten in einem Versicherungskonzern (Barmenia-Gruppe): Referent des Vorstandsvorsitzenden mit Schwerpunkt Sozialpolitik, Pressereferent, Aufbau und Führung einer PR-Abteilung, Hauptabteilungsleiter Marketing (1961) Freiberuflicher Journalist „Gesundheits- und Sozialpolitik" für verschiedene Tageszeitungen und Zeitschriften (1970–1980). Redaktion „Zahnärztliche Mitteilungen" (seit 1981).

Anschrift:
Universitätsstraße 71–73,
5000 Köln 41;
Telefon: (02 21) 40 01-2 80
Jägerhofstraße 172,
5600 Wuppertal 1;
Telefon: (02 02) 42 57 34

Hans-Günter Friese
Apotheker

geb. am 11. Mai 1940 in Fröndenberg. Apothekenleiter der Markt-Apotheke, Fröndenberg. Präsident

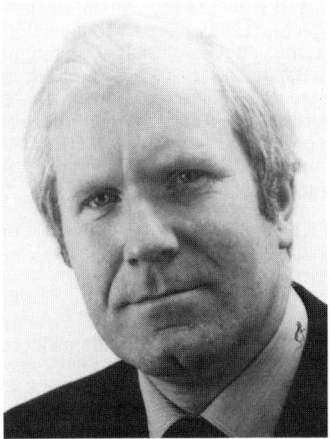

der Bundesapothekerkammer. Präsident der Apothekerkammer Westfalen-Lippe. – Abitur (1960). Staatsexamen (1966). Pharmazeutische Approbation (1967). Pacht der Markt-Apotheke (1975). Übernahme der Markt-Apotheke (1982). Vizepräsident der Apothekerkammer Westfalen-Lippe (seit 1977). Präsident der Apothekerkammer Westfalen-Lippe (seit 1981). Präsident der

Bundesapothekerkammer   (seit 1985).
Anschrift:
Privat:
Markt-Apotheke
Karl-Wildschütz-Straße 4,
5758 Fröndenberg;
Telefon: (0 23 73) 7 22 50
dienstlich:
c/o Bundesapothekerkammer
Beethovenplatz 1-3,
6000 Frankfurt/M. 97

Dr. med. Rüdiger O. Fritz

geb. am 9. Juni 1933 in Dortmund. Niedergelassener Arzt für Haut- und Geschlechtskrankheiten. Prä-

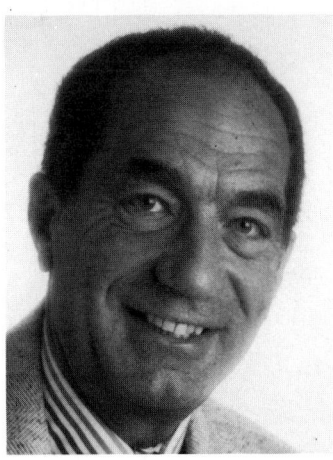

sident der Ärztekammer Westfalen-Lippe. Präsident des Berufsverbandes der Deutschen Dermatologen e. V. – Medizinstudium in Münster und Bonn. Staatsexamen Bonn. Aus- und Weiterbildung Bonn und Dortmund. Anerkennung „Haut-

87

und Geschlechskrankheiten"
(1966). Anerkennung Zusatzbezeichnung „Allergologie" (1979).
Niederlassung als Kassenarzt
(1967). Anschrift:
Brackeler Hellweg 133,
4600 Dortmund 12;
Telefon: (02 31) 25 70 66

Dipl.-Betriebwirt
Generaldirektor
Heinrich Frommknecht

geb. am 8. Mai 1932 in Konstanz.
Stellv. Vorsitzender des Vorstandes
des Verbandes der privaten Kran-

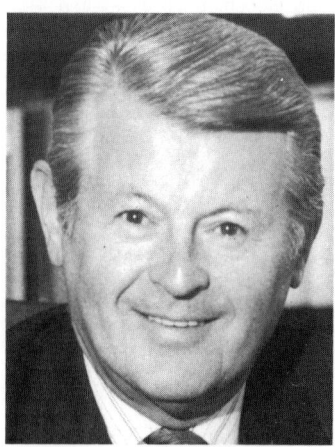

kenversicherung e. V., Vorsitzender
der Vorstände der Signal Krankenversicherung a. G., Signal Unfallver-
sicherung a. G. und Signal Lebensversicherung AG, Dortmund, stellv.
Vorsitzender des Vorstandes der
VHV Vereinigte Haftpflichtversiche-
rung v. a. G., Hannnover. Mitglied
des Präsidialausschusses des Gesamtverbandes der Deutschen Ver-
sicherungswirtschaft e. V. Mitglied
des Vorstandes des Arbeitgeberverbandes der Versicherungsunternehmen in Deutschland. Mitglied
des Versicherungsbeirates beim
Bundesaufsichtsamt für das Versicherungswesen. Mitglied des Stiftungsrates der Stiftung Deutsches
Herzzentrum, Berlin, Vizepräsident
der Industrie- und Handelskammer
zu Dortmund. – Studium an der
Fachhochschule Köln, Fachbereich
Versicherungswesen (1953–1955).
Direktionsassistent (1957). Hand-
lungsbevollmächtigter (1961). Prokurist (1964). Stellv. Vorstandesmit-
glied (1968). Ordentliches Vorstandsmitglied (1969). Vorstandsvorsitzender (1969). Großes Bundesverdienstkreuz. Publikationen:
Über 100 Aufsätze in Fachzeitschriften, Wirtschaftspresse, Mitautor in verschiedenen Buchveröffentlichungen. Anschrift:
Joseph-Scherer-Straße 3,
4600 Dortmund 1;
Telefon: (02 31) 1 35-20 00

Prof. Dr. med.
Peter Frühmorgen

geb. am 24. August 1940 in München. Wissenschaftlicher Berater
am World Health Organization Coll-
aboratin Center for the Prevention
of Colorectal Cancer, New York.
Schriftleiter der Fachzeitschrift The
Lancet – Deutsche Ausgabe. Herausgeber der Fachzeitschrift „Leber
Magen Darm". – Medizinstudium in

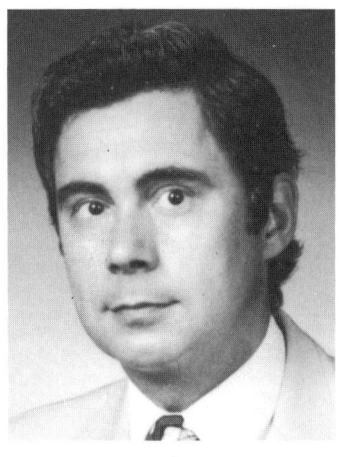

Anschrift:
Medizinische Klinik I
Krankenanstalten Ludwigsburg
Posilipostraße 49,
7140 Ludwigsburg;
Telefon: (0 71 41) 99-64 71
Fax: (0 71 41) 99-74 63

PD Dr. Beate Fruhstorfer

geb. am 8. September 1949 in Stuttgart. Fachjournalistin (Chefredaktion Pharmazeutische Rundschau).

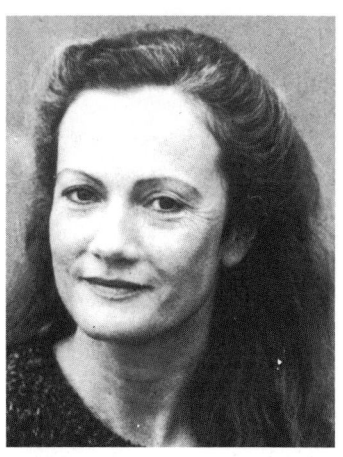

Marburg. Wissenschaftl. Assistent,
Oberarzt, Habilitation und Ernennung zum apl. Professor der Medizin an der Medizinischen Universitätsklinik Erlangen. Leiter der Medizinischen Klinik I (Schwerpunkt Ga-
stroenterologie/Hepatologie   an
den Krankenanstalten Ludwigsburg, Lehrkrankenhaus der Universität Heidelberg (seit 1982). Schwerpunkte der klinischen Forschung
und wissenschaftl. Tätigkeit sind
Fragen der Adenom-Karzinom-Se-
quenz. Die Entwicklung neuer en-
doskopischer Techniken, insbesondere der endoskopischen Blutstil-
lung mit Laser- und modifizierten
Elektrokoagulationssystemen,
Enteroskopie u. Polypektomie sowie die Evaluierung von Screening-
Methoden zur Früherkennung und
die endoskopische Behandlung co-
lo-rektaler Karzinome. Publikationen: Über 100 wissenschaftliche
Publikationen, 46 Buchbeiträge und
Bücher sowie 5 wissenschaftliche
Filme.

Privatdozentin am Fachbereich
Medizin der Universität Marburg. –
Staatsexamen Pharmazie (1973).
Promotion zum Dr. rer. physiol.
(1978). Habilitation für das Fach
Physiologie (1988). Chefredakteurin
der Pharmazeutischen Rundschau
(seit 1990).
  Anschrift:
  Ostendstraße 21,
  6053 Obertshausen;
  Telefon: (0 61 04) 4 53 11

Hansjoachim Fruschki

geb. am 10. Januar 1941 in Berlin. Vorsitzender der Geschäftsführung der Deutschen Angestellten-Kran-

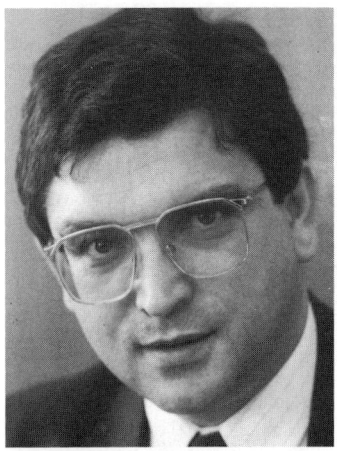

kenkasse (DAK). – Abitur. Studium der Rechtswissenschaften an der FU Berlin. Referendar in Berlin sowie an der Hochschule für Verwaltungswissenschaften in Speyer und an der City of London Polytechnic. Nach 2. Staatsexamen Eintritt in den Dienst der BfA. Erster Direktor der LVA Berlin (1987). Mitglied der Geschäftsführung der BfA (1989). Vorsitzender der Geschäftsführung der DAK (1992).
Anschrift:
Nagelsweg 27–35,
2000 Hamburg 1;
Telefon: (0 40) 23 96-13 74

Prof. Dr. med. Christoph Fuchs

geb. am 4. Februar 1945 in Wiedenbrück/Westf. Hauptgeschäftsführer

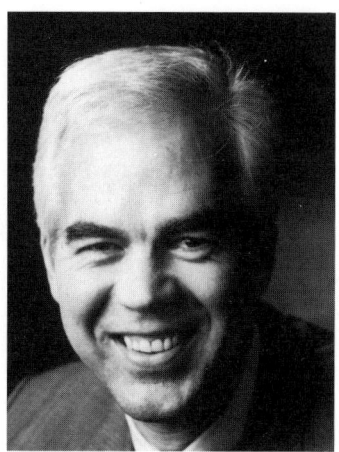

der Bundesärztekammer. – Abitur in Bergisch Gladbach (1964), Medizinstudium in Köln und Wien (1964–1969). Promotion (1970). Habilitation für Physiologie (1975) und für Innere Medizin an der Universität Göttingen (1981). Ministerialdirigent und Leiter der Gesundheitsabteilung im Ministerium für Umwelt und Gesundheit Rheinland-Pfalz (1984–1990). Mitglied der Akademie der Wissenschaften und der Literatur in Mainz.
Anschrift:
Herbert-Lewin-Straße 1,
5000 Köln 41;
Telefon: (02 21) 40 04-2 00

Jürgen Funke

geb. am 2. Juli 1943. Apothekenleiter. Präsident der Landesapothekerkammer Hessen. – Abitur in Wiesbaden (1962). Studium der Pharmazie in München (1965–1969). Leiter der Neuen Apotheke in Wiesbaden, (seit 1970).

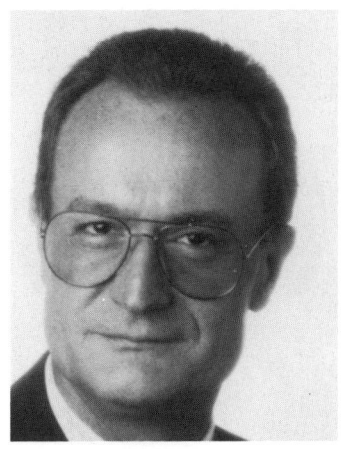 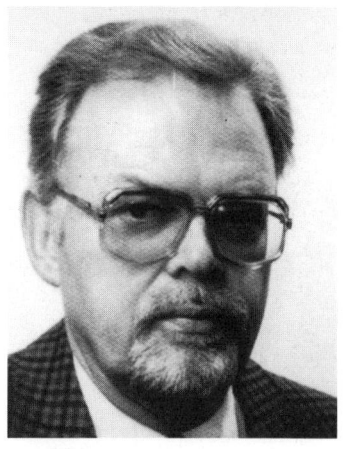

Anschrift:
Neue Apotheke
Bismarckring 24,
6200 Wiesbaden;
Telefon (06 11) 40 30 51

Dr. med. Wolfgang Furch

geb. am 25. Juni 1936 in Breslau/
Schlesien. Chefarzt der geburtshilf-
lich-gynäkologischen Abteilung
des Städt. Krankenhauses Bad
Nauheim. Vize-Präsident der
Landesärztekammer Hessen. Mitglied des geschäftsf. Vorstandes
des Marburger Bundes, Landesverband Hessen. – Studium in Frank-
furt/M. Facharzt, später Oberarzt an
der Frauenklinik des Krankenhauses Nordwest (Prof. Cramer) in
Frankfurt/M. Chefarzt in Bad Nauheim (seit 1. Jan. 1978). Bundesverdienstkreuz am Bande. Publikationen: Medizinische Ethik – weltweit
in Gefahr. Deutsches Ärzteblatt He
51, 2447–2450 u. He 52/53,
2495–2501 (1981).

Anschrift:
Am Eichwald 11,
6350 Bad Nauheim 5;
Städt. Krankenhaus
Hochwaldstraße 50,
6350 Bad Nauheim;
Telefon: (0 60 32) 70 22 07

Dr. med. Franz Gadomski

geb. am 27. Dezember 1941 in Saarbrücken. Niedergelassener Internist
in Saarbrücken. Stellvertretender
Vorsitzender der Kassenärztlichen
Vereinigung (KV) Saarland. Vorsitzender der Beschwerde-Kommis-
sion Ersatzkassen der KV Saarland.
– Abitur in Saarbrücken. Studium in
Heidelberg, Innsbruck und Hom-
burg/Saar. Als niedergelassener Internist in Saarbrücken tätig (seit
1977).

Anschrift:
Bahnhofstraße 1,
6600 Saarbrücken;
Telefon: (06 81) 3 69 30
Fax: (06 81) 3 53 72

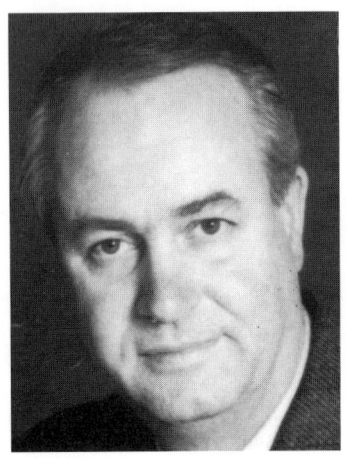

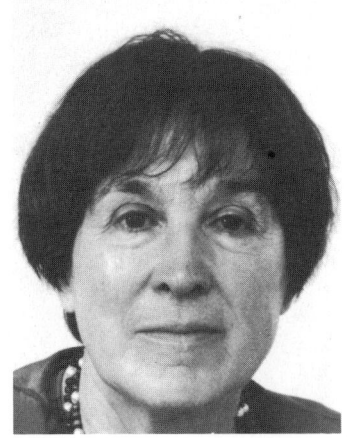

Senatorin
Irmgard Gaertner

geb. am 27. Januar 1930 in Köln, Senatorin für Gesundheit, Jugend und Soziales. Kommunalpolitisches Engagement im Stadtrat von Bad Godesberg bzw. Bonn. Volkswirtschaftsstudium an der Rheinischen-Friedrich-Wilhelms-Universität in Bonn (seit 1965). Prüfung als Diplom-Volkswirtin (1971). Anschließend Referentin in der Grundsatz- und Planungsabteilung des Deutschen Studentenwerkes. Wissenschaftliche Assistentin an der Rheinischen Friedrich-Wilhelms-Universität in Bonn (1972–1974). Mitarbeiterin im Bundesministerium für Jugend, Familie und Gesundheit; zuständig für Familien- und Sozialpolitik (1974–1978). Mitarbeiterin der Stadt Gelsenkirchen; zuständig für Haushalts- und Finanzierungs-

fragen (1978–1981). Landesrätin (= Beigeordnete) beim Landschaftsverband Rheinland in Köln; zuständig für Sozialhilfe (Hilfen für Behinderte und alte Menschen in Einrichtungen), Hauptfürsorgestelle, Sonderschulen (30 Schulen für Körper- und Sinnesbehinderte) (1981–1986). Landesdirektorin des Landeswohlfahrtsverbandes Hessen in Kassel. In Hessen Mitglied der SPD-Regierungsprogramm-Kommission '91.
Anschrift:
Freie und Hansestadt Bremen
Der Senator für Gesundheit,
Jugend und Soziales
Birkenstraße 34,
2800 Bremen 1;
Telefon: (04 21) 3 61-0

Sozialminister
Ullrich Galle

geb. am 11. Juli 1948 in Watenstedt/Salzgitter. Minister für Arbeit, Soziales, Familie und Gesundheit des

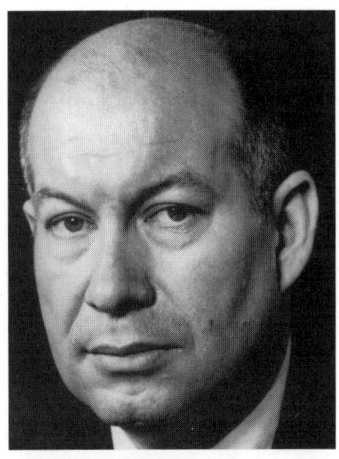

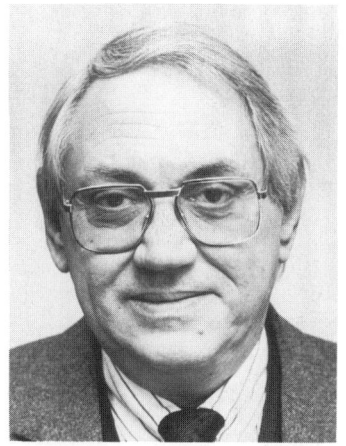

Landes Rheinland-Pfalz. – Verschiedene Tätigkeiten in der Privatwirtschaft und im öffentlichen Dienst, zuletzt Vorsitzender der Gewerkschaft Öffentliche Dienste, Transport und Verkehr (ÖTV), Bezirk Rheinland-Pfalz.   Publikationen: Mitherausgeber   „Energie-Dokumentation Rheinland-Pfalz", 1989.

Anschrift:
Bauhofstraße 9,
6500 Mainz;
(0 61 31) 16-23 53

Arnold Gehlen

geb. am 14. Oktober 1926 in Düsseldorf, freier sozialpolitischer Korrespondent für Fachzeitschriften und Tageszeitungen. Journalist (seit 1948). Er war 20 Jahre lang stellv. Chefredakteur der „NRZ Neue Ruhr Zeitung" in Essen und während dieser Zeit auch verantwortlich für Sozialpolitik. Mitautor einiger Stan-

dardwerke, u. a. in „Sozialpolitik", erschienen 1974 im Verlag Wissenschaft und Politik, Behrend von Nottbeck, Köln.

Anschrift:
Im Stillen Winkel 16,
4300 Essen 1;
Telefon: (02 01) 71 56 17

Hans Geiger

geb. am 7. Juni 1950 in Neustadt/ Schwarzwald.   Vorstandsmitglied Deutsche   Ärzte-Versicherung, Nach Banklehre und Bankakademie nachfolgender beruflicher Werdegang: Sachbearbeiter Effekten- und Privatkundengeschäft bei der Deutschen Bank AG (1971–1973). Leiter der Kundenabteilung und Innenleiter mit Handlungsvollmacht § 54 HGB (1974–1975). Direktionsbeauftragter im Verkaufsaußendienst bei der Deutsche Ärzte-Ver-

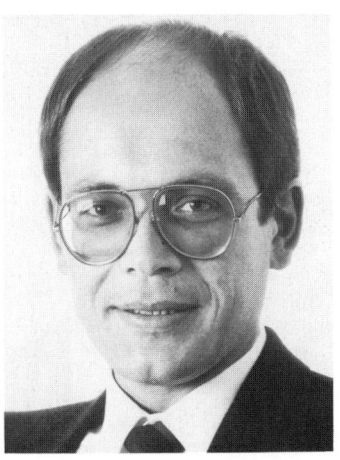

Dr. h. c. Helmut Geiger

geb. am 12. Juni 1928 in Nürnberg. Präsident des Deutschen Sparkassen- und Giroverbandes, Bonn. –

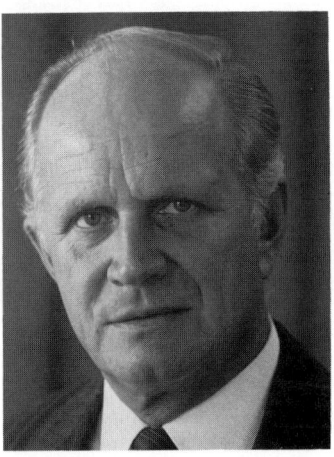

sicherung/Colonia Lebensversicherung AG (1976–1977). Leiter der Abteilung Verkaufsförderung mit Handlungsvollmacht § 54 HGB (1978– 1980). Heute nimmt Herr Geiger Funktionen in folgenden Unternehmen wahr: Leiter Deutsche Ärzte-Versicherung, Zweigniederlassung Köln der Colonia Lebensversicherung Aktiengesellschaft, mit Gesamtprokura. Geschäftsführer der DÄV Wirtschafts-Beratung GmbH. Vorstandsmitglied Deutsche Ärzte-Versicherung, Allgemeine Versicherungs-Aktiengesellschaft. Vorstandsmitglied Deutsche Ärzte-Versicherung Allgemeine Versicherungs-Vermittlung und Finanz-Beratung Aktiengesellschaft. Ausgezeichnet mit dem Ehrenreflexhammer des Marburger Bundes.

Anschrift:
Büro:
Colonia-Allee 16,
5000 Köln 80;
Telefon: (02 21) 96 99-25 48

„Ehrenpräsident und Mitglied des Verwaltungsrates des Internationalen Instituts der Sparkassen, Genf – Mitglied des Verwaltungsrats der EG-Sparkassenvereinigung. Vorsitzender des Vorstandes der Deutschen Krebshilfe, Bonn. Vorsitzender des Vorstandes der Dr. Mildred-Scheel-Stiftung für Krebsforschung, Bonn. Mitglied des Präsidiums des Deutschen Roten Kreuzes, Bonn. Vorsitzender des Kuratoriums der Stiftung Auslandshilfe des Deutschen Roten Kreuzes, Bonn. – Erstes juristisches Staatsexamen in Erlangen (1953). Diplom-Volkswirt in Erlangen (1954). Zweites juristisches Staatsexamen in München (1957). Wissenschaftlicher Assistent beim Deutschen Bundestag, Anwaltsassessor in Bonn (1957– 1959). Geschäftsführer der Geschäftsstelle Öffentliche Bausparkasse beim Deutschen Sparkassen- und Giroverband (seit Apr. 1959). Mitglied des Deutschen Bundestages (1965). Präsident des Deutschen Sparkassen- und Giroverbandes (ab April 1972). Dr. h. c. der wirtschafts- und sozialwissenschaftlichen Fakultät der Universität zu Köln. Publikationen: Zahlreiche Veröffentlichungen über Vermögensbildung, Kapitalmarktfragen, Kreditpolitik, Wohnungsbaufinanzierung. Bücher: „Herausforderungen für Stabilität und Fortschritt", 1974. „Bankpolitik", 1975. „Gespräche über Geld", 1986. „Kreditwirtschaftliche Perspektiven", 1989. „Die deutsche Sparkassenorganisation", 1992.

Anschrift:
Simrockstraße 4,
5300 Bonn 1;
Telefon: (02 28) 20 42 10

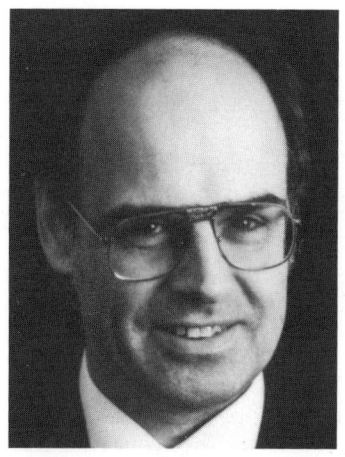

Parlamentarischer Staatssekretär Dr. rer. nat. Hans Geisler

geb. am 22. März 1940. Vorstandsmitglied Demokratischer Aufbruch (1989/1990). Mitglied Volkskammer (CDU/DA-Fraktion) (1990). Mitglied Koalitionsausschuß Regierung de Maizière. Parlamentarischer Staatssekretär beim Bundesministerium für Familie und Frauen. Mitglied im CDU-Bundesvorstand. Mitglied des Deutschen Bundestages. Präsident der Sächsischen Landesvereinigung für Gesundheitsförderung (seit 1990). Färberlehre (1958–1960). Chemiestudium, TU Dresden (1960–1965). Promotion (1970). Laborleiter in der sportärztlichen Hauptberatungsstelle Leipzig (1969–1976). Laborleiter im Diakonissenkrankenhaus Dresden. Sächs. Staatsminister für Soziales, Gesundheit und Familie (seit 1990).

Anschrift:
Albertstraße 10,
O-8060 Dresden;
Telefon: (0 51) 59 90-0

Dr. rer nat. Hans-Jochen Gelberg

geb. am 2. Februar 1937 in Hamburg. Leiter (Inhaber) einer öffentlichen Apotheke. Präsident der Apothekerkammer Hamburg. – Apothekerpraktikant in Hamburg-Eppendorf (1956–1958). Pharmazeut. Studium in Hamburg und Bern/Schweiz (1958–1961). Approbation als Apotheker in Hamburg (1962). Promotion zum Dr. rer nat.: bei Prof. Zymalkowski in Bonn (1965). Eröffnung der Apotheke am Schwentnerring (1967). Mitglied des Vor-

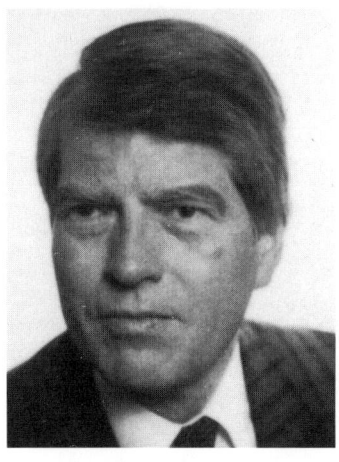

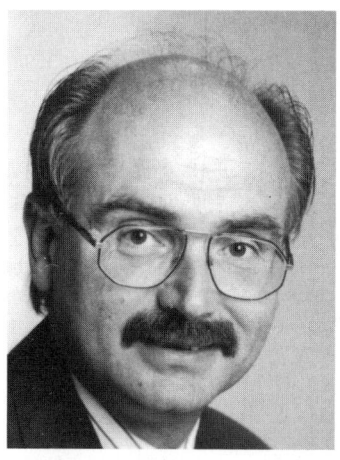

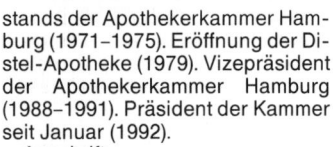

stands der Apothekerkammer Hamburg (1971–1975). Eröffnung der Distel-Apotheke (1979). Vizepräsident der Apothekerkammer Hamburg (1988–1991). Präsident der Kammer seit Januar (1992).

Anschrift:
Distel-Apotheke,
Krieterstraße 30,
2102 Hamburg 93;
Telefon: (0 40) 7 54 01 01 / 7 54 03 03
Apothekerkammer Hamburg
Alte Rabenstr. 11 a,
2000 Hamburg 13;
Telefon: (0 40) 41 40 01-0

Dr. med.
Günter Gerhardt

geb. am 26. April 1947 in Neustadt an der Weinstr. Niedergelassener Allgemeinarzt in einer Landpraxis (seit 1979). Vorsitzender der Kassenärztlichen Vereinigung Rheinhessen. Lehrbeauftragter für Allgemeinmedizin d. Universität in Mainz.

Stellv. Vorsitzender des NAV Landesverbandes Rheinland-Pfalz und stellv. Vorsitzender der LZG (Landeszentrale für Gesundheitserziehung Rhld. Pfalz). – 1. Jahr Medizinalassistent in den Fächern Innere Medizin u. Chirurgie, 4 Jahre Assistenzarzt in den Fächern Innere Medizin, Chirurgie, Gynäkologie, Pädiatrie, 3 Monate Assistenzart in einer Landpraxis, 4 1/2 Jahre berufsbegleitende Weiterbildung für die Zusatzbezeichnung Psychotherapie. Zahlreiche Publikationen zum Thema: Angst / Psychosomatik / Demenz.

Anschrift:
Auf dem Saal 2,
6509 Wendelsheim;
Telefon: (0 67 34) 10 36 u. 10 37
Fax: (0 67 34) 89 52
Kassenärztliche Vereinigung Rheinhessen
Hindenburgstraße 32,
6500 Mainz 1;
Telefon: (0 61 31) 63 02 21
Fax: (0 61 31) 63 02 75

Dr. rer nat. Dr. med.
Robert Geursen

geb. am 25. Juni 1946 in Mannheim.
Abteilungsdirektor der Hoechst AG.
Leiter der Gesundheitspolitischen

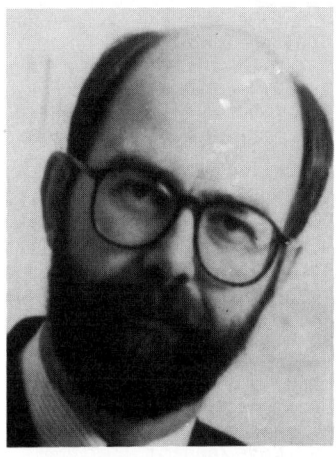

Abteilung im Geschäftsbereich
Pharma der Hoechst AG. – Studium
der Chemie und Humanmedizin in
Heidelberg (1966–1978). Dabei
Wiss. Assistent am Anorg.-Chem.
Institut der Universität (1970–1975).
Wiss. Mitarbeiter am Klinischen Institut für Herzinfarktforschung Heidelberg (1975–1977). Medizinalassistentenzeit, Vorbereitungszeit in
anerkannten Landpraxen (1978/
1979). Eintritt in die Medizinische
Abteilung der Behringwerke in
Mannheim (1979). Leiter der Klinischen Forschung der Behringwerke (1986). Abteilungsdirektor der
Hoechst AG und Leiter der Gesundheitspolitischen Abteilung (1989).
Mitglied der Aufbereitungskommis-
sion B6 beim Bundesgesundheitsamt in Berlin (seit 1985). Preisträger

des 9. und 11. wissenschaftlichen
Wettbewerbs der Zeitschrift für Allgemeinmedizin. Publikationen: Ca.
70 wissenschaftliche und gesellschaftspolitische Publikationen mit
Schwerpunkt: Klinische Immunologie, Klinische Forschung, Gesundheitspolitik.

Anschrift:
Hoechst AG,
Postfach 80 03 20,
6230 Frankfurt/M. 80;
Telefon: (0 69) 3 05-78 48

Sanit. Rat Dr. med.
Hans Gießwein

geb. am 4. April 1928 in Elbing/
Westpreußen. Internist. Zahlreiche
Funktionen in KV u. Kammer. Mitgl.

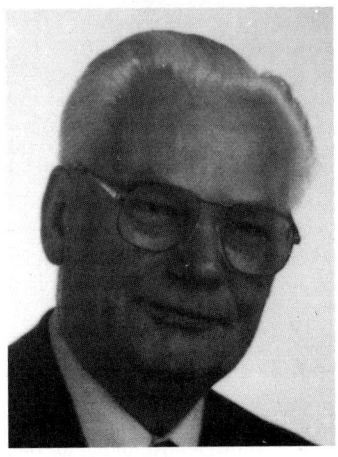

der Gutachter- u. Schlichtungskom-
mission. Sozialrichterliche Tätigkeit. Landesverbandsvorsitzender
des NAV-Virchow-Bundes Rhein-

land-Pfalz. – Gymnasium – Wehrdienst – Kriegsdienst – Studium Halle/Saale. Staatsexamen und Promotion (1952). Facharztprüfung Internist (1960). Kassenniederlassung in Bobenheim-Roxheim (1962). Ehrennadel des Landes Rheinld.-Pfalz. Zahlreiche berufspolit. Publikationen u. Schriften.

Anschrift:
Mittelstraße 46,
6712 Bobenheim-Roxheim;
Telefon: (0 62 39) 12 89

Manfred Gilles

geb. am 21. November 1946 in Leverkusen. Verbandsdirektor des Freien Verbandes Deutscher Zahn-

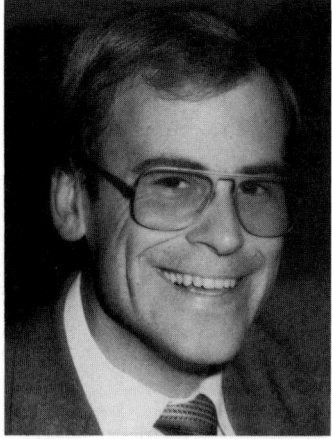

ärzte e. V. – Nach Besuch der Realschule Lehrabschlußprüfung. 1. und 2. Verwaltungsprüfung für den Dienst bei den gesetzlichen Krankenkassen. Verwaltungs- und Wirtschafts-Akademie, Köln. Verwaltungs-Diplom-Inhaber. Tätigkeit bei der Betriebskrankenkasse der Farbenfabriken Bayer AG, Leverkusen (1961–1970). Bei der Allgemeinen Ortskrankenkasse für den Kreis Köln in Hermülheim (1970–1971). Leiter des Referats „Sozialversicherung" beim Reichsbund der Kriegsopfer, Behinderten, Sozialrentner und Hinterbliebenen in Bonn (1971/1972). Geschäftsführer (seit Jan. 1973). Verbandsdirektor des Freien Verbandes Deutscher Zahnärzte e. V. Mitglied des Beirates „Freie Berufe" der Mittelstandsvereinigung der CDU/CSU. Mitglied der Kommission „Sozialpolitik" des Wirtschaftsrates der CDU. Geschäftsführung der Arbeitsgemeinschaft „Freier Verband – Kassenzahnärztliche Vereinigungen (Arge – FV-KZVen)". Journalistische Tätigkeit im Bereich der Gesundheits- und Sozialpolitik. Mitglied der Vereinigung der Deutschen Medizinischen Fach- und Standespresse. Ständige Mitarbeit in der Redaktion „Der Freie Zahnarzt".

Anschrift:
privat:
Am Brunnen 10,
5307 Wachtberg-Oberbachem;
dienstlich:
Freier Verband deutscher
Zahnärzte e. V.
Mallwitzstraße 16,
5300 Bonn 2;
Telefon: (02 28) 8 55 70

Dr. rer. nat.
Gerd Glaeske

geb. am 13. Mai 1945 in Stecklenberg, Kreis Quedlinburg. Leiter der Abteilung „Pharmakologischer Beratungsdienst" des Verbandes der Angestellten-Krankenkassen (VdAK) (ab Oktober 1992). Mitarbeit

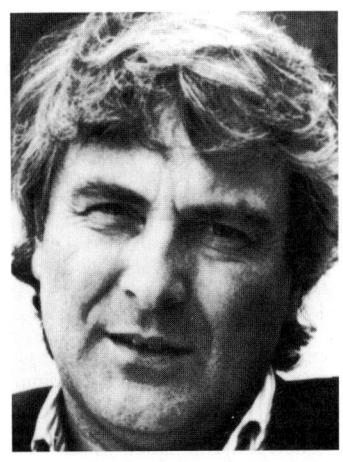

als pharmakologischer Berater z. B. bei „Bittere Pillen", „Bittere-Pillen-Patientenratgeber", „Sonderheft Arzneimittel" der Stiftung Warentest, „Kursbuch Gesundheit" u. ä. Stellv. Mitglied in der Standardzulassungs-Kommission beim BGA. Mitglied in der Drug-Utilisation-Research-Group der WHO sowie in der GMDS. Fachapotheker für Arzneimittel-Information. Lehrbeauftragter für Arzneimittel-Epidemiologie an der Universität Bremen. – Pharmazeutisches Praktikum und Studium von Chemie, Physik und Pharmazie in Aachen und Hamburg (1964– 1972), Assistent am pharmazeutischen Institut der Universität Hamburg und Dissertation (1978). Tätigkeit in einer Apotheke (bis 1981). Als wissenschaftlicher Mitarbeiter und später als Leiter der Abteilung Arzneimittel-Epidemiologie am Bremer Institut für Präventionsforschung und Sozialmedizin (BIPS) mit der Leitung eines öffentlich geförderten Arzneimittel-Bewertungs-

projektes (Bewertender Arzneimittel-Index) beschäftigt (ab 1981). Leiter des Pharmakologischen Beratungsdienstes des ACK Mettmann (1987– 1992). – Buchveröffentlichungen: „Positivliste für Arzneimittel", „Altern ist keine Krankheit", „Lieber Handeln als Schlucken", „Akne", „Medikamentenmißbrauch"; Dokumentation „Arzneimittel – Fakten, Nutzen, Risiken". Andere Veröffentlichungen zum Arzneimittelverbrauch, zu Problemen des Arzneimittelmarktes (Abhängigkeit, EG, Qualität) und zur Arzneimittelsicherheit.
Anschrift:
Pharmakologischer
Beratungsdienst des VdAK e. V.,
Postfach 1961,
Frankfurter Straße 84,
5200 Siegburg;
Telefon: (0 22 41) 10 80

MR Peter Göthlich

geb. am 29. Juni 1946 in Görlitz. Oberarzt der Gynäkologisch-geburtshilflichen Abteilung am Kreiskrankenhaus Anklam. Frauenarzt am Ärztehaus in Spantekow. Vorsitzender des Landesverbandes Mecklenburg Vorpommern des Marburger Bundes/Verband der angestellten und beamteten Ärzte e. V. Abschluß 10. Klasse der Polytechnischen Oberschule in Görlitz (1963). Abschluß der Berufsausbildung mit Abitur als Dieselmotorenschlosser im Reichsbahnausbesserungswerk in Wittenberge und im Bahnbetriebswerk Görlitz der Deutschen Reichsbahn (1966). Abschluß

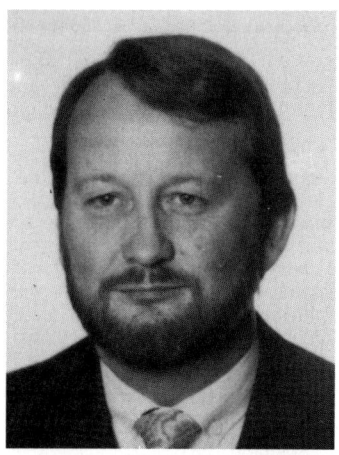

Humanmedizin an der Ernst-Moritz-Arndt-Universität in Greifswald mit der Approbation als Arzt sowie zusätzlich Abschluß als Krankenpfleger in Greifswald (1972). Facharzt für Gynäkologie und Geburtshilfe am Kreiskrankenhaus in Anklam (1977). Qualifikationsnachweis Öffentliches Gesundheitswesen/Kreisarztexamen (1985). Qualifikationsnachweis Ultraschall-B-Bilduntersuchungen im Fachgebiet Gynäkologie und Geburtshilfe (1988). Nach Abschluß des Medizinstudiums Tätigkeit am Kreiskrankenhaus in Anklam zu Facharztausbildung im Fachgebiet Gynäkologie und Geburtshilfe mit Ausbildungsetappen an der Frauenklinik der Universität Greifswald, des Bezirkskrankenhauses Rostock und Neubrandenburg sowie an der Charité in Berlin. Assistenzarzt (1972–1973). Assistenzarzt und Stationsarzt Gyn. Station/Wochenstation (1973–1977). Facharzt und Stationsarzt Entbindungsstation (1977–78).

Oberarzt Gynäkologie (1978– 1980). Auslandseinsatz im Zentral-Hospital in Zawiyha/Libyen (1980– 1983). Kreisgutachter Anklam und stationäre und ambulante Frauenarzttätigkeit am KKH Anklam, der Poliklinik Anklam und Friedland (1983/ 84). Ärztlicher Direktor am Kreiskrankenhaus und Frauenfacharzttätigkeit am KKH Anklam und in der Poliklinik Anklam und Friedland (1984–1990). Wieder Tätigkeit als Stationärer Frauenfacharzt am KKH Anklam als 1. Oberarzt der Gynäkologisch-geburtshilflichen Abteilung (ab 1. 10. 1990). Mitglied der deutschen Gesellschaft für Gynäkologie und Geburtshilfe; Mitglied der nordwestdeutschen Gesellschaft für Gynäkologie und Geburtshilfe; Mitglied der Gesellschaft der Frauenärzte Rostock; Mitglied im Berufsverband der Frauenärzte Deutschlands; Mitglied im Verband der leitenden Chefärzte der Bundesrepublik Deutschland; Mitglied der Gesellschaft für Perinatal- und Geburtsmedizin; Mitglied der Gesellschaft für Endoskopie und bildgebende Verfahren; Mitglied im Marburger Bund und im Hartmannbund der Bundesrepublik Deutschland. Kreistagsabgeordneter. Vorsitzender des Gesundheits- und Sozialausschusses des Kreistages Anklam.

Anschrift:
privat:
Hamburger Ring 12,
O-2140 Anklam;
Telefon: (0 39 71) 55 38
Fax: (0 39 71) 55 38
dienstlich:
Kreiskrankenhaus Anklam
Hospitalstraße 19,
O-2140 Anklam;
Telefon: (0 39 71) 8 34 52 01
Fax: (0 39 71 7 24 69

Sozialminister
Dr. Klaus Gollert

geb. am 11. Juni 1938 in Greifswald.
Sozialminister des Landes Mecklenburg-Vorpommern, Landtagsab-

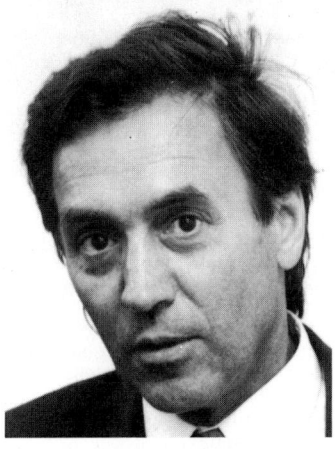

geordneter, Stellvertretender Lan-
desvorsitzender der F.D.P., Präsi-
dent des Kreistages in Wolgast. –
Beginn der Tätigkeit im Kreiskran-
kenhaus Wolgast als Pflichtassi-
stent (1963). Assistenzarzt in der
Chirurg. Abt. des Krankenhauses
Wolgast (1964). Stationsarzt Chirur.
Station KH Wolgast (1964–1970).
Anerkennung als Facharzt für Chi-
rurgie (1968). Chefarzt der Poliklinik
Wolgast (1970– 1985). Direktor der
Med. Einrichtung Wolgast (1985–
1987). Kreisgutachter Wolgast,
Stellvertretender Kreisarzt (1988–
1990).

Anschrift:
Tannenkampweg 106,
O-2220 Wolgast;
Telefon: (0 38 36) 32 37

Prof. Dr. Ulrich Gottstein

geb. am 28. November 1926 in Stettin. Ehem. Chefarzt d. Med. Klinik d.
Bürgerhospitals, Frankfurt, Prof. f.

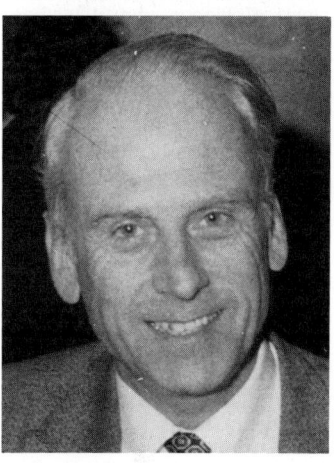

Inn. Medizin a. d. Johann-Wolf-
gang-v.-Goethe-Univ. Frankfurt.
Ehrenmitglied d. Dtsch. Gesellsch. f.
Angiologie, Vorstandsmitglied der
Internat. Ärztebewegung zur Verhü-
tung eines Atomkriegs (IPPNW). Europäischer IPPNW-Vizepräsident
(seit 1989). Ordentl. Mitglied d. Arzneimittelkommission d. Dtsch. Ärzteschaft d. Bundesärztekammer. Ordentliches Mitglied im Ausschuß
„Sanitätswesen im Katastrophen-,
Zivilschutz und in der Bundeswehr"
der Bundesärztekammer, seit 1987
Kommissionsmitgl. d. Landesärztekammer Hessen. Mitgl. d. Dtsch.
Roten Kreuzes, d. Dtsch. Gesellschaft f. Unfallheilkunde, d. Dtsch.
Gesellsch. f. Intensiv- u. Notfallmedizin, d. Dtsch. Gesellsch. f. Inn.
Med., d. Dtsch. Gesellschaft f. Kreis-
lauforschung, d. Dtsch. Gesellsch.

f. Angiologie, d. International Society for Cerebral Blood Flow and Metabolism sowie der World Medical Association. – Medizinstudium a. d. Universitäten Berlin (Humboldt-Univ.), Göttingen und Heidelberg. Staatsexamen sowie Promotion 1952. Facharzt f. Inn. Med. sowie Priv.-Doz. f. Inn. Med. (II. Med. Univ.-Klinik München) (1960). Ltd. Oberarzt d. I. Med. Univ.-Klinik Kiel (ab 1962). Apl. Prof. f. Inn. Med. d. Univ. Kiel (1966). Chefarzt d. Med. Klinik d. Bürgerhospitals Frankfurt sowie Honorarprof. f. Inn. Med. a. d. Univ. Frankfurt (1971–1991). Präsident d. Dtsch. Gesellsch. f. Angiologie (1972). Vizepräsident d. Weltkongresses der IPPNW in Köln (1986). Senckenberg-Wissenschaftspreis (1973). Ernst von Bergmann-Verdienstplakette der Bundesärztekammer (1980) Ehrenmitgliedschaft d. Dtsch. Gesellsch. f. Angiologie (1987). Bundesverdienstkreuz am Bande (1992). Publikationen: Zwei Monographien, sechs Handbuchartikel sowie 155 wissenschaftl. Publikationen in deutsch und englisch.
Anschrift:
Ludwig-Tieck-Straße 14,
6000 Frankfurt 50;
Telefon: (0 69) 52 50 53

Stefan Gräf
Rechtsanwalt

geb. am 30. April 1953 in Breitenau. Leiter des Bonner Büros der deutschen Ärzteschaft. Nebenbei frei praktizierender Rechtsanwalt in einer Bonner Rechtsanwalts-Sozietät. 2. juristisches Staatsexamen (März 1985). Geschäftsführer des Bundesverbandes der Freien Berufe BFB (Juli 1985 – Aug. 1987). Leiter

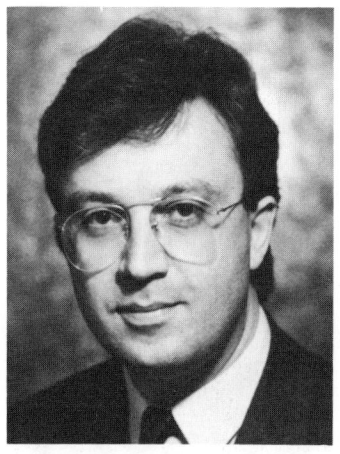

der Vertretung der deutschen Ärzteschaft am Regierungssitz (seit Sept. 1987) sowie der Außenstelle Brüssel (seit 1989).
Anschrift:
Büro Bonn
Winston-Churchill-Straße 1,
D-5300 Bonn 1;
Telefon: (02 28) 21 55 77
Fax: (02 28) 21 06 96
Büro Berlin
Scharnhorststraße 37,
O-1040 Berlin;
Telefon:
W: (0 30) 4 60 03 37
Fax: (0 30) 46 00 03 38
Außenstelle Brüssel
Rue Newton 1
B-1040 Brüssel
Telefon: (0 03 22) 7 36 57 62
Fax: (0 03 22) 7 36 41 64

Dr. jur Axel Granitza

geb. am 17. Juni 1935 in Berlin. Leiter der Unternehmensfunktion Recht, Gewerblicher Rechtsschutz

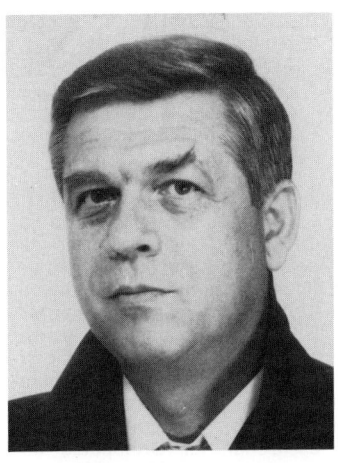

Anschrift:
c/o Schering Aktiengesellschaft,
Recht, Gewerblicher
Rechtsschutz und
Gesundheitspolitik
Postfach 65 03 11,
1000 Berlin 65;
Telefon: (0 30) 4 68 23 45

Dr. med. Bruno Grasmugg

geb. am 24. März 1956 in Walsum.
Geschäftsführer einer medizinisch-
pharmazeutischen Unternehmens-

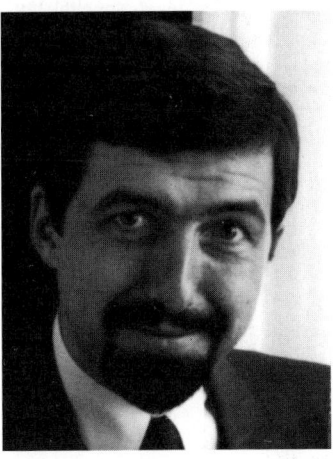

und Gesundheitspolitik der Schering AG (seit 1. Jan. 1992). Stellv.
Vorsitzender des Bundesverbandes
d. Pharmaz. Ind. (BPI (seit Juni
1992). Vorsitzender des Berliner
Landesverbandes des BPI. Mitglied
d. Geschäftsführenden Vorstandes
des BPI und d. Gesamtvorstandes
des BPI. Mitglied d. EG-Ausschus-
ses des BPI. Vizepräsident der EF-
PIA u. Mitglied des Executive Committee d. EFPIA. – Studium d.
Rechtswissenschaften in Berlin u.
Freiburg. Promotion zum Dr. jur. in
Freiburg. Zunächst als Rechtsanwalt tätig. In der Rechtsabteilung
der Schering AG (1964–1986). Mitglied der Pharma-Spartenleitung
der Schering AG und Leiter des
Fachbereichs Pharma Außenbezie-
hungen (1986– 1991). Leiter der Unternehmensfunktion Recht, Ge-
werbl. Rechtsschutz u. Gesundheitspolitik (seit 1. Jan. 1992). Verschiedene Publikationen, z. B. in
Pharm. Ind. u. a. Arzneimittelzeitun-
gen.

gruppe mit Schwerpunkt: Arznei-
mittel-Im- und Export in außereuro-
päischen Ländern. Herausgeber
und Chefredakteur der „Humani-
tas"-Wochenzeitung. – Studium der
Humanmedizin und Betriebswirtschaft. Pharmakologische Ausbildung experimentell und klinisch an
der Universität Innsbruck, Münster,
Wien, Professor Kraupp. Verschiedene Positionen in den Bereichen

Forschung, Vertrieb, Marketing und Geschäftsleitung innerhalb der pharmazeutischen Industrie. Verschiedene pharmakotherapeutische Publikationen und Bücher (Therapieleitfaden).

Anschrift:
Jahnstraße 33,
3060 Stadthagen;
Telefon: (0 57 21) 60 75

Dr. med. Joachim Grifka

geb. am 18. März 1958 in Krefeld. Oberarzt an der Orthop. Universitätsklinik im St. Josef-Hospital. Vor-

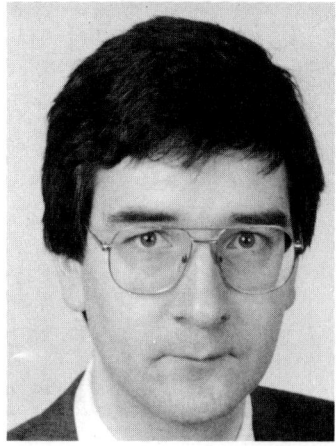

standsmitglied des Bundesverbandes und des Landesverbandes Nordrhein-Westfalen/Rheinland-Pfalz des Marburger Bundes. Leiter der Arbeitskreise des MB „Medizinstudium und Hochschule" und „Kassen- und Belegärzte". Mitglied der Sachverständigengruppe des Bundesgesundheitsministeriums zu Fragen der Neuordnung des Me-

dizinstudiums. Delegierter bei der Permanent Working Group of European Junior Hospital Doctors und deren Verbindungsmann zur Union Européene des Médecins Spécialistes. Mitglied der Vertreterversammlung der Ärztekammer Westfalen-Lippe. Mitglied des Ausschusses „Ausbildung zum Arzt/ Hochschule und Medizinische Fakultäten" der Bundesärztekammer. Mitglied des Ausschusses und der Ständigen Konferenz „Krankenhaus" der Bundesärztekammer. Mitglied des Vorstandes der Bezirksärztekammer Bochum. Arzt für Orthopädie, Sportmedizin, Chirotherapie, Physikalische Therapie. Konrad-Biesalski-Preis der Deutschen Gesellschaft für Orthopädie und Traumatologie (1992). Monographien und Lehrbücher: Einlagen – Indikation, Verordnung, Ausführung. Enke Verlag, Stuttgart (1989). Die Knieschule. Rowohlt-Verlag, Reinbek (rororo) (1992). Lehrbuch und Atlas der Meniskussonographie, Enke Verlag, Stuttgart (1992). Orthopädische Krankenuntersuchung. In: Anschütz, F.: Anamneseerhebung und klinische Untersuchung. Springer-Verlag, Heidelberg (1992).

Anschrift:
c/o. Orthopäd. Universitätsklinik im St. Josef-Hospital
privat:
Gudrunstraße 56,
4630 Bochum;
Telefon: (02 34) 5 09-1

Dr. med. dent. Bernd-Volker Groß

geb. am 30. April 1939 in Breslau. Zahnarzt in Kiel. Vorsitzender der Kassenzahnärztlichen Vereinigung

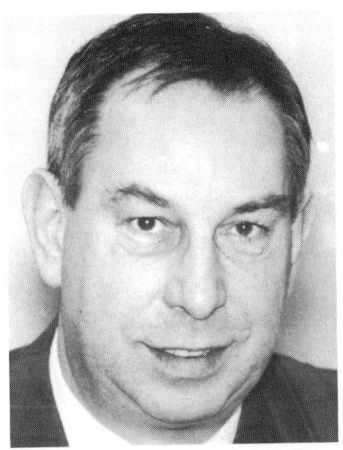

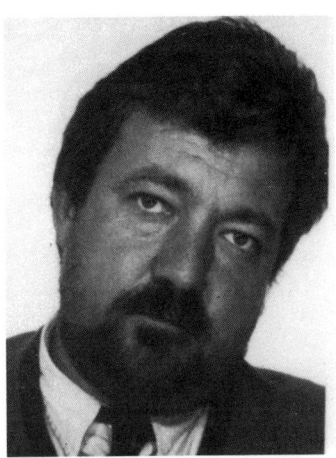

Schleswig-Holstein. – Abitur (1958). Studium der Zahnmedizin in Kiel. Staatsexamen (1965). Wehrdienst. Bundeswehr Stabsarzt in Husum. Übernahme der väterlichen Praxis in Kiel (1969). Landesvorsitzender des Freien Verbandes Schleswig-Holstein (1976–1981). Vorstandsmitglied der Kassenzahnärztlichen Vereinigung Schleswig-Holstein (seit 1981). Vorsitzender der Kassenzahnärztlichen Vereinigung Schleswig-Holstein (seit 1985).

Anschrift:
Wilhelminenstraße 20,
2300 Kiel;
Telefon: (04 31) 55 40 15

Dr. med.
Henning Große-Nordhaus

geb. am 23. August 1952 in Osnabrück. Geschäftsführer und Chefredakteur „Selecta", Selecta Verlags GmbH. – Assistenzarzt Kinderklinik

Harlachingen (1982–1984). Redakteur MMW (1984–1987). Stellv. Chefredakteur (1987–1991). Geschäftsführer und Chefredakteur „Selecta" (seit März 1991).

Anschrift:
Dillwächterstr. 1,
8000 München 21;
Telefon: (0 89) 57 83 60 20

Dr. med. dent.
Norbert Grosse

geb. am 13. September in Scharzfeld/Harz. Zahnarzt in Wiesbaden. Vorstandsvorsitzender der Kassenzahnärztlichen Vereinigung Hessen. – Examen in Mainz — 3 Jahre Hochschulassistent Zahnklinik Mainz, 1 Jahr Assistent in Praxis (1975) – niedergelassen in Wiesbaden (1978).

Anschrift:
Wilhelmstr. 60,
6200 Wiesbaden;
Telefon: (06 11) 37 32 17

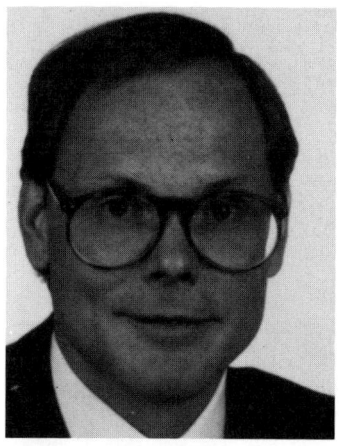

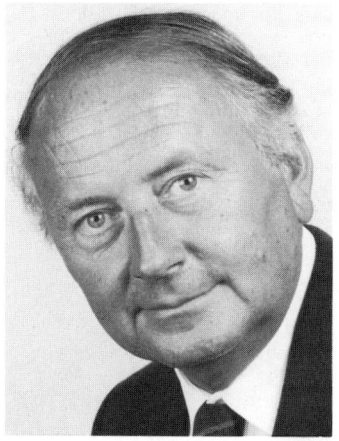

Dr. med. dent. Norbert Grosse

Prof. Dr. med. vet., Dr. h. c. med. vet. mult. Dieter Großklaus

geb. am 3. März 1930 in Mühlhausen/Thüringen. Präsident des Bundesgesundheitsamtes. Honorarprofessor. Lehrauftrag der FU Berlin im Fach Fleischhygiene. Honorarprofessor an der TU Berlin für das Fachgebiet Lebensmittelhygiene und -technologie. Präsident des Scientific Veterinary Committee, Section Public Health, der EG in Brüssel. – Abitur in Mühlhausen/Thüringen (1948). Studium der Veterinärmedizin an der Berliner Humboldt-Universität und an der FU Berlin (1949). Tierärztl. Staatsexamen, Approbation zum Tierarzt, Promotion zum Dr. med vet. (1955). Assistent am Veterinärpharmakol. Institut der FU Berlin und am Institut für Lebensmittelhygiene der FU Berlin (1955–1960). Bundesgesundheitsamt, zuerst Leiter des Laboratoriums für Lebensmittelhygiene, dann Leiter der Abteilung für Veterinärmedizin des Max von Pettenkofer-Instituts (seit 1962). Leiter des Instituts für Veterinärmedizin des Bundesgesundheitsamtes (Robert von Ostertag-Institut (1972). Präsident des Bundesgesundheitsamtes (seit 9. Juli 1985). Verleihung der Silbernen Max Eyth-Medaille der Deutschen Landwirtschafts-Gesellschaft (1979). Auszeichnung mit dem „Karl Friedrich Meyer Cane Award" für erfolgreiche Zoonosenforschung des Robert von Ostertag-Instituts (1980). Verleihung des Bundesverdienstkreuzes (1981). Ehrendoktor der Universität Budapest (1986). Verleihung des Großen Verdienstkreuzes des Verdienstordens der Bundesrepublik Deutschland (1990). Verleihung der Ehrendoktorwürde der Humboldt-Universität zu Berlin (1990). Verleihung des Martin-Lerche-Forschungspreises der Deutschen Veterinärmedizinischen

Gesellschaft e. V. (1991). Verleihung der Health-For-All Medal in Gold der WHO, Genf (1992). Ehrenmitglied der „Japanese Medical Society", Tokyo, Japan. Auswärtiges Mitglied der Akademie gemeinnütziger Wissenschaften zu Erfurt, Erfurt. Ausländisches Mitglied der „Real Academia de Ciencias Veterinarias, Madrid, Spanien. Publikationen: 190 wissenschaftl. Publikationen auf den Gebieten der Lebensmittelhygiene, insbesondere der Zoonosenforschung und der Belastung der Lebensmittel mit Rückständen. Monogrpahien: 1. Geflügelfleischhygiene; Parey Verlag, Berlin u. Hamburg (Herausgeber) (1979). 2. Deutsches Fleischhygienerecht (Mitherausgeber), Carl Heymanns-Verlag Köln (1979). 3. Rückstände in von Tieren stammenden Lebensmitteln (Herausgeber), Parey Verlag, Berlin u. Hamburg, erschienen (1988).

Büro:
Thielallee 88–92,
1000 Berlin 33;
Telefon: (0 30) 83 08 23 00
privat:
Löhleinstraße 23,
1000 Berlin 33;
Telefon: (0 30) 8 32 50 33

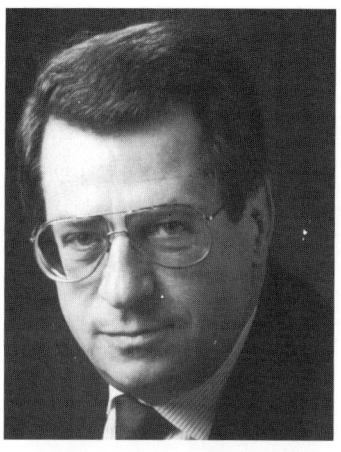

Parl. Staatssekretär Horst Günther MdB

geb. am 17. Juli 1939 in Rheinhausen (jetzt Duisburg). Parlamentarischer Staatssekretär beim Bundesminister für Arbeit und Sozialordnung. Bundestagsabgeordneter für den Wahlkreis Duisburg. – Volksschule. Ausbildung zum Industriekaufmann (1954–1957). Kaufm. Angestellter bei der Freid. Krupp-Hüttenwerk Rheinhausen AG (1957–1960). Gewerkschaftssekretär der DAG als Geschäftsführer in Duisburg (1960–1971). Ressortleiter Tarif- und Betriebspolitik der DAG in NRW. (1971–1977). Landesverbandsleiter der DAG in NRW. Mitgl. DAG. (1977–1982). Vors. Landesbetriebsrat (1971–1977). Gesamtbetriebsratsvors. der DAG (1975–1977). Mitgl. Vertreterversammlung der DAK (1980–1986), der BfA (seit 1986). 8 Jahre Sozialrichter beim Sozialgericht Duisburg. Arbeitnehmervertreter im AR der Victoria-Versicherungs-Gesellschaften. Mitgl. Vertretervers. BfA, Berlin. Mitgl. der CDU (seit 1962). Mitgl. CDA, diverse Vorstandsfunktionen in der Arbeitsgemeinschaft CDA/DAG. CDA-Kreisvors. Duisburg. – Parl. Staatssekretär beim BMin f. Arbeit und Sozialordnung (seit 1991).

Anschrift:
c/o Bundeshaus
5300 Bonn 1;
privat:
Insterburger Weg 53,
4100 Duisburg 26;
Telefon: (02 03) 72 07 86

Dr. med. dent.
Wolfgang Gutermann

geb. am 18. April 1942 in Stettin. Als Zahnarzt in eigener Praxis tätig. Vorsitzender der Kassenärztlichen

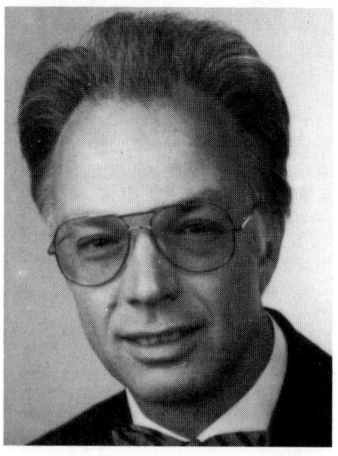

Vereinigung für den Regierungsbezirk Karlsruhe und stellv. Vorsitzender der Bezirkszahnärztekammer Nordbaden. – Studium der Zahnmedizin. Approbation als Zahnarzt (10. 6. 1969). Promotion (12. 6. 1969). Eigene Praxis (seit 1. 5. 1972).
Anschrift:
Dossenheimer Landstraße 56,
6900 Heidelberg-Handschuhsheim;
Telefon: (0 62 21) 41 18 88

Dr. med. dent.
Ralph Gutmann

geb. am 6. Mai 1933 in Berlin. Zahnarzt. Bundesvorsitzender des Freien Verbandes Deutscher Zahn-

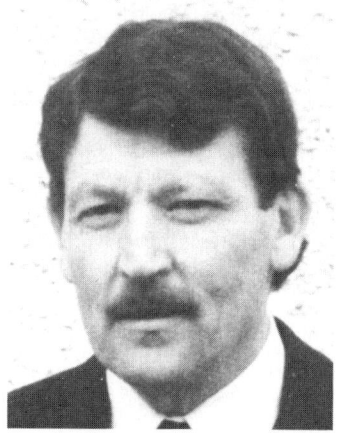

ärzte (FVDZ). Mitglied im Landesvorstand der Kassenzahnärztlichen Vereinigung Bayern.
Anschrift:
Schwanthaler Straße 21,
8000 München 2;
Telefon: (0 89) 59 22 24

Dr. Dieter Guthmann

geb. am 2. September in Berlin. Arzt für innere Medizin. Vizepräsident der Bundesvereinigung Deutscher Ärzteverbände. Mitglied des Bundesvorstandes im NAV Virchow-Bund. Mitglied im Landesvorstand Schleswig-Holstein im NAV Virchow-Bund. Aufsichtsratsmitglied des NAV-Wirtschaftsdienstes. Mitglied des Organisationskomitees

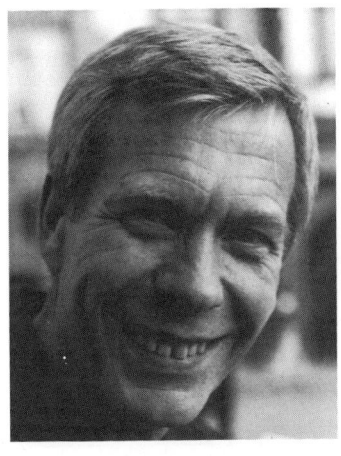
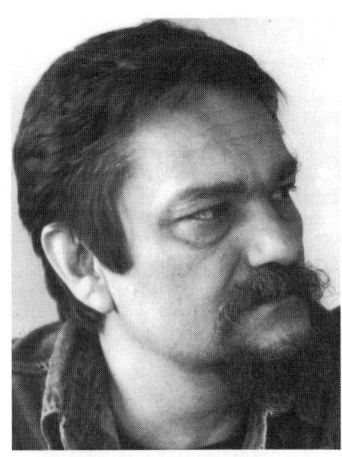

des internatioanlen Kongresses für Gruppenmedizin. Mitglied im Beirat der „Wedeler Gespräche zur Sozialmedizin". – Studium als Werkstudent an der Universität Hamburg. Weiterbildung zum Arzt für innre Medizin unter Chefarzt Dr. Scholderer und Chefarzt Dr. Klewenow im AK Eilbek. 3jährige Assistenzarzttätigkeit am Radiologischen Institut des AK St-Georg in Hamburg, Chefarzt Dr. Feindt. Publikationen: Mehrere Arbeiten über ärztliche Kooperationsformen.

Rosengarten 5,
2000 Wedel;
Telefon: (0 41 03) 12 21 22

Eberhard Habrich

geb. am 17. Mai 1941 in Bunzlau. Herausgeber des Branchendienstes „PM-Report". Nach Volontariat Redakteur der „Ruhrnachrichten". Wahlkampf-Manager. Mitbegründer der Zeitschrift „med ass" (heute „klinikarzt") (1968). Chef vom Dienst der Zeitschrift „Sexualmedizin" im Verlag Medical Tribune, Wiesbaden (1972–1978). Redaktionsleitung im perimed Verlag (1978/1979). Danach freie journalistische Tätigkeit für einige Ärztezeitschriften. Gründung des E. Habrich Verlags in Fürth und Start des Branchendienstes PM-Report. Untertitel: Publizierte Medizin – Pharma-Marketing – Productmanagement (1982). Zusammenarbeit mit der Fachgesellschaft der Ärzte in der Pharmazeutischen Industrie und Herausgabe der FÄPI-Publikationen, u. a. des Standardwerks „Ordnungsgemäße Klinische Prüfung" (seit 1985). Neuester Verlagstitel: Friesewinkel, H., „Pharma-Business" (Okt. 1992). Umzug nach Ostberlin und Engagement für das Zusammenwachsen der deutschen Länder (1991).

Anschrift:
Kollwitzstraße 2,
O-1055 Berlin;
Telefon: (0 30) 2 82 65 67

Dr. med. Friedrich Hach

geb. am 6. Juli 1947 in Bad Schwartau. Hausarzt in Hamburg-Barmbek. Vorsitzender der BPA-Hausarztver-

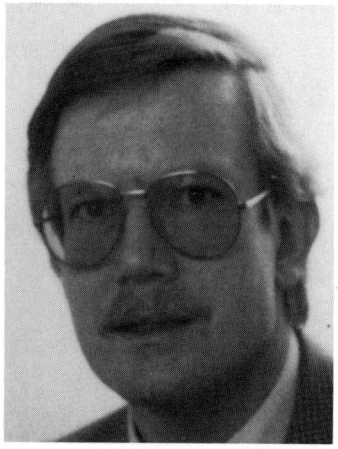

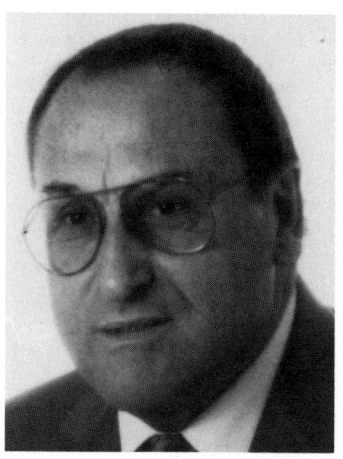

bandes Hamburg. Stellv. Sprecher der Kassenärztlichen Vereinigung Hamburg. – Abitur (1967). Staatsexamen Medizin (1973). Niederlassung prakt. Arzt (1977). Vorsitzender BPA-Hamburg (1982). Stellv. Sprecher Vertreterversammlung KV Hamburg (1984). Promotion (1991). Publikationen: Handbuch „Die richtige Honorarabrechnung des Arztes" (seit 1987) Hrsg. Gründer und Herausgabe „Der Hausarzt in Hamburg" (seit 1984).

Anschrift:
Elligersweg 18,
2000 Hamburg 60;
Telefon: (0 40) 6 30 97 76

Prof. Dr. med. Georg Härter

geb. am 29. August 1927 in Sinsheim-Waldangelloch. Niedergelas-

sen als Arzt für Allgemeinmedizin (seit Okt. 1958). Nebenberuflicher Betriebsarzt bei TH. Goldschmidt Mannheim (seit 1966). Lehrbeauftrager für Allgemeinmedizin am Klinikum Mannheim der Univ. Heidelberg (seit 1971). Mitglied der Transparenzkommission beim BGA Berlin – Mitglied der Arzneimittelkommission bei der Bundesärztekammer Köln (seit 1977). Delegierter der Landesärztekammer Baden-Württemberg. – Delegierter der Ärztekammer Nordbaden in Karlsruhe – Vorstandsmitglied der Ärzteschaft Mannheim – Mitglied der KV-Delegiertenversammlung Nordbaden in Karlsr. Prüfungsvorsitzender des Weiterbildungsausschusses Allgemeinmedizin der Ärztekammer Nordbaden. Vorsitzender des Beschwerdeausschusses RVO bei der KV Mannheim. Vizepräsident der Deutschen Gesellschaft für Allgemeinmedizin (seit 1981). Präsident der DEGAM (1986–1988). Ehrung des Landes Baden-Württemberg

(1984). Verleihung der Hippokrates-Medaille (1986). Honorarprofessor der Universität Heidelberg (1988). Verfasser von über 110 Publikationen, u.a. (Lehrbuchkapitel: Allgemeinmedizin – Familienmedizin und Lehrbuch der Allgemeinmedizin: Hausarzt und Patient. – Lehrstoffkatalog Allgemeinmedizin und Familienmedizin).

Anschrift:
Mozartstraße 18,
6838 Reilingen;
Telefon: (0 62 05) 72 83, 1 54 83
Fax: (0 62 05) 74 96

Dr. phil.
Ekkhard Häussermann

geb. am 4. August 1932 in Schwäbisch Hall (Württemberg). Stellv. Chefredakteur der Zeitschrift

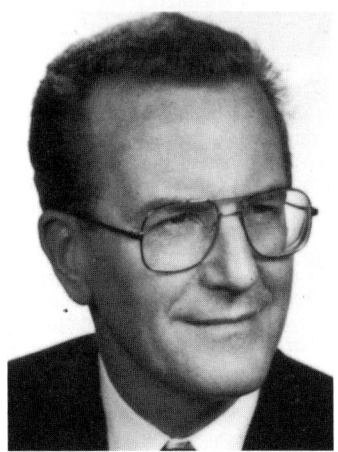

„Zahnärztliche Mitteilungen". Freier Mitarbeiter anderer Publikationsorgane der zahnärztlichen und ärztlichen Standespresse. – Studium der Geschichte, Philosophie und deutschen Literatur in Tübingen und Innsbruck. Promotion (1959). Nach der Promotion Volontariat bei der „Heilbronner Stimme". Redakteur bei der „Welt am Sonntag" (1961/62). Reporter, Nachrichten- und Sozialredakteur bei der Tageszeitung „Kölnische Rundschau" (1963–1977). „Zahnärztliche Mitteilungen" und Pressestelle BDZ/KZBV (seit 1977). Publikationen: „Konrad Adenauer und die Presse vor 1933", Köln (1976). „Sicherstellung, Selbstverwaltung, Zahngesundheit: 30 Jahre KZBV 1954–1984", Köln (1984). „Haus der Zahnärzte in Köln, Geschichte, Pläne, Schicksale", Köln (1985).

Anschrift:
privat:
Greifswalder Straße 9,
5000 Köln 60;
Telefon: (02 21) 74 75 81
dienstlich:
BDZ/KZBV
Universitätsstraße 73,
5000 Köln 41;
Telefon: (02 21) 40 01-0

Dr. med.
Klaus-Michael Hahn

geb. am 17. November 1936 in Stuttgart. Chirurg, Belegarzt, D-Arzt, Sportmedizin, Chirotherapie. Bundesvorsitzender des Bundesverbandes Deutscher Belegärzte (BDB) ev. (seit 1979). Vorstandsmitglied der KBV. Mitglied des Bundesausschusses Ärzte/Krankenkassen. Ständiger Gast des Landesvorstandes der KVB. Ständiger Gast des Bundesvorstandes des Verbandes der Niedergelassenen Ärzte NAV

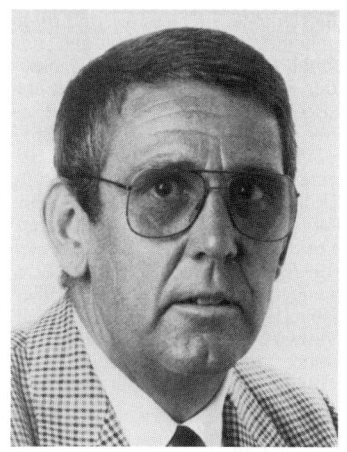

Dr. med.
Hans Halter

geb. am 8. April 1938 in Bad Muskau/Oberlausitz. Reporter des Nachrichtenmagazins. „Der Spie-

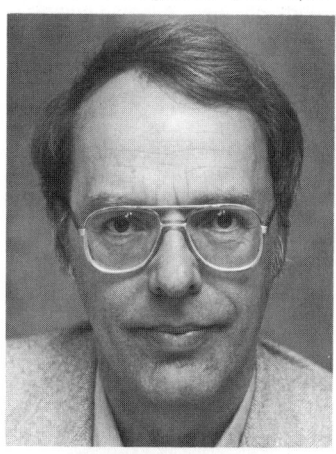

sowie Mitglied des Gesamtvorstandes. Mitglied des Ausschusses für Krankenhausfragen der Bundesärztekammer. – Besuch des Wagenburg-Gymnasiums in Stuttgart. Studium in Tübingen, Mainz, Innsbruck, Kiel und München. Staatsexamen in München (1961). Weiterbildung zum Facharzt für Chirurgie im Krankenhaus Rechts der Isar und im Krankenhaus München-Schwabing. Facharztanerkennung und Niederlassung in chirurgischer Gemeinschaftspraxis in München-Schwabing (1968). Seit zwanzig Jahren Mitglied des NAV, langjähriger Bezirksgruppenvorsitzender des NAV in München. Vertrauensmann der Kassenärztlichen Vereinigung. Mitglied des Beschwerdeausschusses.

Anschrift:
Belgradstraße 5,
8000 München 40;
Telefon: (0 89) 30 57 75
Fax: (0 89) 30 49 88

gel"; Buchautor. – Nach dem Abitur (1956) Medizinstudium an der Freien Universität Berlin und in Tübingen. Staatsexamen (1963). Promotion (1965). Tätigkeit in der internen, chirurgischen, geburtshilflichen, psychiatrischen und Allgemein-Medizin. Ausbildung zum Facharzt für Haut- und Geschlechtskrankheiten an der Freien Universität Berlin. Seit Anfang der siebziger Jahre journalistische Mitarbeit an Tageszeitungen und Fachzeitschriften, auch für den „Spiegel" (1972). Reporter des Nachrichtenmagazins, vor allem für Medizin, Wissenschaft und den Zeitgeist. Autor zahlreicher populärwissenschaftlicher Bücher.

Anschrift:
„Der Spiegel"
Ost-West-Straße/Brandswiete,
2000 Hamburg 11;
Telefon: (0 40) 30 07-4 01

Professor Dr. Walter Hamm

geb. am 30. November 1922 in Frankfurt/Main. Em. o. Professor für Volkswirtschaftslehre an der Uni-

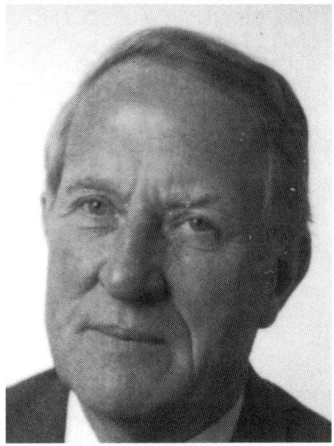

versität Marburg/Lahn. Wirtschaftspublizistische Tätigkeit bei der Frankfurter Allgemeinen Zeitung. Mitglied des Kuratoriums der Internationalen Gesellschaft für Gesundheitsökonomie e. V., Frankfurt. Stellvertretender Leiter des Forschungsinstituts für Wirtschaftspolitik an der Universität Mainz (1952–1966). Habilitation in Mainz (1961). O. Professor an der Universität Marburg (1963–1988). Vorsitzender des Kuratoriums der Fazit-Stiftung Gemeinnützige Verlagsgesellschaft mbH, Frankfurt (seit 1980). Ludwig-Erhard-Preis für Wirtschaftspublizistik (1988). Publikationen: Zahlreiche wissenschaftliche und publizistische Veröffentlichungen zu Fragen der wirtschaftlichen und sozialen Ordnungspolitik sowie der Gesundheitspolitik; u. a. Irrwege der Gesundheitspolitik, Tübingen 1980; Staatliche Bremsen für den pharmazeutischen Fortschritt, Tübingen 1982; Wettbewerb in der Krankenhauswirtschaft, in: W. Hamm und G. Neubauer (Hrsg.), Wettbewerb im Gesundheitswesen, Gerlingen 1985.

Anschrift:
Zur Klause 28,
3550 Marburg;
Telefon: (0 64 21) 8 11 74

Lutz Hammerschlag

geb. am 11. September 1950 in Bonn. Stellvertretender Hauptgeschäftsführer und zuständig für das Referat Tarifpolitik des Marburger

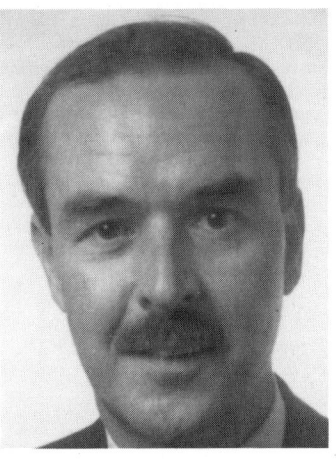

Bundes. – Abitur am St. Michaels-Gymnasium in Bad-Münstereifel (1971). Studium der Rechtswissenschaften an der Universität zu Köln. Für den Marburger Bund – Landesverband Nordrhein-Westfalen/ Rheinland-Pfalz tätig (1981–1985). Wechsel zum Marburger Bund – Bundesverband, zunächst als Geschäftsführer Tarifpolitik (1986). Stellv. Hauptgeschäftsführer (seit 1987). Zahlreiche Veröffentlichungen zur ärztlichen Berufs- und Tarifpolitik in der Fach- und Standespresse.
Anschrift:
Riehler Straße 6,
5000 Köln 1

Prof. Dr. med. Dr. med. dent. Raimund Harndt

geb. am 6. Januar 1930 in Berlin. Ordentlicher Universitätsprofessor. Eigene zahnärztliche Praxis. Vorsitzender des Landesverbandes Brandenburg im Freien Verband Deutscher Zahnärzte. Delegierter in der Zahnärztekammer Berlin. – Studium der Zahnheilkunde (1948–1952). Studium der Medizin (1950–1956). Promotionen (1956 u. 1956). Habilitation (1965). Berufung auf den Lehrstuhl für Zahnheilkunde und Kieferkrankheiten, Delegierter in der Zahnärztekammer Berlin (seit 1971). Im Vorstand der Zahnärztekammer Berlin (1979–1991). Präsident der Zahnärztekammer Berlin (1990/91). Miller-Preis d. Dt. Gesellschaft f. Zahn-, Mund- u. Kieferheilkunde (1961). Ehrenmitglied der Société royale Belge de Medécine Dentaire (1984). Ehrenmitglied der Deutschen Gesellschaft für Zahnerhaltung (1985). Korrespondierendes Mitglied der Physikalisch-Medicinischen Societät Erlangen (1985). Verdienstmedaille der Bundeszahnärztekammer (1991). Publikationen: Nahezu 100 Publikationen auf dem Gebiet der Histologie, Histopathologie, Histochemie, Ergonomie, Endodontie und Paradontologie.
Anschrift:
Knesebeckstraße 68/69,
W-1000 Berlin 12;
Telefon: (0 30) 8 81 92 22

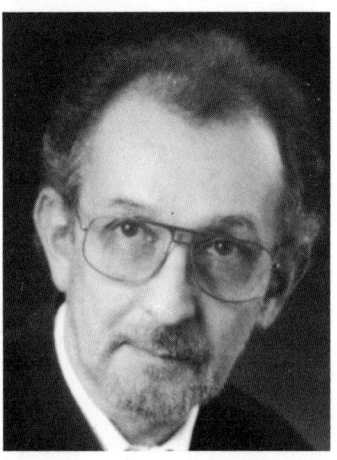

Dr. oec. publ. Fritz Hartl

geb. am 4. Oktober 1925 in Silberbach. Geschäftsführer der Zyma GmbH, Zielstattstraße 40, 8000 München 70. Mitglied des Geschäftsführenden sowie Gesamtvorstandes des Bundesverbandes

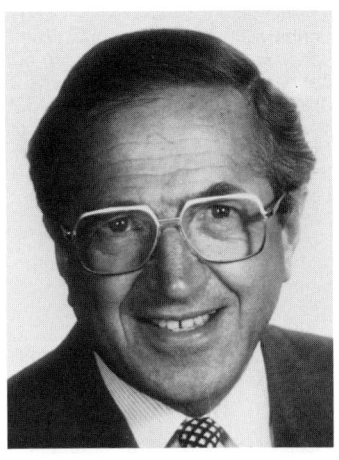

Dr. med.
Ingrid Hasselblatt-Diedrich

geb. am 17. August 1940 in Frank-
furt/M. Chefärztin chirurgische Abteilung Krankenhaus Sachsenhau-

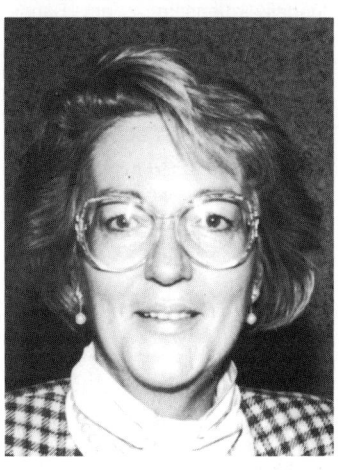

der Pharmazeutischen Industrie
(BPI), Frankfurt/Main. Mitglied des
Vorstandes des Landesverbandes
Bayern des BPI, München. – Begab-
tenabitur (1954). Studium der Betriebswirtschaft a. d. Universität
München (1954–1958). Promotion
zum Dr. oec. publ. (1958/1959). Im
wissenschaftl. Außendienst der Firma Dr. Schwarz/Sanol. (1956–
1961). Vertriebsleiter Firma Hermes,
München (1961/1962). Eintritt in die
Zyma-Blaes AG, München (1962).
Mitglied des Vorstandes der Zyma-
Blaes AG (1969). Alleingeschäfts-
führer der Zyma GmbH, München
(1978). Verdienstkreuz am Bande
des Verdienstordens der Bundesrepublik Deutschland. Publikationen:
„Handels- und Herstellermarken in
der Lebensmittelbranche", West-
deutscher Verlag Köln-Opladen,
1960.

Anschrift:
Asamstraße 12,
8032 Gräfeling;
Telefon: (0 89) 87 02 67

sen, 6000 Frankfurt. 1. Stellv. Vorsitzende Hartmannbund Bonn (seit
1985). Landesvorsitzende Hartmannbund LV Hessen. Mitglied des
Vorstandes der Bundesärztekammer (seit 1991). Präsidiumsmitglied
LÄK Hessen (seit 1980). Delegierte
der LÄK Hessen (seit 1976), zu den
Deutschen Ärztetagen (seit 1974).
Vorstandsmitglied der Akademie
der Fachärzte BÄK (seit 1987). Mitglied des Ausschusses für Krankenhausfragen der BÄK (seit 1974).
Vorstandsmitglied Hessische Krebsgesellschaft und Tumorzentrum
Universität Frankfurt. Delegierte zu
den Weltärztetagen (1982–1989). –
Abitur Schiller-Schule, Frankfurt
(1960). Studium Medizin in Frankfurt
und München. Staatsexamen
(1967). Promotion (1968). ECFMG

Examen (1967). Approbation (1969). Chirurgische Weiterbildung Bürgerhospital Frankfurt. Facharztanerkennung für Chirurgie (1974). Oberärztin im Bürgerhospital Frankfurt. Chefärztin (seit 1987). Bundesverdienstkreuz am Bande (1990). Ehrenplakette der Landesärztekammer Hessen in Silber (1990). Publikationen: „Erfolgreiche Operationen bei Doppelmißbildungen" Arbeiten auf dem Gebiet „Krebsnachsorge", „Koloskopie", „Patientenheft", „Transplantationsgesetz", „Sterbehilfe", „Ärzte und Selbsthilfegruppen", „Krebsfrüherkennung", „Krankenhausorganisation".
Anschrift:
Krankenhaus Sachsenhausen
Schulstraße 31,
6000 Frankfurt
Telefon: (0 69) 60 59-5 22

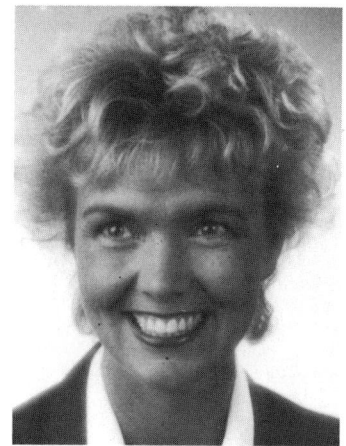

Anschrift:
Birkenweg 12,
7801 Gottenheim;
Telefon: (0 76 65) 55 52

Dr. med.
Elisabeth Hauenstein

geb. am 14. September 1954 in Karlsruhe. Prakt. Ärztin in internistischer Gemeinschaftspraxis. Vorstandsmitglied der Ärztekammer Südbaden, Delegierte der Landesärztekammer, des Deutschen Ärztetages, des Berufsverbandes der Prakt. Ärzte für Allgemeinmedizin (LBPA). Koordination Öffentlichkeitsarbeit der KV Südbaden. – Stipendiatin Studienstiftung d. Deutschen Volkes. Studium Humanmedizin und Volkswirtschaft. Staatsexamen (1980). Promotion summa cum laude. Weiterbildung, Innere, Chirurgie. Publikationen: Diverse wissenschaftl. Arbeiten Krebsgrundlagenforschung Publikationen. EDV, betriebwirtschaftl. Praxisführung, Abrechnung.

Dr. rer. nat.
Manfred Haupt

geb. am 20. Februar 1944 in Lodz. Vorsitzender des Apotheker-Verbandes Westfalen-Lippe, Bismarckallee 25, 4400 Münster. Mitglied des Vorstandes des Deutschen Apotheker-Verbandes, Beethovenplatz 2, W-6000 Frankfurt/M. Vorsitzender des APO-CARE Bundesverbandes, häusliche Krankenpflege, Gr. Kurfürstenstr. 47, 4800 Bielefeld 1. Inhaber der Hirsch-Apotheke, Stapenhorststr. 32, 4800 Bielefeld 1. Studium der Pharmazie in Bonn (1964–1967). Promotion in Bonn (1969–1973). Selbständiger Apotheker Hirsch-Apotheke Bielefeld (seit 1971). Vorstandsmitglied des Apo-

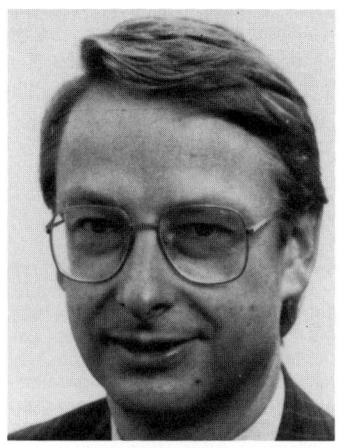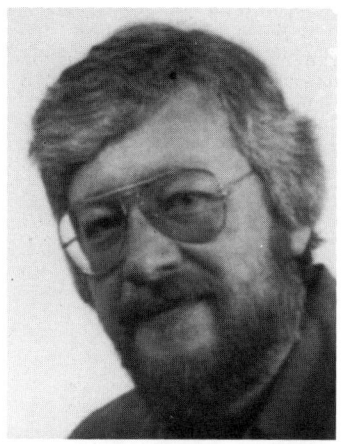

thekerverbandes Westf.-Lippe (seit 1983). Gründung von APO-CARE e. V. Bielefeld (1989). Vorsitzender des APO-CARE Bundesverbandes e. V. (seit 1990). Vorsitzender des Apothekerverbandes Westfalen-Lippe (seit 1991). Vorstandsmitglied des Deutschen Apotheker-Verbandes (seit 1991).

Anschrift:
Stapenhorststraße 32,
4800 Bielefeld 1;
Telefon: (05 21) 12 31 13
Fax: (05 21) 13 34 31

Rechtsanwalt Helmut Heck

geb. am 16. Januar 1949 in Marburg. Juristischer Geschäftsführer der Landesärztekammer Thüringen. Nebenberuflich anwaltliche Tätigkeit. – Abschluß einer Banklehre (1968–1971). Nach Erwerb der Hochschulreife und Ableisten des Wehrdienstes. Studium der Rechtswissenschaften an der Justus-Liebig-Universität in Gießen einschließlich des jur. Vorbereitungsdienstes (1975–1983). Geschäftsführungstätigkeit bei einem Mitgliedsverband des DPWV, daneben freie Mitarbeit in Anwaltskanzlei (1983–1988). Anwaltliche Tätigkeit (1989–1991). Juristischer Geschäftsführer der Landesärztekammer Thüringen, nebenberuflich anwaltliche Tätigkeit (seit Febr. 1991).

Anschrift:
Landesärztekammer Thüringen,
Stoystraße 2,
O-6900 Jena;
Telefon: (0 36 41) 2 41 41

Dr. med. Hans Hege

geb. am 22. März 1924 in Berlin-Charlottenburg. Präsident der Bayerischen Landesärztekammer (seit 19. 1. 1991). Niedergelassener Allgemeinarzt. – Abitur am Humani-

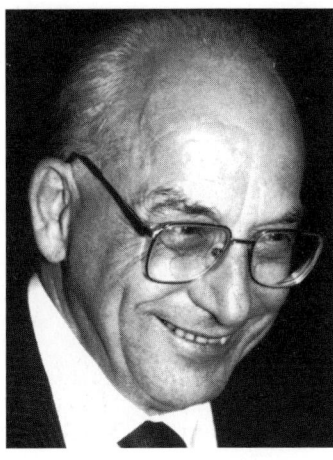

stischen Gymnasium in Frankfurt. Nach Studienbeginn ein Semester Philosophie, dann Medizinstudium in Frankfurt und Heidelberg (1946). Staatsexamen und Promotion in Heidelberg (1951). Approbation (1952). Assistententätigkeit in Chirurgie und Gynäkologie, als wissenschaftlicher Assistent am Physiologischen Institut der Universität Heidelberg sowie als Assistent an der Medizinischen Klinik in Darmstadt. Mehrere Jahre Leiter der Abteilung für klinische Prüfungen eines großen Pharmakonzerns in Süddeutschland. Zweijährige Tätigkeit im Ausland (Ärztliche Betreuung auf Baustellen sowie Aufbau eines Krankenhauses in Afghanistan). Niedergelassen in München, zuerst als praktischer Arzt, dann als Arzt für Allgemeinmedizin, daneben betriebsärztliche Betreuung eines großen Münchener Verlages (seit 1970). In der ärztlichen Berufs- und Standespolitik tätig; zunächst in der Vereinigung Praktischer Ärzte Bay-

erns, auch als deren Vorsitzender (seit 1972). Stellvertretender Vorsitzender bzw. Vorsitzender der Bezirksstelle München der Kassenärztlichen Vereinigung Bayerns und Mitglied der Vertreterversammlung der Kassenärztlichen Bundesvereinigung (1976–1984). Im Vorstand der Kassenärztlichen Vereinigung Bayerns (1976–1980). Als 1. Vorsitzender des Ärztlichen Kreis- und Bezirksverbandes München auch Mitglied des Vorstandes der Bayerischen Landesärztekammer (1981 bis Ende 1986). Zum 1. Vizepräsidenten der Bayerischen Landesärztekammer gewählt. Stellvertretender Vorsitzender der „Deutschen Akademie für Allgemeinmedizin". Stellvertretender Vorsitzender des Ausschusses „Berufsordnung für die deutschen Ärzte", sowie Mitglied der Ausschüsse „Qualitätssicherung ärztlicher Berufsausübung" und „Ärztliche Weiterbildung" der Bundesärztekammer. Mitglied des Bayerischen Landesgesundheitsrates. Publikationen über Berufsordnung und ärztliche Ethik. Mitglied im Bundesverband deutscher Schriftstellerärzte.
Anschrift:
Mühlbaurstraße 16,
8000 München 80;
Telefon: (0 89) 4 14 72 60

Dr. med. habil.
Privatdozent Thomas Heil

geb. am 20. April 1947 in Neuhof, Kreis Fulda. Sprecher der Geschäftsführung der Boehringer Ingelheim KG. Mitglied des Vorstandes VCI-Landesverbandes Rheinland-Pfalz. Arbeitgeberverband Chemie Rheinland-Pfalz. BPI Lan-

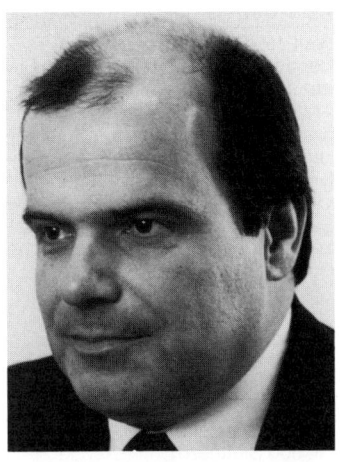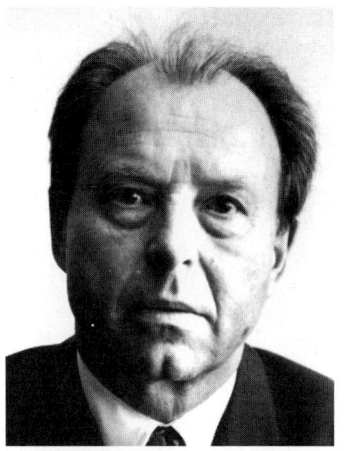

desverband Rheinland-Pfalz. – Studium der Medizin, Wehrdienst, Approbation, Facharztanerkennung. Wechsel zur Boehringer Ingelheim KG. Leiter Abt. Medizinische Information, Leiter Geschäftsführungsbereich Pharma, Sprecher der Geschäftsführung. Publikationen: Wissenschaftliche Publikationen, Fachbuchbeiträge.

Anschrift:
c/o Boehringer Ingelheim KG,
Postfach 200,
Bingerstraße 173,
6507 Ingelheim;
Telefon: (0 61) 32/77-29 47

Gustav Heinz

geb. am 18. April 1935 in Karlsbad. Leiter der Abteilung Soziale Sicherung und Arbeitsschutz in der Zentralabteilung Personal der Siemens AG. Alternierender Vorsitzender des Vorstands des Bundesverbandes der Betriebskrankenkassen (Arbeitgebervertreter). Alternierender Vorsitzender der Mitgliederversammlung des Medizinischen Dienstes der Spitzenverbände der Gesetzlichen Krankenversicherung (Arbeitgebervertreter). Mitglied des Vorstandes des Landesverbandes der Betriebskrankenkassen in Bayern (Arbeitgebervertreter). Alternierender Vorsitzender des Verwaltungsrats des Medizinischen Dienstes der Gesetzlichen Krankenkassen in Bayern. Vorstandsmitglied der Berufsgenossenschaft der Feinmechanik und Elektrotechnik. – Erstes und Zweites juristisches Staatsexamen. Bei der Siemens AG in verschiedenen Funktionen des Personal und Sozialwesens, unter anderem Geschäftsführer der Siemens-Betriebskrankenkasse (seit 1962).

Anschrift:
Wittelsbacherplatz 2,
8000 München 1;
Telefon: (0 89) 2 34-24 83

Dr. rer. nat.
Susanne Heinzl

geb. am 13. Oktober 1950 in Reutlingen. Chefredakteurin der Zeitschriften „Arzneimitteltherapie", „Kran-

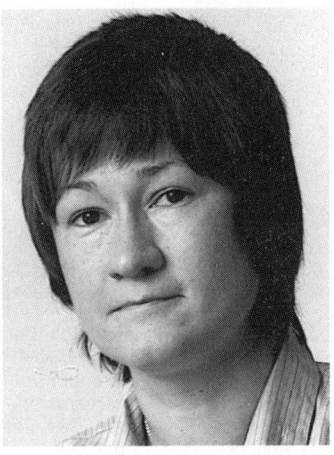

kenhauspharmazie" und „Medizinische Monatsschrift für Pharmazeuten". Verantwortliche Redakteurin für die Beilage „Neue Arzneimittel" der „Deutschen Apotheker Zeitung". Leiterin der Rubrik „Arzneimitteltherapie aktuell" in der „Deutschen Apotheker Zeitung". – Nach dem Abitur 1969 zweieinhalb Jahre Tätigkeit als Apothekerpraktikantin in der Kachelschen Apotheke in Reutlingen. Studium der Pharmazie in Tübingen (seit 1972). 1. Staatsexamen (1974). 2. Staatsexamen und Approbation als Apotheker (1976). Wissenschaftliche Hilfskraft am Lehrstuhl Pharmakologie für Naturwissenschaftler der Universität Tübingen, daneben Vertretungen in öffentlichen Apotheken. Promotion zum Dr. rer. nat. mit einem experi-

mentell pharmakologischen Thema bei Prof. Dr. H. P. T. Ammon (1979). Danach Tätigkeit in der Apotheke der Universitätskliniken Tübingen. Freie (seit 1978), festangestellte Mitarbeiterin beim Deutschen Apotheker Verlag / Wissenschaftliche Verlagsgesellschaft mbH, Stuttgart (seit 1979). Rudolf-Rapp-Medaille des Bundesverbandes Deutscher Krankenhaus-Apotheker e. V. Zahlreiche Publikationen.
Anschrift:
Aulberstraße 8,
7410 Reutlingen;
Telefon: (0 71 21) 3 60 54
oder
Postfach 10 10 61
Birkenwaldstraße 44,
7000 Stuttgart 1;
Telefon: (07 11) 2 58 20

Jürgen Helf

geb. am 19. Mai 1941 in Essen. Bankdirektor. Mitglied des Vorstandes der Deutschen Apotheker- und Ärztebank eG, Düsseldorf. Mitglied im Fachrat und Verbandsausschuß des Genossenschaftsverbandes Rheinland e. V., Köln. – Nach Abschluß der Banklehre (1960) Tätigkeit im Privat- und Industriekreditgeschäft. Eintritt in die Deutsche Apotheker- und Ärztebank (1. Juli 1968). Filiale Koblenz (bis 1983). Hauptverwaltung Düsseldorf (seit 1983). Bestellung zum stellvertretenden Mitglied des Vorstandes (1988). Ernennung zum ordentlichen Mitglied des Vorstandes.
Anschrift:
Emanuel-Leutze-Straße 8,
4000 Düsseldorf 11;
Telefon: (02 11) 59 98-2 43

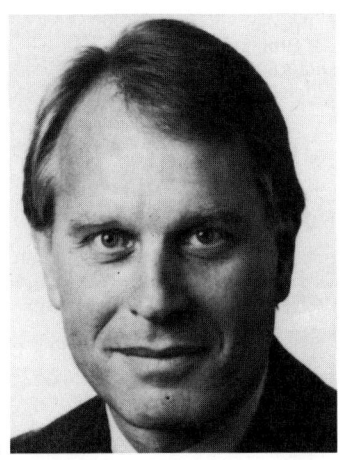
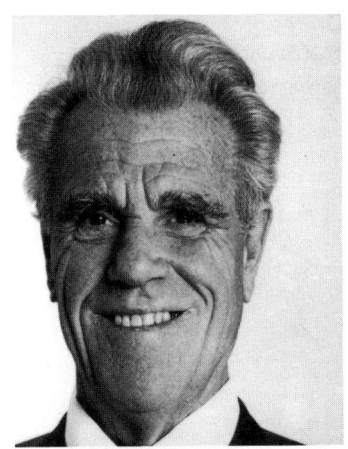

Jürgen Helf

Professor Dr. med. Dr. h. c. Theodor Friedrich Hellbrügge

geb. am 23. Oktober 1919 in Dortmund/Westfalen. Facharzt für Kinderheilkunde, em. Ordinarius für Sozialpädiatrie der Universität München und Direktor des Kinderzentrums München, Präsident der Deutschen Gesellschaft für Sozialpädiatrie, Präsident der Deutschen Akademie für Entwicklungs-Rehabilitation. Gründer und 10 Jahre lang Vorsitzender des Landesverbandes Bayern des Marburger Bundes, seit Bestehen Mitglied der Vertreterversammlung der Kassenärztlichen Vereinigung Bayerns (10 Jahre lang Mitglied des Landesvorstandes). 10 Jahre lang Mitglied des Bundesausschusses der Ärzte und Krankenkassen, seit Bestehen Mitglied des Bayerischen Ärztetages, 10 Jahre lang Mitglied des Vorstandes der Bayerischen Landesärztekammer. Seit Bestehen Mitglied des Vorstandes des Ärztlichen Kreis- und Bezirksverbandes München. 10 Jahre lang Mitglied des Deutschen Senats für Ärztliche Fortbildung. Facharzt für Kinderheilkunde (1951). Habilitation (1954). Apl. Professor (1960). Ao. Professor (1970). Erster deutscher Lehrstuhl für Sozialpädiatrie (1976). Zahlreiche Auszeichnungen, darunter großes Bundesverdienstkreuz und Bayerischer Verdienstorden. Gründer und Herausgeber bzw. Schriftleiter der Zeitschriften „der kinderarzt", „Sozialpädiatrie", „kindergesundheit" und „kinderkrankenschwester" – der Buchreihen. „Fortschritte der Sozialpädiatrie und „Documenta paediatrica". 901 Publikationen, davon in Buchform 14.

Anschrift:
Aitelstraße 15,
8084 Inning-Bachern (privat)
Kinderzentrum München
Heiglhofstraße 63,
8000 München 70 (dienstlich)

Dr. med.
Hans-Joachim Helming

geb. am 20. September 1953 in Berlin. Kassenarzt, Facharzt für Frauenheilkunde und Geburtshilfe.

Praxis:
Fichtestraße 2,
O-1820 Belzig;
Telefon: 84 94

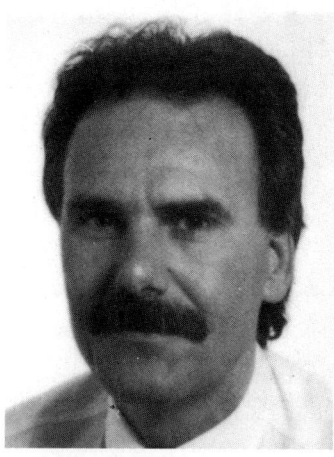

Stellvertretender Vorsitzender der Kassenärztlichen Vereinigung Brandenburg, Verwaltungsstellenleiter Potsdam. – Abitur (1972). Studium d. Medizin (1974–1980). Approbation an der Humbold-Universität zu Berlin (1980). Facharzt (1985). Promotion (1989). Assistenzarzt (Kreiskrankenhaus Belzig) (1980–1985). Leitender Arzt der Gyn./Geb.-hilf. Abt. der Kreispoliklinik Belzig (1985–1990). Niederlassung in eigener Praxis (seit 1. Apr. 1990). Gründungsmitglied der Kassenärztl. Vereinigung Brandenburg e. V. und seither stellv. Vorsitz (seit 22. Juni 1991 KdöR).
Anschrift privat:
Brandenburger Straße 51,
O-1820 Belzig;
Telefon: 28 18

Rudolf Henke

geb. am 5. Juni 1954 in Düren. Oberarzt der Klinik für Hämatologie und Onkologie am St.-Antonius-

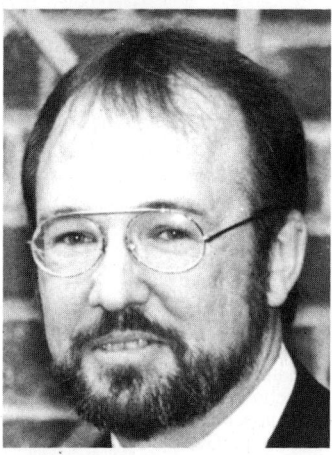

Hospital Eschweiler. 2. Vorsitzender des Marburger Bundes, Verband der angestellten und beamteten Ärzte Deutschlands – Bundesverband. 1. Vorsitzender des Marburger Bundes, Verband der angestellten und beamteten Ärzte Deutschlands, Landesverband Nordrhein-Westfalen/Rheinland-Pfalz. Vorstandsmitglied Ärztekammer Nordrhein. Mitglied mehrerer Gremien und Ausschüsse der Ärztekammer Nordrhein und der Bundesärztekammer. U. a. Vorsitzender des Aus-

schusses „Ärztliche Arbeitslosigkeit
und neue Berufsfelder" des Vorstandes der Ärztekammer Nordrhein. Mitglied der Ständigen Konferenz für Krankenhausfragen, der
Ständigen Konferenz „Ärztliche
Weiterbildung" und des Ausschusses Qualitätssicherung der Bundesärztekammer. Mitglied der Ar-
beitsrechtlichen Kommission des
Deutschen Caritasverbandes. – Medizinstudium an der RWTH Aachen
(1972–1979) Approbation als Arzt
durch den Regierungspräsidenten
Köln (22. Nov. 1979). Tätigkeit als
Assistenzarzt und Weiterbildung
zum Arzt für Innere Medizin am St.-
Antonius-Hospital Eschweiler (seit
Jan. 1980). Zunächst in der Medizinischen Klinik, dann in der Abteilung für Radiologie und schließlich
in der 1985 neu errichteten Abteilung für Hämatologie/Onkologie.
Erwerb der arbeitsmedizinischen
Fachkunde (1984–1987). Bestätigt
durch Bescheinigung der Ärztekammer Nordrhein (26. Juni 1987).
Anerkennung als Arzt für Innere
Medizin durch die Ärztekammer
Nordrhein (21. Apr. 1988). Oberarzt
der Klinik für Hämatologie und Onkologie am St.-Antonius-Hospital
Eschweiler (seit 1. Sept. 1988). Publikationen: Zahlreiche berufspolitische Publikationen u. a. zu Fragen
der Ermittlung des Personalbedarfs
im Krankenhaus, zu den gesetzlichen Regelungen des Gesundheitswesens, zur Finanzierung des
Gesundheitswesens und zur Be-
gleitung Sterbender.

Anschrift:
Marburger Bund,
Bundesverband,
Riehler Straße 6,
5000 Köln 1;
Telefon: (02 21) 73 31 73

Rosmarie Hennigs

geb. am 23. Dezember 1922 in Für-
stenwalde bei Berlin. Pressesprecherin des Deutschen Ärztinnen-

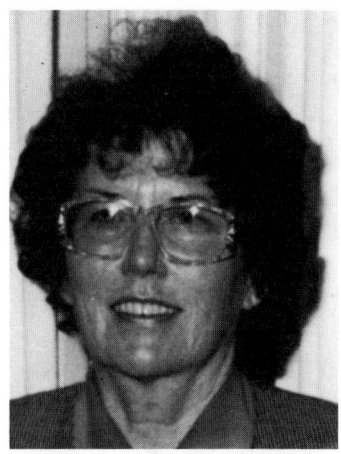

bundes. Redakteurin der Mitglieder-
zeitschrift „Ärztin". Freie Journalistin
in Bonn. – Abitur (1941). Studium
Zeitungswissenschaft bei Prof. Emil
Dovifat an der Uni Berlin
(1941–1943). Volontariat (1943–
1944) bei der Havelländischen
Rundschau, Nauen, freie Journalistin in Berlin (1945–1950). Pressesprecherin der Senatorin für Jugend
und Familie in Berlin (1950– 1962).
Redakteurin bei der „Main-Post" in
Würzburg (1962–1970). Pressesprecherin des Hartmannbundes
(1970–1984). Freie Journalistin in
Bonn (seit 1984). Pressesprecherin
des Deutschen Ärztinnenbundes
(seit 1988). Alleinredakteurin der
Zeitschrift „Ärztin" (seit 1989).
Anschrift:
Pfaffendriesch 20,
5204 Lohmar 1; Telefon: (0 22 46) 58 88

Klaus Jürgen Henning

geb. am 28. November 1948 in Berlin. Leiter des Referats Presse- und Öffentlichkeitsarbeit im Bundesge-

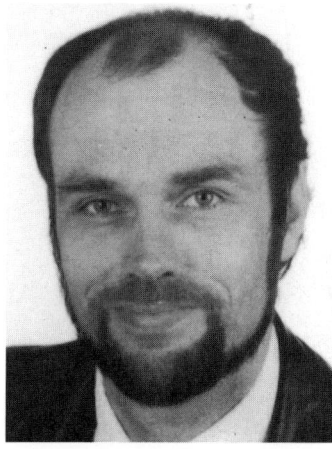

sundheitsamt. – Studium der Rechtswissenschaften in Berlin und Tübingen (1968– 1973). Tätigkeit als Rechtsreferendar in Berlin und Kairo. Im juristischen Dienst des Bundesgesundheitsamtes: Leitung eines Referats in der Rechts- und Grundsatzabteilung des Arzneimittelinstituts in dessen Aufbauphase (seit 1976). Rechts- und Grundsatzreferat des Bundesgesundheitsamtes: Leiter des Referats Presse- und Öffentlichkeitsarbeit des BGA (seit 1984). Publikationen: Veröffentlichungen im Bereich Recht, Medizin, Öffentliches Gesundheitswesen, z. B. Der Nachweis der Wirksamkeit von Arzneimitteln, Neue Juristische Wochenschrift (1978). Aufsicht v. Ministerien über Bundesoberbehörden, Verwaltungsrundschau (1981). Nebenwirkungen aus recht-

licher Sicht, in: Klinik u. Therapie d. Nebenwirkungen, H. P. Kuemmerle, Stuttgart (1984). Öffentlichkeitsarbeit des öff. Gesundheitsdienstes, Bundesgesundhbl. (1990).
Anschrift:
c/o BGA,
Thielallee 88–92,
1000 Berlin 33;
Telefon: (0 30) 83 08 27 76

Dr. med. Dietrich Henninges

geb. am 2. Januar 1937 in Stettin. Wahl zum Vorsitzenden des Landesverbandes Südbaden des Be-

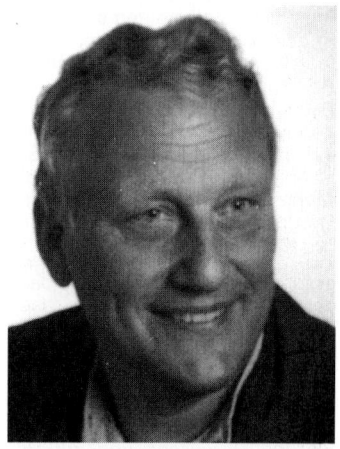

rufsverbandes Deutscher Internisten (BDI) (1987). Wahl in den engeren Vorstand des BDI (1988). Wahl in den Vorstand der KV-Südbaden (1988). Mitglied des AQR sowie der Röntgenkommission in der KV-Südbaden. Gründung einer internist. Gemeinschaftspraxis in Freiburg (1992). Wahl zum Vorsitzenden des Landesverbandes Südbaden der Gemeinschaft Fachärztl. Berufsverbände (GFB) (1990). Facharzt für Innere Medizin in Freiburg (1964), mit Schwerpunkt Angiologie/Cardiologie. Röntgendiagnost., Psychosomatik. Klinische Ausbildung in Berlin, Braunschweig, Heidelberg u. Freiburg (1962–1974). Berufspolitisch aktiv (seit 1987). Med. Staatsexamen in Heidelberg (1962). Promotion in München (1964). Praxiseröffnung in Freiburg als Internist (1974). Zahlreiche Publikationen sowohl auf med. Sektor als auch auf berufspolit. Ebene.

Anschrift:
Krozingerstraße 3,
7800 Freiburg;
Telefon: (07 61) 48 47 00

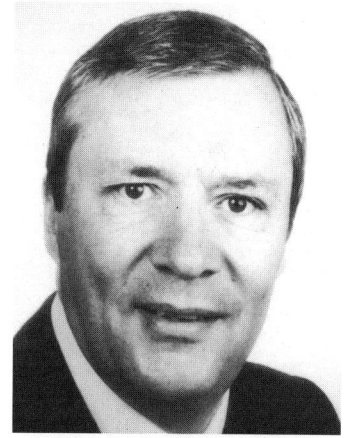

Anschrift:
Untere Königsstraße 77,
3500 Kassel;
Telefon: (05 61) 1 20 14
Fax: (05 61) 10 33 27

Dr. med. Ulrich Herborn

geb. am 5. Februar 1938 in Minden/W. Niedergelassener Internist. Nebenberuflicher Schwerpunkt: Sozial/Gutachtenmedizin. Berufspolitik: Berufspolitisch engagiert (seit 1970). Vorsitzender der Landesgruppe Hessen des Berufsverbandes Deutscher Internisten (seit 1987), der Gemeinschaft fachärztlicher Berufsverbände Hessen (seit 1991). – Studium zunächst der Geologie, dann der Medizin an den Universitäten Bonn und Würzburg, Staatsexamen und Promotion (1966). Medizinalassistent in Bad Godesberg und Remagen, Weiterbildung zum Internisten in Siegburg, Bochum-Langendreer und den Städtischen Kliniken Kassel, hier mit gastroentrologischem Schwerpunkt. Niedergelassen als Internist in Kassel (seit 1973).

Prof. Dr. Philipp Herder-Dorneich

geb. am 17. Juli 1928 in Freiburg i. Br. Direktor der Seminare für Sozialpolitik und für Genossenschaftswesen an der Universität zu Köln. Direktor des Forschungsinstituts für Einkommenspolitik und Soziale Sicherung an der Universität zu Köln. – Privatdozent an der Universität zu Köln (1967). O. Prof. für Nationalökonomie an der Universität Innsbruck (1968). O. Prof. für Sozialpolitik und Sozialökonomik an der Universität Bochum (1970). O. Prof. an

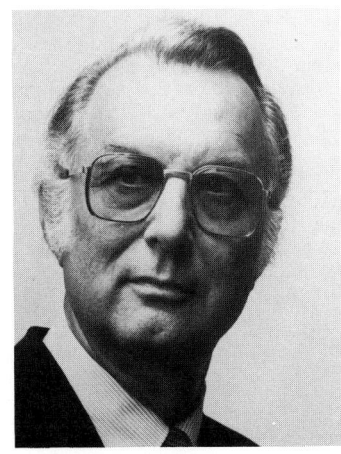

Anschrift:
Forschungsinstitut für
Einkommenspolitik und Soziale
Sicherung
Lindenthalgürtel 15,
5000 Köln 41;
Telefon: (02 21) 4 70-22 54

Dr. jur. Horst Herzog

geb. am 15. März 1946 in Strang/
Osnabrück. Justitiar und Leiter der
Rechtsabteilung des Hartmannbun-

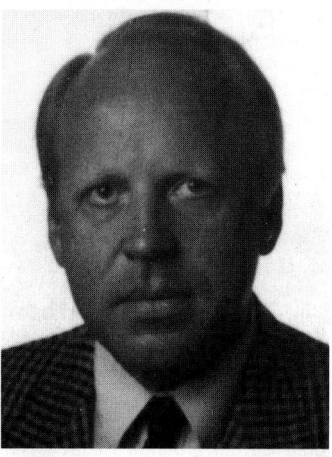

der Universität zu Köln (seit 1973).
Wissenschaftlicher Koordinator der
Veröffentlichungen der Robert
Bosch Stiftung „Beiträge zur Gesundheitsökonomie". Wissenschaftlicher Koordinator der Veröffentlichungen der Arbeitsgemeinschaft Soziale Ordnungspolitik. Mitherausgeber der Zeitschrift „Medizin, Mensch, Gesellschaft".
Wichtigste gesundheitsökonomi-
sche Publikationen: Kranken-
hausökonomik zwischen Humanität
und Wirtschaftlichkeit (1986). Die
Ärzteschwemme (hrsg. mit A.
Schuller, 1985). Ordnungspolitik im
Gesundheitswesen (3 Bände, hrsg.
mit A. Schuller, 1982/1983). Gesetzliche Krankenversicherung heute
(1983). Gesundheitsökonomik
(1980). Wachstum und Gleichge-
wicht im Gesundheitswesen (1976).
Neue grundsätzliche Schriften: Sy-
stemdynamik (1988). Unternehmen-
sphilosophie (1989). Vernetzte
Strukturen – das Denken in Ordnun-
gen (1992).

des – Verband der Ärzte Deutschlands e. V. und Tätigkeit als Rechtsanwalt (seit 1977). – Davor Wissenschaftlicher Assistent am Institut für
Arbeitsrecht und Recht der sozialen
Sicherheit der Universität Bonn und
Lehrbeauftragter. Früher Tätigkeit
beim Deutschen Beamtenbund im
Referat Bildungspolitik und im Ju-
stitiariat, ferner Praktikum bei der
Kommission der Europäischen Gemeinschaften in der Generaldirek-

tion Personal und Verwaltung. Auszeichnung der Dissertation „Doppelte Loyalität – ein Problem für die zur Europäischen Gemeinschaft entsandten Beamten der Mitgliedstaaten", im Rahmen des 9. Preises der EG (1976). Publikationen auf dem Gebiet des öffentlichen Rechts, des Arbeits- und Sozialrechts, einschließlich des Kassenarztrechts und des Gesundheits- und Arztrechts.

Anschrift:
Auf den Köppen 44,
5309 Meckenheim;
Telefon: (0 22 25) 49 56

Dr. jur. Rainer Hess

geb. am 6. November 1940 in Frankfurt/Main, Hauptgeschäftsführer der Kassenärztlichen Bundesver-

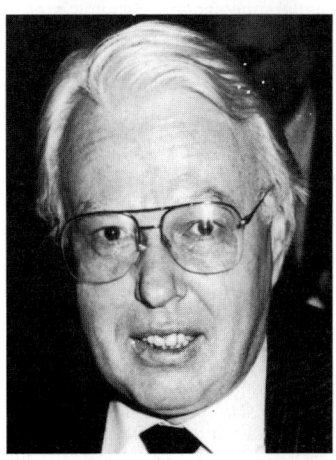

einigung. Rechtsanwalt. – Abitur in Köln (1961). Studium der Mathematik in Aachen (1961/62). Studium der Rechtswissenschaft in Kiel,

Berlin und Köln (1962–1965). 1. Staatsexamen (1965). Referendarausbildung im Bezirk des Oberlandesgerichts Köln, 2. Staatsexamen (1969). Justitiar des Verbandes der leitenden Krankenhausärzte (1969–1971). Justitiar der gemeinsamen Rechtsabteilung von Bundesärztekammer und Kassenärztlicher Bundesvereinigung (1971–1987). Promotion im Steuerrecht (1972). Hauptgeschäftsführer der Kassenärztlichen Bundesvereinigung (seit 1. 1. 1988).

Anschrift:
c/o KBV
Herbert-Lewin-Straße 3,
5000 Köln 41;
Telefon: (02 21) 4 00 50

Dipl.-Kfm. Renate Hess

geb. am 9. Oktober 1944 in Lohmar/Wahlscheid. Stellvertretender Hauptgeschäftsführer der Bundes-

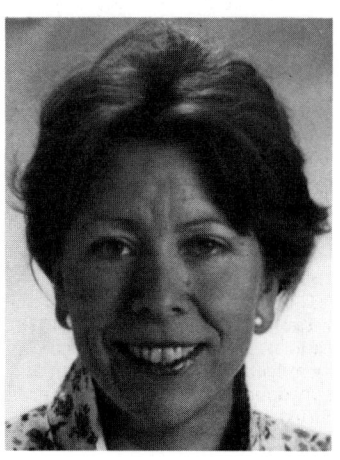

127

ärztekammer. Dezernentin für Honorarfragen, „Deutsche Akademie für Allgemeinmedizin", „Deutsche Akademie der Gebietsärzte", Mitarbeiterfortbildung, Geschäftsführerin der Hans-Neuffer-Stiftung. – Tätigkeit in der Geschäftsführung der Bundesärztekammer (seit 1971). Nach Abschluß des Staatsexamens in Betriebswirtschaftslehre an der Universität Köln. Ehrenzeichen der Deutschen Ärzteschaft.

Anschrift:
c / o Bundesärztekammer
Herbert-Lewin-Straße 1,
5000 Köln 41;
Telefon: (02 21) 40 04-2 38

Günther Heyenn MdB

geb. am 13. August 1936 in Hamburg. Mitglied des Bundestages (seit 1976). Vorsitzender Ausschuß Arbeit und Sozialordnung des Bundestages. Bei der Landesversiche

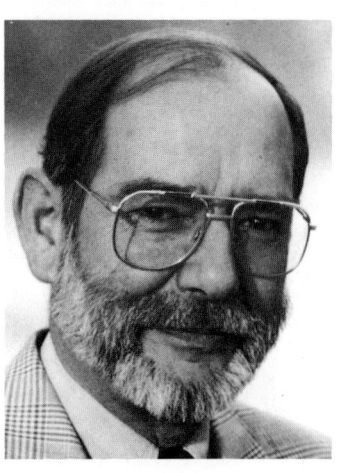

rungsanstalt Freie und Hansestadt Hamburg (1953–1976). Mitglied des Schleswig-Holsteinischen Landtages (1971–1976). Dort zuletzt Vorsitzender des Arbeitskreises Innen- und Rechtspolitik.

Anschrift:
Na de Wischen 7,
2361 Blomnath;
Telefon: (02 28) 16 37 47 oder
(0 45 56) 3 88

Sozialminister
Walter Hiller

geb. am 9. Oktober 1932 in Dettingen / Erms (Baden-Württemberg). Niedersächsischer Sozialminister. –

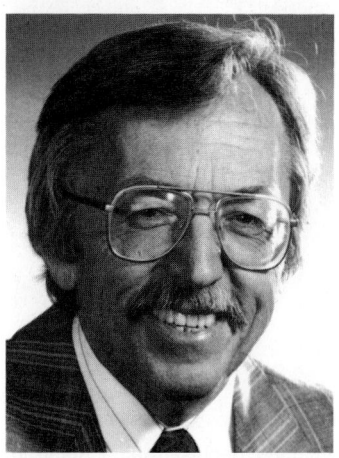

Nach Besuch der Volksschule Ausbildung als Industriekaufmann. Besuch der Hochschule für kirchliche

Sozialarbeit in Ludwigsburg. Arbeitsaufnahme im Volkswagenwerk Wolfsburg, und zwar zuerst als Arbeiter in der Fahrzeug-Endmontage und danach in der Betriebsabrechnung (1960). Wahl in den Betriebsrat des Werkes Wolfsburg der Volkswagenwerk AG (1965). Maßgebliche Beteiligung am Aufbau der IG Metall im Angestelltenbereich des Werkes. Referent für Aufgaben des Gesamt- und des Konzernbetriebsrates der Volkswagenwerk AG (1975). Wechsel in eine Stabsstelle beim Arbeitsdirektor der Volkswagenwerk AG (1982). Erfüllung von Aufgaben im internationalen gesellschafts- und sozialpolitischen Bereich im Rahmen des Volkswagenkonzerns. Wahl zum Geschäftsführer des Betriebsrates des Werkes Wolfsburg und des Konzernbetriebsrates der Volkswagenwerk AG im Jahre (1984). Betriebsratsvorsitzender des Werkes Wolfsburg und Vorsitzender des Gesamtbetriebsrates der Volkswagenwerk AG (1986). Ebenfalls Arbeitnehmervertreter im Aufsichtsrat der Volkswagenwerk AG sowie Vorsitzender des Konzernbetriebsrates der Gesellschaft (seit 1986). Eintritt in die SPD, besonderes Engagement in der Beschäftigungs-, Gesundheits- und Sozialpolitik (1964). Stellvertretender Vorsitzender des AfA-Bezirksvorstandes Hannover der SPD (1972–1976). Mitglied des Rates der Stadt Wolfsburg (seit 1986). Sozialminister des Landes Niedersachsen (seit dem 21. 6. 1990).

Anschrift:
Niedersächsisches
Sozialministerium
Hinrich-Wilhelm-Kopf-Platz 2,
3000 Hannover;
Telefon: (05 11) 1 20-4 01 / 4 03

Dr. med. Folkert Hinrichs

geb. am 24. Januar 1938 in Schwerin. Stellv. Vorsitzender der Kassenärztlichen Vereinigung Niedersach-

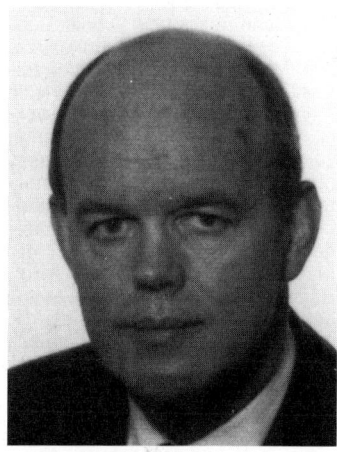

sen. Mitglied der Kammerversammlung der ÄKN (ab 1974). Stellv. Vorsitzender des Aufsichtsausschusses der Ärzteversorgung Niedersachsen (seit 1984). Mitglied der Vertreterversammlung der KVN (ab 1973). Initiator der Deutschen Mammographie-Studie in den Bezirksstellen Aurich und Braunschweig. Mitglied der Vertreterversammlung der KBV (seit 1977). Stellv. Vorsitzender der Vertreterversammlung der KBV (seit 4. 3. 1989). Mitglied des Länderausschusses der KBV (seit 1985). Vorsitzender des Finanzausschusses der KBV (seit 1989). Mitglied des Vorstandes des Zentralinstituts für die kassenärztl. Versorgung der BR Deutschland (seit 1990). Vorsitzender des Finanzausschusses des Zentralinstitutes. Erstes stellv. Mitglied im Bundesausschuß Ärzte/Krankenkassen. Mitglied des Arbeitsausschusses Krebsfrüherkennungsrichtlinien beim Bundesausschuß Ärzte/Krankenkassen. Vorsitzender des Arbeitsausschusses „Richtlinien künstliche Befruchtung" beim Bundesausschuß Ärzte/Krankenkassen. Vorsitzender des Beraterkreises Zytologie bei der KBV. – Private Aktivitäten 1. Vorsitzender des Vorstandes der Stiftung Henri Nannen zur Förderung des Verständnisses für die bildende Kunst des 20. Jahrhunderts und der Gegenwart, Emden. Abitur am Gymnasium für Jungen in Leer (1958). Studium der Medizin in Göttingen, Kiel, Insbruck, Hamburg und wieder in Kiel. Staatsexamen Universität Kiel (6. 12. 1963). Approbation durch d. Innenminister des Landes Schleswig-Holstein (31. 12. 1965). Promotion Universität Kiel (11. 2. 1964). Weiterbildung in Gynäkologie und Chirurgie in Kiel und Rendsburg. Anerkennung als Frauenarzt durch die ÄK Schleswig-Holstein (6. 1. 1971). Für die Weiterbildung im Gebiet Frauenheilkunde und Geburtshilfe durch die ÄKN ermächtigt (seit 21. 12. 1988). Niederlassung als Arzt für Frauenheilkunde und Geburtshilfe in Gemeinschaftspraxis mit seiner Schwester Dr. med. Theda Thomasius (1. 10. 1971).

Anschrift:
Bergmannstraße 42,
2950 Leer;
Telefon: (04 91) 45 58

Dr. med.
Erwin Hirschmann

geb. am 22. Januar 1931 in Nürnberg. Bundesvorsitzender des NAV-

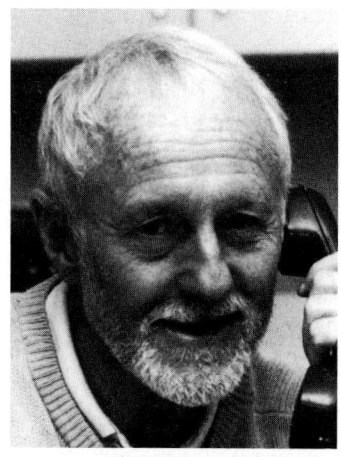

Virchow-Bundes – Verband der niedergelassenen Ärzte Deutschlands e. V. Ehrenvorsitzender des NAV-Virchow-Bundes Bayern. Mitglied des Kuratoriums der Brendan-Schmittmann-Stiftung des NAV-Virchow-Bundes. Mitglied des Bayerischen Landesgesundheitsrates. Mitglied des Landesvorstandes der ASG Bayern. Generalsekretär der Bundesvereinigung Deutscher Ärzteverbände (BDÄ) (seit juli 1987). Vorsitzender des ÄKBV – Ärztlicher Kreis- und Bezirksverband München. Oberstarzt d. R. – Besuch des Melanchthongymnasiums Nürnberg, Physikum in Erlangen (1952). Staatsexamen in München (1955). Approbation (1958). Sanitätsoffizier als Truppenarzt (1959–1962), anschließend vier Jahre Weiterbildung zum Kinderarzt an der Universitäts-Kinderklinik Erlangen. Generalstabsausbildung an der Führungsakademie der Bundeswehr Hamburg-Blankenese (1966–1968), dann ein Jahr Hilfsreferent im Bundesverteidigungsministerium (Inspektion des Sanitäts-Wesens). Niedergelassen als Kinderarzt in München (seit 1969).

Anschrift:
Mainaustraße 38,
8000 München 60;
Telefon: (0 89) 87 23 17

Dipl.-Btw. Ralf Höfgen

geb. am 28. Juli 1950 in Bochum. Hauptgeschäftsführer der Kassenärztlichen Vereinigung Mecklen-

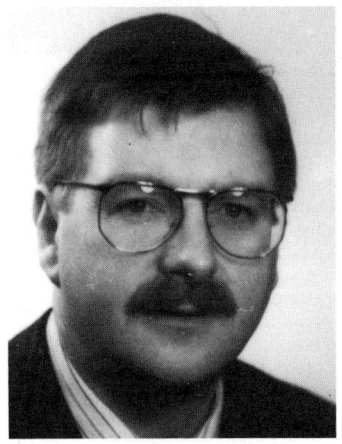

burg-Vorpommern in Schwerin, davor in Kassenärztlicher Vereinigung Nordrhein. Bochum. – Industrie-Kaufmann/Betriebswirtschaftsstudium/Abteilungsleitungen und Geschäftsführung bei der KV Nordrhein, Essen/Hauptgeschäftsführung der KV Mecklenburg-Vorpommern, Schwerin. Publikation: „Die innerbetriebliche Leistungsverrechnung".

Anschrift:
Mendelejewstraße 25,
O-2793 Schwerin-
Großer Dreesch III;
Telefon (03 85) 29 11 19
Fax: (03 85) 29 11 19
Werkstraße 5,
0-27 Schwerin-Süd;
Telefon: (03 85) 37 70 16
Fax: (03 85) 37 70 77
Privat:
Karl-Kleinschmidt-Straße 12,
O-2782 Schwerin-Krebsförden

Dr. Paul Hoffacker MdB

geb. am 24. November 1930 in Wesel-Büderich. Mitglied des Bundestages, Rechtsanwalt, Akademiedi-

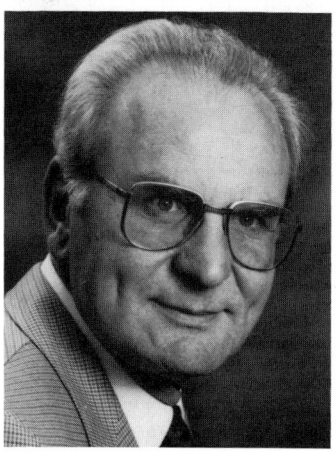

rektor der Katholischen Akademie „die Wolfsburg" im Bistum Essen. – Abitur (1951). 2. jur. Staatsexamen (1960). Promotion zum Dr. jur. (1961). Referent für Finanzen und Recht beim Bistum Essen (1961–1963).

Referent für Staatsbürgerliche Angelegenheiten beim Zentralkomitee der Deutschen Katholiken in Bad Godesberg (1963–1965). 1. Geschäftsführer der Bischöflichen Aktion Adveniat, Essen (Entwicklungsarbeit für Südamerika) (1965–1977). Vors. des Zentralverbandes des Deutschen Kolpingwerkes (ehrenamtlich) (1972–1986). Akademiedirektor der kath. Akademie Wolfsburg (1981). Zugelassen als Rechtsanwalt beim Landgericht Essen (seit 1977). Im Deutschen Bundestag (seit 1976). In der 10. Legislaturperiode Vorsitzender des Bundestagsausschusses für Jugend, Familie, Frauen und Gesundheit (1984–1987). Mit Beginn der 11. Legislaturperiode Vorsitzender Arbeitsgruppe für Jugend, Familie, Frauen und Gesundheit der CDU/CSU-Bundestagsfraktion. Seit der 12. WP Gesundheitspolitischer Sprecher der CDU/CSU-Bundestagsfraktion. Bundesverdienstkreuz 1. Klasse. Publikationen: „Kommentar für Kirchenrecht in NRW". „Auf Leben und Tod, Abtreibung in der Diskussion § 218". Einzelveröffentlichungen.

Anschrift:
Plattenweiler 20,
4300 Essen-Werden;
Telefon: (02 01) 49 14 35

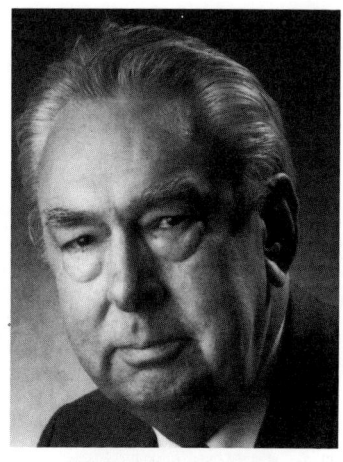

Prof. Dr. med. Dr. phil. Dipl.-Psych. Hermann Hoffmann

geb. am 3. Januar 1924 in Gelsenkirchen. Chefarzt d. Medizin. Klinik St. Johannes-Hospital Dortmund (1967– 1991). Ärztl. Direktor d. St. Johannes-Hospital Dortmund (1971–1991). Präsident des Verbands der leitenden Krankenhausärzte Deutschlands e. V. (seit 1973). Vorsitzender des Wissenschaftlichen Beirates des Bundesgesundheitsministeriums, Sektion Krankenversicherung (seit 1986). Mitglied des Verwaltungsrats der Gesellschaft Deutscher Krankenhaustag (seit 1984). Präsident des Kuratoriums des Deutschen Krankenhausinstituts e. V. (seit 1986). Vorstand Studiengesellschaft Deutschen Krankenhaus (seit 1985). – Abitur am humanistischen Gymnasium (1942). Teilnahme am 2. Weltkrieg. Studium der Medizin und Philosophie in Bonn (1947–1953). Promotion zum Dr. phil. und Examen als Dipl.-Psychologe (1952). Approbation als Arzt und Promotion zum Dr. med. (1953). Habilitation für das Fach Innere Medizin in Bonn (1959). Ernennung zum Außerordentl. Professor an der Universität Bonn (1968). Lehrtätigkeit dort (bis 1990). Oberarzt an der Medizin. Klinik in Bonn (bis 1966). Chefarzt am St.

Johannes-Hospital in Dortmund (1967–1991). Bundesverdienstkreuz 2. Klasse (1981). Bundesverdienstkreuz 1. Klasse (1985). Großes Bundesverdienstkreuz (1991). Publikationen: 100 medizin.-fachliche Publikationen auf dem Gebiet der Inneren Medizin. ca. 120 gesundheitspolitische Publikationen mit Schwerpunkt Krankenhauswesen. Kommentar zur Gebührenordnung für Ärzte (Kohlhammer Verlag Köln/Stuttgart) 2. Auflage 1991).

Anschrift:
Tersteegenstraße 9,
4000 Düsseldorf 30;
Telefon: (02 11) 45 49 90

Prof. Dr. Hans Hoffmeister

geb. am 30. September 1932 in Bad Oeynhausen. Leiter des Instituts für Sozialmedizin und Epidemiologie

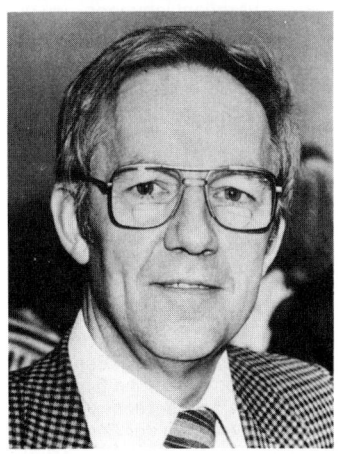

des Bundesgesundheitsamtes. Apl. Prof., Fachbereich Theoretische Medizin der Freien Universität Berlin. – Studium der Chemie und Biochemie in Köln und München. Promotion, Universität München (1963). Habilitation für Klin. Biochemie, Universität Hamburg (1968). Mitarbeiter im Bundesgesundheitsamt, zunächst in der klinisch chemischen Forschung, dann wissenschaftliche Tätigkeit in der Epidemiologie und Sozialmedizin (seit 1968). Publikationen: Herausgeber oder Mitherausgeber von 15 Monographien; etwa 300 wissenschaftliche Publikationen.

Anschrift:
Institut für Sozialmedizin und Epidemiologie des Bundesgesundheitsamtes
General-Pape-Straße 62–66,
1000 Berlin 42;
Telefon: (0 30) 7 80 07-1 03

Dr. med.
Gerd Guide Hofmann

geb. am 19. März 141 in Ingolstadt. Internist und Endokrinologe, niedergelassen in Praxisgemeinschaft mit 17 Kollegen. 1. Vorsitzender der KBV-Bezirksstelle München Stadt und Land. Stellv. Vorsitzender der Kassenärztlichen Vereinigung Bayerns. Vorsitzender der Gemeinschaft fachärztlicher Berufsverbände, Landesgruppe Bayern. – Abitur in Ingolstadt (1960). Medizinstudium in Heidelberg (1960–1963). In München (1964–1966). Staatsexamen und Promotion in München (1966). Wissenschaftl. Assistent in der medizinischen Universitätsklinik Innenstadt München mit Weiterbildung zum Internist und Weiterbildung im Teilgebiet Endokrinologie (bis 1978). Als Internist und Endokrinologe niedergelassen (seit 1978).

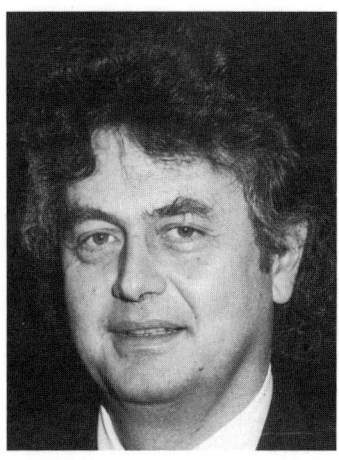 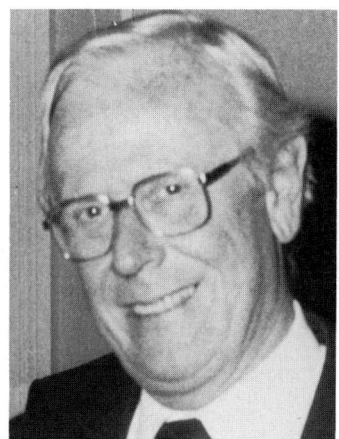

Seit Anfang an berufsbegleitende standespolitische Aktivitäten. Publikationen: ca. 30 wissenschaftliche Publikationen auf dem endokrinologischen Sektor.

Anschrift:
Isenschmidstraße 19
8000 München 90;
Telefon: (0 89) 6 22 77-2 00

Ärztekammer Berlin (1975–1980). Stellvertretender Vorsitzender der KV Berlin (1981–1988). Bundesverdienstkreuz am Bande (1983). Zahlreiche Veröffentlichungen in der ärztlichen Fach- und Standespresse.

Anschrift:
Martin-Luther-Straße 14,
1000 Berlin 30;
Telefon: (0 30) 2 11 32 31.

Dr. med. Dr. med. dent. Mariantonius Hofmann

geb. am 26. Februar 1922 in Berlin. Niedergelassener Hals-Nasen-Ohrenarzt. Mitglied der Delegiertenversammlung der Ärztekammer Berlin. Vorstandsmitglied der Landesverbände Berlin des Hartmannbundes und des NAV-Virchowbundes. – Approbation als Zahnarzt (1954). Bestallung zum Arzt (1958). Facharztanerkennung (1964). Niederlassung als HNO-Arzt in Schöneberg (1966). Vizepräsident der

Dipl.-Volksw. Ministerialdirektor a. D. Albert Holler

geb. am 24. März 1929 in Bruchsal. Leitender Beamter im Bundesministerium für Arbeit und Sozialordnung (BMA). Vorsitzender der Unternehmensleitung der Paracelsus-Kliniken Dr. med. Harmut Krukemeyer, Osnabrück (seit 1986). – Nach Studium Tätigkeit in der Sozialversicherung beim DGB-Bun-

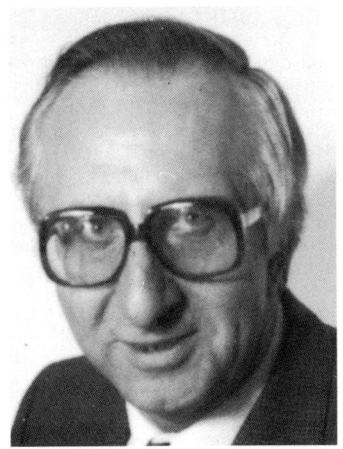 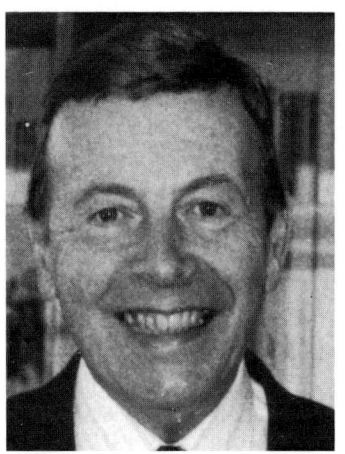

desvorstand. Leitender Beamter im BMA. Selbständige Tätigkeit als Berater im Gesundheitswesen. Vorsitzender der Unternehmensleitung der Paracelsus-Kliniken-Gruppe. Publikationen: Veröffentlichungen in Fachzeitschriften, Mitarbeit an wissenschaftlichen Instituten.
Anschrift:
Am Haster Berg 41,
4500 Osnabrück

Univ. Prof. Dr. med. Dr. h. c. Wildor Hollmann

geb. am 30. Januar 1925 in Menden/Sauerland. Em. Ordinarius für Kardiologie und Sportmedizin (Gründer des Institutes für Kreislaufforschung und Sportmedizin) der Deutschen Sporthochschule und Universität Köln. Präsident des Deutschen Sportärztebundes, Präsident des Weltverbandes für Sport-

medizin (FIMS), Mitglied des wissenschaftlichen Beirates der Bundesärztekammer, Mitglied des wissenschaftlichen Beirates des Verteidigungsministeriums. – Ärztliche Approbation (1953). Arzt in der Medizinischen Universitätsklinik Köln (1958). Gründer des oben genannten Institutes. Habilitation für Sportmedizin (Univ. Köln) und Facharzt für Innere Medizin (1961). Lehrstuhl für Kardiologie und Sportmedizin (1965). 14 Jahre Rektor, Prorektor und Dekan der Deutschen Sporthochschule Köln, emeritiert (1992). – Carl-Diem-Preis (1961) (Sportwissenschaftliche Forschung). Hufelandpreis (Präventivmedizinische Forschung (1964). Max-Bürger-Preis (Gerontologische Forschung) (1969). Von Bergmann-Plakette der Bundesärztekammer (1975). Unesco-Forschungspreis (1976). Ehrendoktor der Medizinischen Fakultät der Universität Brüssel u. a. (1986). – Ca. 700 wissenschaftliche Publikationen. Publikationen: Hollmann, W.,

Th. Hettinger: Sportmedizin – Arbeits- und Trainingsgrundlagen, Schattauer-Verlag, Stuttgart–New York 1990 (3. Aufl.). Hollmann, W. et al.: Prävention und Rehabilitation von Herz-Kreislaufkrankheiten durch körperliches Training. Hippokrates Verlag, Stuttgart (1983).
Anschrift:
Roermonder Straße 31
4057 Brüggen;
Telefon: (0 21 63) 54 30

Dr. jur. Angela Hollmann

geb. am 25. Mai 1940 in Brandenburg. Juristische Geschäftsführerin in der Ärztekammer Niedersachsen.

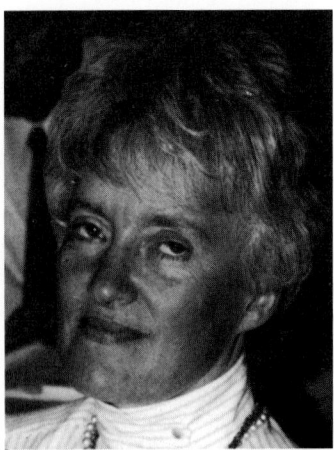

Geschäftsführerin des Verbandes der Freien Berufe im Lande Niedersachsen. – 2. Juristische Staatsprüfung und Promotion zum Thema „Aufklärungspflicht des Arztes unter besonderer Berücksichtigung der Neurochirurgie" (1969). Justitiarin des Hartmannbundes (Sept. 1969

bis Mai 1977). Geschäftsführerin in der Ärztekammer Niedersachsen (seit Juni 1977). Geschäftsführerin des Verbandes der Freien Berufe im Lande NS (seit 1978). Rechtsberaterin des Deutschen Ärztinnenbundes (1972–1990). Ehrenplakette des Deutschen Ärztinnenbundes. Publikationen: Mehrere hundert Veröffentlichungen in medizinischen und juristischen Fachzeitschriften und Büchern zu arztrechtlichen Themen.
Anschrift:
Berliner Allee 20,
3000 Hannover 1;
Telefon (05 11) 3 49 02 22

Dr. Hartwig Holzgartner

geb. am 21. April 1927 in München. – Studium der Medizin (1947–1952). Abschluß Staatsexamen und Ap-

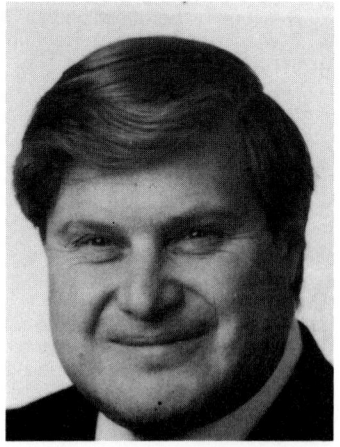

probation (1952). Ableistung eines Landvierteljahres (1953). Tätigkeit als Pflichtassistent und dann Assistenzarzt bei Prof. Störmer, München, sowie bei Prof. Lydtin, München. Facharzt für innere Medizin (1958). Ein Jahr in Amerika als Resident in einem Krankenhaus in Massachusetts, USA (1960). Röntgenologie-Ausbildung im Krankenhaus München-Schwabing. Niederlassung als Internist in München (1962). 1. Vorsitzender des Ärztlichen Kreis- und Bezirksverbandes München Stadt und Land (bis 1981). Landesvorsitzender des Gesundheitspolitischen Arbeitskreises der CSU (seit 1975). 1. Vorsitzender der Vereinigung der Bayerischen Internisten e. V. (seit 1977). Mitglied des Bayerischen Landesgesundheitsrates (seit 1978). Bezirksvorsitzender des Hartmannbundes in München (seit 1985). Vorstandsmitglied der Bayerischen Landesärztekammer, und bis jetzt Delegierter zur Bayerischen Landesärztekammer (169–1981). Vorstandsmitglied der Kassenärztlichen Vereinigung Bayerns und der Kassenärztlichen Vereinigung München (Bundesverdienstkereuz (Mai 1989).

Anschrift:
Richard-Strauß-Straße 55,
8000 München 80;
Telefon: (0 89) 98 86 86

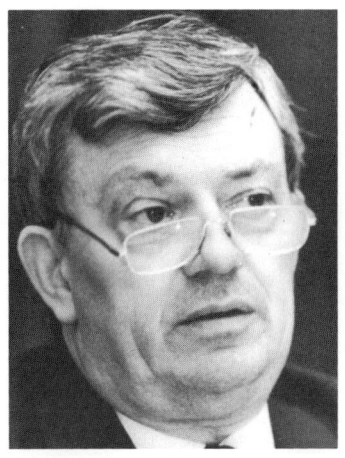

Leipzig (1963–1970). Promotion II = Habilitation (1969). In eigener Niederlassung in Leipzig tätig (seit 1971). Publikationen: ca. 30 Zeitschriftenbeiträge (Fachbereich Orthopädie/Neurologie) Mitarbeit an einem Wörterbuch. Habilitationsschrift: Infantile Cerebralparesen – Operative Verfahren unter neurophysiolog. Aspekt.

Anschrift:
Nordplatz 8,
O-7022 Leipzig;
Telefon: (03 41) 5 64 21 09

Dr. med. habil.
Hans-Jürgen Hommel

geb. am 20. Dezember 1936 in Burgstadt/Sa. Vorsitzender der Kassenärztlichen Vereinigung Sachsen. – Staatsexamen und Promotion (1959). Pflichtass.-Zeit (1960). Neurochirurg. Univ. Klinik Leipzig (1961–1963). Orthopäd. I Univ. Klinik

Dr. med.
Jörg-Dietrich Hoppe

geb. am 24. Oktober 1940 in Thorn/Weichsel. Leitender Arzt des Instituts für Pathologie, Krankenhaus Düren GmbH. Vizepräsident der Bundesärztekammer Köln. Vizepräsident der Ärztekammer Nordrhein

137

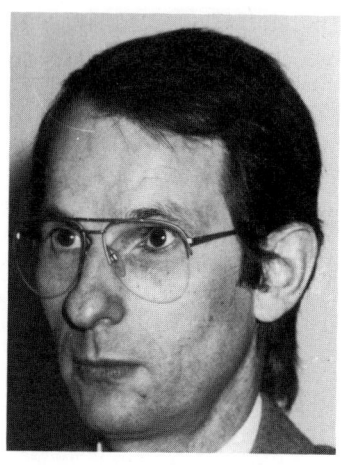

Dr. jur.
Hans-Christoph
Hoppensack
Staatsrat

geb. am 23. März 1939 in Kieswald/
Schlesien. Staatsrat beim Senator

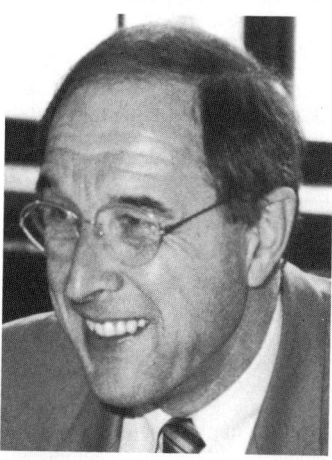

Düsseldorf. – Humanistisches Gymnasium in Bad Münstereifel und Köln (1951–1960). Medizinstudium Universität zu Köln (1960–1965). Medizinalassistent (1966–1967). Stationsarzt Innere Medizin in Solingen (1968–1970). Weiterbildung zum Arzt für Pathologie (1970–1975). Oberarzt in Solingen und Düren (1975–1982). Chefarzt im Krankenhaus Düren GmbH (seit Mai 1982). Erster Vorsitzender des Marburger Bundes – Bundesverband-Köln (1979–1989). Jetzt Ehrenvorsitzender. Zahlreiche Publikationen fachlicher und berufspolitischer Beiträge, auch Buchbeiträge u. a. Hrsg. des Buches AiP – Arzt im Praktikum und Praktisches Jahr.

Anschrift:
Krankenhaus Düren GmbH,
Roonstraße 30,
Postfach 10 09 47
5160 Düren 1;
Telefon: (0 24 21) 3 66 10 o. 30 14 75
Fax: (0 24 21) 3 13 35

für Gesundheit, Jugend und Soziales. Als solcher u. a. stellvertretendes Mitglied im Ausschuß für Familie, Senioren und Gesundheit des Bundesrates. Vorstandsmitglied zahlreicher Stiftungen im Bereich Jugend und Soziales. – Studium der Rechtswissenschaften, Zusatzstudium Sozialpädagogik Universität Hamburg, Referendar in Bremen und Berlin. Jugendstaatsanwalt, Referent beim Senator für Soziales, Jugend und Sport (seit 1970). Leiter des Sozialamtes Bremen (seit 1972). Senatsdirektor (seit 1979). Staatsrat des zusamengelegten Ressorts Gesundheit, Jugend und Soziales (seit 1992). Publikationen: Über die Strafanstalt und ihre Wirkungen auf Einstellungen und Verhalten von Ge-

fangenen, Göttingen (1969), Aufsätze in Fotozeitschriften.
Anschrift:
Herzberger Straße 24,
2800 Bremen;
Telefon: (04 21) 44 55 67

Dipl.-Volksw. Donald Horn

geb. am 10. Mai 1949 in Diepholz. Kfm. Geschäftsführer Ärztekammer Hamburg. Geschäftsführer Ham-

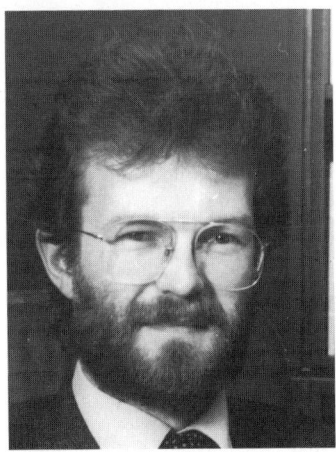

burger Ärzteverlag GmbH. – Studium VWL Hannover u. Hamburg. Abschluß-Diplom (1974). Wissenschaftl. Assistent Universität Münster. Ärztekammer Hamburg (seit 1977).
Anschrift:
c/o Ärztekammer Hamburg,
Humboldtstraße 56,
2000 Hamburg 76
Telefon: (0 40) 2 29 61 60

Dr. med. Ellis E. Huber

geb. am 31. März 1949 in Waldshut (Baden-Württemberg). Präsident der Ärztekammer Berlin, freier Or-

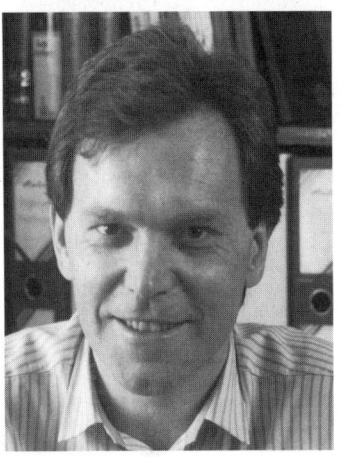

ganisationsberater für soziale und gesundheitliche Dienste. Mitglied der Enquète-Kommission des 11. Deutschen Bundestages „Strukturreform der gesetzlichen Krankenversicherung" (1987–1990). Erzbischöfliches Studienheim St. Georg, Freiburg i. Br., Besuch des Friedrich-Gymnasiums, Abitur (1961–1969). Studium der Germanistik und Geschichte und der Medizin an der Albert-Ludwigs-Universität in Freiburg i. Br. (1969–1976). Medizinisches Staatsexamen (1976). Promotion über „Gaschromatographische Bestimmung der Fettsäure-Muster aus dem Plasma, der Lunge, der Leber und dem Knochenmark bei experimenteller Fettembolie" (1977). Medizinalassistentenzeit am Kreiskrankenhaus Tuttlingen und am städt. Krankenhaus von Berlin-

139

Spandau (1977–1978). Praxisver-
tretungen und Hospitation der psy-
chosomatischen Klinik Gengen-
bach im Schwarzwald (1978–1980).
Hauptberuflicher Sekretär des Medizinischen Informations- und
Kommunikationszentrums, Ge-
sundheitsladen Berlin e. V., Wissenschaftlicher Assistent beim Bundesgesundheitsamt, Arbeit über
Krebsregister-Fragen (1979). Initiierung und Organisation des ersten
Deutschen Gesundheitstages (1980).
Vorbereitung des zweiten Deutschen Gesundheitstages (1981).
Gesundheitsdezernent, Leiter der
Abteilung Gesundheitswesen im
Bezirksamt von Berlin-Wilmersdorf
und Kreuzberg (1981–1985). Rück-
tritt als Gesundheitsdezernent wegen Differenzen mit der nominie-
renden Partei (AL-Kreuzberg)
(1986). Leiter der Abteilung gesundheitliche und soziale Dienste beim
Paritätischen Wohlfahrtsverband,
Landesverband Berlin e. V. (1986–
1991). Präsident der Ärztekammer
Berlin (seit 1987). Publikationen:
Verschiedene Publikationen zum
Thema „Selbsthilfe", „Gesundheitsförderung", „Gesundheitspolitik und
ärztliche Berufspolitik".

Anschrift:
Bundesallee 82,
1000 Berlin 41;
Telefon: (0 30) 8 52 96 65

Dr. rer. pol.
Walter Th. Huber

geb. am 5. März 1956 in Nürnberg.
Leiter des Referats Gesundheitspo-
litik von E. Merck, Darmstadt. Freier
Mitarbeiter der Fachzeitschrift „Die
Pharmazeutische Industrie". Mit-
glied des Ausschusses für Gesund-

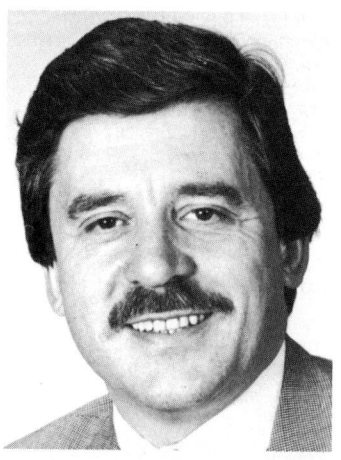

heitspolitik beim Bundesverband
der Pharmazeutischen Industrie
(BPI) und in der Medizinisch Pharmazeutischen Studiengesellschaft
(MPS) sowie weiterer gesundheitspolitischer Gremien. – Studium der
Wirtschafts- und Sozialwissenschaften an der Universität Augsburg (1975–1979). Wiss. Mitarbeiter
am Internationalen Institut für Empirische Sozialökonomie (1980). Dr.
Karl Thomae GmbH, Biberach:
Markforschung und Pharmaökono-
mie (1981–1988). Promotion bei
Prof. Dr. P. Oberender, Bayreuth
(1988). Upjohn GmbH, Heppenheim:
Abteilungsleiter Gesundheitspolitik
und Kommunikation (1988–1991). E.
Merck, Darmstadt (seit 1991). Publikationen: In den Bereichen Sozialpolitik (z. B. Disability Policy in the
Federal Republic of Germany – mit
M. Pfaff, (1984). Markttheorie (Nach-
ahmerwettbewerb bei Arzneimit-
teln, 1988) und Gesundheitspolitik
(Pro und Contra Pharma – mit H.
Horseling, 1988), sowie Aufsätze in

Pharm. Ind., Gesellschaftspolitische Kommentare, Der Kassenarzt, Pharmazeutische Zeitung.
Anschrift:
c/o E. Merck, Gesundheitspolitik
Frankfurter Straße 250,
6100 Darmstadt;
Telefon: (0 61 51) 72-22 87

Dr. rer pol. Bernd Hügle

geb. am 5. August 1938 in Karlsruhe. Stellv. Hauptgeschäftsführer im Hartmannbund – Verband der Ärzte

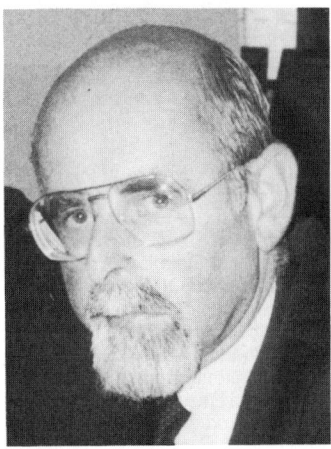

Deutschlands, Bonn. – Abitur am Kantgymnasium Karlsruhe (1958). Anschließend Studium der Volkswirtschaftslehre in Karlsruhe, Würzburg und Freiburg. Diplom (1963). Promotion (1966). Wissenschaftlicher Mitarbeiter am Lehrstuhl für Finanzwissenschaft der Universität Freiburg, Scharnow-Reisen, Kreditanstalt für Wiederaufbau, Zentralverband des Deutschen Friseur-

handwerks. Mitglied der Geschäftsführung des Hartmannbundes (1969). Stellvertretender Hauptgeschäftsführer und zuständig für Berufs- und Verbandspolitik, Arzneimittelpolitik, berufspolitische Seminare der Friedrich-Thieding-Stiftung (seit 1971).
Anschrift:
v. Stauffenberg-Weg 11,
5309 Meckenheim bei Bonn;
Telefon: (0 22 25) 72 65

Dr. med. dent. Hans Hünecke

geb. am 29. März 1937 in Magdeburg. Zahnarzt. Vorsitzender der Kassenzahnärztlichen Vereinigung

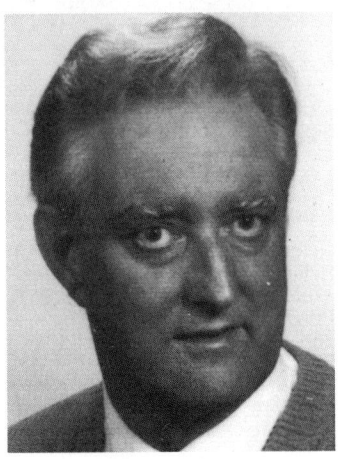

Sachsen-Anhalt. Zahnmedizinstudium (1956–1961). Fachzahnarztausbildung an der Zahnklinik der Medizinischen Akademie Magdeburg. Freiberuflich in eigener Niederlassung (seit 1967).

Anschrift:
Halberstädter Chaussee 163,
3037 Magdeburg;
Telefon: (03 91) 4 52 45

Prof. Dr. med.
Hans Jochen Illiger

geb. am 20 Juli 1939 in Magdeburg/
Elbe. Direktor der Klinik für Innere
Medizin II der Städt. Kliniken Ol-

Dr. med. Rolf Humbert

geb. am 4. April 1924 in Hamburg.
Niedergel. Internist. Stellv. Vorsitzender der Kassenärztlichen Ver-

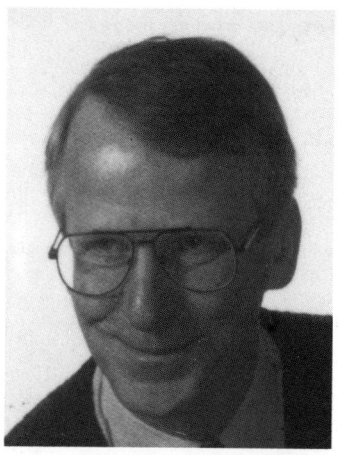

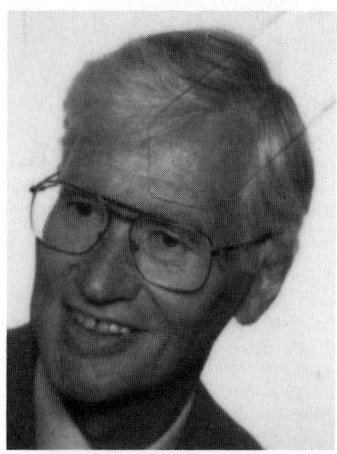

denburg. Vorsitzender der Sektion
Hämotologie/Onkologie im Berufsverband deutscher Internisten (BDI).
Sprecher der Sektionen und Ar-
beitsgemeinschaften des BDI im engeren Vorstand des BDI. Mitglied
des Educational Committee der Europäischen Gesellschaft für Medizinische Onkologie (ESMO). Gründer
und 1. Vorsitzender der „Wilsede-
Schule für Onkologie und Hämatologie" unter der Schirmherrschaft
der Deutschen Krebsgesellschaft
und der Deutschen Gesellschaft für
Hämatologie und Onkologie. Beiratsmitglied der Elisabeth Jannsen-
Stiftung für Krebsforschung im Stif-
terverband für die Deutsche Wissenschaft. Sprecher der „Ständigen
Konferenz der Krankenhausonko-
logen" in der Arbeitsgemeinschaft

einigung Hamburg. – Studium in
Heidelberg und Hamburg. Staats-
examen (1949). Promotion (1951).
Universitätskrankenhaus Eppen-
dorf, Pathologisches Institut und
Psychiatrische Klinik (1949–1952).
Universitätskinderklinik Marburg
(1952/1953). Allgemeines Kranken-
haus Altona (1954–1961). Praxis als
Internist (seit 1962). Zahlreiche Pu-
blikationen insbesondere auf dem
Gebiet der Infektionskrankheiten.

Anschrift:
Schillerstraße 49,
2000 Hamburg 52;
Telefon: (0 40) 38 47 21

für internistische Onkologie (AIO) in der Deutschen Krebsgesellschaft (DKG). – Studium der Medizin in Marburg, Wien und Heidelberg. Medizinalassistent in Hamburg, Lahr, Sprendlingen und Rüti/ZH Schweiz. Assistent am Kantons- u. Univ. Spital Zürich/Schweiz (1970–1972). An der Medizinischen Universitätsklinik Bonn (1973–1982). Leitender Arzt an der Klinik für Innere Medizin (1982–1989). Direktor der Klinik für Innere Medizin II der Städt. Kliniken Oldenburg (seit 1989). Über 100 wissenschaftl. Publikationen in nationalen und internationaeln Zeitschriften über vorwiegend klinisch orientierte onkologische und hämatologische Probleme. Herausgeber und Koautor der Bücher: Nichtseminamatöse Hodentumoren (Karger-Verlag, 1982). Arzneimittelinteraktionen bei der Therapie maligner Erkrankungen (Zuckschwerdt-Verlag, 2. Aufl. 1987).

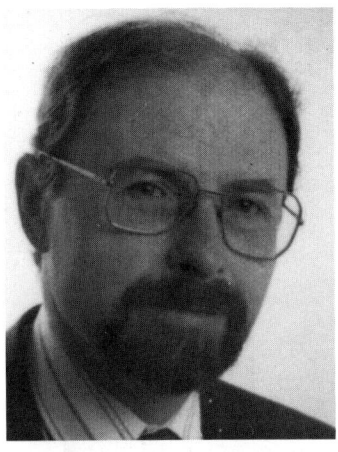

Anschrift:
Städt. Kliniken Oldenburg,
Klinik für Innere Medizin II,
Dr. Eden-Straße 10,
2900 Oldenburg;
Telefon: (04 41) 4 03-26 11
Fax: (04 41) 4 03-26 54

1967). Dann Referent in der Geschäftsführung der Bundesärztekammer (bis 1972). Seitdem Mitglied der Redaktion des „Deutschen Ärzteblattes". Redakteur für „Bonn" (seit 1979). Ressortleiter Politik (seit 1984). Stellvertretender Chefredakteur (seit 1988). Chefredakteur (1991). Ehrenzeichen der deutschen Ärzteschaft. Mitherausgeber „Medizin im ‚Dritten Reich' ".
Anschrift:
Sudetenweg 44,
5000 Köln 40 (Junkersdorf);
Telefon: (02 21) 48 69 97

Dipl.-Volksw.
Norbert Jachertz

geb. am 9. August 1940 in Opladen (Leverkusen). Chefredakteur des „Deutschen Ärzteblattes". – Nach dem Studium der Wirtschaftswissenschaften, der Politik und des Genossenschaftswesens (1960–1965). Öffentlichkeitsarbeit für die rheinische Raiffeisenorganisation (1965–

Bernhard Jagoda MdB
Staatssekretär a. D.

geb. am 29. Juli in Kirchwalde. Mitglied des Deutschen Bundestages. Designierter Präsident der Bundesanstalt für Arbeit, Nürnberg (seit 1. Jan. 1993). – Volksschule. Abend-

143

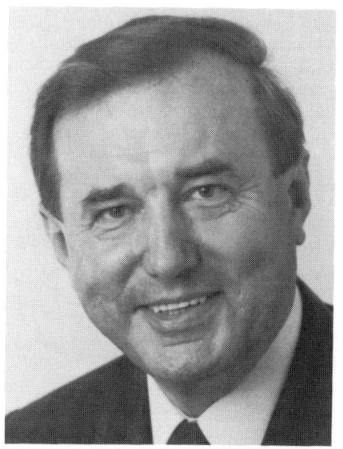

Gesundheitsminister
Günther Jansen

geb. am 14. Juli 1936 in Eutin. Minister für Arbeit und Soziales, Jugend, Gesundheit und Energie des Lan-

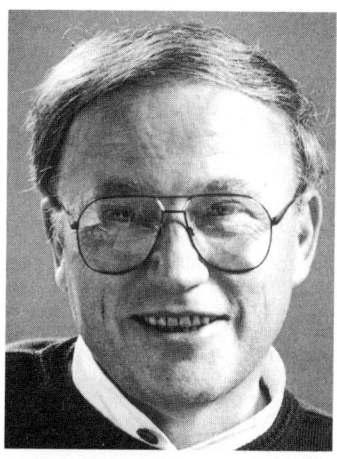

lehrgang an der Volksschule Neustadt, Mittlere Reife als Nichtschüler. Verwaltungslehre bei der Stadtverwaltung Treysa. Die erste (1965) und die zweite Verwaltungsprüfung beim Hessischen Verwaltungsschulverband (1972). Stadtverwaltung Treysa (jetzt Schwalmstadt) (1955–1970). Abgeordneter im Hessischen Landtag (1970–1980). Sozialpolitischer Sprecher der CDU-Landtagsfraktion (1976–1980). Mitglied des Deutschen Bundestages (1980–1987). Obmann CDU/CSU-Bundestagsfraktion im A+S-Ausschuß (März 1983 – Mitte 1985). Sozialpolitischer Sprecher der CDU/CSU-Bundestagsfraktion (Okt. 1985 – Febr. 1987). Staatssekretär im Bundesministerium für Arbeit und Sozialordnung (Juni 1987 – 20. Dez. 1990). Wieder Mitglied des Deutschen Bundestages (seit Beginn der 12. Legislaturperiode).
Anschrift:
Am Weißen Stein 31,
3578 Schwalmstadt/Treysa

des Schleswig-Holstein. Mitglied im Aufsichtsrat der Studio Hamburg GmbH, Stellvertretender Vorsitzender der Gesellschaft für Politik und Bildung e. V. (Erwachsenenbildungsstätte in Malente) (bis März 1981). In der SPD (seit 1959). Juso-Landesvorsitzender (1967). Stellv. SPD-Landesvorsitzender (1969–1975). SPD-Landesvorsitzender in Schleswig-Holstein (1975–1987). Mitglied des Deutschen Bundestages (1980–1988). – Volksschule, Gymnasium, mittlere Reife, Verwaltungsausbildung, Verwaltungsschule Schleswig-Holstein. Kreisverwaltung Ostholstein, Amtmann (bis 1969). Hauptamtlicher Bürgermeister der Gemeinde Süsel in Schleswig-Holstein (seit 1970). Minister für Arbeit und Soziales, Ju-

144

gend, Gesundheit und Energie des Landes Schleswig-Holstein (seit Juni 1988), deshalb aus dem Bundestag ausgeschieden.

Anschrift:
Der Minister für Arbeit und Soziales, Jugend, Gesundheit und Energie des Landes Schleswig-Holstein
Brunswiker Straße 16/22,
2300 Kiel 1;
Telefon: (04 31) 5 96-1

Dr. med. Heinz F. Jarmatz

geb. am 25. Oktober 1949 in Würzburg. Niedergelassen als Praktischer Arzt (seit 1979). Mitglied im

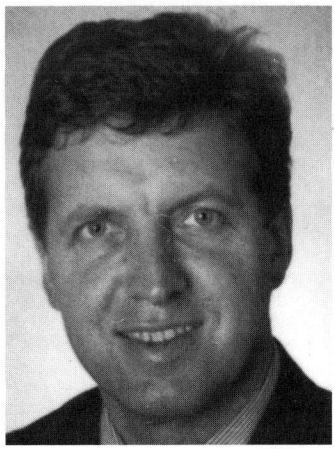

Bundesvorstand des Berufsverbandes der Praktischen Ärztinnen und Ärzte für Allgemeinmedizin (BPA). Vorsitzender des BPA Landesverband Niedersachsen. Mitglied der Vertreterversammlung der Kassenärztlichen Vereinigung Niedersach-

sen. Mitglied in mehreren Ausschüssen der KVN und der Bundesärztekammer. Vizepräsident der Niedersächsischen Akademie für Homöopathie und Naturheilkunde. – Abitur (1968). Staatsexamen nach dem Studium der Humanmedizin in Hannover (1974). Medizinalassistentenzeit in Bad Pyrmont (1975). Wehrdienst als Stabsarzt in Hannover (1976). Promotion (1976). Beendigung der allgemeinmedizinischen Weiterbildung in Neustadt/Rbge (bei Hannover) (1979). Niederlassung in eigener Praxis (1979). Publikationen: Zur Normierung der Orthostatischen Belastung (Med Welt 1976). Zahlreiche berufspolitische Publikationen. Herausgeber von „Hausarzt in Niedersachsen".

Anschrift:
privat:
Mühlenkamp 1,
2121 Barendorf;
Telefon: (0 41 37) 71 77
dienstlich:
BPA
Berliner Allee 20,
3000 Hannover 1;
Telefon: (05 11) 3 49 04 30/1

Regierungsdirektor a. D. Horst Jegust

geb. am 19. September 1927 in Königsberg/Pr. Vorsitzender des Vorstands der Hamburg-Münchener Ersatzkasse. Stellv. Vorsitzender des VdAK. – Verwaltungs-Berufsgenossenschaft, Hamburg (1951–1957). Bundesministerium für Arbeit und Sozialordnung, Bonn (1957–1988). Versetzung in den Ruhestand (1. März 1988). Bundesverdienstkreuz I. Klasse. Div. Aufsätze und Broschüren auf den Gebieten des

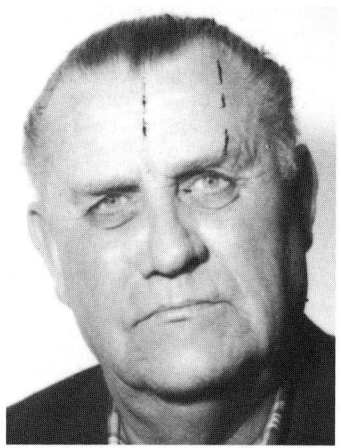
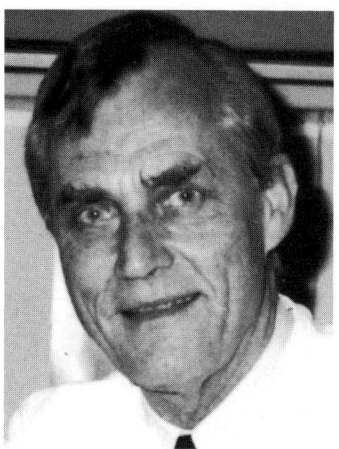

Rechts der gesetzlichen Unfallver-
sicherung und des Selbstverwal-
tungsrechts.
Anschrift:
Uhlandstraße 26,
5309 Meckenheim;
Telefon: (0 22 25) 76 61

Dr. med.
Hartwin Jepsen

geb. am 13. Juni 1932 in Flensburg.
Internistische Überweisungspraxis,
fast ausschließlich kardiologisch
ausgerichtet, mit genehmigter
Dauerassistentin. Stellvertretender
Vorsitzender Kassenärztliche Vereinigung Schleswig-Holstein (KV
SH), Mitglied der Vertreterversammlung und des Finanzausschusses
der KBV, ehemals 2. Vositzender im
NAV-Landesverband SH, jetzt Vorstandsmitglied, Sportarzt (1. Hand-
ball-Bundesliga), Koronarsport-
gruppenarzt. – Abitur in Flensburg

(1953). Studium in Kiel, Freiburg,
Hamburg, Staatsexamen und Promotion (1958). 2 Jahre als Intern und
Resident in den USA, weitere Fachausbildung in der 1. Medizinischen Klinik Kiel (Prof. Reinwein,
Prof. Bernsmeier) und Flensburg, in
eigener Praxis niedergelassen (seit
1966). Kardiologische Weiterbildung, Mitglied der Arbeitsgemeinschaft Niedergelassener Kardiolo-
gen. Berufspolitische Arbeit zunächst im Verband, Mitglied der Ab-
geordneten-Versammlung (seit
1981). Vorstandsmitglied (seit 1985).
Stellvertretender Vorsitzender der
KVSH (seit 1989).
Anschrift:
Marrensdamm 5,
2390 Flensburg-Mürwik;
Telefon (04 61) 3 71 51

Hans-Jürgen Jesberger

geb. am 4. September 1944 in Forst/
Lausitz. Oberarzt Univ. Klinik für
Kinder- u. Jugendmedizin der Univ.

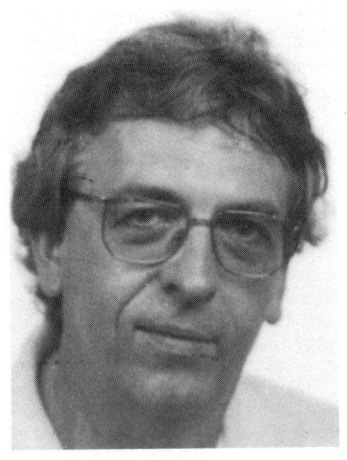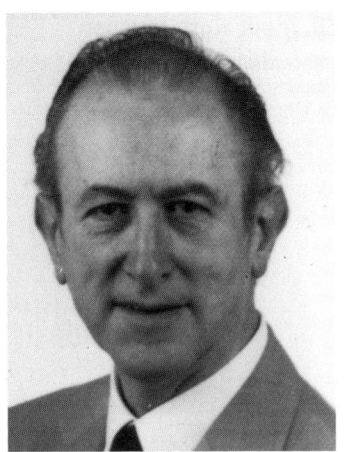

des Saarlandes in Homburg/Saar. Leiter der Neonatologie. 1. Vorsitzender Marburger Bund – Landesverband Saar. Beisitzer im Vorstand der Ärztekammer des Saarlandes. – Studium Mainz, Würzburg, Münster. Weiterbildung Kinderarzt Uniklinik Homburg/Saar. Arzt für Kinderheilkunde. Arzt für Radiodiagnostik – Kinderradiologie. Publikationen über Neonatologie. Plasmapherese bei Früh- u. Neugeborenen. Wertigkeit Ultraschall- u. Röntgendiagnostik bei Neugeborenen: Fortbildungsreihe „Medizin und Berufspolitik"

Anschrift:
Am Brunnen 8,
6650 Homburg/Saar;
Telefon: (0 68 41) 59 04

Sanitätsrat
Dr. med. Hans Jöckel

geb. am 16. Juni 1930 in Sobernheim/Nahe. Niedergelassener Internist und Rheumatologe. Kurarzt. Vorsitzender der Ärztekammer Koblenz. Landesvorsitzender des Hartmannbundes Rheinland-Pfalz. Vorsitzender der Vertreterversammlung der KV Koblenz. Richter am Landessozialgericht Rheinland-Pfalz. Synodaler des ev. Kirchenkreises. – Studium der Medizin an den Universitäten Mainz und Innsbruck. Approbation (1956). Weiterbildung zum Internisten als Wissenschaftlicher Assistent der Med. Univ.-Klinik Mainz und zum Rheumatologen in Oberarztfunktion an der Klinik für Rheumakranke Bad Kreuznach. Niederlassung (1964). Träger des Ehrenzeichens des Deutschen Roten Kreuzes. Publikationen: Veröffentlichungen über die Therapie mit radioaktiven Kurmitteln (Radon).

Anschrift:
Kreuzstraße 36
6550 Bad Kreuznach;
Telefon: (06 71) 3 32 65
Fax: (06 71) 4 14 50

Dr. med. Kurt Joussen

geb. am 11. April 1912 in Gladbeck. Praktischer Arzt. Vorsitzender des Senioren-Ausschusses des Hart-

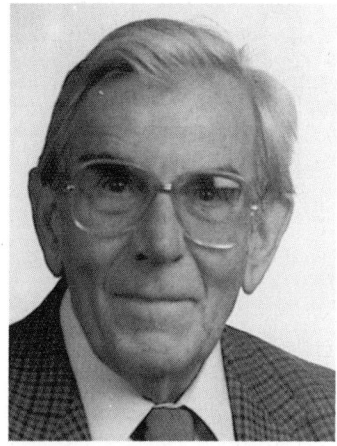

mannbundes (seit 1989). Während des Krieges Einsatz als Abteilungsarzt in einem Panzerregiment und als Adjutant in höheren Stäben. Nach dem Kriege zweijährige Tätigkeit in einem Krankenhaus. Niederlassung als Arzt für Allgemeinmedizin in Bottrop. Berufspolitisch tätig: zunächst im Ärzteverein Bottrop (seit 1947). Dann seit Wiedergründung des Hartmannbundes Kreisverbandsvorsitzender von Bottrop und Mitglied des Vorstandes des Landesverbandes Westfalen-Lippe (1949). Vorsitzender des Landesverbandes Westfalen-Lippe (1950–1968). Stellvertretender Vorsitzender des Gesamtverbandes (bis 1965). 1. Vorsitzender des Hartmannbundes – Verband der Ärzte Deutschlands (1965–1968). Während dieser Jahre besonders aktiv

auf dem Gebiet der Auslandsarbeit. Mitbegründer des Verbindungs- und Aktionsausschusses Freier Europäischer Ärzteverband. Mitglied des Vorstandes der Ärztekammer Westfalen-Lippe und der Vertreterversammlung der Kassenärztlichen-Vereinigung (1950–1968). Ratsherr der Stadt Bottrop (1948–1956). Vorsitzender des Gesundheitsausschusses CDU Westfalen-Lippe (1962–1970). – Abitur am humanistischen Gymnasium in Bottrop (1932). Medizinstudium in Tübingen, Münster, Hamburg und Berlin. Staatsexamen in Tübingen (1937). Promovierung zum Dr. med. in Münster. Ehrenplakette des Verbandes der Praktischen Ärzte Frankreichs (1967). Hartmann-Thieding-Plakette (1976). Verleihung der Wilhelm-Berghoff-Medaille (1986). Publikationen: Gründer und Schriftleiter der Zeitschrift „Der Arzt in Westfalen". Zahlreiche Artikel in der Zeitschrift „Der Deutsche Arzt" (1950–1987). Herausgabe des Buches – gemeinsam mit der Historischen Gesellschaft und dem Ärzteverein Bottrop – „Bottrop durch das Stethoskop betrachtet" (Dezember 1986).
Anschrift:
Bogenstraße 43,
4350 Bottrop;
Telefon: (0 20 41) 69 83 51

Ministerialdirektor Karl Jung

geb. am 7. September 1930 in Oberbrechen Kreis Limburg. Leiter der Abteilung V „Pflegeversicherung, Prävention, Rehabilitation" im Bundesministerium für Arbeit und Sozialordnung. – 1. und 2. juristisches

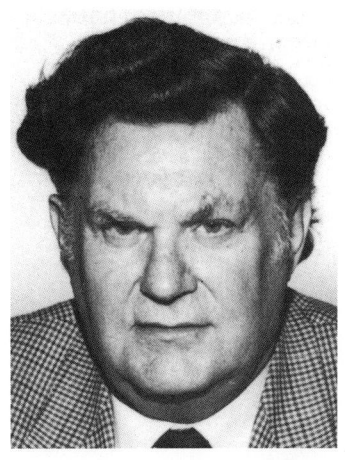
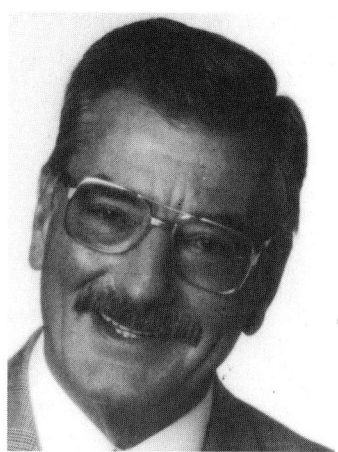

Staatsexamen. Richter in Hessen (1958–1961). Bundesministerium für Arbeit und Sozialordnung (seit 1961). Vorstand der Stiftung Rehabilitation in Heidelberg (1981). Ministerialdirektor, Amtschef im Sozialministerium in Baden-Württemberg (1982). Leiter der Abteilung Krankenversicherung / Gesundheitspolitik (1983). Leiter der Abteilung Pflegeversicherung, Prävention, Rehabilitation (seit 1991).

Anschrift:
Rotdornweg 65,
5300 Bonn 2;
Telefon: (02 28) 32 34 13

Wilhelm Jung

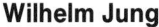

geb. am 26. März 1928. Bäckermeister. Alternierender Vorstandsvorsitzender beim IKK-Bundesverband in Bergisch-Gladbach sowie beim IKK-Landesverband Baden-Württemberg. Teilhaber der väterlichen Bäckerei in der Rießstraße in Lörrach (seit 1955). Wahl in den Vorstand der IKK Lörrach (1958). Übernahme der väterlichen Bäckerei nach dem Tod des Vaters (1964). Mitglied des Landtags von Baden-Württemberg, dort stellvertretender Fraktionsvorsitzender der CDU-Landtagsfraktion, Mitglied im Finanzausschuß, finanzpolitischer Sprecher der Fraktion (1964–1980). Obermeister der Bäckerinnung Lörrach (1965–1974). Kreishandwerksmeister der Kreishandwerkerschaft Lörrach (1965–1974). Wahl zum Vizepräsidenten der Handwerkskammer Freiburg (1969). Wahl zum Präsidenten der Handwerkskammer Freiburg (1974). Mitglied des Deutschen Bundestages (1980–1990).

Anschrift:
IKK-Bundesverband
Kölner Straße 1–5,
5060 Bergisch Gladbach 1;
Telefon: (0 22 04) 44-0

Dr. med. Martin Junker

geb. am 2. Februar 1947 in Olpe/
Westf. Arzt für Allgemeinmedizin.
Mitglied der Vertreterversammlung

Priv.-Doz. Dr. med. habil. Reiner Kachel

geb. am 24. Oktober 1945 in Gern-
rode/Eichsfeld. Oberarzt der Abteilung für Diagnostische Radiologie,

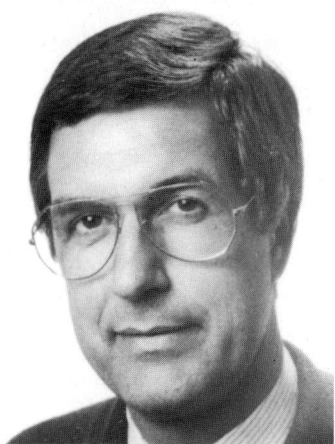

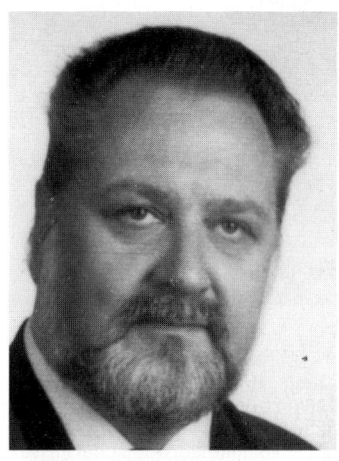

der Kassenärztlichen Vereinigung
Westfalen-Lippe für Kreis Olpe (seit
1988). Vorsitzender des Landesverbands Westf.-L. des NAV-Virchow-
bundes, Verband der Niedergelassenen Ärzte e. V. (seit März 1990). –
Abitur Gymn. Olpe, Studium in Münster, Wien, Würzburg, Münster
(1966). Staatsexamen in Ms.,
ebenso Promotion (1972). Ausbildung Univ.-Klinik Düsseldorf, Bochum, Kempten/Allg., Diakonie-
Krhs. Düsseldorf-Kaiserswerth
(1972). Niedergel. als Arzt für Allg-
meinmedizin in Land-Gemein-
schaftspraxis in Olpe/Westf. (seit
September 1977).

Anschrift:
Martinstraße 8,
5960 Olpe;
Telefon: (0 27 61) 30 73
Fax: (0 27 61) 6 33 26

Zentrum für Radiologie, Medizinische Hochschule Erfurt. Vorsitzender des Landesverbandes Thüringen des Marburger Bundes. Vorstandsmitglied der Thüringer Landesärztekammer. – Abitur (1964).
Studium Humanmedizin in Leipzig
und Erfurt (1965–1971). Arzt für Innere Medizin, Medizinische Klinik,
Medizinische Akademie Erfurt
(1971–1977). Arzt für Radiologie,
Radiologische Klinik, Medizinische Akademie Erfurt (1981). Promotion (1978). Habilitation (1986).
Oberarzt, Abteilung für Diagnostische Radiologie, Medizinische
Hochschule Erfurt (1990). ORWO-
Röntgenpreis (1988). Publikationen: Mehr als 100 Publikationen
über neuroradiologische, interven-
tionsneuroradiologische, interven-

tionsradiologische und nuklear-
medizinische Themen.
Anschrift:
privat:
Sofioter Straße 2/24,
O-5060 Erfurt;
Telefon: (03 61) 73 28 83
dienstlich:
Abt. Diagnostische Radiologie
Zentrum für Radiologie
Medizinische Hochschule Erfurt
Nordhäuser Straße 74,
O-5010 Erfurt;
Telefon: (03 61) 79 25 90

Dr. iur. Hans Kamps

geb. am 30. Oktober 1949 in Mep-
pen. Geschäftsführer der Bezirksärztekammer Südwürttemberg. Ju-

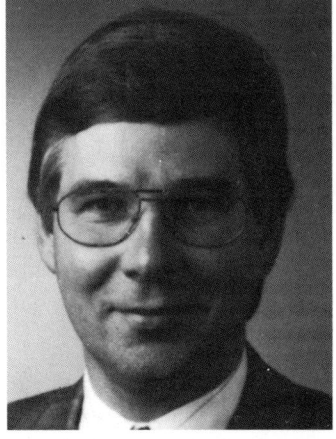

stitiar der Kassenärztlichen Vereinigung Südwürttemberg. Lehrbeauftragter für „Ärztliches Berufsrecht"
an der Universität Tübingen. – Abitur (1968). 1. jur. Staatsexamen

(1973). Wissenschaftl. Angestellter
bei Prof. Krawietz, Univ. Münster
(1973–1979). Promotion, 2. jur.
Staatsexamen (1981). Angestellter
der Kassenärztlichen Vereinigung
und Bezirksärztekammer Südwürttemberg (seit 1981). Publikationen:
Ärztliche Arbeitsteilung und straf-
rechtliches Fahrlässigkeitsdelikt,
Duncker & Humblodt, Berlin, (1981).
Arzt- und Kassenarztrecht im Wandel. Festschrift für Prof. Dr. iur. Narr,
Springer-Verlag, Berlin, Heidelberg,
New York, (1988), Der Arzt als Arbeitgeber. Niederlassungsservice
des Zentralinstituts f. d. kassenärztl.
Versorgung, Band 9.
Anschrift:
privat:
Jasminweg 15,
7400 Tübingen;
Telefon: (0 70 71) 6 74 35
dienstlich:
Wächterstraße 76,
7400 Tübingen;
Telefon: (0 70 71) 20 81 10

Dr. Hermann Kater

geb. am 22. Juli 1914 in Hameln.
Journalist und Arzt. Medizinstudium
in Kiel, Würzburg, München und
Berlin. Staatsexamen und Promotion in Berlin (1939). Kriegsdienst
(1939– 1945). In den letzten Jahren
Chef einer Sanitätskompanie an der
Ostfront. Arzt für Allgemeinmedizin
in Hameln (1945–1981). Nach Auf-
gabe zahlreicher Ämter in den ärztlichen Organisationen von der
Kreis- bis zur Bundesebene nur
noch journalistisch und politisch tätig. Mitglied des Deutschen Journa-
listenverbandes (seit 1960). Mitglied
der CDU (seit 1961). Zum Ratsmitglied der Stadt Hameln gewählt

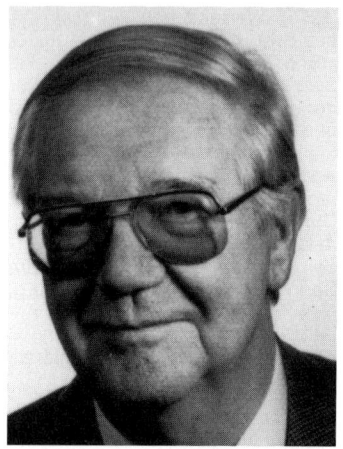

Helmut Kathe

geb. am 18. April 1933 in Kassel.
Leiter der Abteilung „Interne Information und Öffentlichkeitsarbeit"

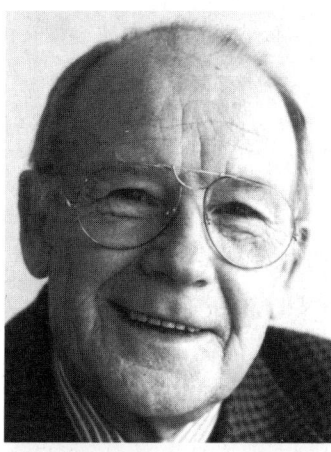

(1961, 1964, 1981, 1986 und 1991). Buchveröffentlichungen u. a. „Politiker und Ärzte", Bild-Biographie-Sammlung, 3. Auflage 1968 (fortgesetzt als „Köpfe", herausgegeben vom Hartmannbund, Bad Godesberg), „Atomkraftwerksgefahren aus ärztlicher Sicht", 5. Auflage 1979; „Hamelner Altstadtsanierung/Konzept, Kritik, Kompromiß, 1989 im Verlag CW Niemeyer, Hameln, Mitautor am Buch „Nimm Dir Zeit fürs Alter", herausgegeben vom Hartmannbund. Autor weiterer Bücher und Verfasser von etwa 500 Publikationen über Zeitgeschichte, Sozialpolitik, Stadtsanierung, Umweltschutz, Katastrophenmedizin. Hartmann-Thieding-Plakette (1977). Bundesverdienstkreuz II (1978). Ehrenplakette der Ärztekammer Niedersachsen (1985). Ehrenmitglied des Hartmannbundes (1985).

Anschrift:
Höhenweg 16,
W-3250 Hameln (Orberg);
Telefon: (0 51 51) 6 39 14 u. 6 68 00

des Bundesverbandes der Pharmazeutischen Industrie. – Studium der Germanistik und politischen Wissenschaften in Marburg. Redakteursvolontariat, Redakteur bei der „Hessischen Allgemeinen", Kassel, der „Hannoverschen Presse", und der Deutschen Presse-Agentur, Frankfurt.

Anschrift:
Farnweg 7,
6070 Langen;
Telefon: (0 61 03) 7 27 36

Karl Kaula

geb. am 8. Juli 1928 in Hameln. Vorstand der Barmer Ersatzkasse (seit 1958). Vorsitzender des Ver-

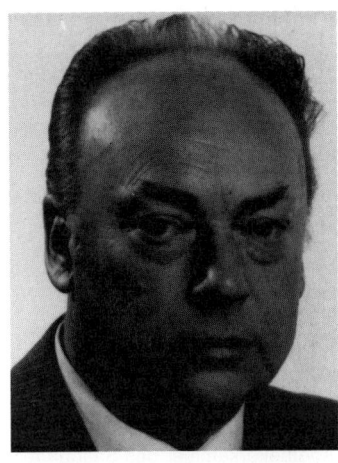

Anschrift:
Sperberkamp 26,
2000 Hamburg 71;
Telefon (0 40) 6 40 16 01
Fax: (0 40) 6 40 40 38

Apotheker
Hermann Stefan Keller

geb. am 26. Dezember 1941 in
Mainz. Inhaber und Leiter der Löwen-Apotheke am Dom, Mainz.

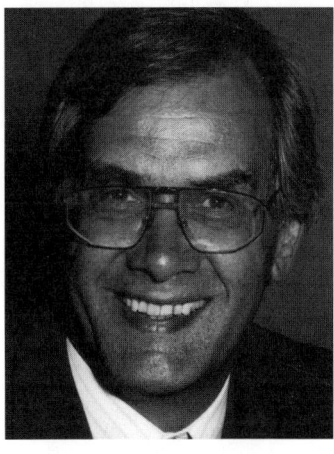

bandes der Angestellten-Krankenkassen (VdAK), altern. Vorsitzender
des Mediz. Dienstes der Spitzenverbände der Krankenversicherung (MDS), Vizepräsident der Association Internationale de la Mu-
tualit, Paris, (AIM) (seit 1980). – Nach
der Ausbildung Tätigkeit im Bereich
der Arbeitslosenversicherung (bis
1954). Eintritt in den hauptberufli-
chen Dienst der Deutschen Ange-
stellten-Gewerkschaft als Leiter
der Landesberufsgruppe Öffentlicher Dienst, Bayern in München (ab
August 1954). Leiter des DAG-Lan-
desverbandes Hessen, Frankfurt
(1966). Wahl in den Bundesvorstand der DAG, zuständig für das
Ressort Organisation, Finanzen,
Verwaltung (1974). Wahl zum stellvertretenden Vorsitzenden der DAG
bei Beibehaltung erweiterter Res-
sortzuständigkeit (jetzt Organisation, Werbung und Finanzen, OWF)
(1987). Im Ruhestand (seit 1. Mai
1992). Großes Bundesverdienstkreuz.

1. Vorsitzender Apothekerverband
Rheinland-Pfalz e. V. – LAV. (seit
1984). 2. Vorsitzender des Deutschen Apotheker-Vereins e. V. (seit
1988). Mitglied im Vorstand der
Bundesvereinigung Deutscher
Apothekerverbände – ABDA. Aufsichtsratsmitglied der Deutschen
Apotheker- und Ärztebank eG, Düsseldorf. Präsident der Mainzer Prin-
zengarde e. V. – Studium der Pharmazie (1964–1967). Mitarbeit am Institut für Pharmazie-Geschichte

153

(1967/1968). Mitarbeiter der Löwen-Apotheke am Dom, Mainz (seit 1968). Mitgesellschafter der Dr. Hermann Keller OHG (seit 1973). Alleininhaber der 425jährigen Löwen-Apotheke am Dom, Mainz (seit 1983).
Anschrift:
Markt 3,
6500 Mainz 1;
Telefon: (0 61 31) 22 75 98

der Medizin München und Genf (1965–1970). Weiterbildung zum Arzt für Allgemeinmedizin. Promotion (1970–1977). In eigener Praxis für Allgemeinmedizin (seit 1977). In Gemeinschaft mit dem Bruder (seit 1981).
Anschrift:
Große Grubestraße 31,
3300 Braunschweig;
Telefon: (05 31) 87 57 65

Dr. med. Ehrhard Kellner

geb. am 10. August 1946. Arzt für Allgemeinmedizin. 1. Vorsitzender des BPA – Landesverband Braun-

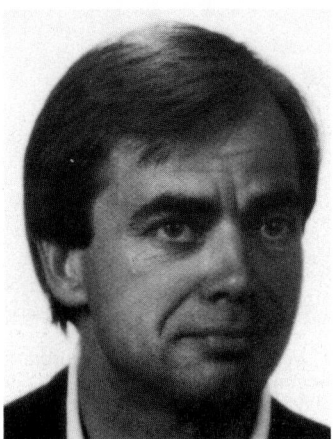

schweig. Mitglied des Vorstandes der KV Niedersachsen – Bezirksstelle BS. Mitglied der Vertreterversammlung der KVN Hannover. Beisitzer und Ersatzdelegierter im Hartmannbund Kreisverein BS. Vertrauensdelegierter der Laborgemeinschaft Salzgitter (APG). – Studium

Dr. rer. nat. Horst Kiefer
Apotheker

geb. am 29. März 1933 in Saarbrücken-Dudweiler. Präsident der Apothekerkammer des Saarlandes.

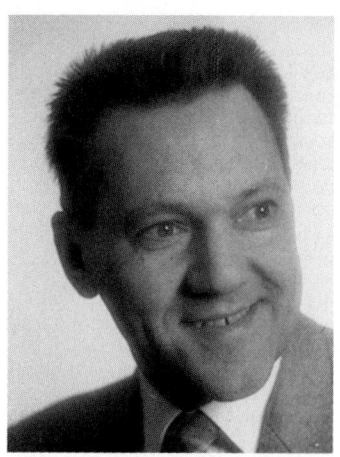

Mitglied des Vorstandes der Apothekerkammer des Saarlandes (seit 1966). Stellv. Präsident (seit 1969). Präsident (seit 1973). – Volksschule Dudweiler (1939–1943). Staatl. Realgymnasium Sulzbach und Oberrealschule Hof (1943–1953). Abitur

(1953). Studium der Pharmazie in Tübingen (1955–1958). Studium drei Lebensmittelchemie in Mannheim und Stuttgart (1960–1961). Mitarbeiter in der Central-Apotheke, Saarbrücken (1965–1974). Inhaber der Central-Apotheke Saarbrücken (seit November 1991).
Anschrift:
Im Sperrnfeld 5
6601 Bübingen

MR Dr. med.
Helga Kielstein

geb. am 6. März 1941 in Wurzen. Facharzt für Allgemeinmedizin in Einzelpraxis. – Approbation (1965).

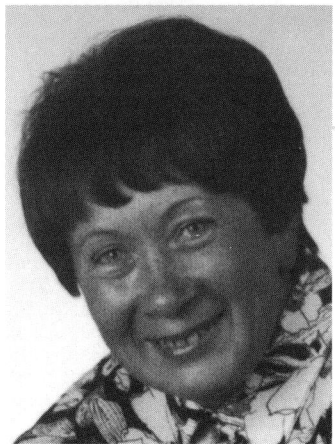

Promotion (1968). Facharzt für Allgemeinmedizin, Tätigkeit in staatl. Einzelpraxis (1970). Organisation der Fortbildungen der FÄ für Allgemeinmedizin im Kreisgebiet Jena. Oberarzt für Fort- und Weiterbil-

dung (seit 1984). Vorsitzende der Gesellschaft für Allgemeinmedizin Gera (1989). Vorstandsmitglied der Thüringer Gesellschaft für Allgemeinmedizin (1990). Stellv. Vorsitzende des Fachverbandes Deutscher Allgemeinärzte (FDA). Kooptiertes Mitglied des Vorstandes der DEGAM (1991). Ernst-Ludwig Heim Medaille der Gesellschaft für Allgemeinmedizin (1985). Medizinalrat (1989). – Zur hausärztlichen Betreuung zahlreiche Veröffentlichungen.
Anschrift:
Nesselweg 3,
O-6900 Jena;
Telefon: 3 26 16 (privat)
3 25 61 (dienstlich)

Kurt Kieselbach

geb. am 6. Mai 1938 in Grenzberg / Ostpreußen. Bonner Korrespondent der Tageszeitung „Die Welt". –

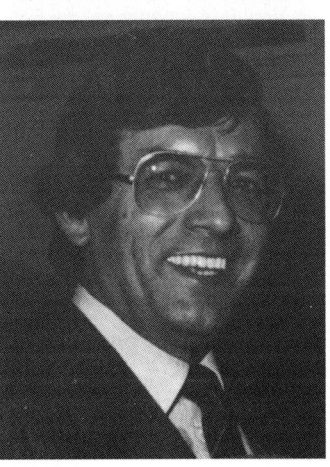

155

Ausbildung von der Pike auf zum Journalisten bei Tageszeitungen und Zeitschriften. Ausbildung und Berufspraxis in allen Verlags- und Drucktechniken. Layouter, Werbeassistent, Werbefachmann (bei Werbeagenturen). Verlagshersteller, Verlagsprokurist, Verlagsgeschäftsführer (bei der CDU-Bundesgeschäftsstelle in Bonn beim Verlag Musik + Medizin in Neu-Isenburg, bei der Hartmannbund-Verlags GmbH in Bonn). – Journalistische Tätigkeiten: zunächst Freier Journalist bei der „Bergedorfer Zeitung" und der „Kölnischen Rundschau". Chefredakteur bei vier Kundenzeitschriften und einer Fachzeitschrift der Nahrungsmittelbranche, Köln (1968–1970). Chefredakteur der Zeitschrift „Die deutsche Drogerie", offizielles Organ des Verbandes Deutscher Drogisten, Köln (1970–1972). Ressortleiter Gesundheitspolitik der Zeitschrift „status" (für Ärzte und Apotheker) und politischer Ressortleiter der Zeitschrift „stabil" (für Architekten und Bau-Ingenieure) in Bonn (1972–1974). Chefredakteur der Ärztezeitschrift „Musik + Medizin", Neu-Isenburg (1974/1975). Chefredakteur der Zeitung „Der deutsche Arzt", offizielles Organ des Hartmannbundes, Verband der Ärzte Deutschlands (1975–1992). Zugleich Geschäftsführer der Hartmannbund-Verlags GmbH (1975–1983). Geschäftsführer im Hartmannbund (1988–1992). Chefredakteur der Zeitschrift „Laboratoriumsmedizin", Organ der Deutschen Gesellschaft für Laboratoriumsmedizin, Bonn (1979–1981). Mitarbeit an zahlreichen Büchern. Herausgeber und Autor des Buches „Köpfe im Gesundheitswesen" (1981, 1988 und 1992).

Anschrift:
Bussardstraße 137,
5205 St. Augustin 1;
Telefon: (0 22 41) 33 15 77
Fax: (0 22 41) 33 15 78

Dr. med. Lutz Kindt

geb. am 22. Oktober 1940 in Waltershausen/Thür. Niedergelassener Arzt. Mitglied Bundesvorstand

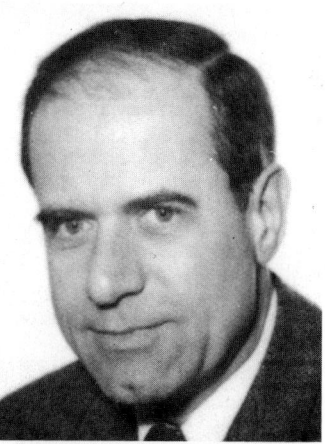

NAV-Virchow-Bund. Mitglied Landesvorstand Nordrhein NAV-VB u. Vors. Presseausschuß. Bez.-Vorsitzender Bezirksgruppe Duisburg. Deleg. z. Landesvers. Hartmannbund Nordrh. 2. Vors. Onkolog. Arbeitskreis li. Niederrhein. Mitglied d. AIDS-Arbeitsgem. beim Krs. Wesel. Unterrichtstätigkeit i. d. Schule f. Sozialpädagogik b. Erziehungsver. Neuk.-Gluyn. Initiator und Betreuer d. örtl. Herzsportgruppe. – Studium in Erlangen, München, Graz, Marburg, Düsseldorf. Examen (1967). Medizinalassistent St. Barbara-

Hosp. Gladbeck u. Kinderklinik/
Marien-Hosp. Bottrop (1968–1970).
Chir. Klinik (Prof. Schega) u. Med.
Klinik (Prof. Sack)/Städt. Krankenanst. Krefeld (1970–1973). Niedergelassen als praktischer Arzt;
außerdem OSA d. Res. Publikationen: über cerebrale Fettembolie
(Promotionsarbeit) (1973). Kompli-
kationen bei Intoxikationen mit Car-
bamiden (aus d. Med. Klinik/Städt.
Krankenanst. Krefeld, zusammen
mit anderen) (1974).

Anschrift:
Leineweberplatz 6–8,
4133 Neukirchen-Luyn;
Telefon: (0 28 45) 23 15
Fax: (0 28 45) 70 19

Dr. jur. Ulrich Kirchhoff

geb. am 26. September 1935 in Wer-
dohl Krs. Altena/Westf. Hauptgeschäftsführer und Justitiar der Ärztekammer Niedersachsen. Geschäftsführer der Ärzteversorgung
Niedersachsen. Niedergelassener

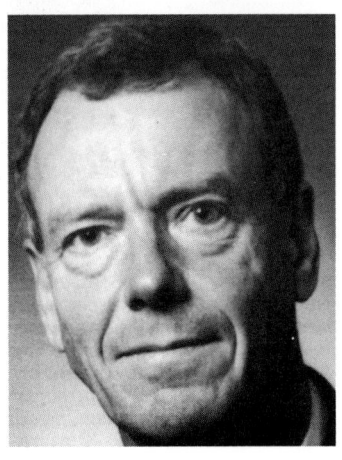

Rechtsanwalt. Mitglied des Ausschusses der Vertreter der Ge-
schäftsführungen der Landesärztekammern, der Rechtsberaterkonfe-
renz der Ärztekammern des Bun-
desgebietes, der Ständigen Konferenz „Ärztliche Versorgungswerke"
der Bundesärztekammer, der Ständigen Konferenz zur Beratung der
Berufsordnung für die deutschen
Ärzte, der Ständigen Konferenz
Schlichtungsstellen und Gutachter-
kommissionen der Bundesärztekammer, des Rechtsausschusses
der Arbeitsgemeinscahft der be-
rufsständischen Versorgungsein-
richtungen, des Verwaltungsausschusses der Rechtsanwaltsver-
sorgung Niedersachsen, des Verwaltungsausschusses der Ärzteversorgung Sachsen-Anhalt, des
Verwaltungsausschusses der Ärzteversorgung Mecklenburg-Vorpommern. – Studium der Rechts-
und Staatswissenschaften in Marburg, Freiburg und Münster
(1955–1959). Promotion in Münster
(1963). Geschäftsführende und
rechtsberatende Tätigkeit bei Ärztekammer und Ärzteversorgung Niedersachsen und für andere ärztliche Organisationen und Verbände
(seit 1963). Ehrenzeichen der deutschen Ärzteschaft (1977). Zahlreiche Veröffentlichungen in der medizinischen und rechtlichen Fach-
und Standespresse.

Anschrift:
Theaterstraße 8,
3000 Hannover 1;
Telefon: (05 11) 32 15 55

Dr. med.
Roger Kirchner

geb. am 25. Mai 1946 in Neustadt/
Orla. Mitglied des Vorstands der

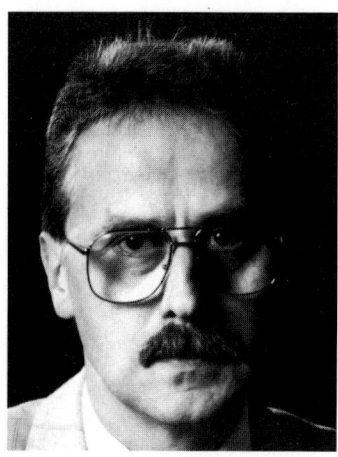

Anschrift:
Zentrum für Psychosoziale
Medizin
Bahnhofstraße 56,
O-7500 Cottbus;
Telefon: (03 55) 2 41 27
Fax: (03 55) 2 53 98

Dr. Wolf-Dieter Kirsten

geb. am 19. März 1942 in Pegau /
Kreis Borna. Eigene Praxis als Arzt
für Innere Medizin, Zusatz-Bezeich-

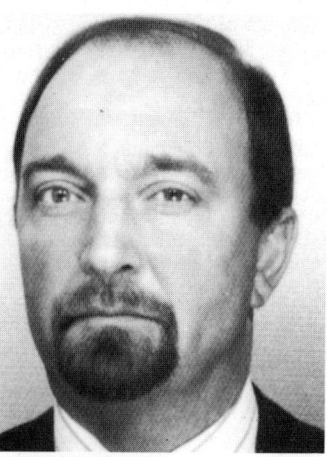

Bundesärztekammer. Präsident der
Landesärztekammer Brandenburg.
Chefredakteur des Brandenburgischen Ärzteblatts. 1. Vorsitzender
der Deutschen Gesellschaft für
analytische Psychotherapie und
Tiefenpsychologie. 1. Vorsitzender
der Brandenburgischen Akademie
für psychosoziale Weiter- und Fortbildung. Leiter des Zentrums für
psychosoziale Medizin. – Studium
der Humanmedizin an der Friedrich-Schiller-Universität   Jena
(1965–1971). Weiterbildung zum
Facharzt für Frauenheilkunde am
Bezirkskrankenhaus   Cottbus
(1971–1976). Leiter der Ehe- und
Sexualberatungsstelle in Cottbus
(1976–1977). Weiterbildung zum
Facharzt für Psychotherapie in Berlin und Uchtspringe (1977–1980).
Leiter der Psychotherapeutischen
Ambulanz / Zentrum für psychosoziale Medizin Cottbus (seit 1981).
Oskar-Vogt-Preis der Gesellschaft
für ärztliche Psychotherapie der
DDR (1982).

nung Sportmedizin. Betriebsarzt bei
3 Versicherungsunternehmen. Mitglied des Vorstandes des Berufsverbandes deutscher Internisten
(BDI). – Abitur (Febr. 1961). Bundeswehrdienst (Apr. 1961 – Sept. 1962).
Medizin-Studium in Tübingen und
Wien (Dez. 1962 bis März 1969).
Staatsexamen (4. März 1969). Approbation (8. Sept. 1970). Promotion
(14. Sept. 1970). Anerkennung als
„Sportarzt" (20. März 1974). Weiter-

bildung zum Facharzt für Innere Medizin in Hannover (bis Febr. 1977). Anerkennung als „Facharzt für Innere Medizin" (28. Feb. 1977). Niedergelassen als Kassenarzt als „Internist" mit Zusatz-Bezeichnung „Sportmedizin" (seit Juli 1977). Zusatz-Bezeichnung „Sportmedizin" (11. Okt. 1977). 2. Vorsitzender des Vorstandes der Landesgruppe Niedersachsen des BDI (seit 15. Nov. 1986). Mitglied des Bundes-Vorstandes des BDI (seit 12. Apr. 1988). Stellv. Vorsitzender der Bezirksstelle der KVN Hannover (seit 1. Jan. 1989). Mitglied der Vertreter-Versammlung der KVN (seit 1985). Mitglied des Satzungs-Ausschusses. Vorsitzender des Struktur-Ausschusses.
Anschrift:
Riethorst 4,
3000 Hannover 51 (Lahe);
Telefon: (05 11) 64 83 12

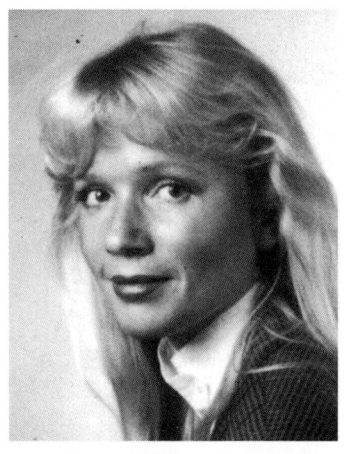

Regina Kißmann, M. A.

geb. am 15. Dezember 1958 in Mühlheim/Ruhr. Pressesprecherin des Verbandes der Angestellten-Krankenkassen e. V. (VdAK) und des AEV – Arbeiter-Ersatzkassen-Verbandes e. V. Chefredakteurin der Nachrichten und Informationen des Verbandes der Angestellten-Krankenkassen e. V. (VdAK) und des AEV – Arbeiter-Ersatzkassen-Verbandes e. V. – Mitarbeiterin in der Redaktion des „Besser's Gourmet Journal", Köln (1980–1986). Studentische Mitarbeiterin des Bundesverbandes der Innungskrankenkassen, Köln. Freie Mitarbeiterin in der Öffentlichkeitsarbeit der Innungskrankenkasse, Siegen. Freiberufliche Dozentin für das Fach „Deutsch als Fremdsprache" an der Volkshochschule des Kreises Siegen-Wittgenstein. Wissenschaftliche Mitarbeiterin im Sonderforschungsbereich der deutschen Forschungsgemeinschaft „Ästhetik, Pragmatik und Geschichte der deutschen Bildschirmmedien; Schwerpunkt: Fernsehen in der Bundesrepublik Deutschland" an der Universität-GH Siegen (1986). PR-Assistentin in der Abteilung Presse- und Öffentlichkeitsarbeit der Hauptverwaltung der Deutschen Krankenversicherung (DKV) AG, Köln (1986–1988). Hospitation in der Pressestelle des WDR, Köln. Referentin für Öffentlichkeitsarbeit sowie stellvertretende Pressesprecherin in der Verbandspolitischen Planung des AOK-Bundesverbandes (1989–1990). Freiberufliche Autorin für den Wirtschaftsdienst-Verlag (wdv), Frankfurt. Pressesprecherin des Verbandes der Angestellten-Krankenkassen e. V. (VdAK) und des AEV – Arbeiter-Ersatzkassen-Verbandes e. V. (seit Jan. 1991).

Chefredakteurin der Nachrichten und Informationen des Verbandes der Angestellten-Krankenkassen e.V. (VdAK) und des AEV – Arbeiter-Ersatzkassen-Verbandes e.V. – Studium der Germanistik, Pädagogik, Politologie und Geschichtswissenschaften an der Albertus-Magnus-Universität in Köln (1978–1982). Studium an der Universität-GH in Siegen (1982–1986). Studienabschluß als Magistra artium M. A. (27. Jan. 1986).
Anschrift:
Privat:
Dechant-Heimbach-Straße 29,
5300 Bonn 2;
Telefon: (02 28) 31 81 36
Dienstlich:
Verband der Angestellten-Krankenkassen e.V./
AEV – Arbeiter-Ersatzkassen-Verband e.V.
Frankfurter Straße 84,
5200 Siegburg
Telefon: (0 22 41) 1 08-2 93

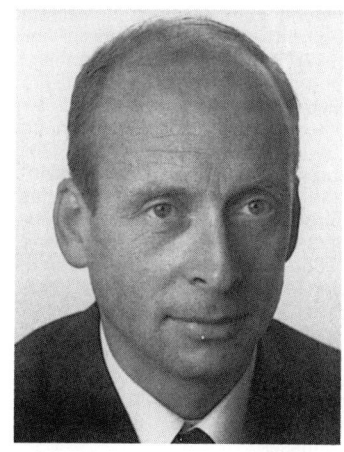

Dr. rer. nat. Richard Klämbt

geb. am 29. Januar 1943 in Swinemünde. Selbst. Apotheker. Präsident der Apothekerkammer Bremen. – Apotheken-Praktikant (1962–1964). Studium der Pharmazie in Basel, Hamburg (1964–1967). Dissertation am Pharm. Institut der Universität Kiel bei Prof. Schultz (1968–1970). Promotion (1970/1971, Mai). Anschließend wissenschaftl. Assistent am Pharm. Institut in Kiel. Eröffnung der St.-Gotthard-Apotheke in Bremen (Nov. 1971). Vorstandsmitglied der Apothekerkammer in Bremen (1974–1978). Vizepräsident der Apothekerkammer in Bremen (1978–1982). Präsident der Apothekerkammer Bremen (seit 1982).
Anschrift:
St.-Gotthard-Apotheke,
St.-Gotthard-Straße,
2800 Bremen 41;
Telefon: (04 21) 42 20 24
Apothekerkammer Bremen,
Bgm.-Smidt-Straße 16,
2800 Bremen 1;
Telefon: (04 21) 17 09 17

Prof. Dr. med. Hellmuth Kleinsorge

geb. am 12. April 1920 in Bonn. Mitglied des Arbeitskreises „Ärzte in der Pharmaindustrie/Arzneimittel" des Marburger Bundes (seit 1971). (Gründungsmitglied des MB (1947). Mitglied des Ausschusses „Arznei- und Heilmittelfragen des Hartmannbundes" (seit 1983). Mitglied der Zulassungskommission A (neue Wirkstoffe) des Bundesgesund-

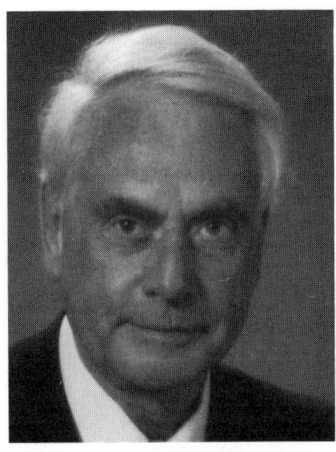

heitsamtes (stellv. Vorsitzender) (seit 1978). Mitglied verschiedener Vorstände und Kuratorien im medizinischen Fachbereich, Ehrenmitglied und Mitglied in medizinischen Gesellschaften. Herausgeber bzw. Mitarbeiter in medizinischen Fachzeitschriften. – Medizinstudium (Staatsexamen und Promotion (1945)). Fachausbildung in Innerer Medizin, Pharmakologie/Klinische Pharmakologie. Habilitation auf dem Gebiet Innere Medizin. Prof. an der Universität Jena (1953). Übernahme des Lehrstuhls für Innere Medizin (1956). Prof. an der Klinischen Fakultät Mannheim der Universität Heidelberg (seit 1970). Leitung der medizinischen Forschung und medizinischer Direktor der Knoll AG (1969). Leiter der medizinischen Forschung des Unternehmensbereiches Pharma der BASF AG Ludwigshafen (1977). Hauptgeschäftsführer der Medizinischen Studiengesellschaft e. V./Paul-Martini-Stiftung bzw. wiss. Berater (1981). Maß-

gebliche Funktionen im Verlagswesen (seit 1986). Purkinje-Medaille (seit 1963). Ernst-von Bergmann-Plakette (1980). Goldener Ehrenreflexhammer des Marburger Bundes (1983). Bundesverdienstkreuz am Bande (1987). Von Mehring-Minkowski-Medaille (1988) für Entdeckung des blutzuckersenkenden Effektes oraler Antidiabetika [Carbutamid (1953–1955)]. Ehrenmedaille des Berufsverbandes der Ärzte für Klinische Pharmakologie (1990). Schwerpunkte der wissenschaftlichen Arbeiten: Klinische Pharmakologie, Allergie und Immunologie, Psychosomatik (u. a. erster Nachweis des antiarrhythmischen Effektes von Ajmalin und der Blutzuckersenkung von Carbutamid beim Menschen, ferner der Resorption oral verabfolgter Goldsalze. Nachweis von Autoantikörpern nach Herzinfarkt. Aktive Entspannungstechniken.) Ca. 400 Einzelarbeiten, Buchveröffentlichungen und Bücher.

Anschrift:
Anschrift:
Am Wiesenbrunnen 33,
6730 Neustadt 13;
Telefon: (0 63 21) 6 61 01
        (0 69) 62 21 00 (dienstl.)

Dr. rer. nat. Ferdinand Klinkhammer

geb. am 16. Oktober 1928 in Krefeld. Geschäftsführer des Deutschen Ärzte-Verlages (seit Okt. 1970). – Besuch des Naturwissenschaftlichen Gymnasiums. Studium der Biologie und Chemie in Köln (1950–1958). Promotion (1958). Tätigkeiten in der pharmazeutischen Industrie (bis 1963). Beim Deut-

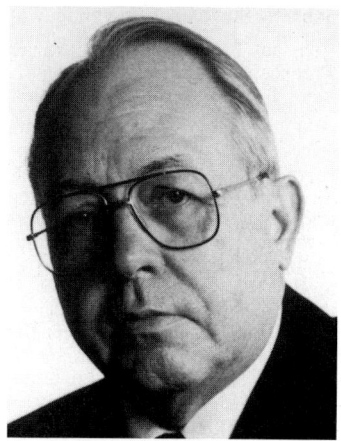
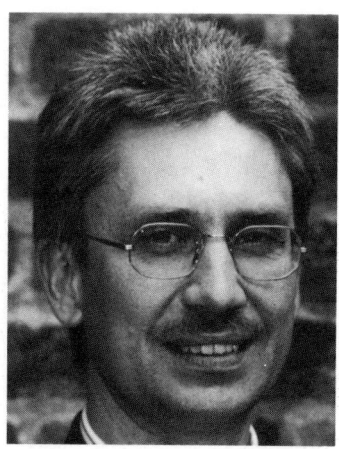

schen Ärzte-Verlag (seit 1963). Ge-
schäftsführer (seit Oktober 1970)..
Anschrift:
Nerzweg 21,
5000 Köln 40;
Telefon: (0 22 34) 7 81 11

Dipl.-Soziologe Dr. rer. pol. Wolfgang Klitzsch

geb. am 5. September 1950 in Bielefeld. Geschäftsführer der Ärztekammer Nordrhein. – Wissenschaftlicher Mitarbeiter an der Universität
Bielefeld (1976–1978). Wissenschaftlicher Assistent an der Universität zu Köln (1978–1984). Mitarbeiter am Max-Planck-Institut für
Gesellschaftsforschung (1985). Referatsleiter Gesundheitspolitik in
der Deutschen Krankenhausgesellschaft (1986–1991). Geschäftsführer der Ärztekammer Nordrhein
(1992). Zahlreiche Publikationen

u. a. „Medizinisch orientierte Re-
form des Gesundheitswesens",
„The German Healthcare System".
„Soziologie des Krankenhauses".
Anschrift:
privat:
Grunerstraße 25,
4000 Düsseldorf 1;
Telefon: (02 11) 63 26 90
dienstlich:
Ärztekammer Nordrhein,
Tersteegenstraße 31,
4000 Düsseldorf 30;
Telefon: (02 11) 4 30 20

Dr. med. Helmuth Klotz

geb. am 1. März 1929 in Roding/
Bayerischer Wald. Arzt für Allgemeinmedizin. Vizepräsident der
Bundesärztekammer. Präsident der
Landesärztekammer Hessen (bis
1992). Ehrenmitglied des Berufsverbandes der praktischen Ärztinnen
und Ärzte für Allgemeinmedizin

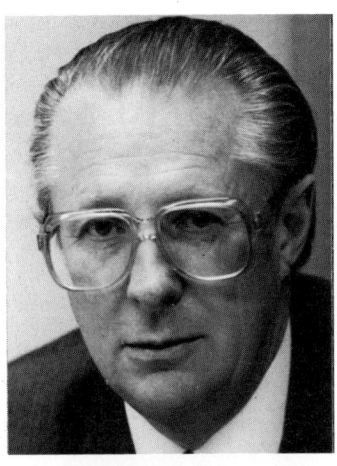

Annelies Ilona Klug

geb. am 7. März 1943 in Krazau. Pressesprecherin im Bundesministerium für Gesundheit. – Studium

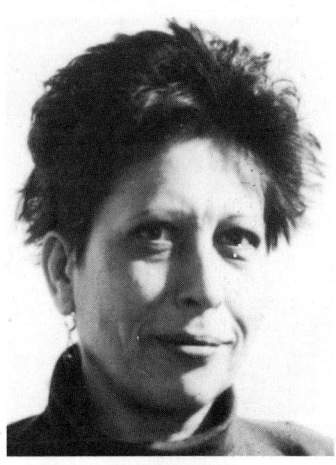

Deutschlands (BPA) e. V. Vorsitzender der Deutschen Akademie für Allgemeinmedizin. Mitglied des Gesundheitspolitischen Arbeitskreises der CDU Hessen. Vorsitzender des Ausschusses und der Ständigen Konferenz „Medizinische Fachberufe" der Bundesärztekammer. Vorsitzender der Arbeitsgemeinschaft zur Regelung der Arbeitsbedingungen der Arzthelferinnen (AAA). Mitglied des Vorstandes der Arzneimittelkommission der deutschen Ärzteschaft. – Abitur in Cham (1948). Medizinstudium in Regensburg und München (1948–1954). Staatsexamen und Promotion in München (1954). Weiterbildung in den Fächern Innere Medizin, Gynäkologie und Geburtshilfe, Chirurgie (1954–1958). Niederlassung als Praktischer Arzt mit Vollkassenzulassung in Darmstadt (1958).

Anschrift:
Bismarckstraße 11,
6100 Darmstadt;
Telefon: (0 61 51) 2 15 47

Germanistik, Publizistik, Romanistik, Pädagogik, Philosophie, 1. und 2. Staatsprüfung für das Lehramt an Realschulen, Referentin, dann Geschäftsführerin in der Bundesgeschäftsstelle der Christl. Demokr. Union, Chefredakteurin „Mittelstandsmagazin" und Pressesprecherin der Mittelstandsvereinigung der CDU/CSU.

Anschrift:
Bundesministerium für
Gesundheit
Koblenzer Straße 112
5300 Bonn 2
Telefon: (02 28) 9 41 11 40
privat:
Rheingasse 1,
5000 Köln 1;
Telefon: (02 21) 21 75 29

Dr. sc. med.
Hans-Hinrich Knaape MdB

geb. am 16. Dezember 1934 in Güstrow/Mecklenburg. Mitglied des Deutschen Bundestages, Mitglied

dienstlich:
Bundeshaus,
5300 Bonn 1;
Telefon: (02 28) 16 94 06
Fax: (02 28) 1 68 66 59

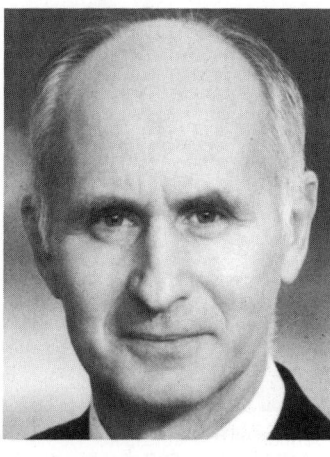

Dr. med.
Dipl.-Verwaltungsw.
Peter Knuth

geb. am 13. September 1946. Dezernent und Ärztlicher Geschäftsführer in der Bundesärztekammer. Mitglied

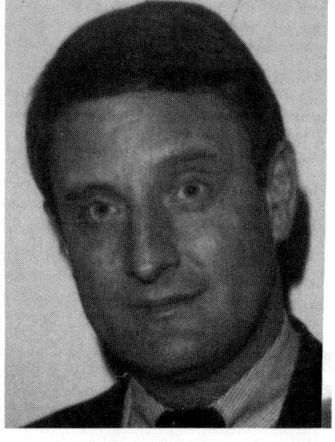

im Ausschuß für Gesundheit. – Rohrschlosserlehre (1950–1952). Abitur Dresden (1954). Studium der Humanmedizin in Rostock (1954–1959). Ärztliche Prüfung und Promotion zum Dr. med. (1959). Approbation, Ausbildung an der Universitätsnervenklinik Rostock (1960). Facharzt für Neurologie und Psychiatrie (1964). Oberarzt in der Abteilung für Kinderneuropsychiatrie (1969). Subspezialisierung Kinderneuropsychiatrie (1975). Dr. sc. med. u. Facultas docendi (1977). Chefarzt der Klinik für Kinderneuropsychiatrie der Bezirksnervenklinik Brandenburg (1977–1990).

Anschrift privat:
Klinikallee 50,
O-1800 Brandenburg (p)
Telefon: (0 31 81) 5 45 22 43

der Arbeitsgemeinschaft der Notärzte in Nordrhein-Westfalen. Mitglied der Deutschen Gesellschaft für Katastrophenmedizin. Notärztliche und katastrophenmedizinische Tätigkeit. Vertretung der Bundesärztekammer in Normenausschüssen – Schule, Gymnasium, Polizeidienst in Nordrhein-Westfalen. Leitung verschiedener Polizeidienststellen. Abschied als Polizeihauptkommissar. Diplomierung als Dipl.-

Verw.-Wirt der Fachhochschule für Öffentl.-Verwaltung. Studium der Humanmedizin an der Universität Düsseldorf. Anerkennung als Arzt für Anästhesieologie. Klinische Tätigkeit als Leitender Oberarzt und kurzfristig als Leitender Arzt einer Anästhesieabteilung. Ärztl. Geschäftsführer in der Bundesärztekammer, betraut mit Fragen der Notfall-Katastrophenmedizin, der Verkehrsmedizin, der ärztl. Weiterbildung (seit 1. Nov. 1986). Bundesverdienstkreuz am Bande des Verdienstordens der Bundesrepublik Deutschland. Verdienstplakette Malteser-Hilfsdienst. Vesalius-Medaille, Ernst-von Bergmann-Plakette. Publikationen: zahlreiche Veröffentlichungen.
Anschrift:
Bundesärztekammer,
Herbert-Lewin-Straße 1,
5000 Köln 41;
Telefon: (02 21) 4 00 42 74 / 2 76

Assessor jur. Bertram F. Koch

geb. am 6. März 1950 in Bielefeld. Justitiar der Ärztekammer Westfalen-Lippe, Münster. – Bankkaufmann (1970). Nach Studium der Rechts- und Staatswissenschaften an den Universitäten Marburg, Freiburg und Münster Rechtsanwalt in Münster (bis 1980). Justitiar der Ärztekammer Westfalen-Lippe (seit 1980). Publikationen: Diverse Veröffentlichung im „Westfälischen Ärzteblatt" und „Medizin Recht".
Anschrift:
Kaiser-Wilhelm-Ring 4 / 6,
4400 Münster;
Telefon: (02 51) 37 50-3 44

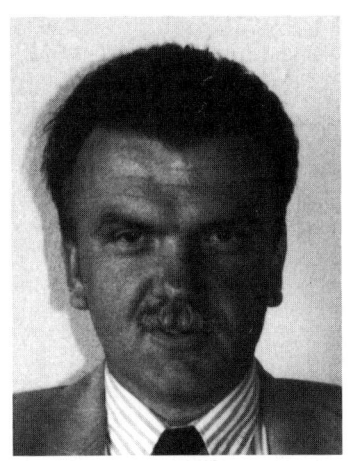

MR Dr. med. Peter Koch

geb. am 1. April 1941 in Berlin. FA für Allgemeinmedizin, Arzt in eigener Niederlassung (seit 1. Jan. 1991). Vorsitzender des Berufsverbandes der Allgemeinmediziner des Landes Sachsen-Anhalt (BdA). Abgeordneter, Vorsitzender der Stadtverordnetenversammlung Osterfeld. Mitglied der VV der KV Sachsen-Anhalt. Mitglied der Fach u. Prüfungskommission Allgemeinmedizin. – Staatsexamen Humboldt Uni Berlin (1965). Promotion in Jena (1968). Facharztkolloquium in Halle (1970). Hausärztliche Tätigkeit in Staatlicher Arztpraxis Osterfeld (seit 1970). In eigener Niederlassung (seit 1. Jan. 1991). FA f. Allgemeinmedizin in staatlicher Einrichtung (seit 1970).

Anschrift:
Gartenstraße 44,
O-4903 Osterfeld;
Telefon: (03 44 22) 3 24

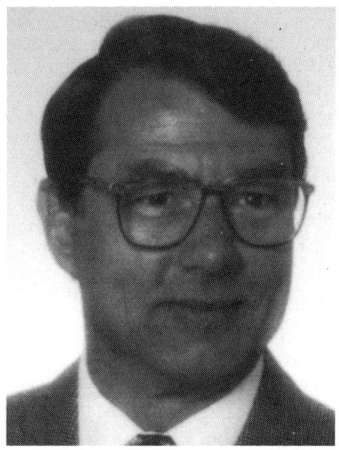
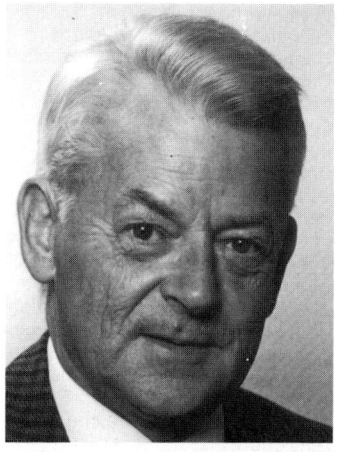

MR Dr. med. Peter Koch

Wolfgang Koch

geb. am 19. Januar 1932 in Seesen am Harz (Kreis Goslar). Stellv. Hauptgeschäftsführer der Ärztekammer Niedersachsen (ÄKN) und Leiter der Informationsabteilung der ÄKN und der KVN (Ärztliche Pressestelle und Redaktion des Niedersächsischen Ärzteblattes) (1979). Chefredakteur des Niedersächsischen Ärzteblattes, (1986). Mitglied der Landespressekonferenz Niedersachsen (1966). Mitglied im Niedersächsischen Landesrundfunkausschuß – KdÖR –, Aufsichtsorgan ggü. den priv. elektronischen Medien, als Vertreter des Verbandes der Freien Berufe im Lande Niedersachsen (1984). Ehrenamtlicher Finanzrichter beim Niedersächsischen Finanzgericht (1992). – Grundschulbesuch. Handwerkliche

Ausbildung und fünfjährige Berufsausübung (1954). Anschließend Sanitätsdienst im Bundesgrenzschutz und bei der Bundeswehr (1963). Nach der Entlassung als Berufssoldat (auf eigenen Antrag) erfolgte die Dienstaufnahme bei der Ärztekammer Niedersachsen (ÄKN), zunächst als Referent und Redaktionsassistent. Nach drei Jahren als Redakteur und Pressereferent (1966). Ehrenzeichen der Deutschen Ärzteschaft (1982). Verdienstkreuz am Bande der Bundesrepublik Deutschland (1989). Publikationen: Veröffentlichungen zur Sozial- und Gesundheitspolitik, populär wissenschaftliche Veröffentlichungen zur Gesundheitsförderung, Publikationen zur medizinischen Katastrophenhilfe, Mitautor und Redakteur des Handbuchs für den Katastrophenschutz – Wegweiser medizinische Katastrophenhilfe – Schwerpunkte ärztlicher Hilfe bei Großunfällen und zivilen Katastrophen, Herausgeber: ÄKN.

Anschrift:
Ärztekammer Niedersachsen
Berliner Allee 20, Ärzte???
3000 Hannover 1
Telefon: (05 11) 34 90) 2 13
privat:
Pestalozzistraße 22,
3014 Laatzen;
Telefon: (05 11) 82 83 01

Prof. Dr. med.
Kurt Kochsiek

geb. am 3. März 1930 in Oerlinghausen/Lippe. O. Prof. für Innere Medizin, Direktor der Medizinischen Uni-

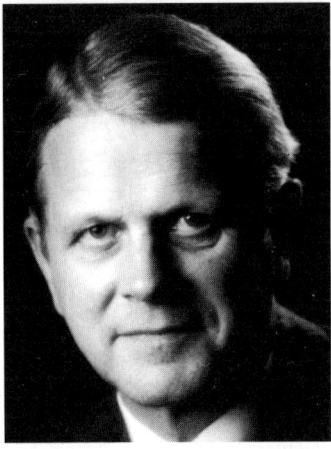

versitätsklinik Würzburg. Vorsitzender Fachausschuß 202 Praktische Medizin der DFG (1978–1984). Mitglied des Wissenschaftsrates (1983–1989). Vorsitzender des Wissenschaftsrates (1987–1989). Chairman Working Group „Drug Therapy in Cardiology" Europ. Soc. of Cardiology (1984–1987). Mitglied Dt. Akad. d. D. Naturforscher Leo-

poldina (1989). Mitglied Hochschulstrukturkommission Niedersachsen (1989/90). Mitglied Landeshochschulstrukturkommission Berlin (1991). Dekan der Med. Fakultät (1989–1991). Medizinstudium, Mainz, Göttingen, Zürich, Heidelberg (1950–1955). Pathologisches Institut, Universität Heidelberg (1955/56). Medizinische Universitätsklinik Göttingen (1957–1973). NIH Bethesda/MA und Johns-Hopkins-University Baltimore/MA (1962). Habilitation (1963). Apl. Prof. (1968). O. Prof. f. Inn. Medizin und Direktor Med. Klinik III, Univ. Tübingen (1973). O. Prof. Innere Med. Unv. Würzburg u. Direktor d. Med. Univ.-Klinik (1980). Großes Bundesverdienstkreuz (1989). Publikationen: Classen, Diehl, Kochsiek, Innere Medizin, Urban & Schwarzenberg, München-Baltimore, 1991. Kochsiek, Larbig, Harmjanz: Die hypertrophische obstruktive Kardiomyopathie, Springer Verlag Berlin, Heidelberg, New York. Urban & Schwarzenberg 1984.
Anschrift:
Mittlerer Neubergweg 34,
8700 Würzburg;
Telefon: (09 31) 7 12 98

Dr. rer. nat.
Jürgen Kögel

geb. am 14. März 1946 in Leipzig. Leiter (und Besitzer) der Fläming-Apotheke in Belzig/Mark Brandenburg. Präsident der Landesapothekerkammer Brandenburg. Abitur (1964). Pharmaziestudium an der Universität Leipzig (1964–1969). Approbation als Apotheker nach Praktikum in der Galenus-Apotheke

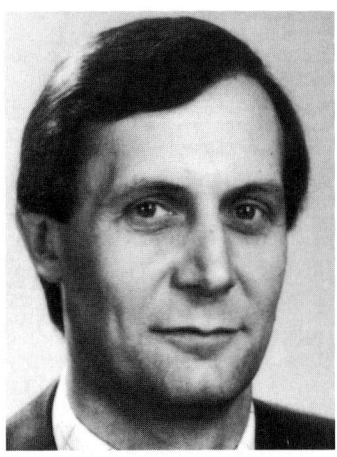

Elke Köhler

geb. am 14. Februar 1941 in Luther-
stadt Wittemberg. Facharzt für Allgemeinmedizin in eigener Praxis als

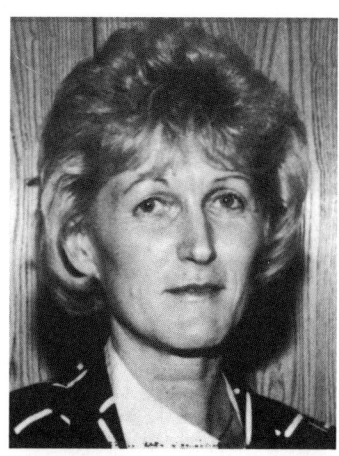

Leipzig (1970). Wissenschaftlicher
Assistent im Fachbereich Pharmazeutische Technologie der Leipziger Universität (1969–1973). Promotion zum Dr. rer. nat. (1973). Leiter
des Infusionszentrums Eilenburg
(1973–1974). Leiter (seit 1974) und
auch Besitzer der Fläming-Apotheke Belzig (seit 1991). Kreisapotheker und Direktor des Pharmazeutischen Zentrums Belzig (1976–
1991). Fachapotheker für Arznei-
mittelversorgung (1980). Allgemeinpharmazie, Offizinpharmazie. Le-
bensrettungsmedaille (1970). Pharmazierat (1983). Ca. 20 Publikationen zum Thema „Granulometrie"
und „suspendierte Arzneistoffe in
Salben".

Anschrift:
Privat:
 Steinstraße 6,
O-1820 Belzig;
Telefon: (03 38 41) 22 40
Apotheke: Straße der Einheit 28,
O-1820 Belzig;
Telefon: (03 38 41) 24 98

niedergelassener Arzt. Vorsitzende
des HB LV Brandenburg. Mitglied
der Kammerversammlung der Ärztekammer Brandenburg. Mitglied
des Redaktionsbeirates „Branden-
burgisches Ärzteblatt". – Grundschule Wilhelm-Pieck-OS Pieste-
ritz (bis 1955). Abitur an der Lucas-
Cranach-OS (1959). Studium an der
Karl-Marx-Uni Leipzig (1959–1966).
Staatsexamen (1966). Ein Jahr
Pflichtass.-Zeit Johanniter-Kran-
kenhaus Jüterbog (1966/1967).
Facharztausbildung in Kreispoliklinik Jüterbog (1967–1972). Arbeit als
Facharzt für Allgemeinmedizin in
der Kreispoliklinik Jüterbog (bis 31.
Dezember 1990). Als niedergelassener Arzt in Jüterbog (seit 1. Januar
1991).

Anschrift:
Erlenbusch 1,
O-1700 Jüterbog;
Telefon: 23 80
Fax: 23 80

Dr. med. Günter Kölle

geb. am 29. Januar 1945 in Geislingen/Steige. Niedergelassener Internist. Vorsitzender des Berufsver-

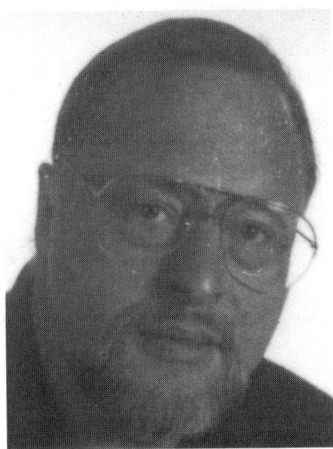

bandes Deutscher Internisten, Landesgruppe Süd Württemberg (seit 1988). Staatsexamen (1970). Verschiedene Medizinalassistentenstellen (1971). Promotion (1971). Anschließend Weiterbildung zum Facharzt für Innere Medizin an der Med. Universitäts-Poliklinik Tübingen (Leiter: Prof. Felix Heni). Internistische Röntgenausbildung am Medizinischen Strahleninstitut der Univ. Tübingen (Prof. Fromhold). Oberarzt am Städt. Krankenhaus Rottenburg (internistische und ra-

diolog. Tätigkeit unter Chefarzt Dr. Dentler) (1976/77). Niederlassung als Internist mit fachgebietsbezogener Radiologie, Endoskopie, Sonographie (1977). Überwiegend hausärztliche Tätigkeit, in kleinerem Umfang Tätigkeit auf Überweisung.
Anschrift:
Seebronnerstraße 8,
7407 Rottenburg/N;
Telefon: (0 74 72) 2 22 53

Prof. Dr. med. Benno König

geb. am 15. Februar 1929. Präsident der Deutschen Gesellschaft für Allgemeinmedizin. Vorstandsmitglied

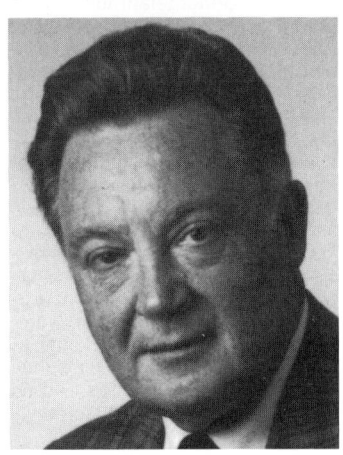

der Kassenärztlichen Vereinigung Rheinhessen (1977–1988). – Studium der Medizin anschließend bis zum Staatsexamen mit Teilapprobation (2. Juni 1955). Assistententätigkeit in verschiedenen Kliniken (Innere, Chirurgie, Gynäkologie/Geburtshilfe, HNO) in Mainz (1955 – Nov. 1958). Vollapprobation (31. Okt. 1956). Promotion (6. Febr. 1957). Weiterbildung bis zur Niederlassung als prakt. Arzt und Geburtshelfer in Finthen, heute Mainz-Finthen (27. Nov. 1958). Zulassung als Kassenarzt (26. Juni 1959). Anerkennung als Arzt für Allgemeinmedizin (16. Febr. 1971). Ermächtigung zur Weiterbildung in Allgemeinmedizin mit einer anrechnungsfähigen Zeit von 18 Monaten (25. Sept. 1973). Bestätigung der Praxis als anerkannte Landarztpraxis (Apr. 1976). Genehmigung zum Führen der Bezeichnung Arbeitsmedizin (1979). (Arbeitsmedizinische Tätigkeit (seit 1975)). Ermächtigung für arbeitsmedizinische Vorsorge nach Grundsatz 20 – Gehörgefährdung durch Lärm – durch die gewerblichen Berufsgenossenschaften (1979). Flugmedizinische Ausbildung in Australien (1976). Vertragsarzt mehrerer internationaler Fluggesellschaften (ärztliche Betreuung des Flugpersonals, Beurteilung der Flugfähigkeit von Passagieren) (seit 1978). Seit mehreren Jahren als „Sachverständiger" beim Bundesgesundheitsamt in Berlin in den Kommissionen bzw. Ausschüssen: Für „Verschreibungspflicht", für „Standardzulassungen", Transparenzkommission ‚Bioäquivalenzkommission'. Präsident der Deutschen Gesellschaft für Allgemeinmedizin (DEGAM) (seit 1990). Lehrbeauftragter für Allgemeinmedizin an der Johannes-Gutenberg-Universität Mainz (seit Wintersem. 1977/1978). Herausgabe eines zweibändigen Lehrbuches „Die Allgemeinmedizin" im perimed-Verlag, Erlangen, das z. Z. in der Vorbereitungsphase einer Neuauflage ist. Daneben mehr als 50 Publikationen aus den verschiedensten Bereichen allgemeinmedizinischer Tätigkeit (1988). Geschäftsführender Schriftleiter der Zeitschrift „Fortschritte der Diagnostik" (seit 1980).

Anschrift:
c/o Deutsche Gesellschaft für Allgemeinmedizin Prunkgasse 9, 6500 Mainz 21; Telefon: (0 61 31) 47 20 37 Fax: (0 61 31) 4 03 25

Prof. Dr. med. Friedrich Karl Kößling

geb. am 2. November 1935 in Zeitz. Direktor des Pathologischen Instituts des ZKH St.-Jürgen-Straße in

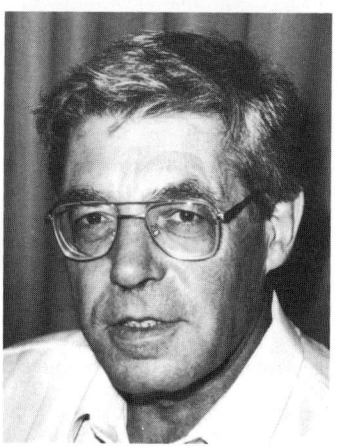

Bremen. Tutor des Akademischen Lehrkrankenhauses ZKH St.-Jürgen-Straße. Vorsitzender des Berufsverbandes Deutscher Pathologen. Mitglied der Delegiertenversammlung der Ärztekammer Bremen. Mitarbeit in mehreren Ausschüssen und Ständigen Konferenzen der Bundesärztekammer bzw. Arbeitskreis „Hochschule und Ausbildung" des Marburger Bundes. – Studium: in Leipzig (1953–1955). In Berlin-West (1955–1959). Staatsexamn (1959). Tätigkeit an den Pathologischen Instituten der Städt. Krankenanstalt Darmstadt (1961–1964). Am Path. Institut des Universitätsklinikum Mainz (1964–1973). Direktor des Pathologischen Insittuts der Zentralkrankenhäuser St.-Jürgen-Straße und „Links der Weser" in Bremen (seit 1973). Promotion (1960). – Habilitation und Erlangung der venia legendi für pathologisch Anatomie und allg. Pathologie (1969). Apl. Prof. (1972). Publikationen: ca. 70 wissenschaftl. Publikationen und Vorträge. Weitere Publikationen zu berufspolitischen Themen.

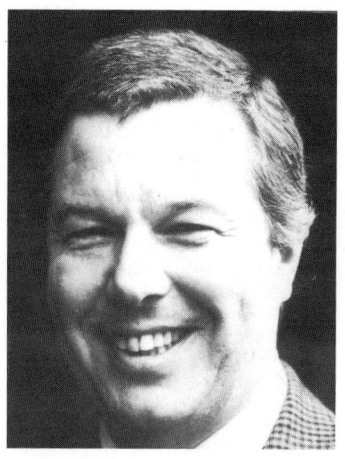

Anschrift:
Pathologisches Institut des
Zentralkrankenhauses
St.-Jürgen-Straße,
Am Schwarzen Meer 134–136,
2800 Bremen 1;
Telefon: (04 21)4 97 54 35

Dr. med. Horst Kohne

geb. am 27. Mai 1939 in Hannover. Niedergelassener Gynäkologe (seit 1. Apr. 1973). Vorsitzender der Vertreterversammlung der Kassenärztlichen Bundesvereinigung (seit 4. März 1989). 2. Vorsitzender der Kassenärztlichen Vereinigung Westfalen-Lippe (seit 12. Jan. 1985). Präsidiumsmitglied (Schatzmeister) im Bundesverband der Freien Berufe, Bonn-Bad Godesberg (seit 9. Apr. 1992). Vorstandsmitglied im Verband Freier Berufe, Landesverband Düsseldorf (seit 2. Juli 1986). Mitglied im Aufsichtsrat der Deutschen Apotheker und Ärztebank (seit 26. Juni 1992). Vorsitzender des Revisionsverbandes Ärztlicher Organisationen e. V. (seit 6. Mai 1992). Kreisvorsitzender Hartmannbund. – Beginn Studium der Medizin in Tübingen (4. Nov. 1960). Ableistung der Wehrpflicht zwischen Abitur und Studium, Dienstgrad: Oberfeldarzt der Reserve (6. Apr. 1959–30. Sept. 1960). Staatsexamen Tübingen (25. Jan. 1967). Approbation (28. Febr. 1969). Promotion Tübingen (7. Febr. 1967). Medizinalassistent am Kreiskrankenhaus in Nagold und am Kreiskrankenhaus Solingen (1967–1969). Assistenzarzt am Kreiskrankenhaus Solingen (Gyn. Abteilung) (1. März – 31. Dez. 1969). Frauenklinik des Kreiskrankenhauses Herford (1. Jan. 1970 – 14. Okt. 1972) davon als Oberarzt (seit 1. Okt. 1971). Anerkennung als Facharzt für Frauenkrankheiten und Geburtshilfe (28. Febr. 1973). Niederlassung als Gynäkologe in Espelkamp (seit 1. Apr. 1973). Mitglied der Vertreterversammlung (VV) der Kassenärztlichen Vereinigung Westfalen-Lippe (KVWL) (seit 1977). Mitglied der VV der KBV und Mitglied des Vorstandes der KVWL (seit 1981). 2. Vorsitzender des Vorstandes der KVWL (seit 1985). Wahl zum Vorsitzenden der Vertreterversammlung der Kassenärztlichen Bundesvereinigung (seit 1989). Wilhelm-Berghoff-Medaille des Hartmannbund-Landesverbandes Westfalen-Lippe (25. Mai 1991).

Anschrift:
privat:
Lessingstraße 10,
4992 Espelkamp;
Telefon: (0 57 72) 41 55
dienstlich:
Westfalendamm 45,
4600 Dortmund 1;
Telefon: (02 31) 41 07-2 02

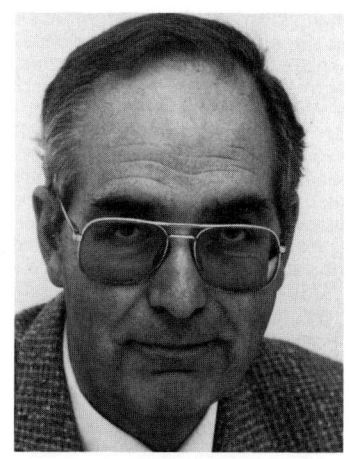

Pathologe in einer Gemeinschaftspraxis in Nürtingen (1. Jan. 1992).
Anschrift:
c/o Landesärztekammer
Baden-Württemberg
Jahnstraße 38 A,
7000 Stuttgart 70

Professor Dr. med. Friedrich-Wilhelm Kolkmann

geb. am 30. August 1936 in Oberhausen-Sterkrade. Niedergelassener Pathologe in Nürtingen. Präsident der Landesärztekammer Baden-Württemberg. – Studium der Medizin in Göttingen und Kiel, Staatsexamen (1963). Promotion (1963). Medizinalassistentenzeit in Oberhausen. Approbation (1965). Institut für Pathologie der Universität Heidelberg (1965–1973). Habilitation (1971). APL-Professor (1973). Chefarzt des Pathologischen Institutes am Kreiskrankenhaus Nürtingen (1973–1991). Niedergelassener

Dr. med. dent. Wilfried Kopp

geb. am 9. Mai 1939 in Kiel. Zahnarzt (Jugendzahnklinik Schwerin, Staatl. Zahnarztpraxis Bad, kleinen Staatl. Zahnarztpraxis Lalendorf) (seit 1964). In eigener Niederlassung in Güstrow. Vorstandsvorsitzender der Kassenzahnärztlichen Vereinigung Mecklenburg-Vorpommern (seit 1991). – Abitur in Meiningen (1958). Zahnmedizinstudium in Rostock (1959– 1964). Promotion (Humboldt Univ. Berlin) (1969). Fachzahnarzt für Kinderstomatologie (1969). Fachzahnarzt für Allgemeine Stomatologie (1973).

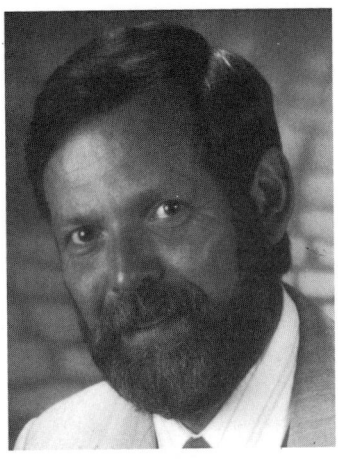

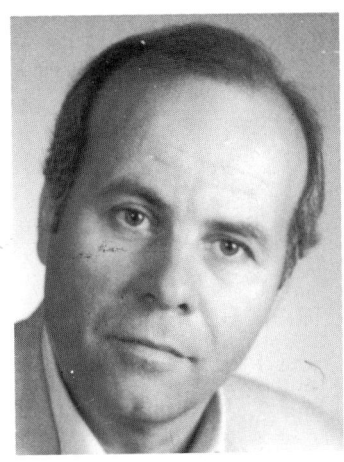

Dr. med. dent. Wilfried Kopp

Dr. med. Peter J. Kosek

Anschrift:
Niklotstraße 39,
O-2600 Güstrow;
Telefon: (0 38 43) 21 45 53

Dr. med. Peter J. Kosek

geb. am 12. Januar 1947 in Leipzig.
Publizist für Medizin und Soziales in
der Fach- und Laienpresse. Chefredakteur und Herausgeber des Pres-
sedienstes „Medizin Populär". –
Studium der Medizin (1967–1972).
Klinische Tätigkeit (bis 1976). Prakt.
Arzt / Landarzt (bis 1985). Publizist
(seit 1986).

Anschrift:
Klafferstraße 44,
W-8391 Neureichenau;
Telefon: (0 85 84) 18 70

Dr. med.
Klaus-Dieter Kossow

geb. am 25. September 1941 in Stol-
zenau Kreis Nienburg. Allgemeinarzt Psychotherapie in Achim (seit
1971). Vorstandsvorsitzender der
Kassenärztlichen Vereinigung Niedersachsen und deren Bezirksstelle
Verden. Vorstandsmitglied der Ärztekammer Niedersachsen und Vorsitzender von deren Verwaltungs-
stelle Verden. Stellvertr. Bundesvorsitzender des Berufsverbandes der
Praktischen Ärztinnen und Ärzte für
Allgemeinmedizin e. V. Köln. Vorstandsmitglied der Kassenärztlichen Bundesvereinigung. Mitglied
des Bundesausschusses Ärzte /
Krankenkassen, dort zuständig für
Arzneimittelfragen. Mitglied des

173

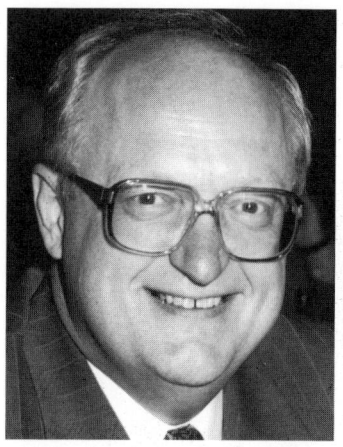

Ministerin
Diplom Volkswirtin
Christiane Krajewski

geb. am 4. Februar 1949 in Wuppertal. Ministerin für Frauen, Arbeit, Gesundheit und Soziales des Saar-

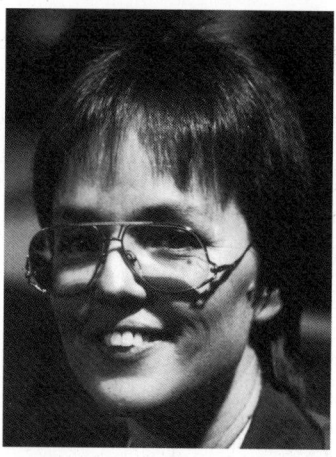

Beirats der Deutschen Ärzteversicherung. Mitglied des Aufsichtsrats der Deutschen Apotheker- und Ärztebank eG. Lehrbeauftragter an der Medizinischen Hochschule Hannover für Allgemeinmedizin. Mitglied der Delegiertenversammlung des Hartmannbundes in Niedersachsen und auf Bundesebene. – Besuch des Humanistischen Gymnasiums Minden und des Gymnasiums Am Barkhof Bremen. Abitur (1961). Studium der Medizin an der Freien Universität Berlin (1961). Promotion (1968). Medizinalassistent und Assistenzarzt in Berlin und Bremen (1968). Publikationen: Lehrbücher für Allgemeinmedizin sowie circa 140 Artikel in Fachzeitschriften mit wissenschaftlichem (Neurophysiologie, Allgemeinmedizin), berufs- sowie sozialpolitischem Inhalt.

Anschrift:
Am Alten Mühlenberg 3,
2807 Achim-Baden;
Telefon: (0 42 02) 7 03 05

landes. – Abitur (1967). Studium der Volkswirtschaftslehre in Saarbrücken u. München (1967–1973). Abschluß als Dipl. Volkswirtin (1973). Wissenschaftliche Mitarbeiterin im Amt für Stadtentwicklung und Statistik der Landeshauptstadt Saarbrücken (1974–1977). Leiterin des Jugendamtes der Landeshauptstadt Saarbrücken (1977–1986). Beigeordnete für Umwelt und Gesundheit der Landeshauptstadt Saarbrücken (1986–1990). Ministerin für Gesundheit und Soziales des Saarlandes (2/1990–2/1991). Ministerin für Frauen, Arbeit, Gesundheit und Soziales des Saarlandes (seit 2/1991).

Anschrift:
Ministerium für Frauen, Arbeit,
Gesundheit und Soziales
Franz-Josef-Röder-Straße 23,
6600 Saarbrücken;
Telefon: (06 81) 5 01-31 14 o. 31 15

Anschrift:
Red. Therapie der Gegenwart,
Verlag Urban & Vogel,
Postfach 15 22 09,
8000 München 15;
Telefon: (0 89) 53 29 22 30
Privat:
Maria-Theresia-Straße 2,
8000 München 80

Susanna Kramarz

geb. am 17. Mai 1956 in Leipzig. Redaktionsleitung „Therapie der Gegenwart", redaktionelle Beratung

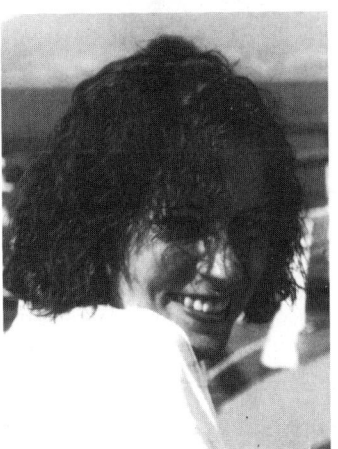

der Zeitschrift „Ärztin". – Medizin-studium u. ärztl Approbation in Ber-lin. Lehrtätigkeit Krankenpflege- und Musiktherapeuten-Ausbildung. Freie Medizinjournalistin in Berlin (1984–1986). Redaktion „Therapie der Gegenwart", Verlag Urban & Vogel, München (seit 1986). Redak-tionsleitung verantw. (seit Jan. 1991).

Dr. rer. pol. Rolf Kramer

geb. am 10. August 1934 in Berlin. Vorsitzender des Vorstandes der ASTA Medica AG, Frankfurt. Mit-

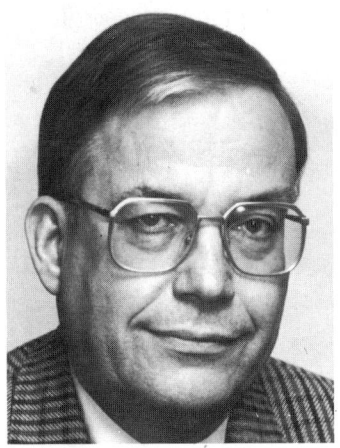

glied des Geschäftsführenden Vor-standes des Bundesverbandes der Pharmazeutischen Industrie. Vorsit-zender des Arbeitsausschusses Öf-fentlichkeitsarbeit des BPI. – Wis-senschaftliche und Dozententätig-keit an den Universitäten Mannheim u. Köln (1958–1962). Boehringer In-gelheim – Zentralabt. Pharma-Mar-keting (1962–1971). Gödecke AG,

Berlin–Freiburg, Verkaufsleiter, Marketingleiter, Vorstand Marketing (1971–1982). Degussa AG, Leiter des Geschäftsbereiches Pharma (seit Sept. 1983). Vorsitzender des Vorstandes der ASTA Medica AG, Frankfurt (seit März 1987).

Anschrift:
c/o ASTA Medica AG,
Weismüllerstraße 45,
6000 Frankfurt/M. 1;
Telefon: (0 69) 40 01-1

Parlamentar. Staatssekretär Rudolf Kraus

geb. am 27. Februar 1941 in Amberg/Oberpfalz. Parlamentarischer Staatssekretär beim Bundesmini-

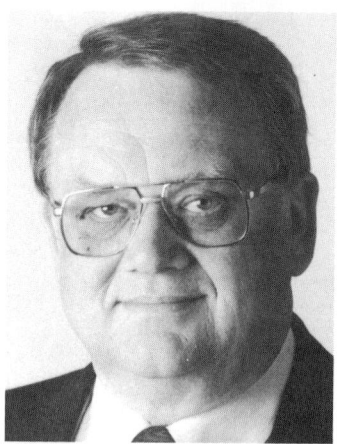

ster für Arbeit und Sozialordnung. Mitglied des Deutschen Bundestages. – Kaufmännische Lehre, Kaufmannsgehilfenprüfung (1959). Baukaufmann, Verwaltungs- und Wirtschaftsakademie München.

Abschluß als Betriebswirt (VWA). Prokurist bei Kraftanlagen AG Heidelberg und Rohrleitungsunternehmen Brochier (1969–1976). Mitglied des Deutschen Bundestages (seit 1976). Parlamentarischer Geschäftsführer der CSU-Landesgruppe und der CDU/CSU Bundestagsfraktion (Mai 1989 – Mai 1992). Parlamentarischer Staatssekretär beim Bundesminister für Arbeit und Sozialordnung (seit Mai 1992). Großes Verdienstkreuz Der Bundesrepublik Deutschland. Bayerischer Verdienstorden.

Anschrift:
Postfach 48,
8454 Schnaittenbach;
Telefon: (0 96 21) 2 36 02

Prof. Dr. Rolf Krebs

geb. am 13. Februar 1940 in Mainz. Humanmedizin an den Universitäten Frankfurt, Erlangen, Mainz. Promotion zum Dr. med., Universität Mainz. Arzt für Pharmakologie und Klinische Pharmakologie. – Habilitation für Pharmakologie und Toxikologie (1971). Wissenschaftlicher Rat und Professor, Universität Mainz (1972). Leiter Klinische Forschung, später Leiter Forschung und Entwicklung weltweit des Sektors Gesundheit (ethische Arzneimittel, Selbstmedikation, Hospitalprodukte, Diagnostika Biotechnologie, Consumer Products) bei Bayer AG (1976). Geschäftsentwicklung: Cutter – Miles, USA (1980/1981). Stellvertretender Generaldirektor der Bayer Italia S.p.A. (1986–1989). Mitglied der Unternehmensleitung (Unternehmensbereich Pharma) Boehringer Ingelheim (seit Febr. 1989). Mitglied des Vorstandes der

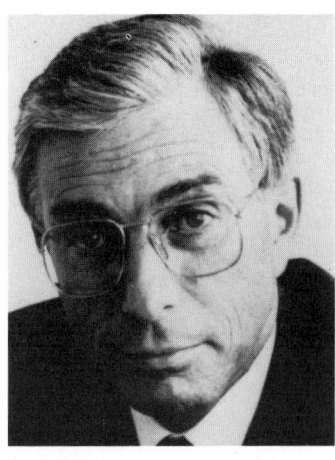 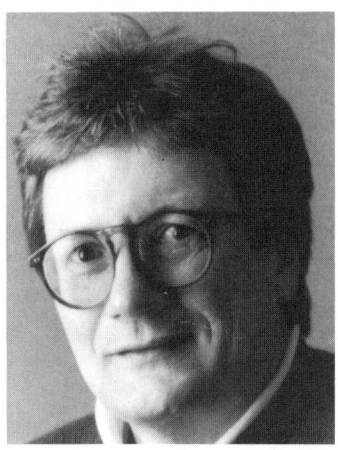

Medizinisch-Pharmazeutischen
Studiengesellschaft e. V. (MPS).
 Anschrift:
 Binger Straße,
 Postfach 200,
 6507 Ingelheim/Rhein

Anschrift:
Kleiner Werth 20,
56 Wuppertal 2

Dieter Krenkel

geb. am 30. August 1945 in Lünen/
Kreis Unna. Niedergelassener
Zahnarzt in Wuppertal. Landesvorsitzender des Freien Verbandes
Deutscher Zahnärzte (FVDZ) Nordrhein. Mitglied der Vertreterversammlung der Kassenzahnärztlichen Vereinigung Nordrhein (KZV),
stellv. Verwaltungsstellenleiter KZV-
Nordrhein in Wuppertal. Mitglied
der Hauptversammlung des FVDZ. –
Abitur (1966). Berufsoffizier (1967–
1981). Studium der ZHK (1974–1979
Uni Münster. Staatsexamen in Münster (1979). Niederlassung in eigener Praxis in Wuppertal (1983).

Dr. Hansheinz Kreuter
Diplom-Volkswirt

geb. am 25. Juni 1944 in Bad Go-
desberg. Geschäftsführer des Wis-
senschaftlichen Instituts der Ärzte
Deutschlands (WIAD) e. V., Bonn.
Koordinator der Deutschen Herz-
Kreislauf-Präventions-Studie (DHP).
Stellvertretender Hauptgeschäfts-
führer des Hartmannbundes – Ver-
band der Ärzte Deutschlands. Ge-
schäftsführer der Stiftung „Ärzte
helfen Ärzten", Bonn. – Studium der
Volkswirtschaftslehre in Bonn und
Köln. Diplomprüfung und Promo-
tion in Bonn. Wissenschaftlicher
Mitarbeiter der Gesellschaft für
Wirtschafts- und Verkehrswissen-

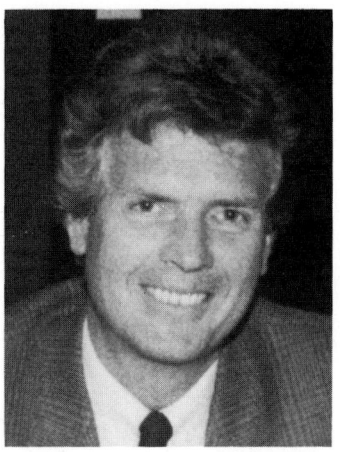

Apl. Prof. Dr. rer. nat., Dr. med. Hans Kröger

geb. am 11. Februar 1928 in Hamburg. Ernennung zum Abteilungsleiter Biochemie am Robert Koch-

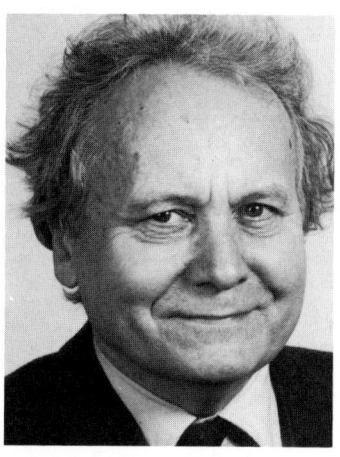

schaftliche Forschung, Bonn (1969–1973). Wissenschaftlicher Assistent am Institut für Industrie- und Verkehrspolitik der Universität Bonn (1974–1977). Mit der Geschäftsführung des Instituts beauftragt (seit 1975). Lehrbeauftragter an der Universität Bonn, der Fachhochschule für Wirtschaft, Köln, sowie der Pädagogischen Hochschule Rheinland, Abt. Köln, für die Fächer Regional-, Entwicklungs- und Sozialpolitik (1975–1978). Mitglied der Hauptgeschäftsführung des Hartmannbundes (seit 1977). Publikationen: Veröffentlichungen zu den Themenbereichen Verkehrs-, Regional-, Entwicklungs- und Sozialpolitik sowie Gesundheitspolitik und -forschung (mit den Schwerpunkten Prävention und Risikofaktoren).

Institut (Mai 1969). Geschäftsführender Direktor des Robert Koch-Institutes (1976–1981). Stellvertretender Direktor des Robert Koch-Institutes (1985–1990). Ernennung zum kommissarischen Direktor des Robert Koch-Institutes (April 1990). Mitglied des Stiftungsrates Deutsches Rheumaforschungszentrum. Vorsitzender der Gesellschaft zur Erforschung rheumatischer Erkrankungen e. V. – Abschluß mit Abitur (1949). Promotion Dr. rer. nat., Universität Kiel; Thema: „Antibakterielle Prinzipien in Farnen und ihre Beziehung zur Thiaminase" (1953). Medizinisches Staatsexamen, Universität Hamburg (1957). Promotion Dr. med., Universität Kiel; Thema: „Die pharmakologische Wirkung der Kombination von Magnesiumsalzen

Anschrift:
Am Domblick 17,
5300 Bonn 2;
Telefon: (02 28) 32 15 61

und Procain" (1957). Biochemisches Institut, Universität Freiburg i. Br. Wiss. Ass. (1957– 1959). Dept. Biochemistry, New York University, New York. Postdoctoral fellowship (1959–1961). McArdle Memorial Institute, Madison, Wisconsin. Postdoctoral fellowship (1961–1961). Biochemisches Institut, Universität Freiburg i. Br. Wiss. Ass. (seit Jan. 1962). Habilitation für Biochemie, Medizinische Fakultät der Universität Freiburg im Br. Thema: „Das Enzym der Messenger-RNS-Synthese" (1963). Ruf auf einen Lehrstuhl für Biochemie an der Universität Ulm (1968). Ernennung zum Leitenden Direktor und Professor am Bundesgesundheitsamt (1969). Ernennung zum außerplanmäßigen Professor, Universität Freiburg i. Pa. (1970). Umhabilitation an die Freie Universität Berlin und Ernennung zum außerplanmäßigen Professor (1970). Ruf auf einen Lehrstuhl für Biochemie an der Universität Göttingen (1970). Ruf auf einen Lehrstuhl für Biochemie an der Freien Universität Berlin, Institut für Veterinärmedizin (Sept. 1974). Wahl zum geschäftsführenden Direktor des Robert Koch-Instituts (1976). Übernahme der Geschäftsführung des Robert Koch-Instituts (1976). Wiederwahl zum geschäftsführenden Direktor des Robert Koch-Instituts (1978). Beginn der 2. Amtsperiode der Geschäftsführung des Robert Koch-Instituts (1978). Ende der 2. Amtsperiode der Geschäftsführung des Robert Koch-Instituts (1981). Ernennung zum stellvertretenden Direktor des Robert Koch-Instituts (1985). Ende der Amtsperiode als stellvertretender Direktor des Robert Koch-Instituts (1990). Ernennung zum kommissarischen Direktor des Robert Koch-Instituts (seit April 1990). 360 Publikationen in Fachzeitschriften.

Anschrift:
Robert Koch-Institut
Nordufer 20,
1000 Berlin 65;
Telefon: (0 30) 4 50 32 30

Prof. Dr. med. Jürgen D. Kruse-Jarres

geb. am 14. Dezember 1937 in Köln. Ärztlicher Direktor des Instituts für Klinische Chemie und Laborato-

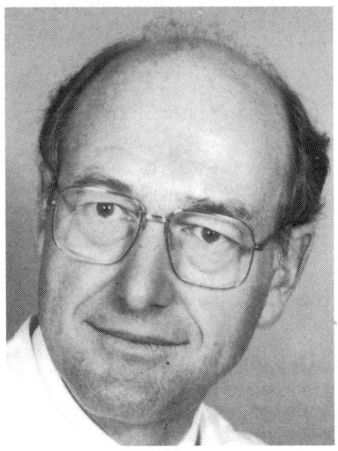

riumsmedizin am Katharinenhospital Stuttgart. Erster Ärztlicher Direktor und Mitglied der Krankenhausleitung des Katharinenhospitals Stuttgart (seit 1983). Präsident der Deutschen Gesellschaft für Laboratoriumsmedizin. – Klinikum rechts der Isar München, Institut für Klinische Chemie (1965–1967). Klinikum Mannheim der Universität Heidelberg, Klinisch-Chemisches Institut

179

(1968–1971). Chirurgische Universitätsklinik Freiburg, Klinisch-chemische und experimentelle Laboratorien (1971–1980). Katharinenhospital Stuttgart, Institut für Klinische Chemie und Laboratoriumsmedizin (seit 1980). Wissenschaftlicher Rat und Professor (1973). Publikationen: 5 Monographien; 40 Buchbeiträge; 120 Originalpublikationen; 140 wiss. Vorträge. Herausgeber der Zeitschrift „Trace Elements and Electrolytes in Health and Disease" (de Gruyter Verlag).

Anschrift:
Katharinenhospital Stuttgart,
Institut für Klinische Chemie und
Laboratoriumsmedizin,
Kriegsbergstraße 60,
7000 Stuttgart 1;
Telefon: (07 11) 2 78-48 00
Fax: (07 11) 2 78-48 09

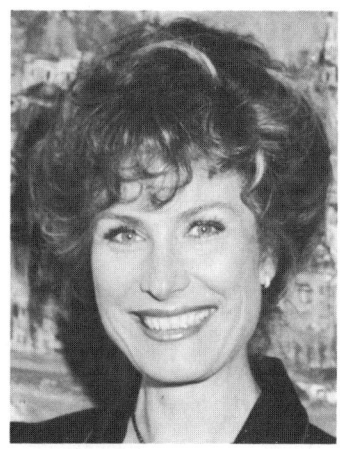

Innere Medizin (Prof. Moll). Leitende Ärztin Vital-Zentrum (seit 1979). Bundesverdienstkreuz. Goldene Kamera. Bambi. Friedrich-Thieding-Medaille des Hartmannbundes. Hildegard von Bingen Medaille der Bundesvereinigung für Gesundheitserziehung. Publikationen: Diätbücher. Klostermedizin.

Anschrift:
Seestraße 47,
8183 Rottach-Egern;
Telefon: (0 80 22) 2 72-7 45

Dr. med.
Antje-Katrin Kühnemann

geb. am 22. Februar 1947 in München. Leitende Ärztin des Vital-Zentrums in Rottach-Egern. Moderatorin der Sendereihe „Die Sprechstunde" des Bayerischen Fernsehens, „Medizin im Ersten" der ARD und weiterer Fernsehsendungen. Serien und Fachbeiträge in Zeitschriften. Leitung bzw. Moderation von Fachtagungen, Referententätigkeit, Buchautorin. – Schulzeit und Studium in München (Ludwig-Maximilians-Universität). Klinische Tätigkeit im Krankenhaus München-Schwabing, Innere Medizin (Prof. Mehnert). Rechts der Isar, plastische Chirurgie (Prof. Schmidt-Tintemann). Krankenhaus München-Harlaching, Röntgen (Prof. Kühnlen). Krankenhaus Neuwittelsbach,

Dr. phil. Jost Küpper

geb. am 30. Juli 1949 in Solingen. Redakteur für Gesundheits- und Berufspolitik bei „Ärztliche Praxis" in München-Gräfelfing. – Tageszeitungsvolontariat in Remscheid und Wuppertal (1968–1970). Studium der Politikwissenschaft, Neueren Geschichte und Kommunikationswissenschaft an der Universität München (seit 1970). Neben dem

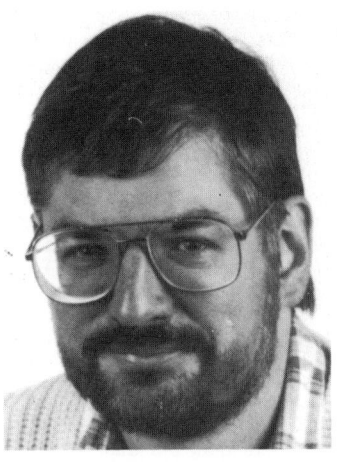

Dr. med. dent.
Eberhard Kultscher

geb. am 9. Juli 1926 in Chemnitz. Zahnarzt. Freier Verband Deutscher Zahnärzte: Leiter der Hauptver-

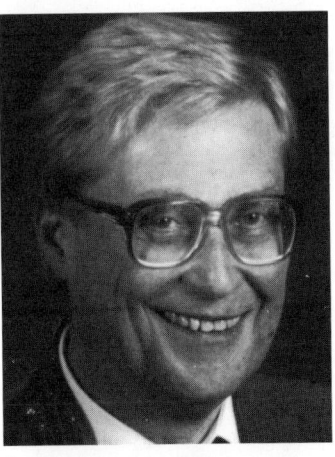

Studium: Arbeit bei diversen Zeitungen in München und Nordrhein-Westfalen. Mitarbeit in der studentischen Selbstverwaltung. Magister Artium an der Universität München (1977). Redakteur bei der Deutschen Universitäts-Zeitung in Bonn (1982–1984). Dr. phil. an der Universität Passau (1983). Gesundheitspolitischer Redakteur bei „Ärztliche Praxis" (seit 1985). Publikationen: Die SPD und der Orientierungsrahmen '85 (1977). Die Kanzlerdemokratie – Voraussetzungen, Strukturen und Änderungen des Regierungsstiles in der Ära Adenauer (1985).

Anschrift:
Grundelstraße 14,
8000 München 82;
privat:
Telefon: (0 89) 42 33 83
Fax: (0 89) 42 24 17
dienstlich:
Telefon: (0 89) 89 81 71 32
Fax: (0 89) 89 81 71 95

sammlung (seit 1982). Leiter der Landesversammlung Bayern (seit 1978). Kassenzahnärztliche Bundesvereinigung: Delegierter zur VV 73/90. Kassenzahnärztliche Vereinig. Bayerns: 2. Vorsitzender 75/90. Bund Deutscher Zahnärzte: Delegierter zur HV 82/90. Bayerische LandesZÄ-Kammer: Delegierter zur VV 70/90. Vorsitzender Vertreterversammlung (seit 1990). – Studium der Zahnheilkunde in Würzburg (1946–1950). Approbation (1950). Promotion (1951). Assistenzzeit in Ravensburg und Oberkotzau. Niederlassung in Altenkunstadt/Ofr. (1953–1990). Bundesverdienstkreuz am Bande (1984).

Anschrift:
Max-Birner-Str. 18,
8621 Altenkunstadt;
Telefon: (0 95 72) 26 98
Fax: (0 95 72) 15 25

Professor Dr. med.
Detlef Kunze

geb. am 12. Februar 1941 in Greves-
mühlen/Mecklenburg. 1. Vizepräsident der Bayerischen Landesärzte-

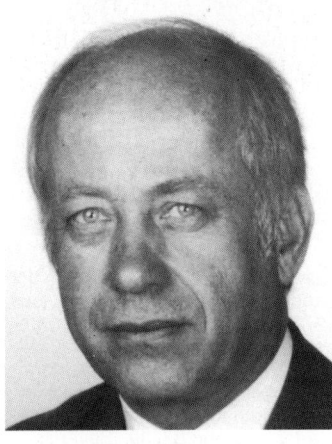

kammer. Landesvorsitzender des
Marburger Bundes. – Abitur in
Wiesbaden (1960). Medizinstudium
in Bonn und München. Medizinisches Staatsexamen in München
(1966). Im gleichen Jahr Promotion.
Medizinalassistentenzeit an der
Kinderchirurgischen Klinik der
Städt. Krankenhauses München-
Schwabing, der I. Frauenklinik der
Universität München und der Medizinischen Poliklinik der Universität
München (1966–1968). Anschließend wissenschaftlicher Assistent
am Forschungsinstitut für Kinderer-
nährung in Dortmund. Wissenschaftlicher Assistent an der Kinderpoliklinik der Universität München (Direktor: Prof. Dr. med. H.
Spiess) (seit 1969). Oberarzt (seit
1976). Anerkennung als Arzt für Kinderheilkunde (1973). Anerkennung
zum Führen der Zusatzbezeichnung „Medizinische Genetik"
(1978). Habilitation für das Fach
Kinderheilkunde, Ernennung zum
Privat-Dozenten (1975). Berufung
zum Professor für Kinderheilkunde
(1980). Wissenschaftliche Arbeiten
mit den Schwerpunkten: Wachstum
und Entwicklung, pädiatrische Endokrinologie, angeborene Skelet-
terkrankungen, pränatale Diagnostik, Medizinische Genetik, Ernährung im Kindesalter, Fettstoffwech-
selstörungen und Prävention der
Athereosklerose im Kindesalter.
Gewählter Assistentenvertreter in
der Medizinischen Fakultät und der
Versammlung der Ludwig-Maximilians-Universität München (1970–
1978). Gewählter Vertreter der Professoren im Fachbereichsrat der
Medizinischen Fakultät, Mitglied
zahlreicher Fakultätskommissionen
(seit 1980). Vorstandsmitglied des
Marburger Bundes Bayern (seit
1972). Landesvorsitzender des
Marburger Bundes Bayern (seit
1980). Mitglied zahlreicher Ausschüsse des Bundesverbandes des
Marburger Bundes, Vorsitzender
des Kuratoriums der „Marburger
Bund Stiftung". Vorstandsmitglied
des Ärztlichen Kreis- u-. Bezirks-
vorstandes München (ÄKBV) und 2.
Vorsitzender (von 1986–1990). Delegierter zur Bayerischen Landesärztekammer (seit 1974). Vorsitzender des Ausschusses „Angestellte
und beamtete Ärzte" und Mitglied im

„Hochschulausschuß" der Bayerischen Landesärztekammer, Prüfer und Fachberater für das Gebiet Kinderheilkunde (seit 1978). Langjähriges Mitglied mehrerer Ausschüsse der Bundesärztekammer, Mitglied der Ständigen Konferenz „Ausbildung zum Arzt und Medizinische Hochschulen". Außerordentliches Mitglied der Vertreterversammlung der Kassenärztlichen Vereinigung Bayerns – Bezirksstelle Oberbayern – sowie Mitglied der Vertreterversammlung der Kassenärztlichen Bundesvereinigung (seit 1983). Einer der beiden außerordentlichen Vertreter im Länderausschuß der Kassenärztlichen Bundesvereinigung (seit 1987). Langjähriger Vertreter der angestellten und beamteten Ärzte im Landesausschuß der Bayerischen Ärzteversorgung. Gründungs- und Vorstandsmitglied der „Arbeitsgemeinschaft Krankenhaus in Bayern" (AKB).

Anschrift:
Kratzer Straße 22,
8000 München 19;
Telefon: (0 89) 15 65 13
Fax: (0 89) 15 45 26

Univ.-Prof. Dr. med. Dr. phil. Alfons Labisch M. A.

geb. am 20. Oktober 1946 in Jever/NS. Univ.-Prof. für Geschichte der Medizin. Direktor des Instituts für Geschichte der Medizin der Heinrich-Heine-Universität Düsseldorf. Nebenamtliche ärztliche Tätigkeit in der Allgemeinpraxis. – Humanistisches Abitur (1966). Wehrdienst (Apr. 1966—März 1968). Studium der Fächer Geschichte, Latein, Philosophie, Sozialwissenschaften und Medizin RWTH Achen und Univer-

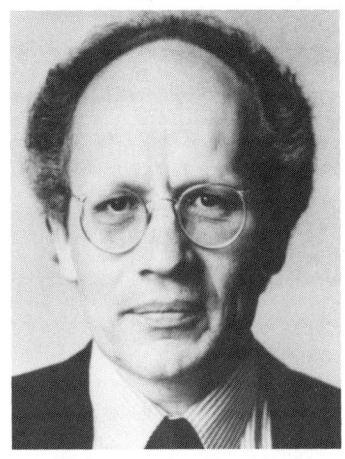

sität Köln (seit SS 1968). Staatsprüfung Philosophie. Dr. phil. (Geschichte/Latein). Magister Artium (Soziologie). Staatsexamen und Approbation als Arzt. Dr. med. Habil. (Neuere und Neueste Geschichte). Univ.-Prof. f. Gesundheitspolitik an der Gesamthochschule Kassel Universität (Sept. 1979 – Juni 1991). Düsseldorf (seit Juni 1991). Publikationen u. a.: Homo hygienicus. Gesundheit und Medizin in der Neuzeit, Frankfurt/M. 1992.

Anschrift:
c/o Institut für Geschichte der Medizin der Heinrich-Heine-Universität Düsseldorf,
Moorenstraße 5,
4000 Düsseldorf 1;
Telefon (0211) 3 11-39 40

Dr. med. Rotraut A. Labs

geb. am 13. Juli 1947 in Heidelberg. Fachärztin für Innere Medizin. Abteilungsdirektorin der Hoechst AG.

183

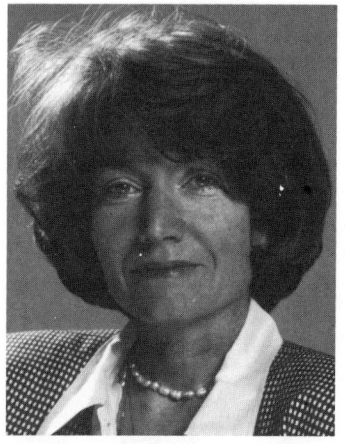

Dr. med. vet. Bertil Lang

geb. am 7. Dezember 1941 in Komotau. Eintritt in die Gödecke AG als Assistant Product Manager (1972).

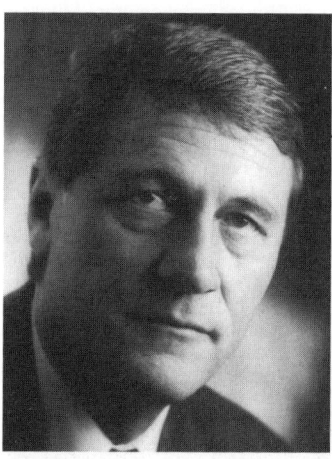

Leiterin der Zentralen Medizinischen Abteilung Deutschland. – Medizinstudium in Mainz und Heidelberg. Assistenzärztin Universität Heidelberg/Mannheim. Oberärztin Innere Medizin Klinikum Mannheim (1978). Oberärztin Innere Medizin Universitätsklinik Lusaka, Sambia (1980–1983). Klinische Forschung Hoechst AG (1984). Gruppenleiterin Gastroenterologie, Hepatologie, Antibiotika; (1984). Leiterin Klinische Forschung Antiinfektiva (1989). Direktorin der Hoechst AG und Leiterin der Zentralen medizinischen Abteilung Deutschland. Publikationen: Publikationen in anerkannten internationalen internistischen und gastroenterologischen Zeitschriften.
Anschrift:
Hoechst Aktiengesellschaft
Zentrale Medizinische
Abteilung Deutschland
Postfach 80 03 20,
6230 Frankfurt/M. 80;
Telefon: (0 69) 3 05-75 72

Hauptgeschäftsführer der Tetra Werke (Aquaristik) (1980). Vice-President Marketing, Warner Lambert, Morris Planis (USA) (1982). Vorstandsmitglied der Gödecke AG (1984). Vorstandsvorsitzender Gödecke AG (1986). Geschäftsführer der Parke-Davis GmbH und Präsident des Europäischen Pharmageschäftes des Warner Lambert Konzerns (seit Januar). Mitglied des Geschäftsführenden Vorstandes und des Gesamtvorstandes des Bundesverbandes der Pharmazeutischen Industrie (BPI). Vorstandsmitglied im Landesverband Baden-Württemberg (seit 1986). Mitglied im Gesamtvorstand (1988). Mitglied im Geschäftsführenden Vorstand (1990).

Anschrift:
Parke-Davis
c/o Gödecke AG,
Mooswaldallee 1–9,
7800 Freiburg

Dipl.-Betriebswirt
R. Hartwig Lange

geb. am 15. September 1941 in Plauen/Vogtland. Hauptgeschäftsführer des NAV-Virchowbundes,

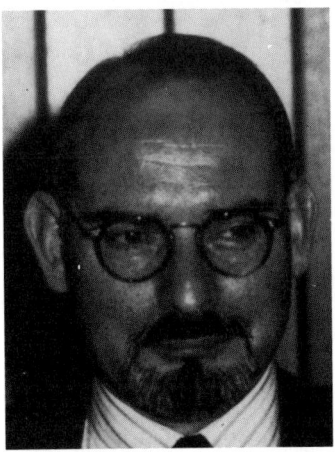

Verband der niedergelassenen Ärzte Deutschlands e. V., Belfortstraße 9, 5000 Köln 1. – Kaufmannsgehilfenprüfung (1962). Wehrdienst (1963–1965). Assistent des Geschäftsführers im Verband der Druckindustrie, Nordrhein, Düsseldorf (1969–1971). Referent für Betriebswirtschaft im Zentralverband der Augenoptiker (Bundesinnungsverband), Düsseldorf (1972–1974). Assistent des Hauptgeschäftsführers des NAV – Verband der nieder-

gelassenen Ärzte Deutschlands, Köln (seit 1975). Hauptgeschäftsführer des NAV-Virchowbundes (seit 1977).
Anschrift:
Alt-Heerdt 39,
4000 Düsseldorf-Heerdt;
Telefon: (02 11) 5 04 77 06

Wolfgang G. Lange

geb. am 13. August 1956 in Quakenbrück. Freier Fachjournalist für Sozial- und Gesundheitspolitik (seit

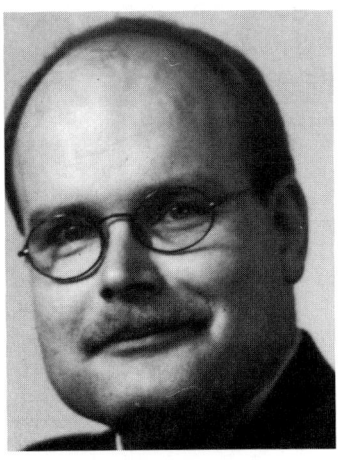

1980). Kolumnist; Korrespondent für „Der Kassenarzt" und „Zahnärztliche Mitteilungen", Geschäftsführer der MCB – Medical Consult Bonn Informationsgesellschaft im Gesundheitswesen mbH, Bonn und Berlin. – Abitur (1975). Studium der Rechts- und Staatswissenschaften in Bonn und Köln. Assistent eines MdB. Pressesprecher der Deutschen Rheumaliga, Bundesverband

e. V. Stipendiat der Robert-Bosch-Stiftung, Stuttgart im Förderungsbereich „Wissenschaftsjournalismus" (1980). Stipendiat der Friedrich-Deich-Stiftung (1985). Vorsitzender des Conventes Deutscher Korporationsverbände (CDK) (1985–1987).
Anschrift:
c/o MCB – Medical Consult Bonn GmbH
Hermannstraße 69,
5300 Bonn 3;
Telefon: (02 28) 47 00 78-79
Fax: (02 28) 47 75 21

Dr. Willy Langeneckert

geb. am 3. März 1935 in Pforzheim. Vorsitzender des Deutschen Apotheker-Vereins (bis Ende 1992).

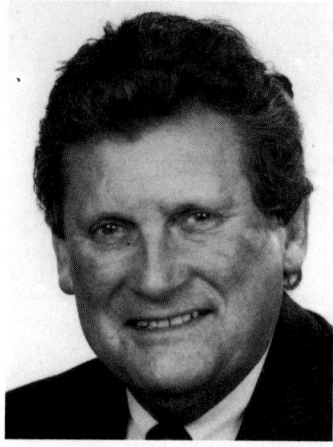

Praktikantenzeit in der Krankenhausapotheke des städt. Klinikum und der Central-Apotheke in Pforzheim. Vorexamen (1958). Approbation als Apotheker (30. Nov. 1963).

Assistent bei Prof. Holtz und Prof. Palm (1. Jan. 1964 – 30. April 1967). Inhaber der Bruchfeld-Apotheke in Frankfurt-Niederrad (seit Mai 1967). Promotion im Fach Pharmakologie bei Prof. Holtz und Prof. D. Palm an der Johann Wolfgang Goethe-Universität in Frankfurt/M. (19. Okt. 1972). Delegierter des Hessischen Apothekervereins (1975–1978). Vorstandsmitglied des Hessischen Apothekervereins (1975–1978). Stellvertretender Vorsitzender des Hessischen Apothekervereins (1982–1983). Vorsitzender des Hessischen Apothekervereins (1983–1990). Mitglied des Vorstandes des Deutschen Apotheker-Vereins (1984–1988). Vorsitzender des Deutschen Apotheker-Vereins (seit 1. Jan. 1989).
Anschrift:
Bruchfeld-Apotheke
Frauenhofstraße 25,
6000 Frankfurt/M. 71;
Telefon: (0 69) 67 60 21 o. 67 60 22
Fax: (0 69) 67 60 85

Dipl.-Volkswirt Helmut Laschet

geb. am 6. Februar 1952 in Marl/Westf. Stellv. Chefredakteur „Ärzte Zeitung", Ressortleiter Gesundheitspolitik. Abitur (1970). Volontariat bei der Mainzer „Allgemeine Zeitung" (1970–1972). Grundwehrdienst in Presseabteilung der Bundeswehr (1972/1973). Studium der Rechts- und Wirtschaftswissenschaften (1973–1979). Daneben freier Journalist. Dipl.-Volkswirt (1979). Redakteur der Lebensmittel-Zeitung, Frankfurt (1979–1981). Mitglied der Presseabteilung der Bundesverbandes der Pharmazeuti-

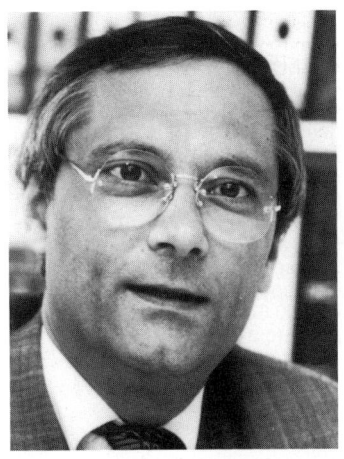 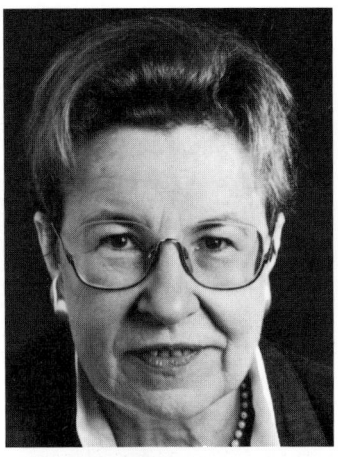

schen Industrie (1981/1982). Gründungsmitglied der „Ärzte Zeitung"
(1. Juli 1982). Ressortleiter (seit
1983). Stellv. Chefredakteur (seit
1984).
Anschrift:
Am Forsthaus 5,
6078 Neu-Isenburg;

Prof. Dr. Ursula Maria Lehr

geb. am 5. Juni 1930 in Frankfurt/
Main. Direktorin des Instituts für Gerontologie der Ruprecht-Karls-Uni-
versität Heidelberg. Gründungsmitglied der Akademie der Wissenschaften zu Berlin (1987). – Studium
der Psychologie, Philosophie, Germanistik und Kunstgeschichte an
den Universitäten Frankfurt und
Bonn. Promotion zum Dr. phil.
(1954). Hauptexamen als „Diplom-
Psychologe" (1955). Wissenschaftliche Assistentin an der Rheinischen Friedrich Wilhelms Universität Bonn (1955). Habilitation an der

Philosophischen Fakultät mit der
Schrift „Berufs- und Lebensschick-
sal – die Berufstätigkeit der Frau in
entwicklungspsychologischer und
sozialpsychologischer Sicht"
(1969). Apl. Prof. und Abteilungsvor-
steherin der Abteilung „Entwick-
lungspsychologie" (1969). Lehrstuhl
für Pädagogik und Pädagogische
Psychologie an der Universität Köln
(1972). Lehrstuhl für Psychologie
an der Universität Bonn (1976).
Lehrstuhl für Gerontologie u. Direktorin des Instituts für Gerontologie
an der Universität Heidelberg
(1986). Bundesministerin für Jugend, Familie, Frauen u. Gesundheit
(Dez. 1988 bis Jan. 1991). Max Bürger Preis für die Schrift „Psychologie des Alterns" (1973). Bundesverdienstkreuz 1. Klasse (1987). Publikationen: Insgesamt 530 Publikationen auf den verschiedensten Gebieten der Psychologie, Schwerpunkt Gerontologie. Hauptwerke:
Die Frau im Beruf (1969). Psychologie des Alterns (7. Aug. 1991). (Zu-

sammen mit Prof. Dr. Dr. Thomae): Formen seelischen Alterns (1987).

Anschrift:
dienstlich:
An den Buchen 18,
5300 Bonn-1;
Telefon: (0 62 21) 54 73 24

Dr. med. Fritz Lenz

geb. am 16. Mai 1941 in Kehl/Rhein. In Gemeinschaftspraxis niedergelassener Internist in 7860 Schopfheim. Mitglied des Vorstandes Kassenärztliche Vereinigung Süd-

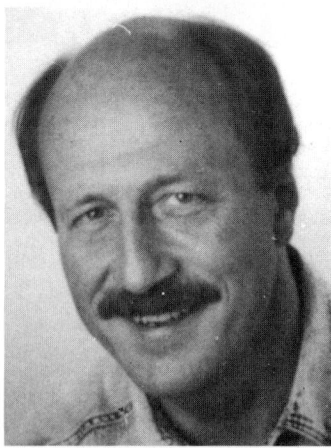

baden. Mitglied des Vorstandes des Berufsverbandes Deutscher Internisten. Stellv. Landesvorsitzender des NAV-Virchow-Bundes Landesverband Baden-Württemberg. Mitglied der Vertreterversammlung der KV Südbaden und der Bezirksärztekammer Südbaden. – Abitur in Schopfheim (1961). Medizinstudium an der Universität Freiburg

(1961–1967). Medizinalassistentenzeit in Velbert, Papenburg und Velbert (1967–1969). Approbation zum Arzt durch das Innenministerium Baden-Württemberg und Promotion zum Dr. med. an der Universität Freiburg (1969). Weiterbildung zum Internisten an den Städt. Krankenhäusern Schopfheim und Neustadt/Weinstraße (1969–1974). Niederlassung als Internist (1974).

Anschrift:
Hauptstraße 17,
7860 Schopfheim;
Telefon: (0 76 22) 13 13 od. 10 10
Fax: (0 76 22) 92 72

Prof. Dr. med. habil. Peter Leonhardt

geb. am 14. Juni 1935 in Leipzig. Vorsitzender des Hartmannbund-Landesverbandes Sachsen. Chefarzt. – Vorsitzender der Sektion Zytodiagnostik der Gesellschaft für Pathologie der DDR (1985–1990).

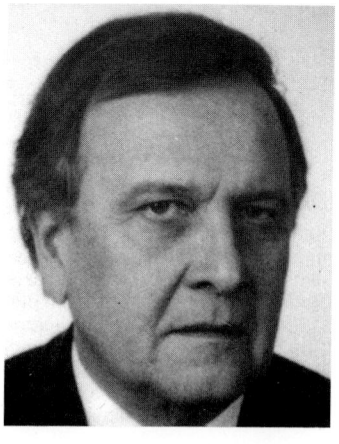

Präsident der Europäischen Föde-
ration der Zytologischen Gesellsch.
(1989–1990). Gesellschaften und
Präsident des Europäischen Zyto-
log. Kongresses in Leipzig (1990).
Zur Zeit Präsident der Deutschen
Gesellschaft für Zytologie (DGZ).
Vorsitzender des Landesverbandes
Sachsen des Hartmannbundes –
Verband der Ärzte Deutschlands
(seit 1990). Vorstandsmitglied der
Sächsischen Gesellschaft für Innere Medizin. – Abitur (1953). Medizinstudium in Leipzig (1953–1958).
Promotion zum Dr. med. an der Universität Leipzig (1959). Weiterbil-
dung zum Facharzt für Innere Medi-
zin am Ev.-Luth. Diakonissenhaus
Leipzig (1959–1966). Tätigkeit in der
Robert-Koch-Klinik Leipzig (seit
1966). Habilitation (1979). Berufung
zum Honorarprofessor für Innere
Medizin/Pulmologie an der Univer-
sität Leipzig (1990). Publikationen:
Wissenschaftliche Arbeiten über-
wiegend auf dem Gebiet der unspe-
zifischen Lungenkrankheiten und
klinischen Zytodiagnostik. Ca. 30
Originalarbeiten, 1 Monographie, 2
Buchbeiträge.
Anschrift:
Am langen Felde 10,
O-7033 Leipzig;
Telefon: 4 78 48 41

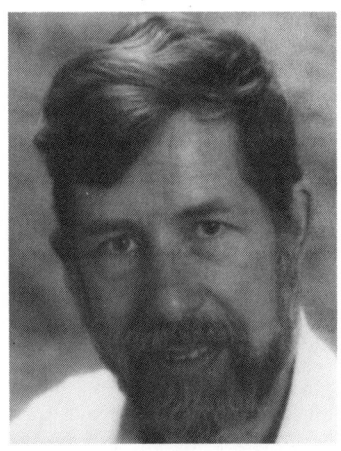

Dr. med. Wolfgang Lerch

geb. am 23. März 1942 in Ludwigshafen. Niedergelassener Arzt (Internist). – Ausbildung in Ludwigsha-
fen/Rh. bei Prof. Linke Marienkrankenhaus sowie bei Dr. Fenn in
Bruchsal. Zuletzt Oberarzt bei Herrn
Prof. F. Heinrich. Internistische Ausbildung mit Schwerpunkt in der Angiologie – Gastroenterologie. Hob-
by: Akupunkturbehandlungen. Publikationen: Wirksamkeit von Ryt-
modul bei absoluter Arrhythmie bei
Vorhofflimmern (1975).
Anschrift:
Heinigstraße 49,
6700 Ludwigshafen/Rh.;
Telefon: (06 21) 57 18 51

Diplom-Betriebsw.
Rolf Liebold

geb. am 5. Mai 1922 in Berlin. Fach-
schriftstellerische Tätigkeit auf dem
Gebiet des Kassenarzt- und Kas-
senzahnarztrechts sowie des Ge-
bührenwesens. Hauptgeschäftsführer der Kassenärztlichen Vereinigung Nord-Württemberg (bis
Juni 1987). Jetzt freier Fachschrift-
steller und Praxisberater, für diverse
Organisationen als Schulungsrefe-
rent in Abrechnungs- und Organi-
sationsfragen tätig. Chefredakteur
der Zeitschrift „Die KV-Abrech-

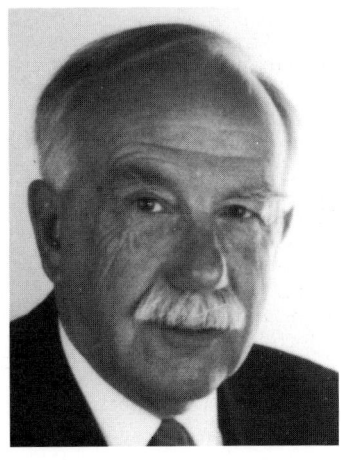

Zahnärzte, Bema-Z" (Liebold, Raff, Wissing), „Die kassenärztliche Tätigkeit" (3. Aufl., Häußler, Liebold, Narr), „Arzt in freier Praxis" (Kosanke, Liebold), „Formalitäten vor der Niederlassung" (Liebold), „Leitfaden für den Arzt in der Kassenpraxis" (Liebold), „A bis Z der KV-Abrechnung" (5. Aufl., Liebold), „Daten und Fakten der Kassenpraxis" (Liebold). Über 700 Fachartikel.

Anschrift:
Brunnenwiesen 66,
7000 Stuttgart 75;
Telefon: (07 11) 47 18 99

nung". – Abitur in Berlin (1940). Chemiestudium an der Technischen Universität, Berlin, Kriegsdienst. Studium der Wirtschaftswissenschaften an der Humboldt-Universität Berlin. Vertragsreferent in der Krankenversicherungsanstalt Berlin später AOK Berlin. Abteilungsdirektor im Bundesverband der Ortskrankenkassen (seit 1960). Hauptgeschäftsführer der KV Nord-Württemberg (seit 1968). Fachschriftstellerisch tätig, z. T. in Zusammenarbeit mit anderen Autoren wie dem verstorbenen Bundespräsidenten Dr. Dr. Gustav Heinemann, Prof. Häußler, Prof. Narr, Dr. Helmut Wezel (seit 1959). Träger des Ehrenzeichens der deutschen Ärzteschaft, Bundesverdienstkreuz zweiter und erster Klasse. Publikationen: „Kassenarztrecht" (5. Aufl., 4 Bände, Liebold-Zalewski), „Handkommentar zum BMÄ, E-GO und GOÄ" (6. Aufl., 2 Bände, Wezel-Liebold), „Handlexikon für den Kassenarzt" (3. Aufl., (Liebold), „Bewertungsmaßstab-

Dr. med.
Claus Kori-Lindner

geb. am 26. Juli 1937 in Würzburg. Leiter Medical-Marketing – Heumann Pharma Nürnberg. Bundes-

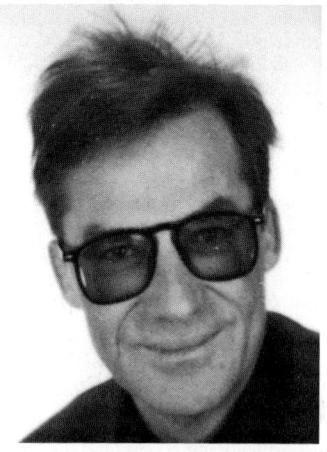

vorsitzender der Fachgesellschaft der Ärzte in der Pharmazeutischen Industrie (FÄPI). – Staatsexamen

(1964). Leiter Medizinische Informa-
tion – Pfrimmer Erlangen (1965).
Medizinischer Leiter Marketing –
Heumann Pharma Nürnberg (1979).
Publikationen: Herausgeber von
FÄPI-intern (Mitteilungblatt der
Fachgesellschaft der Ärzte in der
Pharmazeutischen Industrie). Zum
Berufsbild des Arztes in der Phar-
mazeutischen Industrie.
Anschrift:
Happurger Straße 116,
8500 Nürnberg 30;
Telefon: (09 11) 43 02-2 96
Fax: (09 11) 50 29 83

cand. med. Jens Lipinski

geb. am 26. Jan. 1966 in Bern (Ch).
Vorsitzender des Ausschusses
„Medizinstudenten im Hartmann-

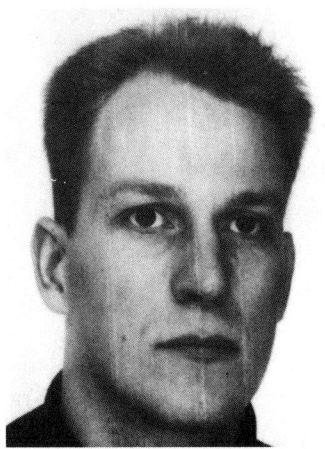

bund" (seit 1991). Mitglied des Gesamtvorstandes des Hartmannbundes (seit 1991). Vorstandsmitglied
des Arbeitskreises „Ausbildung,

Weiterbildung, Niederlassung" (seit
1991). Stellv. Vorsitzender des Arbeitskreises „Junge Ärzte" im Hartmannbund LV Nordrhein (seit 1992).
– Abitur am Heinrich-Heine-Gym-
nasium, Köln (1985). Studium der
Medizin in Köln und Clermont-Fer-
rand (F) (seit 1986). Studium der
Sportwissenschaften an der Deutschen Sporthochschule Köln (seit
1986). Publikationen: Redaktionsleiter der Hartmannbund-Seme-
sterzeitschrift STUDMED; diverse
Aufsätze in Sport-Fachzeitschriften.
Anschrift:
Merheimer Heide 17,
5000 Köln 91;
Telefon: (02 21) 89 53 94
Fax: (02 21) 8 90 25 55

Sanitätsrat Prof. Dr. med. Franz Carl Loch

geb. am 11. Oktober 1924 in Dud-
weiler/Saar. Als Hals-Nasen-Ohrenarzt niedergelassen. Leiter einer

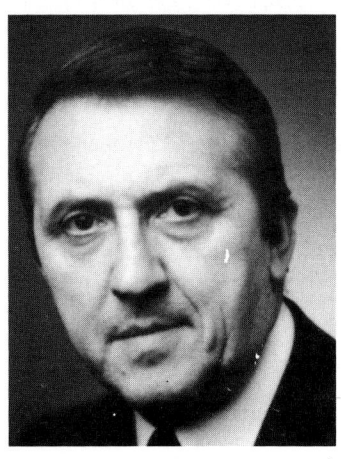

191

Belegabteilung. Lehrbeauftragter an der Universität des Saarlandes. Präsident der Ärztekammer des Saarlandes, Vorsitzender des Deutschen Senats für ärztliche Fortbildung der Bundesärztekammer, Vorsitzender der Akademie der Gebietsärzte. Mitglied des Vorstandes der Bundesärztekammer. – Ausbildung zum Arzt. Weiterbildung zum Hals-Nasen-Ohrenarzt sowie in den Bereichen Plastische Operationen, Allergologie, Sportmedizin, Honorarprofessor an der Medizinischen Fakultät der Universität des Saarlandes. Träger des Bundesverdienstkreuzes 1. Klasse sowie der Ernst-von-Bergmann-Plakette. Publikationen und Buchveröffentlichungen in den Gebieten Notfallmedizin, Sportmedizin, Krebsnachsorge.

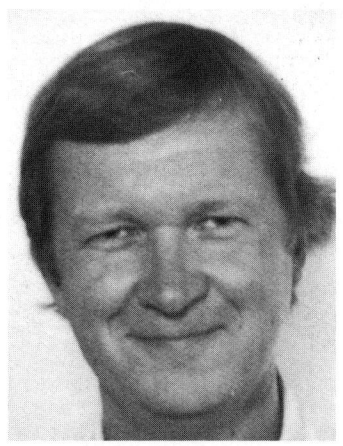

Anschrift:
Riegelsberger Straße 10,
6602 Saarbrücken-Dudweiler;
Telefon: (0 68 97) 7 22 85

Dr. med. Horst Löckermann

geb. am 27. Mai 1948 in Frankfurt/ Main. Arzt für Allgemeinmedizin/ Psychotherapie in eigener Praxis. Prüfarzt der KV Hessen. Schatzmeister des Fachverbandes Deutscher Allgemeinärzte (FDA). Nach Bestehen des ärztlichen Staatsexamens Medizinalassistent (9. Juli 1974, 1. Sept. 1974–Ende August 1975) Promotion zum Doktor med. mit dem Thema Pankreasenzymdiagnostik in der Routine mit der Auszeichnung summa cum laude (1975). Weiterbildung zum Arzt für Allgemeinmedizin (1. Sept. 1975–31. Aug. 1979). Niedergelassener Arzt in einer allgemeinmedizinischen Gemeinschaftspraxis (seit 1. Okt. 1979). Berufsbegleitende Weiterbildung Psychotherapie (1980–1985). Nach Austritt des einen Partners aus der allgemeinmedizinischen Gemeinschaftspraxis zum Ende 86 Einzelpraxis (seit 1. Jan. 1987).
Anschrift:
Pfannmüllerweg 27,
6100 Darmstadt-Neu-Kranichstein;
Telefon: (0 61 51) 71 32 22

Dr. med. dent.
Rolf-Jürgen Löffler

geb. am 8. Mai 1947 in Schloßberg/ Rosenheim. Zahnarzt, niedergelassen in eigener Praxis (seit 1976). Mitglied des Bundesvorstandes des Freien Verbandes Deutscher Zahnärzte (FVDZ). 1. Vors. Bez. Gr. Oberbayern FVDZ. 1. Vors. Aktionsgemeinschaft Freie Zahnheilkunde e. V. Delegierter zur VV BLZK u. KZVB und Ausschußmitglied u. a. – Abitur (1967). Militärdienst. Studium

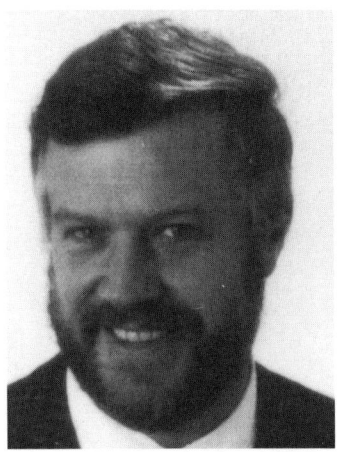 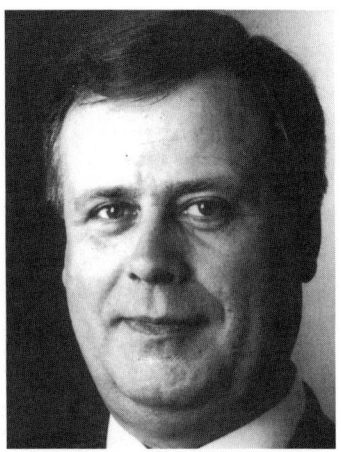

der Zahnheilkunde in Würzburg
(1968–1973). Assistenzzeit in Mies-
bach. Promotion in Erlangen (1976).
Niederlassung als Kassenzahnarzt
in Schloßberg (1976).

Anschrift:
Salzburgerstraße 52,
8209 Schloßberg;
Telefon: (0 80 31) 7 16 16
Fax: (0 80 31) 7 10 31

Dr. med.
Hubertus von Loeper

geb. am 12. August 1939 in Gleiwitz.
Vice President Janssen Group Public Affairs. Geschäftsführer der
Janssen GmbH Neuss. Vorsitzender
des Bundesverbandes der Pharmazeutischen Industrie (BPI). Mitglied
des IFPMA-Councils (Intern. Federation of Pharmaceutical Manufac-
turers Association). Mitglied des
Bundesgesundheitsrates Bonn.
Mitglied der Konzertierten Aktion im
Gesundheitswesen (KAG), Bonn. –
Ressortleiter der Medizinisch-Wis-
senschaftl. und der Marketing-Ab-
teilung der Janssen GmbH Neuss
(1965). Geschäftsführer für den medizinisch-wissenschaftlichen und
den Marketing-Bereich (1966). Vorsitzender der Geschäftsführung
(1969). Vice President Janssen
Group Public Affairs (1991). Ehrenmitglied der Deutschen Gesellschaft für Medizinische Psychologie und Psychopathometrie (seit
1976).

Anschrift:
Deußstraße 14,
4150 Krefeld;
Telefon: (0 21 51) 59 95 60

Günter von Lojewski

geb. am 6. April 1935 in Hamburg. –
Dort Besuch der Mittelschule. Zunächst Bankkaufmann. Geschäftsführer der SWV „Wirtschaftsvereinigung der Ärzte und Zahnärzte",
Stuttgart (1960–1973). Hauptge-

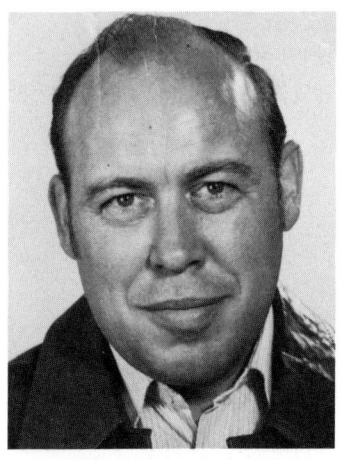

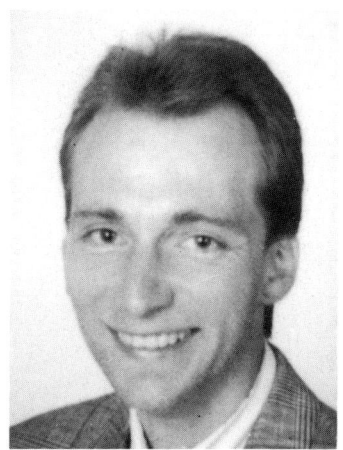

schäftsführer der Kassenärztlichen Vereinigung Hamburg (1973–1978). Seitdem freier Journalist.

Anschrift:
Kapellenweg 3 c,
8200 Rosenheim;
Telefon: (0 80 31) 8 88 23 / 8 89 02
Fax: (0 80 31) 1 64 99

Ralf Luckhaupt
Rechtsanwalt

geb. am 7. Oktober 1958 in Wiesbaden. Rechtsanwalt. Justitiar der Kassenärztlichen Vereinigung Rheinhessen. – Bestellung zum Justitiar der KV (1. Jan. 1989). Zulassung zur Rechtsanwaltschaft (1. März 1989). Publikationen: Diverse Entscheidungsbesprechungen und Aufsätze.

Anschrift:
Sandmühlweg 16,
6500 Mainz;
Telefon: (0 61 31) 47 26 66
Fax: (0 61 31) 47 26 29

Senator
Priv. Doz. Dr. sc. nat.
Peter Luther

geb. am 10. Mai 1942 in Aschersleben. Senator für Gesundheit. Mitglied des Bundesfachausschusses „Gesundheit". Mitglied des Abgeordnetenhauses von Berlin. Mitglied des Kuratoriums des Max-Delbrück-Centrums für Molekulare Medizin. Mitglied des Kuratoriums der Humboldt-Universität. Mitglied des Kuratoriums der Freien Universität. Vorsitzender des Kuratoriums der Kaiserin-Friedrich-Stiftung. Mitglied verschiedener wissenschaftlicher Gesellschaften. – Studium (1963–1968). Promotion A zum Dr. rer. nat. (1974). Promotion B (Habilitation) zum Dr. sc. nat. Fachexamen „Fachwissenschaftler für Immunologie (alles Humboldt-Universität Berlin) (1980). Wiss. Assistent, Oberassistent, Abt.-Leiter, For-

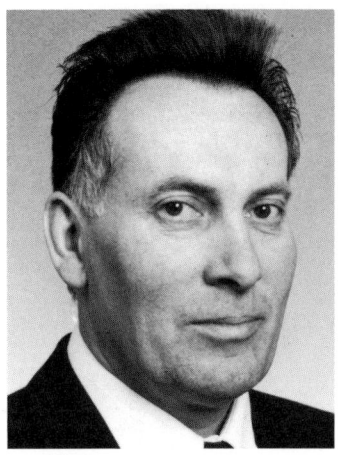

Dr. rer. oec.
Hans-Jürgen Maas

geb. am 8. August 1950 in Neukirchen-Vluyn (Ndrh.). Leiter des Dezernats V der Geschäftsführung der

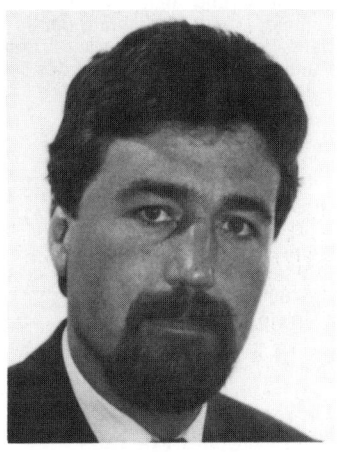

schungsprojektleiter, Institutsdirektor (alles Forschungsinstitut für Lungenkrankheiten und Tuberkulose Berlin-Buch (seit 1974–1991). Senator für Gesundheit, Berlin (seit 1991). – „Rudolf-Virchow-Preis" für hervorragende Leistungen in der medizinischen Forschung. Publikationen: Luther, P. (1985) Lektine und Toxine der Mistel, Luther, P., Becker, H. (1987). Die Mistel, Botanik, Lektine, Medizin. Anwendung (Fachbuch). 285 wissenschaftliche Arbeiten und Vorträge bei wiss. Kongressen.

Anschrift:
dienstlich:
Rauchstraße 17/18,
1000 Berlin 30;
Telefon: (0 30) 21 22-30 16

privat:
Kerkowstraße 17,
O-1123 Berlin;
Telefon: (0 30) 9 49 45 18

Bundesärztekammer (Arbeitsschwerpunkte: Krankenhauswesen, betriebsärztliche Versorgung, öffentlicher Gesundheitsdienst, Rehabilitation, gesetzliche Krankenversicherung). Mitglied des Sachverständigenrates der Ärzteschaft in der Bundesarbeitsgemeinschaft für Rehabilitation. Mitglied des Arbeitskreises „Betriebswirtschaft im Krankenhaus" der Deutschen Gesellschaft für Betriebswirtschaft (Schmalenbach-Gesellschaft). – Abitur am Julius-Stursberg-Gymnasium in Neukirchen-Vluyn (1969). Studium der Wirtschaftswissenschaften an der Ruhr-Universität Bochum (1969–1974). Universitätsexamen als Diplom-Ökonom (1974). Promotion zum Dr. rer. oec. (1976). Dozent für Mathematik und Statistik an der Fachschule für Betriebswirtschaft in Gelsenkirchen (1974–1976). Krankenhaus-Referent des Bundesverbandes der Ortskrankenkassen (1977–1981). Eintritt in die Geschäftsführung der Bundesärztekammer (1982). Verleihung der Johann-Peter-Frank-Medaille des Bundesverbandes der Ärzte des öffentlichen Gesundheitsdienstes.

Anschrift:
dienstlich:
c / o Bundesärztekammer
Herbert-Lewin-Straße 1,
5000 Köln 41;
Telefon: (02 21) 40 04-0
privat:
Lindenweg 14,
5460 Linz / Rhein;
Telefon: (0 26 44) 41 60

Dr. rer. pol
John-Werner Madaus

geb. am 15. Dez. 1928 in Berlin. Vorsitzender des Aufsichtsrates der Madaus AG. Vorsitzender des Landesverbandes Nordrhein des Bundesverbandes der Pharmazeutischen Industrie. Mitglied des Gesamtvorstandes des Bundesverbandes der Pharmazeutischen Industrie. – Studium der Volkswirtschaft in Zürich und Bern (1949). Promotion zum Dr. rer. pol. an der Universität Bern (1953). Medizinstudium in Köln (1953). Geschäftsführender Gesellschafter der Dr. Madaus & Co. (1959). Österreichischer Honorarkonsul für den Reg. Bezirk Köln (1976). Geschäftsführer der Madaus KG (1987). Vors. des Aufsichtsrates der Madaus AG (1989). Träger des Bundesverdienstkreuzes am Bande.

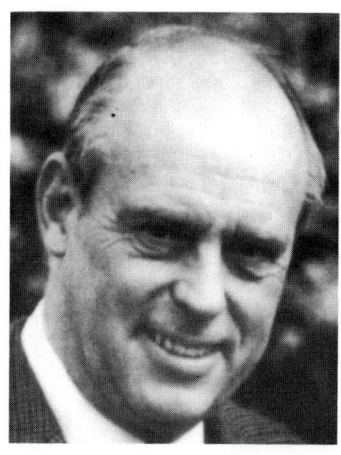

Anschrift dienstlich:
Madaus AG,
Ostmerheimerstraße 198,
5000 Köln 91;
Telefon: (02 21) 8 99 81

Dr. med. Frank H. Mader

geb. am 12. April 1943 in Falkenau / Eger. Arzt für Allgemeinmedizin. Vorstandsmitglied und Presserefent des Fachverbandes Medizin (FVM) im Verband Deutscher Studentenschaften (VDS) (von 1964–1969). – Besuch des Humanistischen Gymnasiums Regensburg. Studium der Humanmedizin in Erlangen und Essen. Staatsexamen und Promotion in Essen; Weiterbildung zum Allgemeinarzt in Regensburg, Nittendorf, Bochum, Hannover und München. Mitarbeit in der Arbeitsgruppe Medizindidaktik Hannover. Als Medizinjournalist tätig (seit 1964). Chefredakteur von Medizinstudenten- und Klinikassisten-

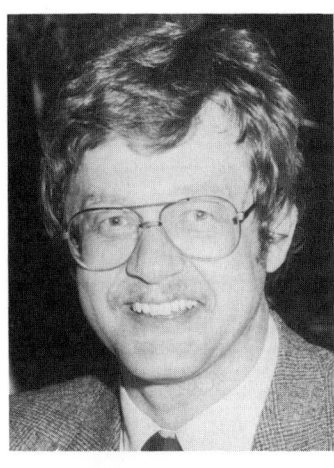

forschung". Begründer und Wissenschaftlicher Leiter der bundesweit durchgeführten Fachseminare für Allgemeinärzte „practica – Fortbildung zum Mitmachen".

Anschrift:
Talstraße 3,
8419 Nittendorf;
Telefon: (0 94 04) 12 05 bzw. 22 50 bzw. 20 40

Dr. med. dent. Kurt Mahlenbrey

geb. am 4. November 1931 in Stuttgart Bad Cannstatt. Freiberuflicher Zahnarzt. 1. Vorsitzender der Kas-

tenzeitschriften. Gegenwärtig Chefredakteur der Zeitschrift „Der Allgemeinarzt". Journalistischer Schwerpunkt: Ärztliche Standes- und Berufspolitik, Praxisrationalisierung und Fortbildung für den Allgemeinarzt. Als Allgemeinarzt in einer Landarzt-Gemeinschaftspraxis in Nittendorf niedergelassen (seit 1974). Träger der Goldenen Ehrennadel des Fachverbandes Medizin (FVM). Gründungsmitglied und Bundesgeschäftsführer des 1979 gegründeten Fachverbandes Deutscher Allgemeinärzte (FDA) e. V. Vorstandsmitglied der Deutschen Gesellschaft für Allgemeinmedizin (DEGAM). Autor und Herausgeber von Lyrikanthologien, wissenschaftlichen Filmdrehbüchern sowie verschiedner medizinischer Handbücher. Herausgeber der Buchreihe „Praxishilfen – Wissen, Tips und Service für den Arzt", Mitherausgeber der Buchreihe „Neue Allgemeinmedizin – Angewandte Heilkunde unter dem Aspekt der Praxis-

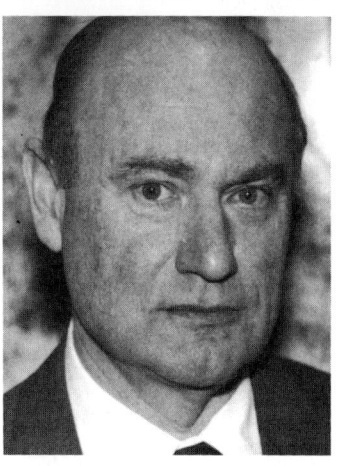

senärztlichen Vereinigung (KZV) Stuttgart. Mitglied des Vorstands der LZK Baden-Württemberg. – Studium der Zahnheilkunde Universität Würzburg (1951–1956). Assistent Uni Würzburg (1956–1964). Niederlassung in freier Praxis in Bad Cannstatt. Ehrennadel der Deutschen Zahnärzte.

Anschrift:
Taubenheimstraße 30,
7000 Stuttgart 50;
Telefon: (07 11) 56 76 92

Dr. med. Hermann Mahn

geb. am 1. März 1951 in Berlin.
Chefarzt und Ärztlicher Leiter einer
Geriatrischen Klinik. Vorsitzender

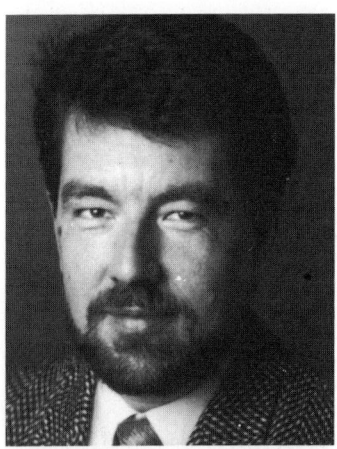

des Marburger Bundes LV Berlin/
Brandenburg.   Vorstandsmitglied
der Ärztekammer Berlin. Mitglied
der Delegiertenversammlung der
Berliner Ärztekammer. Vorsitzender
des Aufsichtsausschusses des Versorgungswerkes der Berliner Ärztekammer. Ehrenamtlicher Arbeits-
richter. Mitglied im Geriatriebeirat
der Berliner Krankenhausgesellschaft. – Diplom am FB Biologie der
FU Berlin (1975). Med. Staatsexamen und Approbation (Berlin)
(1979). Promotion zum Dr. med. an
der Philipps-Universität Marburg
(1980). Facharztprüfung Allgemein-

medizin (1984). Chefarzt in der Ge-
riatrischen Klinik der Arbeiterwohl-
fahrt gemeinnützige Krankenhaus
GmbH (seit 1984).
Anschrift:
Kufsteiner Straße 7,
1000 Berlin 62;
Telefon: (0 30) 8 54 40 60

Dr. phil. Johannes Maiß
Apotheker

geb. am 30. März 1930 in Breslau.
Präsident der Landesapothekerkammer Baden-Württemberg. Vor-

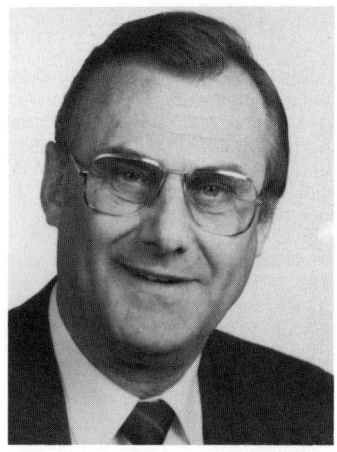

sitzender des Beirats der Sanacorp
eG, Pharmazeutische Großhand-
lung in Planegg bei München. Mitglied des Gemeinderates der Stadt
Esslingen am Neckar. – Abitur Eber-
hard-Ludwigs-Gymnasium Stuttgart (1950). Pharmazeutisches Vorexamen (1952). Staatsexamen in
Tübingen (1955). Promotion in Innsbruck (1957). Mitinhaber der Bahn-

hof-Apotheke in Esslingen am Neckar.
Anschrift:
Landesapothekerkammer
Baden-Württemberg,
Postfach 10 29 39,
Am Kräherwald 223,
7000 Stuttgart 10;
Telefon: (07 11) 9 93 47-0

Dr. med. Andrea Manasek

geb. am 4. Februar 1959 in Heidelberg. Geschäftsführerin der BPI Service GmbH. – Abitur (1977). Ju-

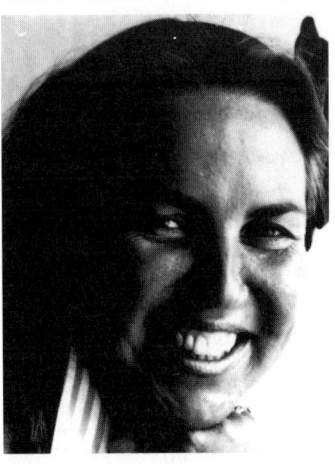

rastudium in Heidelberg (1977–1979). Medizinstudium in Heidelberg (1979–1985). Promotion (1986). Referatsleiterin bei Boehringer Mannheim GmbH in Mannheim (1986). Projektleiterin Pharma bei Forum Institut für Management GmbH in Heidelberg und Geschäftsführerin der Management Fortbildungsgesellschaft in Wien (1987–1990).

Anschrift:
BPI Service GmbH
Karlstraße 21,
6000 Frankfurt a. M. 1;
Telefon: (0 69) 2 55 61-2 63

Dr. rer. nat.
Egon Mannetstätter

geb. am 9. November 1938 in Bad Salzungen. Inhaber der Hirsch-Apotheke Schmalkalden. Präsident

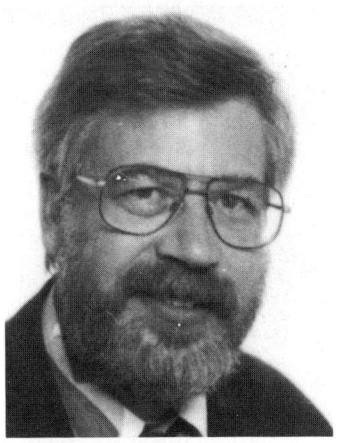

der Landesapothekerkammer Thüringen. – Pharmaziestudium an der Friedr.-Schiller-Universität Jena (1958–1963). Wissenschaftl. Assistent an der Friedr.-Schiller-Universität Jena (1963–1968). Promotion zum Dr. rer. nat. (1968). Leiter der Hirsch-Apotheke Schmalkalden u. Kreisapotheker (1968–1990). Inhaber der Hirsch-Apotheke Schmalkalden (seit Okt. 1990). Fakultätspreis der Math.-Naturwiss. Fak. der FSU Jena (1968). Publikationen:

Über die Inhaltsstoffe von Centranthus ruber u. a.
Anschrift:
Neumarkt 9,
O-6080 Schmalkalden;
Telefon: (0 36 83) 27 69

Dr. med. Georg Martin

geb. am 3. Mai 1940 in Bernkastel-Kues. Urologe in Gemeinschaftspraxis in Trier. Stellv. Bundesvorsit-

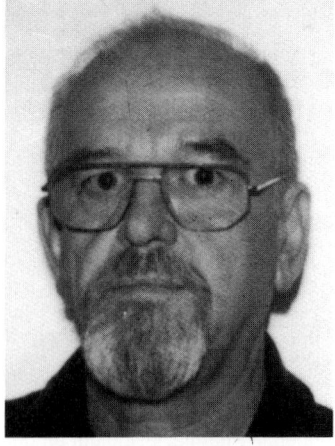

zender NAV — Virchowbundes. Vorsitzender der Versorgungseinrichtung der Bezirksärztekammer Trier. Mitglied verschiedener KV-Gremien. – Approbation (1968). Niederlassung (1974).

Anschrift:
Theodor-Heuss-Allee 19,
5500 Trier;
Telefon: (06 51) 2 40 30

Dr. med. Horst-Aloysius Massing

geb. am 25. Oktober 1930 in Ibbenbüren. Arzt für Allgemeinmedizin, Chefredakteur „Der Praktische

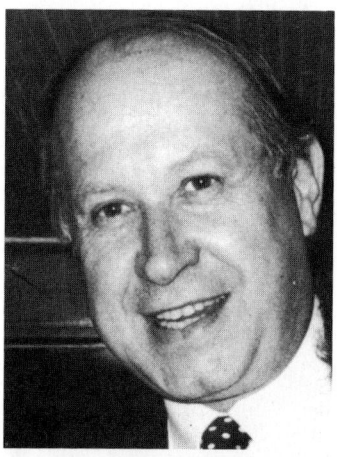

Arzt", Schriftleiter „Der Hausarzt in Westfalen". Mitglied der Kammerversammlung, Vorsitzender des Ärztevereins Tecklenburgerland e. V. 1. Stellvertretender Vorsitzender des Hausärzteverbandes Westfalen-Lippe im BPA. Träger des Kohleordens für Verdienste um die Stadt und den Sport. Autor des Buches „Der Hausarzt rechnet ab".
Anschrift:
An der Umflut 6,
4530 Ibbenbüren i. W.;
Telefon: (0 54 51) 28 82
Fax: (0 54 51) 28 63

Prof. Dr. med. Harald Mau

geb. am 1. März 1941 in Wien. Dekan der Medizinischen Fakultät (Charité) der Humboldt-Universität

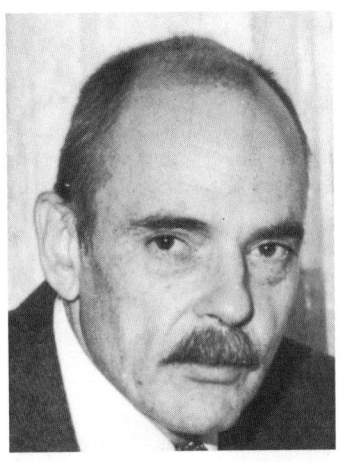 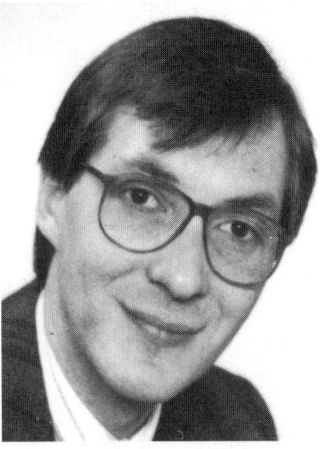

zu Berlin (seit 1990). Direktor der Kinderchirurgischen Klinik der Medizinischen Fakultät. Stellv. Vors. des „Vereins der Freunde u. Förderer d. Charité e.V.". Vors. des Landesverbandes Berlin/Brandenburg des NAV-Virchowbundes. – Studium in Berlin an der Humboldt-Universität. Ausbildung zum Facharzt für Kinderchirurgie in Berlin-Buch (1964–1974). Heute an der Charité tätig (seit 1974). Zahlreiche wissenschaftliche Publikationen.

Anschrift:
1123 Berlin, Str. 58, Nr. 6
Telefon: (0 30) 9 49 50 54

Josef Maus

geb. am 28. April 1956 in Hürth-Hermülheim. Gesundheits- und sozialpolitischer Redakteur beim Deutschen Ärzteblatt in Köln. – Abitur in Hürth, Ausbildung zum Verlagskaufmann beim Bastei-Verlag in Bergisch-Gladbach, Studium der Germanistik, Geschichte und Pädagogik an der Universität zu Köln, Volontariat bei der Kölnischen Rundschau (1982). Redakteur bei der Kölnischen Rundschau (1983–1987). Pressereferent der Kassenärztlichen Bundesvereinigung in Köln (1987–1990). Eintritt in die Redaktion des Deutschen Ärzteblatts, dort hauptsächlich zuständig für Themen der ambulanten ärztlichen Versorgung sowie der allgemeinen Gesundheits- und Sozialpolitik (Okt. 1990).

Anschrift:
c/o Deutsches Ärzteblatt
Redaktion,
Herbert-Lewin-Straße 5,
W-5000 Köln 41;
Telefon: (02 21) 40 04-3 41

Dr. med. dent. Christian May

geb. am 17. Dezember 1936 in Chemnitz. Selbständiger Zahnarzt

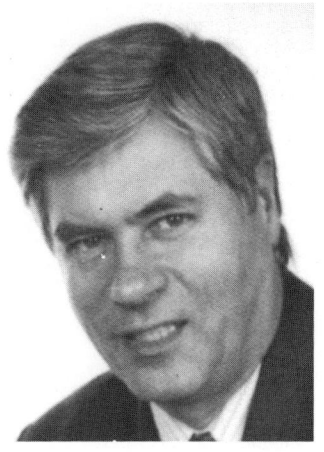 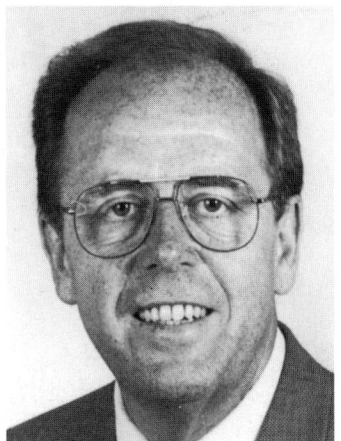

in Praxisgemeinschaft. Landesvorsitzender des Freien Verbandes Deutscher Zahnärzte. Mitglied der VV der KZBV, der VV der KZVWL und der KV der ZÄK WL, Mitglied mehrerer Ausschüsse. – Studium in Leipzig. Staatsexamen (1960). Niedergelassen in eigener Praxis in Lünen (seit 1963). Praxisgemeinschaft (1986).

Anschrift:
Ernst-Becker-Straße 13,
4670 Lünen;
Telefon: (0 23 06) 69 45

Dr. rer pol. Manfred May

geb. am 23. Februar 1942 in Runkel/Lahn. Mitglied Leitung Unternehmensbereich Pharma E. Merck, Darmstadt. Mitglied des Gesamtvorstandes des Bundesverbandes der Pharmazeutischen Industrie (BPI). – Studium der Volkswirtschaft in Marburg. Promotion bei Profes-

sor Walter Hamm. Referent beim BPI (1970). Geschäftsführer der Fa. Wülfing Beecham (1974). Bei E. Merck (seit 1977). Acht Jahre als Geschäftsführer im Ausland. Im Vertrieb in Darmstadt (seit 1984). Leiter des Auslandsbereiches (1986). Zuständig für Marketing und Vertrieb weltweit (seit März 1990). Mitglied im Außenhandelsausschuß (seit 1986). Vorsitzender (seit 1992).

Anschrift:
c/o E. Merck
L Pha MV,
Frankfurter Straße 25,
6100 Darmstadt;
Telefon: (0 61 51) 72 26 46

Professor Dr. jur. Bernd Baron von Maydell

geb. am 19. Juli 1934 in Reval/Estland. Direktor des Max-Planck-

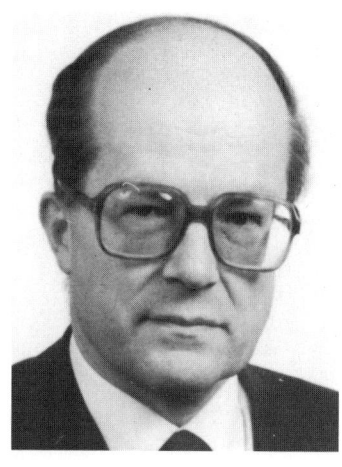

Anschrift:
dienstlich:
Max-Planck-Institut für
ausländisches und inter-
nationales Sozialrecht
Leopoldstraße 24,
D-8000 München 40;
Telefon: (0 89) 3 86 01-1
privat:
Siebengebirgsstraße 58 a,
D-5205 St. Augustin;
Telefon: (0 22 41) 33 88 18

Instituts für ausländisches und internationales Sozialrecht in München und Honorarprofessor an der Universität München. Mitarbeiter in zahlreichen nationalen und internationalen Institutionen. Stellvertrender Vorsitzender der GVG (Köln). Vors. der Abteilung für Sozialversicherung des Deutschen Vereins für Versicherungswissenschaft (Berlin). Mitglied des Sachverständigenausschusses der ILO (Genf). Vizepräsident des Europäischen Instituts für soziale Sicherheit (Leuven). Mitglied verschiedener sozialrechtlicher Sachverständigenkommissionen der Bundesregierung. Mitherausgeber der Zeitschrift Arztrecht. – Publikationen: Mehrere Monographien und über 150 Aufsätze zu Fragen des Bürgerlichen Rechts, des Arbeitsrechts und des Sozialrechts, insbesondere: Geldrecht, Krankenversicherung, Arztrecht, internationales und europäisches Sozialrecht, Alterssicherung, etc.

Ursel Meenzen

geb. am 7. März 1954 in Bremerhaven. Leiterin der Abteilung Öffentlichkeitsarbeit der Kassenärztlichen

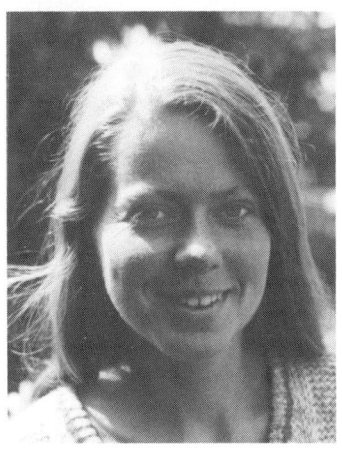

Bundesvereinigung in Köln. – Abitur in Düsseldorf (1973). Studium der Geschichte, Sozialwissenschaften und Publizistik in Münster: 1. Staatsexamen für das Lehramt am Gymnasium in den Fächern Sozialwissenschaften und Geschichte (1979).

Ferienvolontariate bei der „Neuen Westfälischen" in Bielefeld und Paderborn, Schriftleitung „Zahnärzteblatt Westfalen-Lippe" (Ende 1979 bis Juli 1980). Juniortexterin in einem Werbe-Verlag und freie Mitarbeiterin u. a. für die „Stuttgarter Zeitung" (Feuilleton) und die „Rheinische Post". Redakteurin in der Redaktion a+s-aktuell, Hilden (Okt. 1982 – Ende 1987). Dazwischen Praktikum beim „Handelsblatt". Halbjähriger Aufenthalt in Lissabon (1988). Pressereferentin für die Kassenzahnärztliche Vereinigung Bayerns und gleichzeitig für die Bayerische Landeszahnärztekammer (1. Okt. 1988). Zugleich Chefredakteurin des „Bayerischen Zahnärzteblattes" (seit 1. Okt. 1989). Von dort zur KBV nach Köln gewechselt (am 1. Juli 1991).

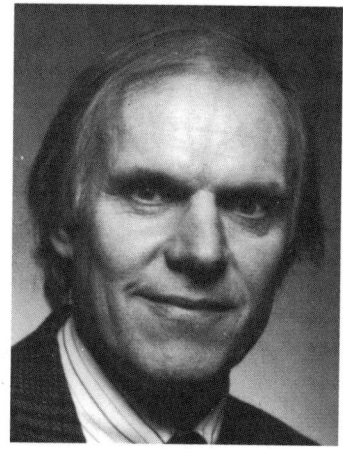

Anschrift:
c/o Kassenärztliche Bundesvereinigung
Herbert-Lewin-Straße 3,
5000 Köln 41

Anschrift:
Kassenärztliche Vereinigung Niedersachsen
Hauptgeschäftsstelle,
Berliner Allee 22,
3000 Hannover;
Telefon: (05 11) 34 94-2 19

Dr. jur.
Hans-Jürgen Meier-Greve

geb. am 29. August 1938 in Celle. Justitiar und stellv. Hauptgeschäftsführer der Kassenärztlichen Vereinigung Niedersachsen. – Vorstandsassistent eines Versicherungsunternehmens, Justitiar der Kassenärztlichen Vereinigung Nordrhein (1969). Justitiar und Geschäftsführer der Kassenzahnärztlichen Vereinigung Niedersachsen (1970). Später stellv. Hauptgeschäftsführer. Publikationen: Öffentlich-rechtliche Bindungen und freiberufliche Stellung der Kassenärzte (Dissertation).

Dr. med. Ludger Meinke

geb. am 29. Juli 1943 in Münster/Westf. Oberarzt. Hufeland Klinik. Zentrum für Pneumologie und Allergologie, 5427 Bad Ems. Vizepräsident der Landesärztekammer Rheinland-Pfalz, Mainz. Vorstandsmitglied Marburger Bund, Landesverband Nordrhein-Westfalen – Rheinland-Pfalz, Köln. Delegierter der VV Bezirksärztekammer, Koblenz. – Staatsexamen Uni Klinik Münster (1970). Weiterbildung am St. Josefs-Hospital, Bochum, Ruhrlandklinik, Essen-Heidhausen. Medizin. Univ.-Klinik Düsseldorf. Oberarzt an der Hufeland Klinik Bad Ems

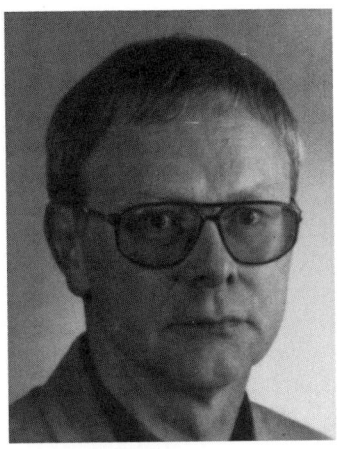

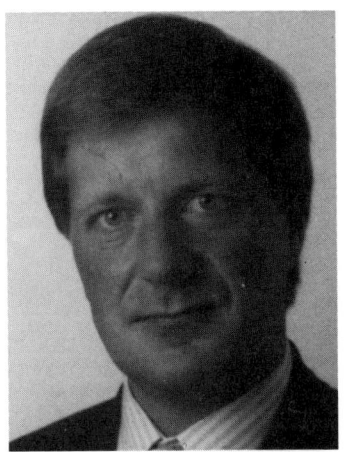

(seit 1978). Arzt für Lungen- und Bronchialheilkunde (1976). Bereich Allergologie (1980). Bereich Sozialmedizin (1987). Internist (1989).

Anschrift:
Hufeland Klinik,
5427 Bad Ems;
Telefon: (0 26 03) 7 33 81

b. Leipzig und Dresden. Facharzt f. Innere Medizin (1984). Tätig in Abt. Kardiologie der Medizinischen Klinik der Medizinischen Akademie „Carl Gustav Carus" Dresden (seit 1983). Teilgebietsbez. Kardiologie. Seit Gründung des Landesverbandes Sachsen im BDI dessen Vorsitzender (1990). Publikationen auf kardiologischem Gebiet, spez. Herzrhythmusstörungen, automatisierte Analyse des EKG/Langzeit-EKG; Berufspolitik.

Anschrift:
dienstlich:
Medizinische Akademie,
Medizinische Klinik,
Kardiologie 6 a,
Fetscherstraße 74,
O-8019 Dresden;
Telefon: (03 51) 4 58 21 58

privat:
Königsteinstraße 17,
O-8020 Dresden;
Telefon: (03 51) 2 36 14 17

Dr. med. Eckhard Meisel

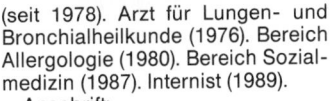

geb. am 6. Februar 1955 in Leipzig. Facharzt für Innere Medizin / Teilgebiet Kardiologie. Funktionsarzt kardiologische Diagnostik a. d. Medizinischen Klinik der Medizinischen Akademie Dresden. Vorsitzender des Landesverbandes Sachsen im Berufsverband Deutscher Internisten. – Abitur Thomasschule zu Leipzig (1973). Medizinstudium in Berlin und Dresden (1973–1979). Facharztausbildung in Wermsdorf

Dr. med. Bruno Menzel
MdB

geb. am 25. Februar 1932 in Dessau.
Mitglied der Deutschen Bundestages. Stellvertretender Vorsitzender

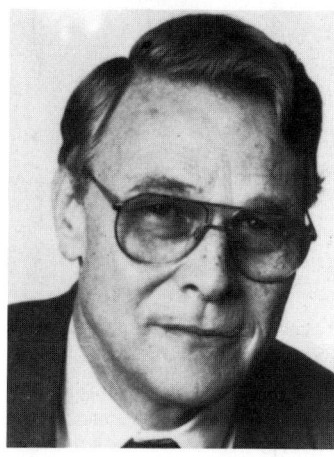

der FDP-Bundestagsfraktion. Ob-
mann der FDP im Gesundheitsaus-
schuß des Deutschen Bundestages.
– Aufnahme des Medizinstudiums in
Halle (1950). Promotion A, Anschlie-
ßend Facharztausbildung in Perle-
berg, Dessau, Berlin, Leipzig (1956).
Chefarzt an der III. Medizinischen
Klinik am Bezirkskrankenhaus Des-
sau (bis 1990). Beginn der politi-
schen Laufbahn mit der friedlichen
Revolution in der ehemaligen DDR.
Mitglied und später Vorsitzender
der FDP in der DDR (seit Jan. 1990).
Stellv. Bundesvorsitzender der FDP
(Aug. 1990 – Okt. 1991). Mitglied des
Deutschen Bundestages (seit 1990).
Publikationen: Beitrag zum verglei-
chenden Studium der hypoxischen
Atmungssteigerung bei verschiede-
nen Tierarten (Wissenschaftliche

Zeitschrift Halle MATH.NAT. VII/1, S.
27–36/1958). Spontanpneumotho-
rax und dessen Behandlungsme-
thoden (Zeitschrift für Tbc, 121 Heft
5/6, S. 310/1964). Kritische Be-
trachtungen zur Frage der Milzex-
stirpation bei einigen hämatologi-
schen Krankheitsbildern (Zeitschrift
Innere Medizin und ihre Grenzgebiete, Heft 6/1967). Mitautor des
Taschenbuches für Hygiene, 2. und
3. Auflage, Kapitel Infektionskrankheiten.

Anschrift:
Bundeshaus,
5300 Bonn 1,
Telefon: (02 28) 16 35 55

Dr. med. Utz P. Merten

geb. am 22. Juli 1942 in Köln, Mitglied des Bundesvorstandes des
NAV-Virchow-Bundes. Landesvor-

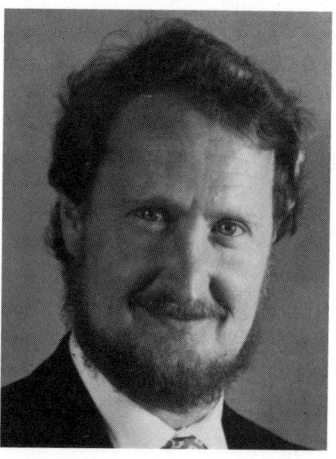

sitzender in Nordrhein (seit 1986).
Freie Universität Berlin (1963–
1969). Christian-Albrechts-Univer-

sität Kiel (1966–1967). Oxford University Medical School (1967–1968). Staatsexamen, Freie Universität Berlin (1969). Promotion zum Doktor der Medizin, Christian-Albrechts-Universität Kiel (1970). Wissenschaftlicher Assistent Institut für Laboratoriumsmedizin Prof. Dr. R. Merten, Düsseldorf (1970–1971). Stabsarzt Bundeswehr-Zentralkrankenhaus (1971). Wissenschaftlicher Assistent Prof. Dr. F. Grosse-Brockhoff 1. Medizinische Universitätsklinik Düsseldorf (1971–1972). Wissenschaftlicher Assistent Institut für Laboratoriumsmedizin Prof. Dr. R. Merten, Düsseldorf (1972–1973). Resident, Prof. Dr. A. E. Rappoport Youngstown Hospital Association Youngstown, Ohio, USA (1973–1974). Wissenschaftlicher Assistent Professor Dr. H. J. Eggers Institut für Virologie der Universität zu Köln (1974–1976). Editor, News Bulletin of the World Association of Societies of Pathology (anatomic and clinical) (seit 1975). Facharzt für Laboratoriumsmedizin. Tätigkeit als niedergelassener Arzt (seit 1976). Facharzt für Mikrobiologie und Infektionsepidemiologie (seit 1980). Publikationen: Boroviczeny, K. G, Merten, R., Merten, U. P.: Qualitätssicherung im Medizinischen Laboratorium Springer Verlag (1987).

Anschrift:
Stadtwaldgürtel 35,
5000 Köln 41;
Telefon: (02 21) 40 30 05

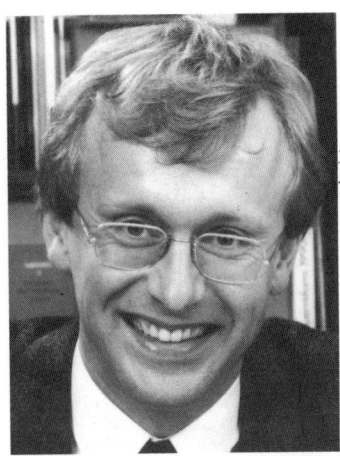

Rechtsanwalt
Arno Metzler

geb. am 1. April 1955 in Ebersgöns jetzt Butzbach / H. Hauptgeschäftsführer des Bundesverbandes der Freien Berufe BFB. – Referendarausbildung NRW OLG Köln. Assistant Solicitor bei Hickey Beauchamp Kirwan & O'Reilly Solicitors, Dublin, Irland. Rechtsanwalt beim Landgericht in Limburg / L., Rechtsanwalt LG Bonn und Verbandsbzw. Hauptgeschäftsführer beim Deutschen Schaustellerbund e. V., Bonn. Hauptgeschäftsführer beim BFB (seit 1. Okt. 1992).

Anschrift:
Bundesverband der freien Berufe
BFB
Godesberger Allee 54,
5300 Bonn 2;
Telefon: (02 28) 37 66 35

Dr. med. Dieter Mitrenga

geb. am 6. Juli 1940 in Ratibor / OS. Chefarzt der Abteilung Innere Medizin am Krankenhaus der Augustinerinnen Köln. Vorstandsmitglied Marburger Bund Bundesvorstand. Vorstandsmitglied der Landesärzte-

207

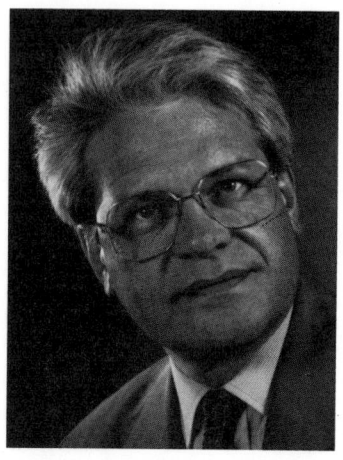

kammer). Publikationen: Zu methodischen Fragen der Immunhistologie, zu Klinik und Therapie des systemischen Lupus erythematodes. Zu Fragen der Sterbebegleitung; zu gleicher Thematik seit 10 Jahren Referent der Deutschen Richterakademie, Trier.

Anschrift:
dienstlich:
Krankenhaus der Augustinerinnen,
Jakobstraße 27–31,
5000 Köln 1;
Telefon: (02 21) 33 08-13 41
privat:
Holunderweg 43,
5000 Köln 40;
Telefon: (02 21) 48 14 48

kammer, Ärztekammer Nordrhein (ÄK NO). Vorsitzender der Weiterbildungskommission der ÄK NO. Vorsitzender der Bezirksstelle Köln der ÄK NO. Vorsitzender des Fortbildungsausschusses der Kreisstelle der ÄK NO. Mitglied der Landes-Aids-Kommission des MAGS als Vertreter der ÄK NO. Mitglied im Weiterbildungsausschuß der Bundesärztekammer. – Staatsexamen (1967). 2 Jahre Medizinalassistentenzeit. Approbation (1970). Stipendiat der Deutschen Forschungsgemeinschaft Medizinischen Hochschule Hannover (1970/1971). Wissenschaftlicher Assistent der Med. Klinik Köln (Prof. Groß) (1972–1982). Facharzt für Innere Medizin (1978). Teilgebiet Nephrologie (1980). Teilgebiet Rheumatologie (1982). Chefarzt der Abteilung für Innere Medizin am Krankenhaus der Augustinerinnen Köln (kooperative Leitung) (seit 1983). Ernst-von-Bergmann-Plakette (Verdienste für ärztliche Fortbildung durch die Bundesärzte-

Dr. med. Alfred R. Möhrle

geb. am 23. Mai 1939 in Frankfurt/Main. Arzt für Orthopädie (Chirotherapie, Physikalische Therapie). Nie-

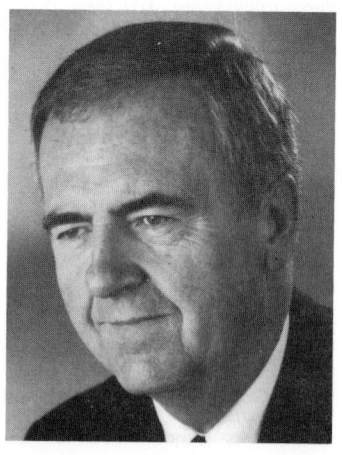

dergelassen (seit 1974). Mitglied der Delegiertenversammlung der Landesärztekammer Hessen (1972–1984 und seit 1988). Mitglied des Präsidiums der Landesärztekammer Hessen (1972–1976). Präsident der Landesärztekammer Hessen (seit Sept. 1992). Langjährige Tätigkeit in verschiedenen Ausschüssen der Landesärztekammer Hessen. Mitglied des Aufsichtsausschusses des Versorgungswerks der Landesärztekammer Hessen (seit 1985). Dessen Vorsitzender (seit Okt. 1988). Langjährige Tätigkeit in verschiedenen Gremien der Kassenärztlichen Vereinigung Hessen. Präsident der Deutschen Gesellschaft für Manuelle Medizin (seit 1990). – Studium der Medizin in Frankfurt (1958–1964). Nach Medizinalassistenten- und Assistenzarztzeit (1967–1968) Wehrdienst als Truppenarzt. Promotion (1968). Arzt für Orthopädie (1971). Oberarzt der Orthopädischen Klinik Frankfurt-Höchst (1971–1974). Dann Niederlassung. Publikationen: Mehrere Veröffentlichungen in Zeitschriften und Kongreßbänden zu Themen der Orthopädie und der Manuellen Medizin.

Anschrift:
Königsteiner Straße 68,
6232 Bad Soden 1;
Telefon: (0 61 96) 2 84 00

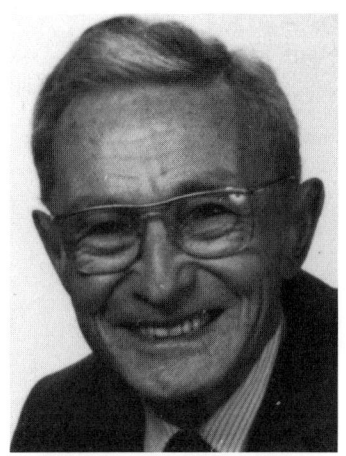

Dr. med. Paul Mössinger

geb. am 14. September 1914 in Bietigheim-Bissingen. Arzt für Allgemeinmedizin. Homöopathie. Hauptinteressengebiete: Geschichte der Medizin und Arzneitherapie, empirische Therapie, therapeutische Statistik. Kritik an der Gesetzlichen Krankenversicherung. – Studium der Mathematik und Evangelischen Theologie in Tübingen (1933–1936). Studium der Medizin in München und Tübingen (1936–1946). Staatsexamen (1946). Promotion (1947). Krankenhaustätigkeit am Krankenhaus Heilbronn und Robert Bosch Krankenhaus Stuttgart (1946–1949). Niederlassung in Heilbronn als praktischer Arzt (1949). Bundesverdienstkreuz für prospektive Therapiestudien. Buchpublikationen: „Das persönliche Rezept" ((1962). „Sorgen um die Medizin" (1968). „Der praktische Arzt als Fachmann für Erfahrung und Beobachtung" (1974). „So kann es nicht weitergehen" (1978). „Homöopathie und naturwissenschaftliche Medizin – Zur Überwindung der Gegensätze" (1984).

Anschrift:
Armsündersteige 52,
7100 Heilbronn;
Telefon: (0 71 31) 17 31 84

Dr. med h. c.
Hans Mohl

geb. am 30. November 1928 Kiel.
Leiter der ZDF-Redaktion „Gesundheit und Natur". Moderator „Ge-

Anschrift:
Fontanestraße 49,
6500 Mainz 31;
Telefon: (0 61 31) 76 61

Dr. med.
Frank Ulrich Montgomery

geb. am 31. März 1952 in Hamburg. Oberarzt an der Radiologischen Klinik des Universitätskrankenhauses

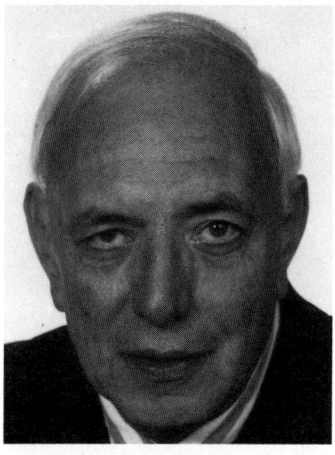

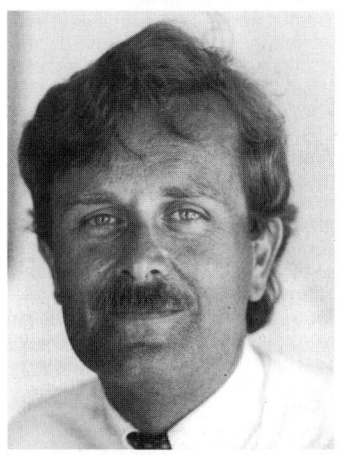

sundheitsmagazin Praxis". Verantwortlich für „Aktion Sorgenkind"-Sendungen. Moderationen Arzt-Patienten-Seminare. – Volontariat Jugendzeitschrift „Die Zukunft". Reporter/Redakteur Südwestfunk Tübingen/Baden-Baden. Redaktionsleiter ZDF (seit 1. April 1963). Start „Gesundheitsmagazin Praxis" (3. Jan. 1964). Start „Aktion Sorgenkind" (9. Okt. 1964). Zahlreiche nationale u. internationale Auszeichnungen. Bundesverdienstkreuz I. Klasse. Ehrenzeichen der deutschen Ärzteschaft. Ehrenzeichen der deutschen Zahnärzteschaft. Ehrenpromotion med. Fakultät Uni Erlangen (1980). Publikationen: „7 Erfolgsprogramme für die Gesundheit". „I. d. R. – Iß das Richtige" u. a. m.

Hamburg-Eppendorf. 1. Vorsitzender des Marburger Bund-Bundesverbandes, Verband der angestellten und beamteten Ärzte Deutschlands e. V. (seit 1989). Vorsitzender der Tarifkommission des Marburger Bundes. Mitglied im Vorstand der Bundesärztekammer (seit 1987). Vorsitzender des Marburger Bund-Landesverbandes Hamburg (seit 1983). Mitglied der Kammerversammlung der Ärztekammer Hamburg (seit 1982) und Mitglied der Kammervorstandes. – Schulbesuch in Hamburg, Studium der Medizin in Hamburg und Sydney/Australien. Approbation und Promotion (1979). Seitdem an der Radiologischen Klinik des Universitätskrankenhauses Hamburg beschäftigt. Arzt für Radiologie (seit 1986). Publikationen: Zahlreiche Artikel zu tarif- und berufspolitischen Themen in der Fach- und Standespresse.

Anschrift:
Süllbergterrasse 49,
2000 Hamburg 55;
Telefon: (0 40) 86 48 97

chemischen Thema (Doktorvater Prof. Dr. Gunter Seitz, Marburg) (1972). Tätigkeit in einer Apotheke, gleichzeitig Dozent und Buchautor mehrerer Bücher (1974–1985). Wechsel zur ABDA, Leiter der Arzneimittelinformationsstelle (1985). Chefredakteur der PZ (seit 1988). Autor und Herausgeber von „Offizinpharmazie", „Offizin und Praxis", sowie verschiedener Lehrbücher.

Anschrift:
Schwindstraße 3,
6000 Frankfurt 1;
Telefon: (0 69) 7 54 42 95

Dr. rer nat. Hartmut Morck

geb. am 31. März 1945 in Hemer, Kreis Iserlohn. Chefredakteur der Pharmazeutischen Zeitung (PZ).

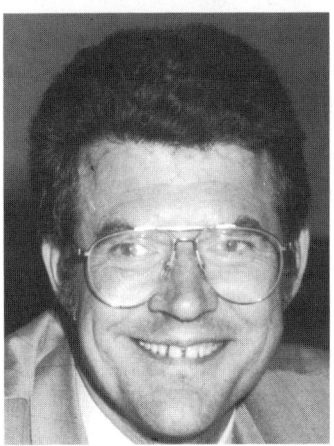

Generalsekretär der Deutschen Pharmazeutischen Gesellschaft. – Pharmazie-Studium in Marburg (1966–1969). Promotion zum Dr. rer. nat. mit einem pharmazeutisch-

Dr. med. Christian Morell

geb. am 25. April 1944 in Gießen. Arzt für Radiologie, niedergelassen (seit 1976). Schwerpunkte Compu-

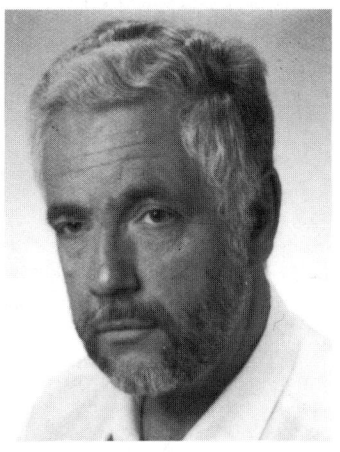

tertomographie, sogen. Großgerätemedizin. Nuklearmedizin/Kernspintomographie. Nebenberuflich: Praxisberatung (Medizinjournalistik). Bundesvorstand NAV-Virchow-Bund, Brendan-Schmitt-mann-Stiftung (Stellvertr. Vorsitz). Landesvorsitz. des Berufsverbandes der Deutschen Radiologen u. Nuklearmediz. e. V. BVDRN. Delegierter der Ärztekammer Westfalen-Lippe (seit 1984). – Studium der Medizin in München (1963–1969). Promotion darselbst (1970). MA im Bethesda Krankenhaus 5905 Freudenberg. FA-Weiterbildung im Marienkrankenhaus. 59 Siegen (bis 1975). Aus der Praxis heraus Weiterbildung in Computertomographie und später MRT Publikationen: Über Antilympholyten-Serum (Klinische Wochenschrift) (1967–1969).

Anschrift:
Hardtweg 18,
5960 Olpe;
Telefon: (0 27 61) 6 29 39
Fax: (0 27 61) 6 53 66

Dr. jur. Kurt Morhard

geb. am 7. Januar 1927 in Stuttgart. Freiberuflicher Rechtsanwalt. Rechtsberater der Kassenärztli-chen Vereinigung Nord-Württemberg. Zulassung als Rechtsanwalt (1955). Ständiger Rechtsberater der Kassenärztlichen Vereinigung Nord-Württemberg (seit 1. April 1956). – Träger des Ehrenzeichens der Deutschen Ärzteschaft.

Anschrift:
Olgastraße 19/v,
7000 Stuttgart 1;
Telefon: (07 11) 24 11 83

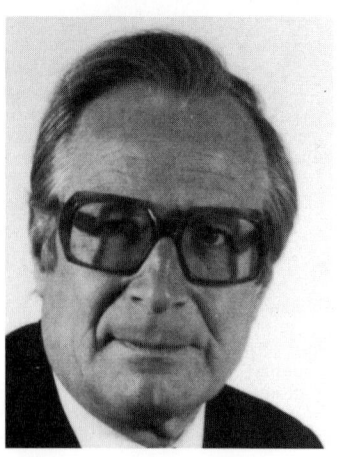

Dr. rer. pol. Helmut Mrosek

geb. am 19. März 1939 in Ahlen/Westfalen. Geschäftsführer Plantorgan. Vors. des LV Niedersach-

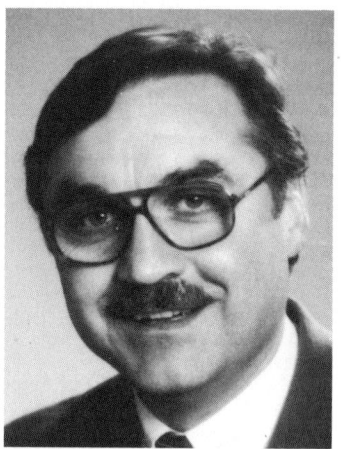

sen/Bremen im Bundesverband der Pharmazeutischen Industrie (BPI). Mitglied des Gesamtvorstandes des Bundesverbandes der Pharmazeutischen Industrie (BPI). Studium Pharmazie (1960–1963). Diplomprüfung für Volkswirte (1967). Wissenschaftlicher Assistent Universität Münster (1967–1971). Promotion zum Dr. rer. pol. (1971). Bei Boehringer Ingelheim (1972). Wechsel zur Tochtergesellschaft Dieckmann Arzneimittel in Bielefeld (1975). Alleinverantwortlicher Geschäftsführer der TAD-Pharmazeutisches Werk in Cuxhaven (1980). Geschäftsführer der Plantorgan GmbH & Co. OHG (1986). Mitglied im Vorstand des Landesverbandes Niedersachsen – Bremen (1984). Delegierter (1988). Stellv. Vorstandsvorsitzender (1990). Wahl zum Vorstandsvorsitzenden und Vertreter des Landesverbandes im Gesamtvorstand (1992).

Anschrift:
Plantorgan GmbH & Co OHG
Postfach 14 63,
2903 Bad Zwischenahn

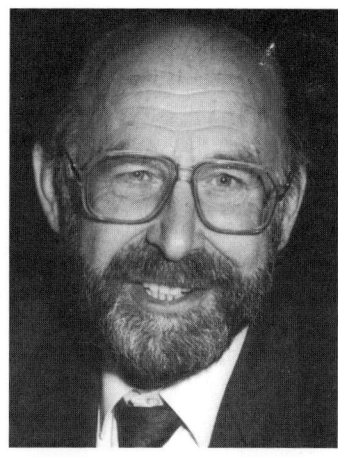

Erich H. Müller

geb. am 27. September 1930 in München. Zahnarzt. Nach dentistischer Ausbildung Staatsexamen und Approbation als Zahnarzt in München (1954). Stellv. Vorsitzender d. Kassenzahnärztlichen Bundesvereinigung. Niederlassung in eigener Praxis in München (1957). Vielfältige standespolitische Tätigkeiten in den drei zahnärztlichen Berufsorganisationen auf Bezirks-, Landes- und Bundesebene u. a. Landesvorsitzender des Freien Verbandes Deutscher Zahnärzte (seit 1959). Vorsitzender der Hauptversammlung des Freien Verbandes Deutscher Zahnärzte. Mitglied des Vorstandes der Kassenzahnärztlichen Bundesvereinigung. 1. Vorsitzender der Kassenzahnärztlichen Vereinigung Bayerns. Derzeit u. a. Mitglied des Aufsichtsrates der Deutschen Apotheker- und Ärztebank. Verdienstkreuz am Bande des Verdienstordens der Bundesrepublik Deutschland. Staatsmedaille für soziale Verdienste.

Anschrift:
Bülowstraße 19,
8000 München 80;
Telefon: (0 89) 98 29 71

Prof. Dr. med. Dr. med. h. c. Hans-Werner Müller

geb. am 29. April 1916 in Saarbrücken. Präsident der Deutschen Zentrale für Volksgesundheitspflege, Frankfurt. – Nach Reifeprüfung in Trier und Medizinstudium in Bonn, Jena, München und Berlin Kriegseinsatz als Sanitätsoffizier. Nach Entlassung aus Gefangenschaft Wissenschaftlicher Assistent an der Medizinischen Akademie Düsseldorf. Stellv. Abteilungsleiter im Sozialministerium der Landesre-

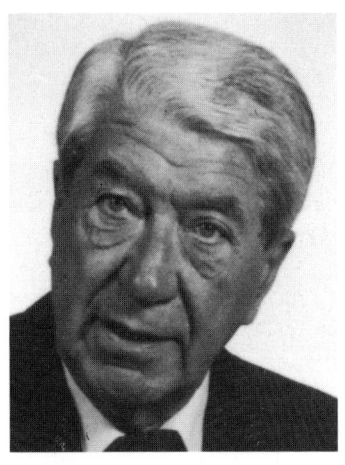

lichungen einschl. Buchbeiträgen. Herausgeber des Handbuches „Führungsaufgaben im Modernen Krankenhaus" (Kohlhammer-Verlag) und Mitarbeiter des Handbuches „Das psychiatrische Krankenhauswesen" (Georg-Thieme-Verlag).

Anschrift:
privat:
Am Rheinblick 19,
4005 Mehrbusch 3;
Telefon: (0 21 50) 52 72
dienstlich:
Deutsche Zentrale f.
Volksgesundheitspflege
Münchener Straße 48,
6000 Frankfurt/M. 1;
Telefon: (0 69) 23 57 61-62

gierung Nordrhein-Westfalen (seit Okt. 1947). Anschließend Gesundheitsdezernent beim Landschaftsverband Rheinland (Okt. 1953 – 30. Jan. 1971). Hauptgeschäftsführer der Deutschen Krankenhausgesellschaft (1971–1984). Während dieser Zeit Präsidiumsmitglied bzw. Vizepräsident der International Hospital Federation. Präsident des Krankenhausausschusses der EG und Vorsitzender des Krankenhausbeirates beim BMA. Facharztanerkennung für Neurologie und Psychiatrie. Arzt für öffentliches Gesundheitswesen. 12 Jahre Dozent an der Akademie für Staatsmedizin in Düsseldorf. Lehrauftrag für Sozialpsychiatrie an der Medizinischen Fakultät der TH Aachen. Großes Bundesverdienstkreuz mit Stern und Schulterband des Verdienstordens der Bundesrepublik Deutschland Walter-Poppelreuter-Medaille in Gold. Ehrenreflexhammer des Marburger Bundes. Magnolienorden der Republik Korea. Publikationen: 165 Veröffent-

Krankenhausdirektor
Dr. Hubertus Müller

geb. am 29. November 1936 in Markt-Bohrau, Kreis Strehlen (Schlesien). Krankenhausdirektor. Vorsitzender des Verbandes der Krankenhausdirektoren Deutschlands e. V. – Studium an der Universität zu Köln: Volkswirtschaft und politische Wissenschaft. Examen als Diplom-Volkswirt. Referent beim Deutschen Industrie-Institut in Köln. Referent/Geschäftsführer bei der DKG im Bereich Krankenhausfinanzierung (1969–1980). Krankenhausdirektor des St. Marien-Hospitals in Mülheim/Ruhr (seit 1980). Vorsitzender des Verbandes der Krankenhausdirektoren Deutschlands (seit 1988). 1. Vizepräsident der Europäischen Vereinigung der Krankenhausdirektoren (seit 1992). Mitglied der Beraterkommission des Bundesministeriums für Arbeit zur „Neuordnung der Krankenhausfi-

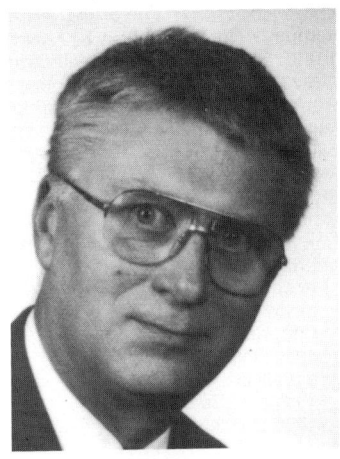
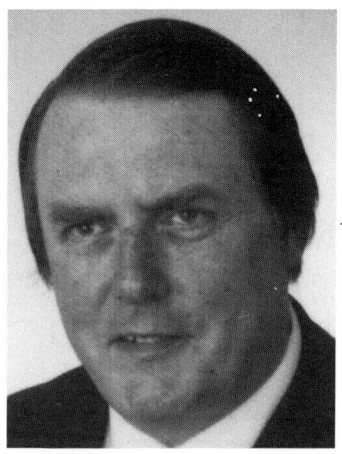

nanzierung" (Wannagat-Kommission 1983). Mitglied der Kommission „Krankenhausfinanzierung" der Robert Bosch Stiftung (1981–1986). Promotion an der Uni Köln (Dr. rer. pol.) (1970)

Anschrift:
Kaiserstraße 50,
4330 Mülheim/R.;
Telefon: (0208) 3052701
Fax: (0208) 3052744

Medizinalrat Dr. med. Jürgen Müller

geb. am 14. April 1938 in Apolda/ Thüringen. Facharzt für Allgemeinmedizin in eigener Praxis. Stellv. Vorsitzender der Kassenärztlichen Vereinigung Sachsen. Schatzmeister der Sächsischen Landesärztekammer. Beisitzer im Vorstand des Berufsverbandes der prakt. Ärzte und Ärzte für Allgemeinmedizin. – Abitur, danach Kraftfahrer in einem privaten Handelsbetrieb (1956). Ausbildung als Krankenpfleger an der medizinischen Fachschule Arnsdorf bei Dresden (1957–1959). Studium der Medizin an der Universität Halle-Wittenberg, der Universität Leipzig und der Medizinischen Akademie Dresden (1959–1965). Medizinisches Staatsexamen und Promotion mit einer Dissertation aus der Urologischen Klinik der Medizinischen Akademie „Carl Gustav Carus" Dresden (1965). Facharztprüfung im Fach Allgemeinmedizin, Tätigkeit in Sebnitz (1969). Vorsitzender der medizinisch-wissenschaftlichen Gesellschaft für Allgemeinmedizin Bezirk Dresden (1985–1990). Mitglied der Gemischten Kommission Baden-Württemberg/Sachsen, Fachgruppe „Soziales, Gesundheit und Arbeit" (1990). Publikationen: Wissenschaftliche Untersuchungen und mehrere Veröffentlichungen zu den Themen Gesundheitserziehung/ Gesundheitsaufklärung und theo-

retische Grundlagen der Allgemein-
medizin.
Anschrift:
Neustädter Weg 6,
O-8360 Sebnitz/Sa.;
privat: (03 59 71) 22 05
Praxis: (0359 71) 21 71

Wolfgang Müller M. A.

geb. am 15. August 1951 in Ebingen
(Württ.) Leiter der Geschäftsstelle
und des Zentrums für Öffentlichkeitsarbeit der „Arbeitsgemeinschaft der Wissenschaftlichen Medizinischen Fachgesellschaften
(AWMF)". – Volontariat bei einer Tageszeitung. Studium: Publizistik,
Physik und Philosophie an der Universität Karlsruhe und der FU Berlin,

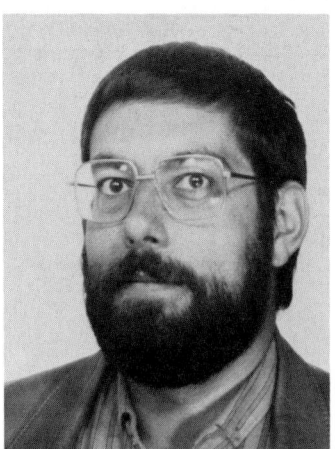

Wissenschafts- und Technikge-
schichte an der TU Berlin. 5 Jahre
Dozent für Publizistik an der FU
Berlin, Freier Hörfunkautor für RIAS,
HR und SWF, Wissenschaftsredak-
teur bei einem Düsseldorfer Presse-

büro (1978–1983). Leiter des Zen-
trums für Öffentlichkeitsarbeit (seit
1985). Leiter der Geschäftsstelle der
AWMF (seit 1990). Publikationen:
Hennings/Müller/Vowe/Wersing
(Hrsg.): Informations- und Kommu-
nikations-Strukturen der Zukunft,
München (1983). Hennings. R. D./
Müller, W.: Sicherheit in verteilten
Computersystemen – Probleme und
Maßnahmen, Berlin (1984), div. Zeit-
schriftenartikel.
Anschrift:
privat:
Cüppersweg 5 a,
4030 Ratingen 1;
dienstlich:
Moorestraße 5,
4000 Düsseldorf 1;
Telefon: (02 11) 31 28 28
Fax: (02 11) 31 68 19

Dr. med. Wolfgang Müller

geb. am 12. August 1941 in Themar.
Internist in eigener Niederlassung.
Vorsitzender des Landesverbandes

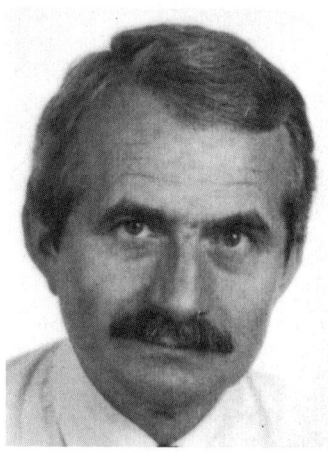

Thüringen des Hartmannbundes. Vizepräsident der Landesärztekammer Thüringen. – Medizinstudium an der Fr.-Schiller-Universität Jena (1959–1965). Facharztweiterbildung an der Med.-Univ. Poliklinik Jena (1965–1972). Promotion zum Dr. med. (1967). Oberarzt am Sophienkrankenhaus Weimar (1972–1975). Internist an der Poliklinik Nord Weimar (1975–1987). Chefarzt der Poliklinik Nord Weimar (1987–1990). Internist in eigener Niederlassung in Weimar (seit 28. Dez. 1990).
Anschrift:
Lisztstraße 41
O-5300 Weimar;
Telefon: (0 36 43) 6 56 08

Dr. rer. nat.
Dietrich Münkner

geb. am 17. Februar 1931 in Stolp. Selbständiger Apotheker. Vorsitzender des Verwaltungs-Aus-

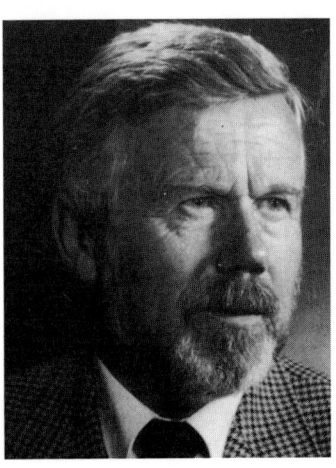

schusses der Apotheker-Versorgung Niedersachsen (seit 1979). Präsident der Apothekerkammer Niedersachsen (seit Juni 1992). – Nach Praktikantenzeit Studium und Promotion in Tübingen.
Anschrift:
Nordstraße 27,
3014 Laatzen;
Telefon: (0 51 02) 23 01

Prof. Dr. rer. pol.
Frank E. Münnich

geb. am 16. Mai 1937 in Hettstett/Kr. Mansfeld. Hauptgeschäftsführer der Medizinisch-Pharmazeuti-

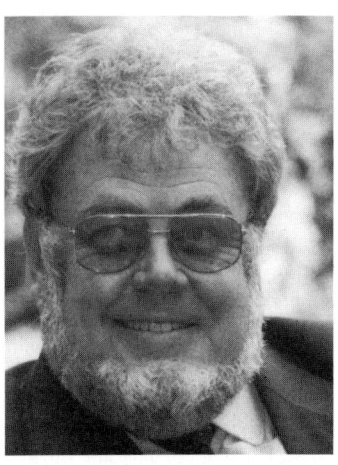

schen Studiengesellschaft (MPS). Geschäftsführer der Paul-Martini-Stiftung (PMS). – Studium und Promotion der Volkswirtschaftslehre (1965). Wissenschaftlicher Assistent am Alfred-Weber-Institut der Universität Heidelberg. Forschungsaufenthalt als Harkness

Fellow in den USA (Mass. Inst. of Techn. Cambridge und University of California Berkley) (1967–1968). Ordentl. Prof. an der Universität Dortmund (1968–1972). Ordentl. Prof. an der Universität Essen, Gesamthochschule (1972– 1974). Ordentl. Prof. an der Universität Innsbruck (1974–1978). Ordentl. Prof. für Volkswirtschaftslehre an der Universität München (1978–1988). Hauptgeschäftsführer der MPS (seit 1985). Geschäftsführer der PMS. Publikationen: Arbeitsschwerpunkte: Gesundheitsökonomie und Allokationstheorie.
Anschrift:
Medizinisch-Pharmazeutische Studiengesellschaft e. V.
Dreizehnmorgenweg 44
5300 Bonn 2
Telefon: (02 28) 8 19 99-10

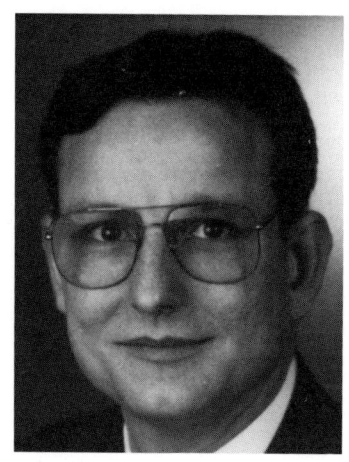

Dr. med. Karl-Heinz Munter

geb. am 26. Juli 1953 in Berlin. Geschäftsführer der Arzneimittelkommission der Deutschen Ärzteschaft. Studium der Chemie. Studium der Medizin. Approbation. Promotion zum Dr. med. Forschungstätigkeit im Institut für Physiolog. Chemie, Abt. Molekularbiologie, Hamburg. Wiss. Mitarbeiter in der Abt. für Anästhesiologie der Universität Hamburg. Assistenzarzt im Städt. Krankenhaus Stade, Innere Medizin, Kardiologie u. Intensivmedizin. Leiter der wiss. Inform. Klinik, Beecham-Wülfing, Neuss. Leiter der Hauptabt. Marketing und Werbung, Henning, Berlin. Zahlreiche Publikationen.
Anschrift:
Dürer Straße 9 b,
4040 Neuss;
Telefon: (0 21 31) 46 07 27

Gerhard Musshafen

geb. am 4. April 1942 in Schramberg. Mitglied der Geschäftsführung der Boehringer Mannheim

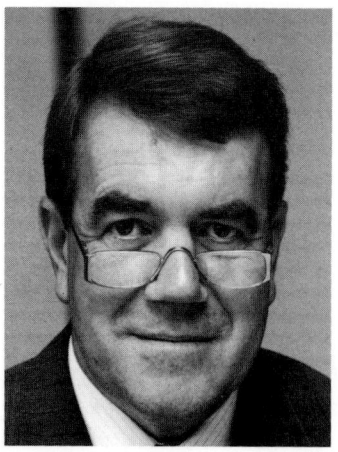

GmbH (Zuständigkeit: Vertrieb Deutschland). Studium Chemie (1963–1967). Pharmavertrieb Heinr. Mack Nachfolger, Illertissen (1967–1970). Pharmamarketing und Vertrieb Boehringer Mannheim GmbH, Mannheim (1970–1976). Geschäftsführer Boehringer Mannheim (Schweiz) AG (1976–1988). Leitung Marketing und Außendienst Boehringer Mannheim GmbH (1988–1990). Seit 1990 Mitglied der Geschäftsführung der Boehringer Mannheim GmbH.
Anschrift:
c/o Boehringer Mannheim GmbH
Sandhofer Straße 116,
6800 Mannheim 31;
Telefon: (06 21) 7 59-0

Dr. med. Dieter Natusch

geb. am 16. Juli 1943 in Cottbus. Niedergelassener Zahnarzt in Görlitz. Vorsitzender Kassenzahnärzt-

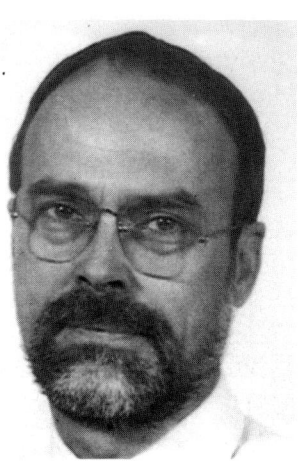

liche Vereinigung Sachsen. – Studium in Berlin (Humboldt-Univ.) und Dresden (Medizin. Akademie) (1962–1968). Fachzahnarztausbildung in Neubrandenburg u. Görlitz (1968–1973). Oberarzt an der Fachpoliklinik für Stomatologie Görlitz (bis 31. März 1991). Niedergelassener Zahnarzt in Görlitz (seit 1. Apr. 1991). Vorsitzender der Kassenzahnärztlichen Vereinigung Sachsen (seit 1. Juli 1991).
Anschrift:
Mühlweg 15,
O-8900 Görlitz;
Telefon: 2 14 35

Dr. med. Frank Naundorf

geb. am 22. Januar 1945. – Staatsexamen (1970). Assistenzarzt Krankenhaus Wettin (1970–1973). Assi-

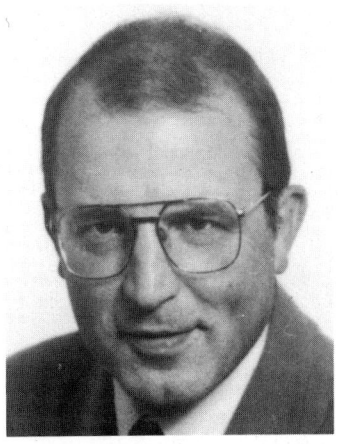

stenz- bzw. Facharzt an der II. Medizinischen Klinik der Martin-Luther-Universität Halle-Wittenberg (1973–1985). Diplom (1975). Promotion

(1979). Leiter einer arbeitsmed. Einrichtung (1985–1987). Oberarzt in einer städt. Poliklinik in Halle (1987–1991). Internist in eigener Niederlassung (seit Apr. 1991). Vorsitzender des BDI Landesverbandes Sachsen-Anhalt. Etwa 40 gemeinsame Publikationen auf den Gebieten Angiologie und Endokrinologie.
Anschrift:
Steinweg 28,
O-4020 Halle;
Telefon: (03 45) 2 58 50

Diplom-Pharmazent (app. Apotheker) Hansjürgen Nelde

geb. am 26. Juni 1936 in Sagan. Vorstandsvorsitzender der Berlin-Chemie AG. Mitglied des Gesamt-

bandes Ost des BPI. – Fachdirektor in der Pharmazeutischen Industrie (Produktion, Forschung, Absatz). Werkdirektor in der Pharmazeutischen Industrie. Oberpharmazierat. Publikationen: Ca. 80 Veröffentlichungen.
Anschrift:
c/o Berlin Chemie AG
Glienicker Weg 125,
O-1199 Berlin;
Telefon: (0 30) 67 07-21 11

Horst E. Nettesheim Apotheker Universitätslehrbeauftragter a. D.

geb. am 20. April 1932 in Köln. Apothekenleiter. Vorsitzender des Apothekerverbandes Köln e. V. Vorsitzender des Apothekerverbandes

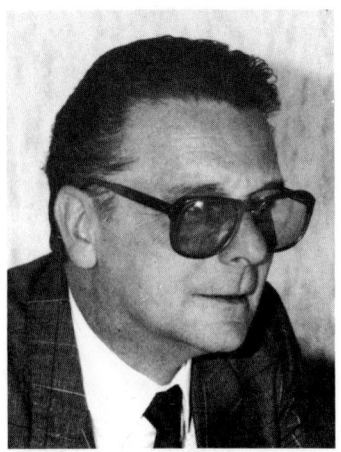

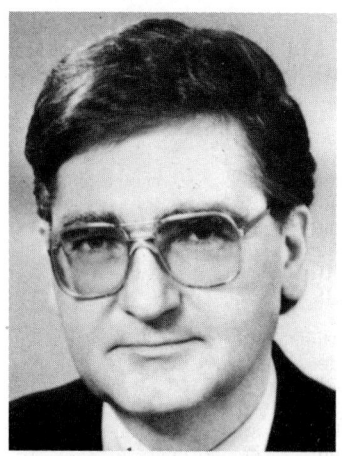

vorstandes des Bundesverbandes der Pharmazeutischen Industrie (BPI). Vorsitzender des Landesver-

Nordrhein e. V. Vorstandsmitglied des Deutschen Apotheker-Vereins e. V. Mitglied des erweiterten Vor-

standes der ABDA. Vorstandsmitglied der Apothekerkammer Nordrhein. – Abitur (1952). 1. juristische
Staatsprüfung (1956). Pharmaz.
Staatsexamen (1963). Kranken-
hausapotheker (1963–1967). Leiter
der Bickendorfer-Apotheke, Köln
(seit 1967). Ehrenamtliche Tätigkeit
in der Verbandspolitik der Deutschen Apotheker (seit 1965). Bundesverdienstkreuz der Bundesrepublik Deutschland am Bande
(1987). „Betriebwirtschaftslehre für
Apotheker" (Deutscher Apotheker-
Verlag) (1982).
Anschrift:
dienstlich:
Apothekerverband
Nordrhein e. V.
Poststraße 4,
4000 Düsseldorf 1
privat:
Gleueler Straße 320,
5000 Köln 41

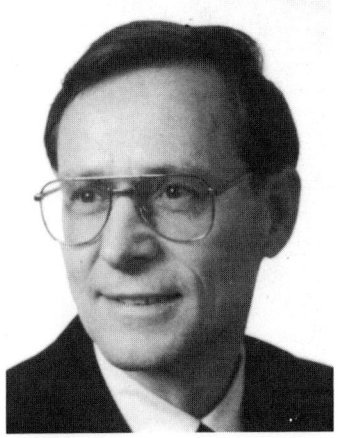

bauer, G. u. a.: Erprobung der Fall-
klassifiktion „Patient Management
Categories" für Krankenhauspa-
tienten, Band 8.1/2 Nomos-Verl.
1992. Zahlreiche weitere Veröffentlichungen zur Finanzierung und Organisation der Gesundheitsversor-
gung.
Anschrift:
Universität der Bundeswehr
München,
Werner-Heisenberg-Weg 39,
8014 Neubiberg;
Telefon: (0 89) 60 04-42 29 u. 42 33
privat:
Elfenstraße 40,
8000 München 83;
Telefon: (0 89) 6 06 11 88

Prof. Dr. Günter Neubauer

geb. am 1. Juli 1941 in Kitzingen/
Unterfranken. Universitätsprofessor. Wissensch. Beratungstätigkei-
ten. Fortbildungsseminare für Ge-
sundheitsberufe. – Schulische Ausbildung (1947–1961). Akademische
Ausbildung (1963–1972). Promotion
(1972). Berufung zum Uni.-Prof.
(1976). Uni.-Prof. an der Uni der
Bundeswehr München (seit 1976).
Mitglied der Enquête-Kommission
des Dt. Bundestages ,Reform der
GKV' (1987–1989). Mitglied des
Sachverständigenrates bei der
KAiG (seit 1991). National Repres-
entative bei der EG (seit 1992). Publikationen: Neubauer/Demmler:
Leistungssteuerung im Krankenhaus, Ecomed Verlag 1989. Neu-

Dr. med. Gernot Nick

geb. am 20. Juli 1946 in Bendorf/
Rhein. Allgemeinarzt in familiärer
Gemeinschaftspraxis in 5413 Ben-
dorf (seit 1979). Stellv. Vorsitzender
der KV Koblenz (seit 1989). Landes-

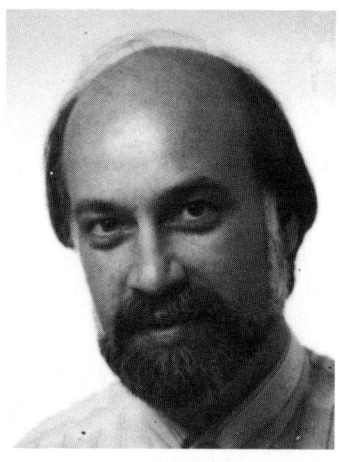

„Sozialmedizinische Aspekte der Mehrlingsgeburten". Zahlreiche Veröffentlichungen berufspolitischer Art in BPA-Verbandszeitschriften und Landesärzteblatt.

Anschrift:
Bendorfer Straße 45 a,
5411 Weitersburg;
Telefon: (0 26 22) 23 30
Fax: (0 62 22) 1 63 11

Klaus Nöldner
Dipl.-Volkswirt

geb. am 4. April 1935 in Putbus-Lauterbach auf der Insel Rügen. Hauptgeschäftsführer des Hart-

vorsitzender des Berufsverbandes der Praktischen Ärzte und Ärzte für Allgemeinmedizin Rheinland-Pfalz (seit 1990). Mitglied des Präsidiums der Landesärztekammer Rheinland-Pfalz (seit 1991). Delegierter der VV der KBV sowie der Deutschen Ärztetage (seit 1989). – Abitur (1966). Medizinstudium in Mainz, Innsbruck u. Düsseldorf (student. Fakult. sprech). Staatsexamen und Promotion in Düsseldorf (1972). Medizinalassistentenzeiten in Neuwied u. Montabaur sowie elterl. Allgem.-Praxis. Approbation (1973), 2jährig. Wehrdienst am Bundeswehr-Zentral-Krankenhaus Koblenz mit labormedizin. Weiterbildung. Weiterbildungen in Innerer Medizin (Neuwied), Chirurgie, Gynäkologie und Allgemeinmedizin (1975–1978). Niederlassung (seit 1979), bisher Ausbildung von 26 Weiterbildungsassistenten Nebentätigkeiten als Berufsschullehrer und Kommunalpolitiker. Promotion zum „Dr. med." (1972). Dissertation zum Thema

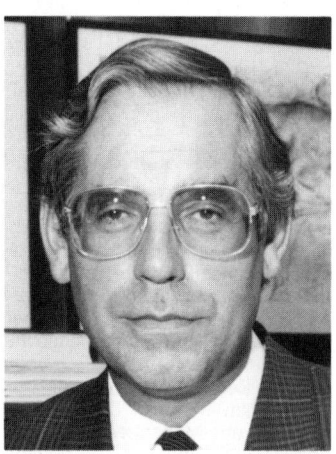

mannbundes. – Besuch des Humanistischen Gymnasiums. Lehre als Industriekaufmann und Studium der Wirtschafts- und Sozialwissenschaften in Hamburg und Berlin. Danach wissenschaftlicher Assistent in Hamburg. Lehraufträge für Wirtschafts- und Finanzpolitik an der Akademie für Wirtschaft und Politik in Hamburg, an der Verwaltungs- und Wirtschaftsakademie Lüneburg, an der Verwaltungsschule Hamburg und am Sozialpädagogischen Institut Hamburg. Vertreter des Instituts für Internationale Solidarität (IIS) der Konrad-Adenauer-Stiftung (KAS) in Lateinamerika (1963–1965). Anschließend Leiter der Auslandsabteilung der IIS (1967). Dann drei Jahre Leiter des Entwicklungsprogramms des IIS in Südvietnam. Leiter des Fonds de Solidarité International in Brüssel mit entwicklungspolitischen Aufgaben vorwiegend in Afrika (1970–1971). Referatsleiter im Kultusministerium Rheinland-Pfalz für den Aufgabenbereich Lehrerfort- und -weiterbildung. Schulpsychologie, Schullaufbahnberatung, Funkkollegs u. a. m. (1971–1973). Mitarbeit im Funkkolleg „Sozialer Wandel" und im „Pädagogischen Magazin" des Instituts für Film und Bild in Wissenschaft und Unterricht (1971–1974). Anschließend zwei Jahre Geschäftsführer der entwicklungs- und bildungspolitisch tätigen Kübel-Stiftung in Bensheim/Bergstraße (bis 1975). Hauptgeschäftsführer des Hartmannbundes (seit 1975). Vorsitzender der Arbeitsgemeinschaft Gesundheit e. V. sowie Vorsitzender von CARE Deutschland e. V. und Vizepräsident von CARE International. Veröffentlichungen zu wirtschafts-, sozial- und bildungspolitischen Themen. Zahlreiche Artikel und Aufsätze zu Fragen der Gesundheits- und ärztlichen Berufspolitik. Auszeichnungen: Bundesverdienstkreuz 1. Klasse. Verdienstorden der Republik Vietnam 1. und 2. Klasse, Verdienstmedaille 1. Klasse für Gesundheit der Republik Vietnam und Ver-

dienstmedaille 1. Klasse für Soziales der Republik Vietnam.
Anschrift:
c/o Hartmannbund
Godesberger Allee 51
5300 Bonn 2;
Telefon: (02 28) 81 04-0

Bruno Nösser

geb. am 18. Oktober 1934 in Köln. Bankdirektor, Mitglied des Vorstandes der Deutschen Apotheker- und

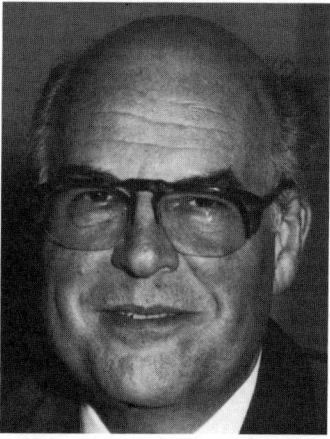

Ärztebank eG. Mitgliedschaften: Verwaltungsrat der MediBank AG, Zug, Schweiz. Verwaltungsrat der NOBIS Société des Banques Privées S. A., Luxemburg. Stellv. Vors. des Kuratoriums der „Brendan-Schmittmann-Stiftung des Verbandes der niedergelassenen Ärzte Deutschlands e. V. (NAV-Virchow-Bund), Köln. Beirat „der freie beruf", Verlagsgesellschaft mbH, Bonn. – Nach Abschluß der Banklehre

(1954) Tätigkeit in allen Sparten des Bankgeschäfts. Eintritt in die Deutsche Apotheker- und Ärztebank eG, Hauptverwaltung, Düsseldorf (1. Aug. 1967). Bestellung zum stellv. Mitglied des Vorstandes (1983). Bestellung zum ordentlichen Mitglied des Vorstandes (1988).

Anschrift:
Emanuel-Leutze-Straße 8,
4000 Düsseldorf 11;
Telefon: (02 11) 59 98-1 30

Hans Günter Nolden-Temke

geb. am 30. Juni 1943 in Bad Oeynhausen. Geschäftsführer Dr. August Wolff GmbH Arzneimittel Bielefeld.

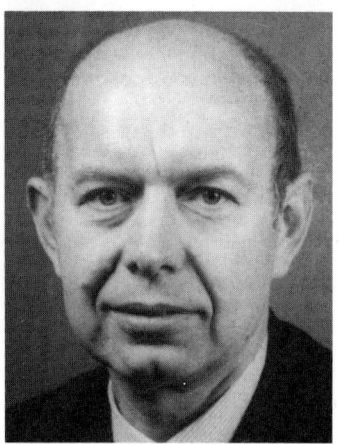

Vorsitzender Bundesverband der Pharmazeutischen Industrie Landesverband Westfalen. Mitglied des Gesamtvorstandes des Bundesverbandes der Pharmazeutischen Industrie. Mitglied des Gesundheitspolitischen Ausschusses des Bundesverbandes der Pharmazeutischen Industrie. Vorstandsmitglied des Arbeitskreises Mittelständischer Pharmaunternehmen (AMP). Vorsitzender des Arbeitgeberverbandes Ostwestfalen-Lippe. – Kaufmännische Ausbildung. Kosmetikindustrie (bis 1969). Eintritt in die Firma Dr. August Wolff als Assistent des Inhabers (1969). Prokura (1974). Vertriebsleiter (1977–1986). Geschäftsführer der Firma Dr. August Wolff (seit 1978).

Anschrift:
c/o Dr. August Wolff GmbH & Co.
Arzneimittel Bielefeld,
Sudbrachstraße 56,
4800 Bielefeld 1;
Telefon: (05 21) 88 08 3 40

Prof. Dr. Dietrich Nord

geb. am 16. September 1941 in Berlin. Direktor des Bereichs Kommunikation bei Boehringer Mannheim GmbH (Gesundheitspolitik und Öf-

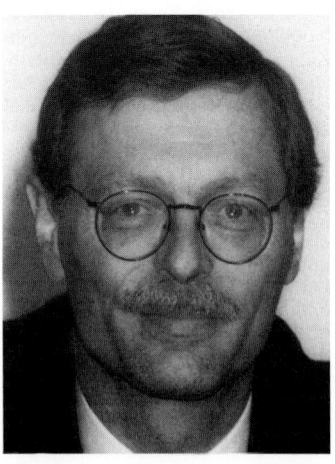

fentlichkeitsarbeit). Mitglied in den gesundheitspolitischen Ausschüssen der Medizinisch Pharmazeutischen Studiengesellschaft und des Bundesverbandes der Pharmazeutischen Industrie. Vorsitzender des Arbeitskreises Öffentlichkeitsarbeit der Medizinisch Pharmazeutischen Studiengesellschaft. Bei der Medizinisch Pharmazeutischen Studiengesellschaft (1975–1985). Bei Boehringer Mannheim GmbH (seit 1986). Studium der Sozialwissenschaften in Heidelberg und Frankfurt. Habilitation an der sozialwissenschaftlichen Fakultät der Universität Konstanz (1981). Dort a. o. Professor für Gesundheitsökonomie und Sozialpolitik. Veröffentlichungen: u. a. 10 Bücher zur Gesundheits- und Arzneimittelpolitik.

Anschrift:
c / o Boehringer Mannheim GmbH
Sandhofer Straße 116,
6800 Mannheim 31;
Telefon: (06 21) 7 59-0

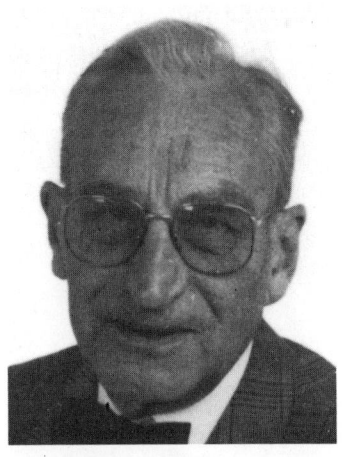

Prof. Dr. med. Kurt Norpoth

geb. am 17. November 1919 in Essen. Arzt für Allgemeinmedizin in eigener Praxis niedergelassen. Vorsitzender der Knappschaftsärzte Ruhr und des Bundesverbandes der Knappschaftsärzte (seit März 1986). Vizepräsident des BDÄ und Vorsitzender des Konsultationsrings freier ärztlicher Verbände (seit Mai 1986). – Abitur (1937). Studium der Medizin in Bonn, Leipzig, Berlin, Hamburg. Dort Staatsexamen (Mai 1944). „Jungarzt" im Lazarett Hamburg-Wandsbeck (bis Jan. 1945). Anschließend Truppenarzt an der Ostfront (bis 9. Mai 1945). Assistentzarzt Innere Abteilung an den Städtischen Krankenanstalten Essen (1. Aug. 1945–31. Okt. 1948). Praxisassistent in der väterlichen Praxis (Nov. 1948–Okt. 1950). Niedergelassener Arzt (Allgemeinmedizin) Essen (1. Nov. 1950). Lehrbeauftragter für Allgemeinmedizin im Universitätsklinikum Essen (Sommersem. 1974 – Sommersem. 1991). EK II (Apr. 1945). Ehrenzeichen des Deutschen Roten Kreuzes (1966). Johannes-Weyer-Medaille (1984). Ernennung z. Honorarprofessor (1988). Promotion (1947). Verdienstkreuz 1. Klasse (1990). Ehrenzeichen des Bundesverbandes Knappschaftsärzte (1989). Publikationen: „Sterbehilfe", „Der chronisch Kranke". Vergleichende Untersuchungen über das Jugendarbeitsschutzgesetz mit Dr. Sehrt.

Anschrift:
Josefinenstraße 3,
4300 Essen 1;
Telefon: (02 01) 42 33 01

Klaus Nürnberger

geb. am 5. Juli 1934 in Halberstadt.
Chefredakteur der Medical Tribune,
Ausgaben für Deutschland (Wies-

Anschrift:
dienstlich:
Redaktion:
Medical Tribune
Verlagsgesellschaft
Rheinstraße 19,
6200 Wiesbaden;
Telefon: (06 11) 1 70 53 00
privat:
Kamilleweg 1,
6200 Wiesbaden;
Telefon: (06 11) 56 56 57

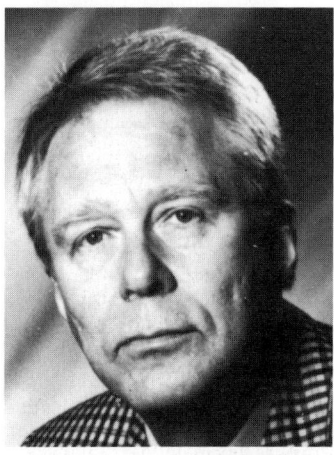

baden); Ausgabe für Österreich
(Wien) und Ausgabe für die Schweiz
(Basel). – Abitur am Wilhelm-Gym-
nasium in Hamburg. Medizin- und
Chemiestudium (o. Abschluß) in Tübingen und Hamburg. Axel-Sprin-
ger-Verlag, Hamburg (bis 1966). Redakteur der Medical Tribune, da-
mals Frankfurt (seit 1967). Chefre-
porter (seit 1969). Medizinredakteur
des „stern" in Hamburg (1970–
1972). Dann als stellvertretender
Chefredakteur zur Medical Tribune
nach Wiesbaden. Chefredakteur
der Medical Tribune (seit 1990). Mitglied des Arbeitskreises Medizinpublizisten, der Vereinigung der Deutschen Medizinischen Fach- und
Standespresse und der Society for
Newspaper Design (USA).

Prof. Dr. rer. pol. Peter Oberender

geb. 1941 in Nürnberg. Inhaber eines Lehrstuhls für Volkswirtschaftslehre an der Universität Bay-

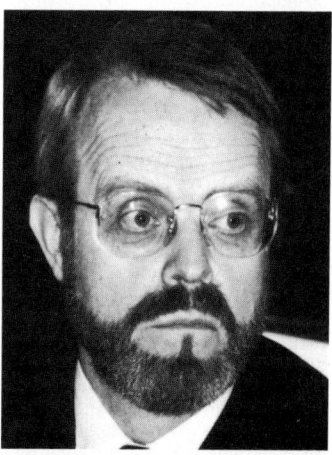

reuth. Direktor der Forschungsstel-
le für Sozialrecht und Gesundheitsökonomie an der Universität Bayreuth. – Studium der Wirtschafts-

und Sozialwissenschaften an den Universitäten Erlangen, Nürnberg und München Diplom-Volkswirt. Universität Marburg Dr. rer. pol. (1972). Guest Scholar bei der Brookings Institution, Washington, D.C. (USA) (1976/77). Universität Marburg Habilitation und venia legendi für „Volkswirtschaftslehre" (1980). Lehrstuhlvertretung an der Universität Marburg (1980). Annahme des Rufes auf den Lehrstuhl für Volkswirtschaftslehre an der Universität Bayreuth (Oktober 1980). Ruf auf den Lehrstuhl für Volkswirtschaftslehre an der Universität Witten/Herdecke (1986). Ruf auf den Lehrstuhl für Volkswirtschaftslehre an der Universität Freiburg i. Br. (1990). Mitinitiator des Appells der 30 wirtschaftswissenschaftlichen Professoren zur Wende im Gesundheitswesen am 22. 2. 1984 in der Frankfurter Allgemeinen Zeitung. Sprecher der wissenschaftlichen Arbeitsgruppe „Krankenversicherung" der Robert Bosch Stiftung. Vorsitzender des Ausschusses für Gesundheitsökonomie im Verein für Sozialpolitik. Mitglied der Enquete-Kommission „Strukturreform der gesetzlichen Krankenversicherung" des Deutschen Bundestages. Gründungsdekan der Wirtschaftswissenschaftlichen Fakultät der Friedrich-Schiller-Universität Jena (seit Frühjahr 1991). Forschungsschwerpunkt: Markt- und Branchenstudien, Wettbewerbspolitik und Wettbewerbstheorie, Regulierung und Deregulierung, Gesundheitsökonomie sowie internationaler Handel. Zahlreiche Publikationen zum Gesundheitswesen.

Anschrift:
Bodenseering 73,
8580 Bayreuth;
Telefon: (09 21) 3 02 56

Dr. med.
Jutta Oberer-Haag

geb. am 24. Juni 1953 in Stuttgart-Bad Cannstatt. Assistenzärztin, in Facharztweiterbildung zum Fach-

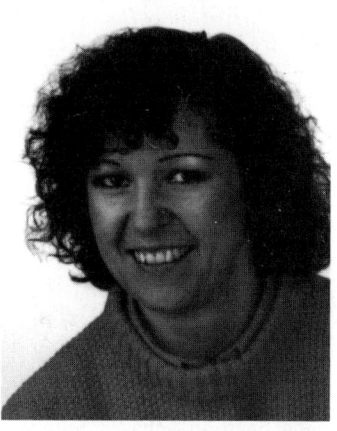

arzt f. Neurologie u. Psychiatrie, berufsbegleitend Erwerb der Zusatzbezeichnung Psychotherapie. Im Marburger Bund Bundesvorstand. Im MB-Bezirksvorstand Bad. Württ. (Stellv. Vorsitz.). Im Vorstand Bezirksärztekammer Nordbaden. In diversen Ausschüssen beim MB, bei der Bezirksärztekammer und bei der Landesärztekammer. – Abitur, allgemeine Hochschulreife (Abendgymnasium) (1977). Studium d. Medizin Eberhard-Karls-Universität Tübingen (1979). 3. Staatsexamen u. Approbation (1985). Assistenzärztin in Weiterbildung an div. Fachkliniken f. Neurologie u. Psychiatrie (seit 1986).

Anschrift:
Aalstraße 42,
7000 Stuttgart 50;
Telefon (07 11) 84 44 46

Ursula-Anne Ochel

geb. am 22. März 1954 in Wilhelmshaven. Leiterin Abt. Öffentlichkeitsarbeit der Kassenärztlichen Vereini-

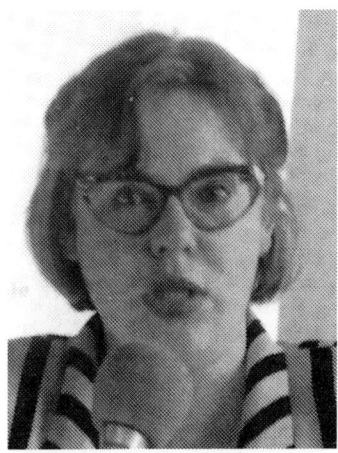

gung Sachsen-Anhalt. Chefredakteurin von „Pro – die Zeitschrift für den Kassenarzt in Sachsen-Anhalt". – Nach Studium Volontariat und Redaktionszeit bei der Ärztezeitung. Freies Pressebüro (1987–Febr. 1992). Arbeit für versch. medizin-gesundheitspolitische Zeitungen. Öffentlichkeitsarbeit für die Krankenhausgesellschaft im Lande Bremen und für die KV Bremen.

Anschrift privat:
Johannes-Schlaf-Straße 14,
O-3031 Magdeburg;
Telefon: (03 91) 39 14 32
Fax: (03 91) 39 14 32
dienstlich:
KV Sachsen-Anhalt
Sternstraße 25,
O-3010 Magdeburg;
Telefon: (03 91) 5 61 69 12
Fax: (03 91) 5 61 69 15

Dr. med. Heinz-Rudi Ocklenburg

geb. am 24. Juli 1935 in Essen. Niedergelassen als Internist in Essen. Mitglied im Kreis- u. Bezirks-

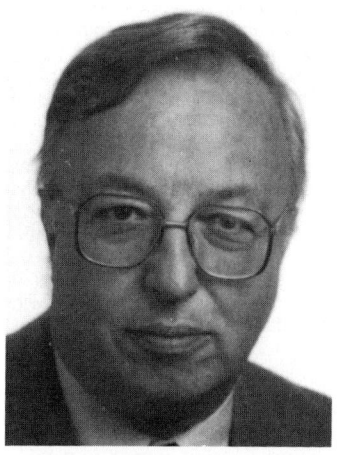

stellenvorstand der Kassenärztlichen Vereinigung (KV), Bezirksstelle Ruhr. Mitglied des Vorstandes der Ärztekammer, Kreisstelle Essen. Mitglied des Landesvorstandes der KV No sowie des geschäftsführenden Vorstandsausschusses, Mitglied der Ärztekammerversammlung und Delegierter des Deutschen Ärztetages. Vorsitzender der Bezirksstelle Ruhr im BDI. Mitglied des engeren Vorstandes im Berufsverband Deutscher Internisten (BDI). – Medizinstudium in Köln u. Bonn (1956–1962). Staatsexamen u. Promotion in Bonn; klinische Assistententätigkeit am Marienhospital Herne u. Bottrop sowie in Essen, zuletzt Oberarzt Franziskuskrankenhaus Essen (1962). Niederlassung als Kassenarzt (Internist) in Essen

(1969). Tätigkeit in Prüfgremien der KV. Gründungsmitglied der zentralen Arbeitsgemeinschaft niedergelassener Ärzte u. Zahnärzte (ZAG). Zuletzt ehrenamtl. Richter am Sozialgericht Düsseldorf (Kassenarztrecht) (bis 1988). Mitglied des engeren Vorstandes i. BDI u. der KV No (seit 1988).
Anschrift:
Praxis: Margaretenstraße 37, 4300 Essen 1;
Telefon: (02 01) 70 41 10
Privat: Zum Fuchsloch 14, 5628 Heiligenhaus;
Telefon: (0 20 54) 33 35
Fax: (0 20 54) 8 48 58

Dr. med. Fritz Oelze

geb. am 9. Mai 1923 in Dahme/Mark Brandenburg. Chefarzt Abt. f. Naturheilverfahren und Physikalische Therapie Allg. Krankenhaus Ochsenzoll Hamburg 62 (1958–1988). Mitarbeit im deutschen und euro-

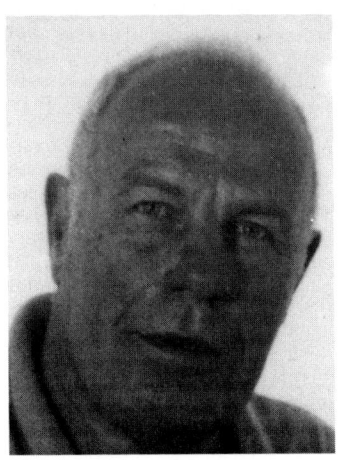

päischen Gremien für Physikalische Medizin und Rehabilitation (seit 1964). Mitglied der Hamburger Bürgerschaft (Landtag) (1968–1974). Vorstandsmitglied Zentralverband Ärzte f. Naturheilverfahren und der Wissenschaftlichen Gesellschaft für Physikalische Medizin und Rehabilitation. Vorsitzender des Berufsverbands der Ärzte für Physiotherapie/PhysMed u. Rehabilitation (seit 1990). Vorsitzender der Kommission E beim BGA (Phytotherapie) (seit 1989). Redaktionsmitglied Deutsche Krankenpflege Zeitschrift 1858–1983, (seit 1991) der Ärztezeitschrift für Naturheilverfahren. in SAT 1 (Frühstücksfernsehen) (1988–1990). 29 eigene Sendungen über gesundheitliche Themen. – Abitur Jüterbog (1941). Wehrdienst (bis Juni 1945). Medizinstudium München (1946–1950). Promotion zum Dr. med. Thema „Kontaktstörung und Krankheit". MedPoliklinik d. Universität München (bis 1953). Dann Oberarzt in Hamburg. Ehrenmitglied der Königl. Belgischen Gesellschaft für Physikalische Medizin und Rehabilitation (1971). Société Nationale Française de Médecine Physique, Réadaptation fonctionnelle et Réadaptation (1973). Berufung in die Europäische Akademie für Medizinische Rehabilitation (1980). Vorsitzender des Ausschusses für Physiotherapie beim Hartmannbund. Publikationen: Buch: Herz-Kreislauferkrankungen natürlich behandeln, 1985, 2. Aufl. Verlag Gräfe & Unzer. Co-Autor Lehrbuch der Naturheilverfahren Hippokrates (1986 und 1990).
Anschrift:
Kakenhanergrund 21
2000 Hamburg 65;
Telefon: (0 40) 6 07 04 02

Dr. med.
Ulrich Oesingmann

geb. am 2. Mai 1940 in Dortmund. Arzt für Allgemeinmedizin in Dortmund-Asseln. 1. Vorsitzender der

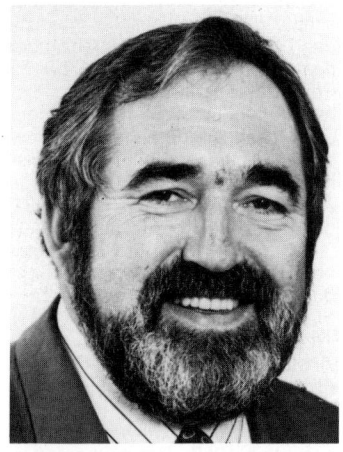

Kassenärztlichen Bundesvereinigung (KBV). 1. Vorsitzender der Kassenärztlichen Vereinigung Westfalen-Lippe (KVWL). – Medizinstudium in Münster, Wien und Köln (1960–1965). Staatsexamen in Köln (7. Dez. 1965). Approbation, Düsseldorf (4. Jan. 1968). Promotion, Köln (1. Juni 1967). Medizinalassistent am Knappschafts-Krankenhaus Dortmund und Josefs-Hospital Dortmund (1966/1967). Assistenzarzt am Elisabeth-Krankenhaus Dortmund (1968). Innere Abteilung Bundeswehr-Krankenhaus Hamm (1. Jan. 1970–30. Sept. 1970). Niederlassung in Dortmund-Asseln (1. Okt. 1970). Gemeinschaftspraxis mit seinem Vater Dr. med. Otto Oesingmann (verstorben) (bis 1974). Gemeinschaftspraxis mit Frau Dr. Gudrun Heinisch (seit 1985). Beschwerdeausschuß RVO/Verwaltungsstelle Dortmund der KVWL (1973–1977). Mitglied der Vertreterversammlung der KVWL und Mitglied der Vertreterversammlung der KBV (seit 1977). Wahl in den Vorstand der KVWL (5. Febr. 1977). Wahl als 2. Vorsitzender der KVWL (23. Mai 1984). Wahl zum 1. Vorsitzenden der KVWL (12. Jan. 1985). Vorsitzender des Revisionsverbandes ärztlicher Organisationen e. V. (1981–20. Febr. 1992). Wahl in den Vorstand der KBV (2. März 1985). 2. Vorsitzender der KBV (1987–1988). 1. Vorsitzender der KBV (seit 1989).
Anschrift:
Asselner Hellweg 101,
4600 Dortmund 13 (Asseln);
Telefon: (02 31) 27 15 65

Dipl.-Kfm.
Hans-Jürgen Oettgen

geb. am 6. August 1946 in Werlenbach/Kreis Neuwied. Geschäftsführer der Kassenärztlichen Vereinigung Saarland (seit April 1981). – Abitur am Staatl. Neusprachlichen Gymnasium Neuwied (1966). Bundeswehr (Reserveoffizier) (1967/68). Studium der Betriebswirtschaftslehre an der Universität des Saarlandes, Saarbrücken (seit 1969). Examen (Mai 1974). Wirtschaftsreferendariat bei dem Minister für Wirtschaft, Verkehr und Landwirtschaft des Saarlandes (1974). Staatsexamen zum Wirtschaftsassessor (Februar 1977). Industrie- und Handelskammer Trier, zuletzt stellvertretender Geschäftsführer und Leiter der Abteilungen Außenhandel und Fort- und Weiterbildung (1977–1981).

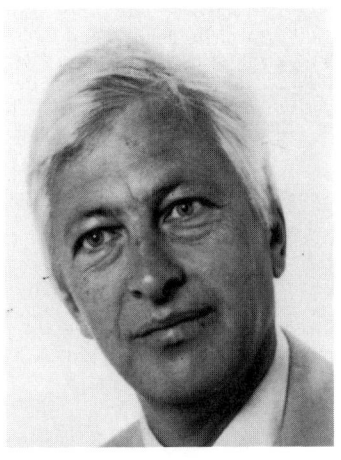 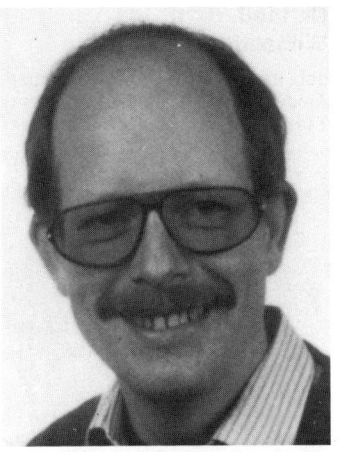

Anschrift:
Faktoreistraße 4,
6600 Saarbrücken 3;
Telefon: (06 81) 40 04-2 54

Privatdozent
Dr. rer. nat. Dr. med.
Günter Ollenschläger

geb. am 3. März 1951 in Beuel, jetzt Bonn-Beuel. Dezernent der Bundesärztekammer (BÄK) (Leiter des Dezernats „Fortbildung und Gesundheitsförderung"). Dozent für Innere Medizin an der Medizinischen Fakultät der Universität zu Köln (Schwerpunkte: Ernährungsmedizin/Präventivmedizin). Pharmazeutisches Staatsexamen (Univ. Münster), Approbation als Apotheker (1975). Promotionsstipendium (Stiftung Stipendium-Fonds des Verbands der Chem. Industrie) (1975–1977). Promotion Dr. rer nat. (Naturwiss. Fakultät Univ. Münster) (1977). Wiss. Mitarbeiter in der Pharmaindustrie, Med. Studium Univ. Münster, Würzburg, Erlangen (1978–1981). Ärztliche Prüfung, Approbation als Arzt (1981). Grundwehrdienst als Stabsarzt (1981–1983). Promotion Dr. med. (Fachbereich Humanmedizin) Univ. Giessen (1983). Wiss. Angest. Medizinische Poliklinik, Universität zu Köln (1983–1990). Anerkennung Arzt für Innere Medizin, Venia Legendi Innere Medizin Unv. Köln (1990). Ärztlicher Geschäftsführer in der BÄK (seit 1990). Dezernent der BÄK (seit 1991). Max-Rubner-Preis der Deutschen Gesellschaft für Ernährung (1990). Publikationen: Über 80 Monographien, Buchbeiträge und wissenschaftliche Publikationen zu Themen aus den Bereichen Ernährungsmedizin, Diabetologie, Präventivmedizin.

Anschrift:
Herbert-Lewin-Straße 1
W-5000 Köln 41;
Telefon: (02 21) 4 00 42 42

Dr. med. dent.
Wilhelm Osing

geb. am 13. Juli 1932 in Badbergen.
Niedergelassener Zahnarzt. Vorsitzender des Vorstandes der Kassen-

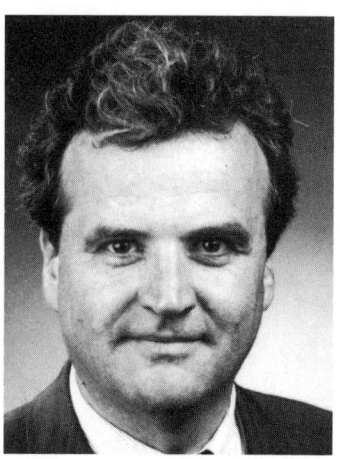

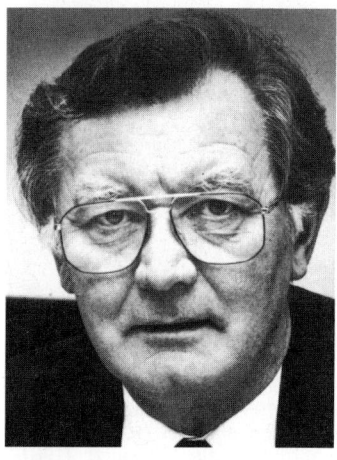

kenhauswesen, W. Kohlhammer
Verlag, herausgegeben von der
Deutschen Krankenhausgesellschaft (DKG). Dezernent und Pressesprecher der DKG. – Abitur in
Köln (1968). Studium der Volkswirtschaft und Politischen Wissenschaft mit Schwerpunktfach Sozialpolitik an der Universität Köln. Nach
dem Studium verschiedene berufliche Tätigkeiten, drei Jahre Redakteur beim Verband der niedergelassenen Ärzte Deutschlands (NAV)
(1979–1981). Redakteur bei der
Zeitschrift „Der Praktische Arzt",
herausgegeben vom Berufsverband der Praktischen Ärzte und
Ärzte für Allgemeinmedizin
Deutschlands (BPA) (1982–1986).
Freiberufliche Tätigkeit u. a. für
„Status", „Deutsche Apothekerzei-
tung", „Neue Westfälische". Bei der
DKG (seit Okt. 1986). Fachveröffentlichungen in verschiedenen Zeitschriften: Herausgeber „DKG-Aktu-
ell"; Buchveröffentlichung „40 Jahre
DKG" (Hrsg.)

zahnärztlichen Vereinigung Nordrhein. Mitglied des Vorstandes der
Kassenzahnärztlichen Bundesvereinigung. – Hochschulstudium Kiel,
Düsseldorf. Wissenschaftlicher Assistent Universität Düsseldorf. Lehrauftrag an der Universität Düsseldorf.
Anschrift:
Humperdinckstraße 3,
4000 Düsseldorf 13;
Telefon: (02 11) 71 74 84

Dipl.-Volksw. Peter Ossen

geb. am 26. Februar 1949 in Geilen-
kirchen/Heinsberg. Chefredakteur
der Zeitschrift „das Krankenhaus",
Zentralblatt für das deutsche Kran-

Anschrift:
Mommsenstraße 105,
5000 Köln 41;
dienstlich:
Tersteegenstraße 9,
4000 Düsseldorf 30;
Telefon: (02 11) 4 54 73 36

Werner Osterhus

geb. am 17. März 1939 in Bremen.
Abteilungsdirektor der Hoechst AG.
Leiter Verkauf Pharma Deutschland

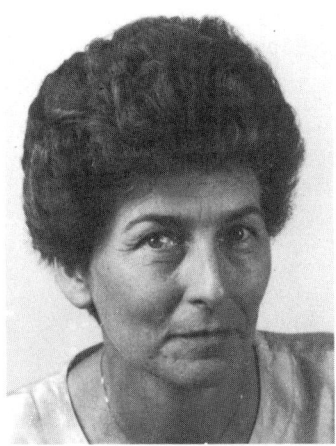

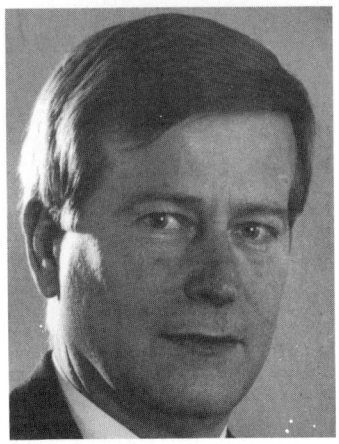

der Hoechst AG. Industrie- und
Großhandelskaufmann.
Anschrift:
Hoechst AG
Postfach 80 03 20,
6230 Frankfurt/M. 80;
Telefon: (0 69) 3 05 76 94

Dr. med. Helga Otto
MdB

geb. am 28. November 1938 in Leipzig. Mitglied des Deutschen Bundestages (seit Dez. 1990). Stellv.
Sprecherin der Arbeitsgruppe für
Forschung, Technologie, Technik-
folgenabschätzung der SPD-Frak-
tion. Mitglied des Ausschusses für
Forschung-Technologie-Technik-
folgenabschätzung. Stellv. Mitglied
des Gesundheitsausschusses. Ärztin in eigener Niederlassung mit
Ehemann, Gemeinschaftspraxis. –
Studium der Medizin in Leipzig
(1956–1962). Assistenzzeit und Facharztausbildung der FÄ f. Allgemeinmedizin (1962– 1968). Danach
ununterbrochene Tätigkeit in einer
Landpraxis (bis 1990). Z. Z. nur
eingeschränkt tätig.
Anschrift:
Diethensdorfer Straße 1
O-9113 Claußnitz
Telefon: (0 37 27) 83 25

Franz-Egon Overmeyer

geb. am 1. März 1930 in Kleinblit-
tersdorf/Saar. Lizentiat der Rechte,
Sozialgerichtsrat a. D. Syndikus der

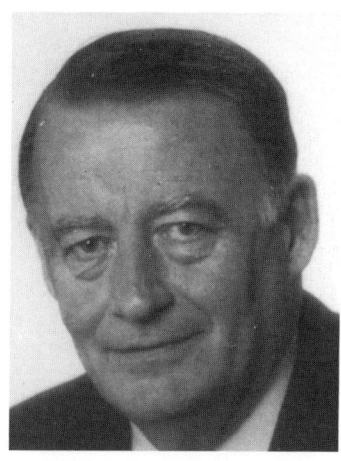

Anschrift:
Faktoreistraße 4,
6600 Saarbrücken 3;
Telefon: (06 81) 40 03-0

Dr. med. Willi Pack

geb. am 22. April 1940 in Schönebeck an der Elbe. Niedergelassener Anästhesist (seit 1976). Landesvor-

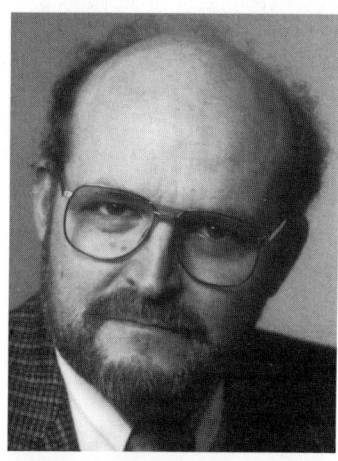

ärztlichen Standesorganisation des Saarlandes (Ärztekammer des Saarlandes, Kassenärztliche Vereinigung Saarland, Ärzteverband des Saarlandes – Saarländisches Ärzte-Syndikat). – Nach Abitur Studium der Rechtswissenschaften an den Universitäten Saarbrücken und Münster (1949). Zum Lizentiat der Rechte an der Universität des Saarlandes graduiert (Juni 1953). 1. juristische Staatsprüfung (Juni 1954). Assessorexamen (Jan. 1958). Anschließend Mitglied des Oberversicherungsamtes für das Saarland. Ernennung zum Sozialgerichtsrat (1. Febr. 1960). Assistent beim Lehrstuhl für Verwaltungs- und Völkerrecht an der Universität des Saarlandes (1958/1959). Lehrer für Sozialrecht an der Verwaltungsschule des Saarlandes (Sept. 1963 – Sept. 1965). Syndikus der ärztlichen Standesorganisationen des Saarlandes (Oktober 1965 – September 1992). Ehrenzeichen der Deutschen Ärzteschaft.

sitzender NAV Virchow-Bund Saarland und Mitglied des Gesamtvorstandes. Mitglied der NAV Virchow-Bund-Finanzkommission. – Abitur (1961). Staatsexamen (1967). Promotion (1969). Facharztanerkennung und Niederlassung (1976). Mitautor des Thieme-Taschenbuches „Anästhesie in Praxis und Ambulanz" (1988).

Anschrift:
Pfählerstraße 38,
6600 Saarbrücken;
Telefon: (06 81) 58 20 11

Dr. med. Carola Paul

geb. am 3. Juni 1955 in Leipzig. Niedergelassene Fachärztin für Allgemeinmedizin. Stellv. Bundesvor-

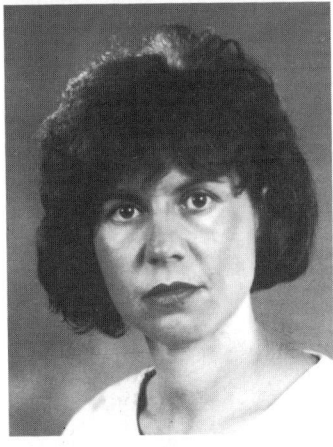

sitzende des NAV-Virchowbundes. – Abitur (1974). Studium Humanmedizin an der Universität Greifswald (1974–1979). Assistenzjahr Univ. Greifswald (1979/1980). Facharztausbildung Kreiskrankenhaus/ Kreispoliklinik Eilenburg (1980–1984). Niederlassung (seit 1990). Dipl.-med. (1980). Dr. med. (1983).
Anschrift:
Ferdinandstraße 3,
O-7280 Eilenburg;
Telefon: (0 34 23) 5 02 22

Ute Pauling

geb. am 4. Februar 1952. Redakteurin im Studio Bonn, Deutsches Fernsehen ARD. – Studium. Volontariat beim Bonner „Generalanzei-

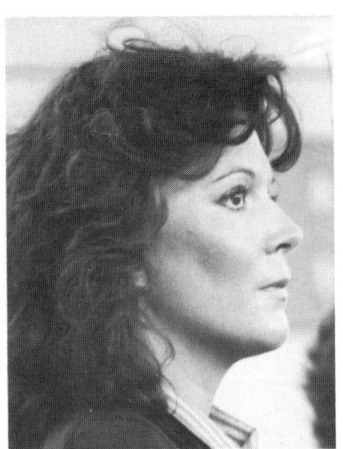

ger". Beim WDR (seit 1977). Studio Bonn (seit 1979).
Anschrift:
dienstlich:
WDR, Studio Bonn,
Dahlmannstraße 14,
5300 Bonn 1;
Telefon: (02 28) 2 06-3 17 u. 3 20
privat:
Escher Straße 15 a,
5482 Grafschaft 3;
Telefon: (0 26 41) 3 12 69

Prof. Dr. Martin Pfaff MdB

geb. am 31. März 1939 in Tevel, Tolna (Ungarn). Mitglied der Deutschen Bundestages, Fraktion der SPD ordentlicher Professor für Volkswirtschaftslehre an der Universität Augsburg (zu 3/4 beurlaubt). Vorsitzender des SPD-Bezirksverbandes Schwaben. – Schulbesuch in Ungarn und Österreich. Studium in Utecal (Indien) und an

235

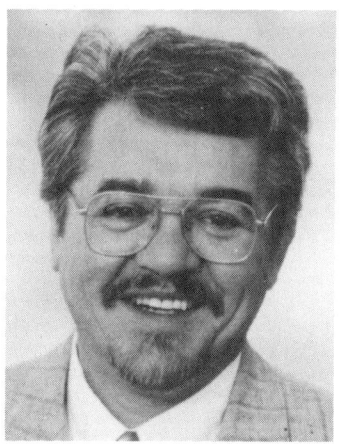

Prof. Dr. med. habil.
Wolfgang Pförringer

geb. am 13. August 1944 in Bad Wiessee. Gebietsarzt für Orthopädie/Sportmedizin Staatl. Orthopä-

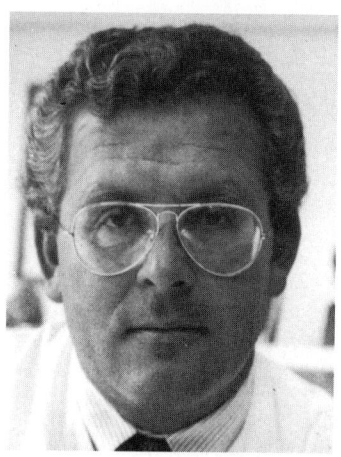

der University of Pennsylvania (USA). Associate Professor, American University, Washington D. C. Full Professor Wayne State University, Detroit. Professor für VWL, Universität Augsburg. Gründer und wissenschaftlicher Direktor des Internationalen Instituts für empirische Sozialökonomie (INIFGS). Wissenschaftlicher Berater und Gutachter für die Stadt Augsburg, verschiedene deutsche und amerikanische Bundesministerium, nationale und internationale Stiftungen sowie UNO, EG, OECD, Europarat. Bis zur Wahl als Abgeordneter Mitglied des Sachverständigenrates für die konzertierte Aktion im Gesundheitswesen. Publikationen: Zahlreiche Monographien und Aufsätze aus den Gebieten Gesundheits- und Sozialpolitik, Finanzwissenschaften und Politik.

Anschrift:
Haldenweg 23,
8901 Stadtbergen;
Telefon: (08 21) 43 48 12 o. 43 10 52

dische Klinik München. Vorsitzender des Gesundheitspolitischen Arbeitskreises der CSU. Generalsekretär der Gesellschaft für Orthopädisch/Traumatologische Sportmedizin (GOTS). Delegierter zur Bayer. Landesärztekammer. Verschiedene andere berufspolitische Positionen (KV München, ÄKBV München etc.). Schatzmeister der Deutschen Gesellschaft für Orthopädie und Traumatologie (DGOT). – Studium der Humanmedizin in München, danach Fachausbildung in Kapstadt/Südafrika im Groote Schuur-Hospital, Chirurgische Klinik, Davos, Johns-Hopkins-Hospital, Baltimore, dann Staatl. Orthopädische Klinik, München. Facharzt (1978). Habilitation (1981). APL-Professur (1987). Scherpunkt Sportorthopädie und Sporttraumatologie. Stipendiat des Deutsch-Österreichisch-Schweizerischen ASG-Stipendiums für angloamerikanische Länder (1986). Publikationen: Sporttraumatologie, Perimed-Verlag (1985), Hrsg.; Sport – Trauma und Belastung, Perimed-Verlag (1986), Hrsg.; Die Epiphysenfugen, Perimed-Verlag (1987), Hrsg.; Der Schuh im Sport, Perimed-Verlag (1987), Hrsg. dazu noch ca. 200 Einzelveröffentlichungen.

Anschrift:
Staatliche Orthopädische Klinik München,
Harlachinger Straße 51,
8000 München 90;
Telefon: (0 89) 6 21 11
Fax: (0 89) 6 42 28 87

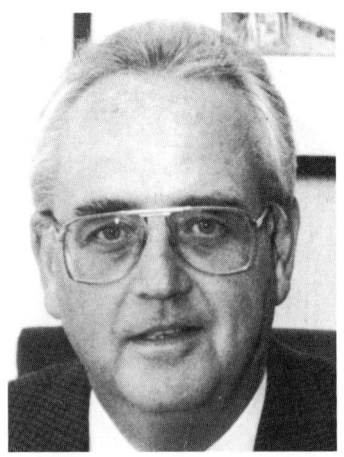

Anschrift:
Deutsches Apothekerhaus
Beethovenplatz 1-3,
6000 Frankfurt 1;
Telefon: (0 69) 7 54 42 45

Dr. jur. Johannes Pieck
Rechtsanwalt

geb. am 5. Januar 1936 in Mönchengladbach. Sprecher der Geschäftsführung der Bundesvereinigung Deutscher Apothekerverbände (ABDA). – Studium der Rechts- und Staatswissenschaften in Köln und Würzburg. Wissenschaftlicher Assistent am Institut für Staats- und Verwaltungsrecht der Universität Würzburg (1965–1967). Syndikus der ABDA (1967). Stellvertretender Hauptgeschäftsführer der ABDA (1976). Sprecher der Geschäftsführung der ABDA (1986). Publikationen: Mitverfasser von Kommentaren zum Apothekengesetz und zur Apothekenbetriebsordnung; zahlreiche Veröffentlichungen auf dem Gebiet des Apotheken- und apothekerlichen Standesrechts, Kommentare zur Verbandspolitik.

Dr. med. Guido Piepgras

geb. am 24. 12. 1927 in Kiel. Berufspolitik (seit 1959). Mitglied der Kammerversammlung SH (1959–1964) Abgeordneter der KV Vertreterversammlung (seit 1966). Vorstand KVSH (1976). Vorsitzender der KV Schleswig-Holstein (1981–1989). Vorstandsmitglied der Kassenärztlichen Bundesvereinigung (1987–1989). Vorsitzender des Hartmannbundes Schleswig-Holstein. – Staatsexamen (1951). Promotion (1952). Weiterbildung Internist. In Kiel als Internist niedergelassen (seit 1960). Bundesverdienstkreuz.

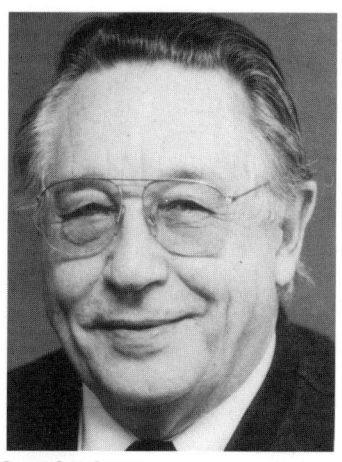

Dr. med. Guido Piepgras

Anschrift:
Waisenhofstraße 44,
2300 Kiel;
Telefon: (04 31) 9 22 25

Walter Plassmann

geb. am 25. Februar 1955 in Koblenz. Freier Korrespondent für Gesundheits- und Sozialpolitik. – Studium der Rechtswissenschaften in Bonn, nach Examen Volontariat bei Bonner „General-Anzeiger". Ressort-Redakteur bei „Ärztliche Praxis". Freiberuflicher Journalist (seit 1984). Publikationen: Die Kanarischen Inseln – Ein Paradies steht zu Diensten (Süddeutscher Verlag 1989). Katalonien – Sehnsucht nach Europa (Südd. Verlag 1992).

Anschrift:
Lauterer Straße 3,
8000 München 90;
Telefon: (0 89) 6 42 17 82
Fax: (0 89) 6 42 17 04

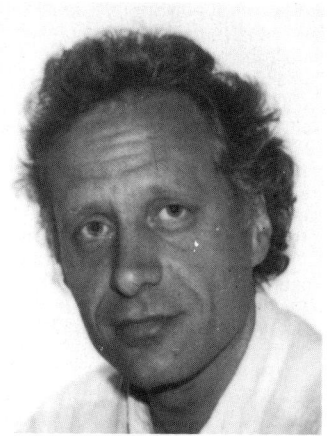

Dieter J. R. Pohl

geb. am 30. November 1940 in Berlin. Rechtsbeistand / Kranken- und Rentenversicherung. Journalist, PR-Kommunikation, Fach-Dozent. Pressesprecher / PR beim Verband Freier Berufe im Lande NRW e. V. Presse + PR beim Verband Deutscher Gruppenpraxen e. V. Düsseldorf. Mitarbeiter im Arbeitskreis „Betriebswirtschaft im Krankenhaus" – Schmalenbach-Gesellschaft / Deutsche Gesellschaft für Betriebswirtschaft (DGfB) Köln / Berlin. – Dozent „Soziale Sicherung in der industriellen Gesellschaft". Serienautor / Kolumnist – Gesundheits-Sozialpolitik (Zeitungen, Fachzeitschriften / Rundfunk-Kommentare) – Buchautor: „Perspektiven – Freie Berufe NRW" (1988), „Carpe diem – Hans Wolf Muschallik" (1989), „Pro Futura – Professor Bourmer" (1991), „Planen, Bauen, Gesundheit" (1991), „Forum Europa – Freie Bürger, Freie Berufe in einem

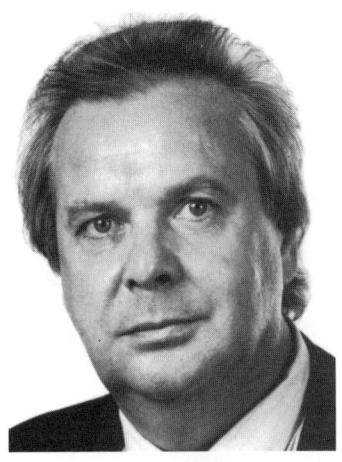

Dr. med.
Michael F. R. Popović

geb. am 23. August 1947 in Fulda.
Hauptgeschäftsführer und Geschäftsführender Arzt der Landes-

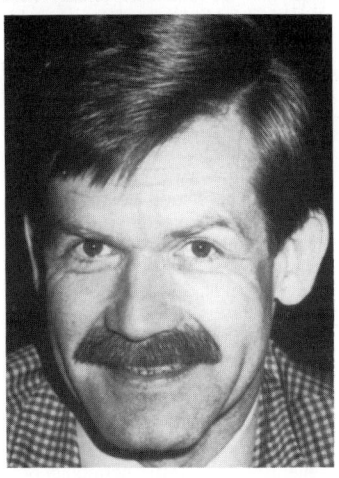

gemeinsamen Europa" (1992). – Realgymnasium Berlin-Tiergarten
(1959). Lehre: Barmer Ersatzkas-
se/Verwaltungsinspektor-Anwärter
Bundesversicherungsanstalt für Angestellte (BfA) (1959–1965). Verwal-
tungsinspektor BfA. Verbindungs-
stelle United Kingdom (UK) (1967).
Studium: Sozialpolitik/Ökonomie am
Hochschulinstitut für Wirtschafts-
kunde Berlin (1962– 1966). Leiter
Öffentlichkeitsarbeit/Vorstandsmit-
arbeiter Kassenärztliche Vereinigung Nordrhein Düsseldorf
(1967–1990). Schriftleiter „Der Kas-
senarzt-Dialog". Kolumnist „Rheini-
sches Ärzteblatt". Beobachter: Konzertierte Aktion im Gesundheitswesen (1974–1977). Zugleich Leiter
Pressestelle Kassenärztliche Vereinigung Koblenz. Consultant eines
Pharma-Konzerns (1977– 1990).
Anschrift:
Neusser Weg 61,
D-W 4000 Düsseldorf 30;
Telefon: (02 11) 3 37 00 17
Fax: (02 11) 45 34 46

ärztekammer Hessen. – Schulzeit in
Bad Salzschlirf und Lautenbach,
nach Abitur Wehrdienst. Aufnahme
des Studiums zunächst der Psychologie, dann Medizin (1969). Erste
hochschulpolitische Aktivitäten in
Fachbereich Humanmedizin der
Justus-Liebig-Universität Gießen
(1970/1971). Staatsexamen an der
JLU Gießen (1975). Promotion bei
Prof. Dr. Dr. H.-W. Pia, ärztlicher
Direktor der Neurochirurgischen
Universitätsklinik Gießen. Approbation (1976). Klinische Tätigkeiten
beim Bundeswehrkrankenhaus
Gießen in Chirurgie und Urologie
sowie Tätigkeiten im Rettungs-
dienst und ärztlichem Notfalldienst
(bis 1981). Delegierter der Landesärztekammer Hessen (1980/1981).
Mitglied des Beirates des Präsi-

239

diums der Landesärztekammer Hessen. Bezirksvorsitzender des Marburger Bundes, Bezirk Gießen. Stellvertretender Vorsitzender der Bezirksärztekammer Gießen. Mitglied des Geschäftsführenden Vorstandes des Marburger Bundes, Landesverband Hessen. Als Referent (seit 1. Jan. 1982). Danach ärztlicher Geschäftsführer und Dezernent in der Bundesärztekammer (bis 31. Okt. 1986). Tätigkeitsbereiche in der Bundesärztekammer waren schwerpunktmäßig: „Ärztliche Weiterbildung/Verkehrs- und Notfallmedizin/Ärztlicher Notfalldienst/Katastrophenmedizin/Rettungsdienst/Gesundheitlicher Zivilschutz/Sanitätswesen in der Bundeswehr/Organspende und Organtransplantation". Geschäftsführender Arzt der Landesärztekammer Hessen (seit 1. Nov. 1986). Hauptgeschäftsführer und Geschäftsführender Arzt (seit 1. Juni 1987). Schriftleiter des Hessischen Ärzteblattes und Leiter der Pressestelle. Berufung vom Tschechischen Gesundheitsminister zum ausländischen Konsultanten des Aufsichtsausschusses der Internen Grant Agentur für die med.-wiss. Forschung des Tschechischen Gesundheitsministeriums (Okt. 1991). Vorstandsmitglied der Hessischen Arbeitsgemeinschaft für Gesundheitserziehung (seit 22. Mai 1992). Beiratsmitglied der Bundesvereinigung für Gesundheitserziehung (seit 7. Apr. 1987). Mitglied des Gesundheitspolitischen Beirates des Deutschen Bäderverbandes (seit 17. Dez. 1990). Vorstandsmitglied im Verein „Aids-Aufklärung e. V.".

Anschrift:
Broßstraße 6,
6000 Frankfurt/M. 90;
Telefon: (0 69) 7 94 80

Thomas Postina

geb. am 4. Dezember 1954 in Darmstadt. Chefredakteur der Fachzeitung „Medikament & Meinung", Ver-

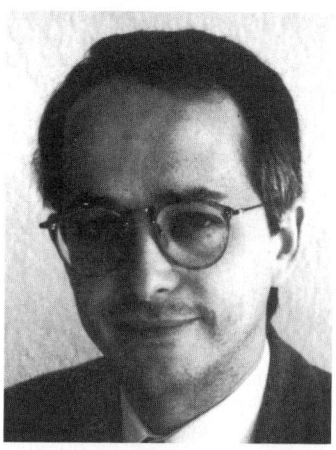

treter des Geschäftsführers Kommunikation im Bundesverband der Pharmazeutischen Industrie (BPI). – Nach Zeitungsvolontariat und Ökonomiestudium zunächst Redakteur, später Ressortleiter für Wirtschaft beim „Darmstädter Echo", Darmstadt, daneben freier Rundfunkmitarbeiter, vor allem Wirtschaftsredaktion des Hessischen Rundfunks. Beim BPI (seit 1987). Publikationen: Zahlreiche Beiträge zur Gesundheitspolitik in Tages- und Fachpresse, Verfasser des Ratgebers „Tips für die Öffentlichkeitsarbeit".

Anschrift:
c/o Bundesverband der Pharmazeutischen Industrie (BPI)
Karlstraße 21,
6000 Frankfurt/Main
Telefon: (0 69) 25 56-12 61

Dr. med. Elisabeth Pott

geb. am 10. Januar 1949 in Bochum.
Direktorin der Bundeszentrale für
gesundheitliche Aufklärung; Lehr-

Anschrift:
Bundeszentrale für
gesundheitliche Aufklärung
Ostmerheimer Straße 200,
5000 Köln 91
Telefon: (02 21) 89 92-0

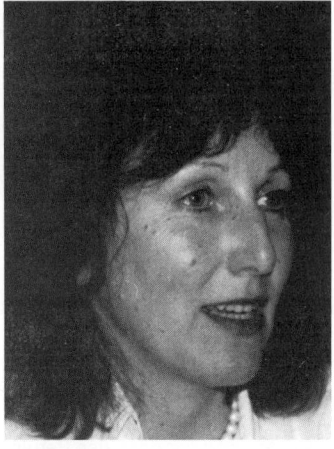

auftrag für Sozialmedizin, Medizinische Hochschule Hannover. Mitglied des wissenschaftlichen Beirats der Deutschen Gesellschaft für
Sozialpädiatrie. – Medizinstudium in
Bonn und Kiel (1967–1974). Approbation (1976). Promotion (Gerichtsmedizin). Arzt für öffentliches Gesundheitswesen (1981). Chirurgische Weiterbildung (1976–1977).
Referentin im Bundesministerium
für Arbeit und Sozialordnung (1978).
Stellvertretender Referatsleitern
ebenda (1980). Referatsleiterin im
Niedersächsischen Sozialministerium (Gesundheitsvorsorge) (1981).
Abordnung zum Bundesgesundheitsamt (1985). Direktorin der Bundeszentrale für gesundheitliche
Aufklärung (seit 1985).

Dr. rer.pol.
Uwe K. Preusker
Dipl.-Volkswirt sozw. R.

geb. am 12. April 1950 in Duisburg-
Hamborn. Stellv. Hauptgeschäftsführer und Pressesprecher des

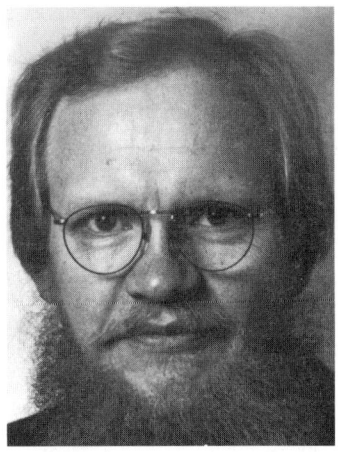

Marburger Bundes – Bundesverband in Köln. Herausgeber und verantwortlicher Redakteur der Zeitung „Marburger Bund – Ärztliche
Nachrichten". Geschäftsführer der
Marburger Bund Treuhandgesellschaft mbH, Köln. Nebenberufliche
Tätigkeit als freier Journalist für Ge-
sundheits- und Sozialpolitik. – Abitur in Dortmund (1969). Bundes-
grenzschutz-Dienst in Eschwege

(1969–1971). Studium der Volkswirtschaft, Politikwissenschaft, Finanzwissenschaft und Informatik an der Universität zu Köln (1971–1976). Promotion (Juli 1978). Wiss. Mitarbeiter am Seminar für Pol. Wissenschaften der Universität Köln (Nov. 1976 – Aug. 1977). Redakteur des Informationsdienstes des Instituts der deutschen Wirtschaft (iwd). (Sept. 1977 – Aug. 1979). Geschäftsführer Presse- und Öffentlichkeitsarbeit des Marburger Bundes und Chefredakteur der Verbandszeitschrift „der arzt im krankenhaus" (Sept. 1979 – 1985). Verantwortl. Redakteur Gesundheitswesen von „Arzt heute", dann der „Ärzte Zeitung" (Aug. 1985 – Sept. 1987). Publikationen: „Politiksteuerung durch allgemeine Wahlen" (Buch). „Das italienische Gesundheitswesen im Umbruch" (Hrsg., Buch). „Arzt im Praktikum und Praktisches Jahr" (Mitautor, Buch). Autor zahlreicher Zeitschriften- und Zeitungsartikel über das Gesundheitswesen der Bundesrepublik Deutschland.

Anschrift:
Marburger Bund,
Riehler Straße 6,
5000 Köln;
Telefon: (02 21) 73 31 73

Dr. med.
Johann Alexander v. Preyss

geb. am 2. April 1924 in Bromberg. Niedergelassener Hautarzt in Hamburg-Harburg. Vorstandsmitglied des NAV-Virchow-Bundes, Bundesvorstand. Vorstandsmitglied der Kassenärztlichen Vereinigung Hamburg. Pressereferent und Schriftleiter des Berufsverbandes der Deutschen Dermatologen e. V. (Bundesverband). Mitglied der Ärz-

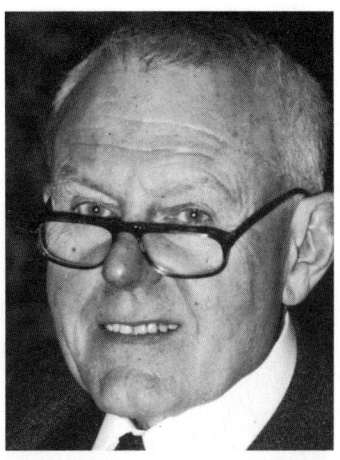

tekammerversammlung Hamburg. Stellvertretender Vorsitzender des Ausschusses „Umweltmedizin" der Ärztekammer Hamburg. Mitglied in den Landesvorständen des Berufsverbandes der Deutschen Dermatologen e. V. Hamburg, NAV-Virchow-Bundes, Landesverband Hamburg. Stellvertretender Generalsekretär der Deutschen Dermatologischen Gesellschaft. – Medizinstudium in Hamburg mit Approbation (1951). Klinische Tätigkeit, u. a. wissenschaftlicher Assistent an der Universitäts-Hautklinik Münster (bis 1962). Niedergelassener Hautarzt in Hamburg-Harburg (seit 1962). Ehrenmitglied der Hamburger Dermatologischen Gesellschaft. Verdienstmedaille des Hamburgischen Senats für Verdienste um das Wohl des Volkes. Zahlreiche Publikationen.

Anschrift:
Eißendorfer Grenzweg 10 a,
2100 Hamburg 90;
Telefon: (0 40) 7 60 74 68

Diplomkaufmann
Martin Pritzel

geb. am 21. April 1946 in Pohle/
Kreis Springe. Journalist. Studium
der Rechtswissenschaften und der

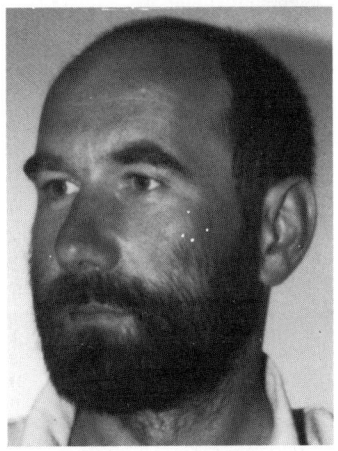

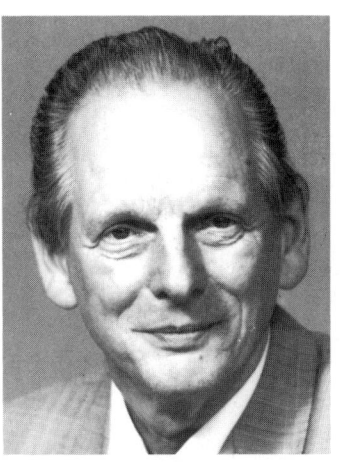

Betriebswirtschaftslehre in Berlin.
Als Journalist tätig für „Berliner Ärzteblatt" und „Berliner Anwaltsblatt"
(seit 1980). Verantwortlicher Redakteur „Berliner Ärzteblatt" (seit 1. Jan.
1988).
    Anschrift:
    Hugo-Vogel-Straße 34,
    1000 Berlin 39;
    Telefon: (0 30) 8 33 60 66 d
           (0 30) 8 05 58 70 p

Dr. jur. Klaus Prößdorf

geb. am 8. Dezember 1931 in Berlin.
Hauptgeschäftsführer der Deutschen Krankenhausgesellschaft.
Mitglied der Konzertierten Aktion im
Gesundheitswesen/BMG, des Bundesgesundheitsrates / BMG, der
Großen Krebskonferenz/BMG. Hospital Committee of the European
Community (HCEC): deutscher Delegationsleiter. Mitglied des Executive Committee. International Hospital Federation (IHF), London: Mitglied des Council of Management.
Mitglied des Executive Committee.
President Designate (seit Juni
1991). Präsident (1993–1995). Innenministerium Schleswig-Holstein
(1963–1967). Dezernent beim Regierungspräsidenten Düsseldorf
(1967–1969). Landrat des Kreises
Herzogtum Lauenburg (1969–1975).
1. Beigeordneter des Deutschen
Landkreistages in Bonn (1975–
1984). Leitung des Sozialdezerna-
tes (1975–1983). Leitung des Fi-
nanzdezernates (1983/1984).
Hauptgeschäftsführer der Deutschen Krankenhausgesellschaft
(seit 1984). Geschäftsführer der
Krankenhausgesellschaft Nordrhein-Westfalen (1984–1992). Publikationen: Diverse Aufsätze.

243

Anschrift:
privat:
Theodor-Schwann-Straße 10,
5000 Köln 60 (Riehl);
Telefon: (02 21) 76 74 06
dienstlich:
Tersteegenstraße 9,
4000 Düsseldorf 30;
Telefon: (02 11) 4 54 73 20

ßende Promotion (1969). Bundeswehrdienst (Stabsarzt) (1970). Leitende Tätigkeit in der Fa. Medice (seit 1971). Übernahme der Fa. Medice nach Ableben von Herrn Gustav Pütter (1977). Ehrensenator der Universität Tübingen.
Anschrift:
Kuhoweg 46,
5860 Iserlohn;
Telefon: (0 23 71) 3 51-2 38

Dr. med. Sigurd Pütter

geb. am 17. Jan. 1942 in Iserlohn. Inhaber der Firma Medice. Arzt. Mitglied des Gesamtvorstandes BPI.

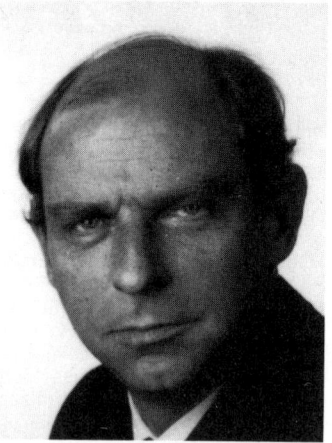

Stellv. Vorsitzender des Landesverbandes Nordrhein-Westfalen und Vorstandsmitglied in diesem Landesverband. Vorstandsmitglied des Arbeitskreises mittelständischer Pharmaunternehmen AMP e. V. Schatzmeister des German Pharma Health Fund. – Höhere Handelsschule. Medizinstudium. Medizinisches Staatsexamen und anschlie-

Horst Raff

geb. am 28. Februar 1930 in Singen/Kreis Konstanz. Zahnarzt. Vorstandsmitglied der Kassenzahn-

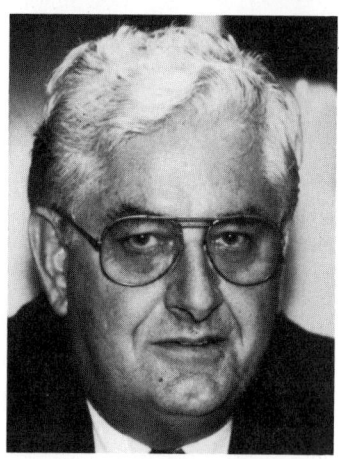

ärztlichen Bundesvereinigung. – Nach dem Besuch des Gymnasiums dentistische Ausbildung (bis 1953). Zahnärztliche Approbation (1955). Niedergelassen in eigener Praxis (seit 1956). Bezirksvorstand des Freien Verbandes Deutscher Zahnärzte (1971–1973). Vorsitzender des Landesverbandes Baden-Württemberg des FVDZ (1973–1986). Stellvertretender Bundesvorsitzender des FVDZ (1985–1991). In der KZV Stuttgart Obmann für das Abrechnungsprüfwesen (1973–1980). Vorstandsmitglied der KZV Stuttgart (seit 1981). Vorstandsmitglied der Kassenzahnärztlichen Bundesvereinigung – Referat Vertragswesen (seit 1986). Mitglied der Vertreterversammlung der Landeszahnärztekammer Baden-Württemberg. Ehrennadel der Deutschen Zahnärzteschaft (1985). Bundesverdienstkreuz am Bande (1992). Publikationen: Mitautor des Kommentars zum Bema-Z „Liebold – Raff – Wissing". Viele Publikationen über Abrechnungsfragen und Prüfwesen.

Anschrift:
Österfeldstraße 22,
7000 Stuttgart 80;
Telefon: (07 11) 73 12 73

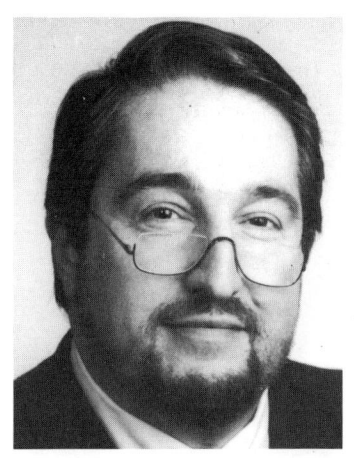

Dr. rer. nat. Wilhelm Raida
Apotheker

geb. am 3. Mai 1946 in Deggendorf/Donau. Inhaber der Löwen-Apotheke Darmstadt. Präsident des Bundesverbandes Deutscher Apotheker e. V. – Abitur (1965). Staatsexamen als Apotheker in Karlsruhe (1972). Inhaber der Löwen-Apotheke (seit 1975). Berufspolitische Tätigkeit (seit 1973). Präsident des Bundesverbandes Deutscher Apotheker e. V. (seit 1981). 1. Vorsitzender Hessischer Apotheker Verband HAV (seit 1. Jan. 1991).

Anschrift:
Rheinstraße 25,
6100 Darmstadt;
Telefon: (0 61 51) 29 23 23

Dr. med.
Karl-Werner Ratschko

geb. am 17. August 1943 in Angerberg/Ostpr. Hauptgeschäftsführer und Geschäftsführender Arzt der Ärztekammer Schleswig-Holstein. Leiter des Edmund-Christiani-Seminars der Ärztekammer Schleswig-Holstein. Vorsitzender des Berufsbildungsausschusses bei der Ärztekammer Schleswig-Holstein. – Wehrdienst (1963–1965). Medizinstudium (1965–1970). Promotion (1971). Wiss. Angest. am Hygiene-Institut der Universität Kiel, Schwerpunkt Immunologie (1971–1975). Studienrat, Oberstudienrat im Schuldienst des Landes Schleswig-Holstein, Fachberater „Gesundheit", Studienleiter (1975–1978). Bei Ärztekammer Schleswig-Holstein (seit 1978). Publikationen: Lehrbuch und Leitfaden „Die Arzthelferin", seit

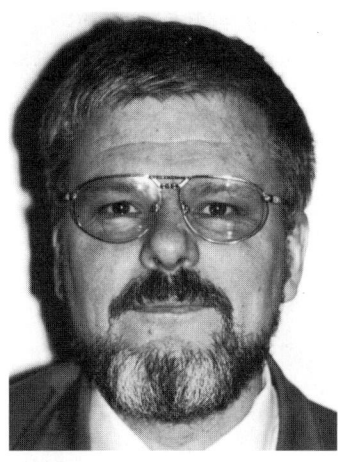 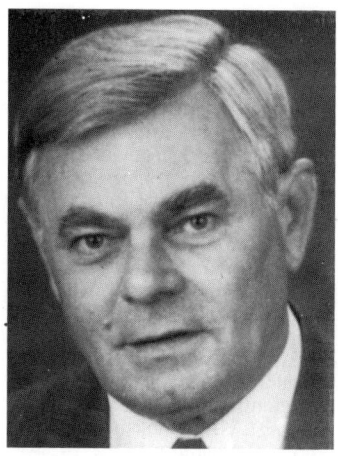

23. Auflage (jetzt 29. Auflage), „Die Arzthelferin in der Prüfung" seit 13. Auflage, beide Schlütersche, Hannover.
Anschrift:
Havkamp 23,
2360 Bad Segeberg;
Telefon: (0 45 51) 32 67

Konrad Regler

geb. am 5. Februar 1931 in Pfahldorf, Landkreis Eichstätt. Ministerialrat a. D., Landrat. Vizepräsident der Deutschen Krankenhausgesellschaft. Vorsitzender der Bayerischen Krankenhausgesellschaft. Stellv. Vorsitzender des Stiftungsvorstandes der Kath. Universität Eichstätt. – Studium der Rechts- u. Staatswissenschaften der Universität in Erlangen. Eintritt in den bayer. Staatsdienst – innere Verwaltung (1959). Abgeordnet zum Bundesinnenministerium (1962 bis Ende 1963). Vertreter des Bayer. Innenministeriums bei der Bayer. Vertretung in Bonn (1964 bis Ende 1969). Regierungsrat (1960). Oberregierungsrat (1964). Regierungsdirektor (1966). Ministerialrat (1969). Landrat des Landkreises Eichstätt (seit 1. Mai 1970). Staatsmedaille für soziale Verdienste (1982). Bundesverdienstkreuz am Bande (1983). Staatsmedaille für besondere Verdienste um die kommunale Selbstverwaltung (1985). Denkmalschutzmedaille (1986). Bayer. Verdienstorden (1987). Bundesverdienstkreuz 1. Klasse (1989). Publikationen: Zahlreiche Fachbeiträge zum Gesundheits- und Krankenhauswesen, u. a. in „Das Krankenhaus", „Der Bayerische Bürgermeister", „Der Kreis", Bd. 4 S. 155 ff., Schriftenreihe des Instituts für Krankenhausbau der TU Berlin.
Anschrift:
Residenzplatz 1,
8078 Eichstätt;
Telefon: (0 84 21) 7 03 15

Klaus O. Rehnig

geb. am 26. Juni 1945 in Bünde. Geschäftsführer der Medical Tribune International (MTI) GmbH. Betei-

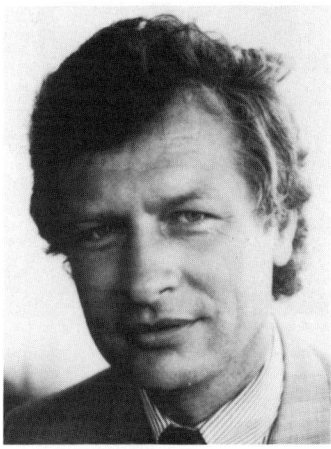

ligungsges. der Axel Springer Verlag AG, Berlin/Hamburg. Geschäftsführer (1970–1972). Prokurist der Drotax Verlagsges., Frankfurt. Geschäftsführer der IMP Verlagsges., Neu-Isenburg, Herausgeber u. a. von „Die Liste Pharmindex", Intermed Video, Gründungsmitglied der Akademie für Pharmaberufe, Bad Nauheim (1973–1983). Geschäftsführender Gesellschafter der Ärzte Zeitung Verlagsges., Neu-Isenburg (seit 1983). Geschäftsführer der MTI Holding Ges. für die in- und ausländischen Zeitungs-, Zeitschriften- und Buchverlage (seit Ende 1989).
Anschrift:
City-Center,
Frankfurter Straße 175,
6078 Neu-Isenburg;
Telefon: (0 61 02) 2 52 12
Fax: (0 61 02) 2 51 50

Dr. med. Klaus Reichel

geb. am 25. Juni 1933 in Hersbruck/ Bayern. Internist. Belegarzt. Landesvorsitzender des Hartmannbun

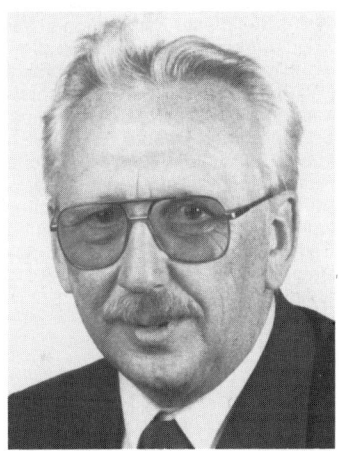

des in Bayern, Vorsitzender des ständigen Arbeitsausschusses Belegärzte des Bundesverbandes. Mitglied der Vertreterversammlung der Kassenärztlichen Vereinigung Bayerns sowie der Bezirksstelle Mittelfranken. 2. Vizepräsident der Bayer. Landesärztekammer (seit 1991). Stellvertetender Vorsitzender des Ärztlichen Kreisverbandes Nürnberger Land und Delegierter zum Bayerischen Ärztetag. Mitglied der Prüfungsausschüsse der Kassenärztlichen Vereinigung Bayern, Bez.-Stelle Mittelfranken. Mitglied des Kreistages Nürnberger Land und des Krankenhausausschusses. – Volksschule Hersbruck (1939–1943). Oberrealschule Hersbruck (bis 1951). Studium der Medizin in Erlangen, Kiel und Innsbruck (1951–1957). Anschließend Medizinalassi-

stent an Kliniken der Universität Erlangen (bis März 1959). Promotion zum Dr. med. Weiterbildung zum Internisten in den Krankenhäusern Stade und Rüsselsheim. Internist Niederlassung in Hersbruck (1. Juli 1965). Seit dieser Zeit Belegarzt am Kreiskrankenhaus Hersbruck. Umwandlung in Gemeinschaftspraxis (1979). Publikationen: Bronchialkarzinom und Hypercorticismus, Schweiz. med. Wschr. 91, Nr. 31, 1086–1987 (1964). Fotometrische Hämoglobinbestimmung bei Paraproteinämien. Therapie der Gegenwart 113 (1974, 98–100). Zahlreiche Beiträge zur Gesundheits- und Sozialpolitik in „Der Deutsche Arzt".
Anschrift:
Hindenburgplatz 11,
8562 Hersbruck;
Telefon: (0 91 51) 22 85
Fax: (0 91 59) 21 08

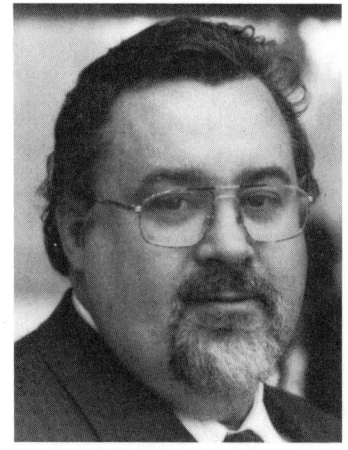

Apotheker Gerhard Reichert

Apotheker
Gerhard Reichert

geb. am 9. Juni 1947 in München. 1. Vorsitzender des BAV Bayerischer Apothekerverband e. V. Leiter der Rohrberg-Apotheke, Hengersberg. – Studium an der Universität München, Mitarbeiter der Engel-Apotheke, Deggendorf. Gründung der Rohrberg-Apotheke in Hengersberg (1976). Vorstandsmitglied des BAV Bayerischer Apothekerverband e. V. (seit 1974). 1. Vorsitzender des Bezirksverbandes Niederbayern des BAV (seit 1976). 1. Vorsitzender des BAV Bayerischer Apothekerverband e. V. (seit 1990). – Bundesverdienstkreuz (1985).
Anschrift:
Deggendorfer Straße 3,
8355 Hengersberg;
Telefon: (0 99 01) 8 06

Universitätsprofessor
Dr. med. Hans Reinauer

geb. am 6. April 1933 in Bataszek (Ungarn). Lehrstuhlinhaber für Klinische Biochemie an der Heinrich-Heine-Universität Düsseldorf. Leiter der Abteilung für Klinische Biochemie am Diabetes-Forschungsinstitut an der Heinrich-Heine-Universität. Präsident der Arbeitsgemeinschaft der Wissenschaftlichen Medizinischen Fachgesellschaften (AWMF). 1. Vorsitzender des Instituts für Standardisierung und Dokumentation im Medizinischen Laboratorium e. V. (INSTAND). – Studium der Medizin (1954–1959). Promotion im Institut für Pathologie (Prof. Dr. H. Meessen). Pathologisches Institut der Med. Akademie Düsseldorf (1960–1961). Approbation (1962). Institut für Physiologische Chemie

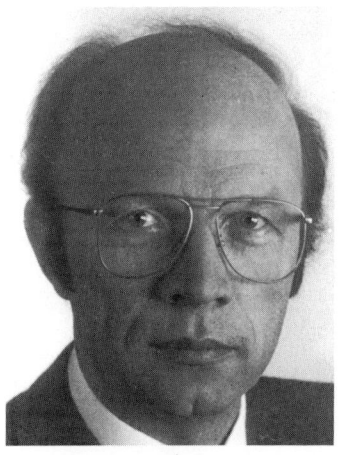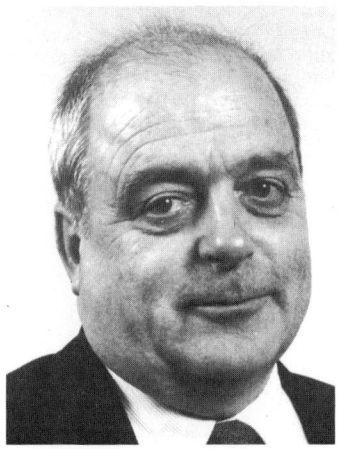

der Med. Akademie Düsseldorf (1963–1973). Ruf auf den Lehrstuhl für Klinische Biochemie der Universität Düsseldorf (1973). Dekan der Medizinischen Fakultät der Universität Düsseldorf (1978/1979). Ehrenmitglied der Österreichischen Gesellschaft für Laboratoriumsmedizin e. V. Publikationen: Über 200 Originalarbeiten. Ca. 160 Vorträge, 11 Buchbeiträge.
Anschrift:
Auf'm Hennekamp 65,
4000 Düsseldorf 1;
Telefon: (02 11) 33 82-2 40

Dr. med.
Jürgen Reitinger

geb. am 13. Jan. 1937 in Gyönk. Oberarzt Städt. Klinikum Karlsruhe I. Med. Klinik. Mitglied im Vorstand der Landesärztekammer Baden-Württemberg, zugleich Rechnungsprüfer. Mitglied im Vorstand der Be-

zirksärztekammer Nerdbaden. Vorsitzender des Landesverbandes des Marburger Bundes Baden-Württemberg. Ärztetagsdelegierter (seit 1978). – Abitur in Mannheim (1956). Med. Staatsexamen in Heidelberg (1962). Facharzt für Innere Medizin (1971). Oberarzt in Nephrolog. Bereich.
Anschrift:
An der alten Bach 7,
7500 Karlsruhe;
Telefon: (07 21) 68 93 48

Dipl.-Volkswirt Malte Retiet

geb. am 19. Dezember 1935 in Hamburg. Chefredakteur „Die Ersatzkasse" und „Ersatzkassen-Report". – Abitur. Lehre Deutsche Bank mit Abschluß Bankkaufmann. Studium Volkswirtschaft. Ausbildung zum Redakteur bei den „Bremer Nachrichten". Redakteur für Wirtschafts- und Sozialpolitik beim Kölner Stadt-Anzeiger. Beim Verband der Ange-

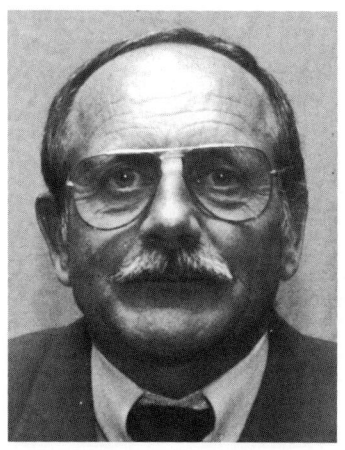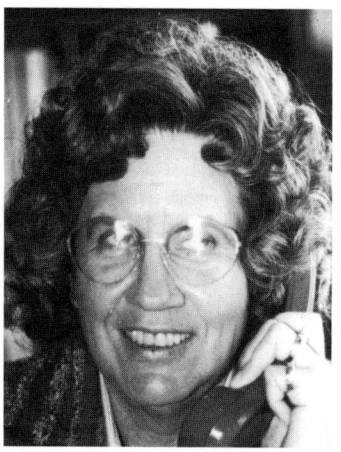

stellten-Krankenkassen VdAK (Siegburg) als Leiter der Abt. Presse- und Öffentlichkeitsarbeit (seit 1974).
Anschrift:
Meisenweg 20,
5206 Neunkirchen 1;
Telefon: (0 22 47) 34 02

Dr. med. Ingeborg Retzlaff

geb. am 18. August 1929 in Swinemünde. Frauenärztin. Psychotherapeutin. Präsidentin der Ärztekammer Schleswig-Holstein. Präsidentin des Deutschen ÄB. – Studium in Würzburg. Hamburg und Homburg an der Saar. Weiterbildung zur Frauenärztin an der Frauenklinik in Lübeck. Niederlassung als Frauenärztin mit belegärztlicher Tätigkeit in Lübeck (1965). Psychotherapeutin (seit 1985). Wahl als Vorstandsmitglied der Ärztekammer Schleswig-Holstein (1976). Wahl zur Vizepräsidentin der Ärztekammer Schleswig-Holstein (1980). Wahl zur Präsidentin der Ärztekammer Schleswig-Holstein (1982). Verdienstkreuz am Bande des Verdienstordens der Bundesrepublik Deutschland (25. April 1985). Publikationen zu Fragen des Schwangerschaftsabbruches, der extrakorporalen Befruchtung, Klimakterium sowie zu Fragen der Ärztin im Beruf.
Anschrift:
Buchenweg 23,
2400 Lübeck-Israelsdorf;
Telefon: (04 51) 39 42 62
oder
Präsidentin der Ärztekammer Schleswig-Holstein,
Bismarckallee 8–12,
2360 Bad Segeberg;
Telefon: (04 55) 80 31 24

Dr. med. Hermann Richter

geb. am 9. November 1930 in Hamburg-Altona. Leiter des Referates Gesundheitspolitik der Schering

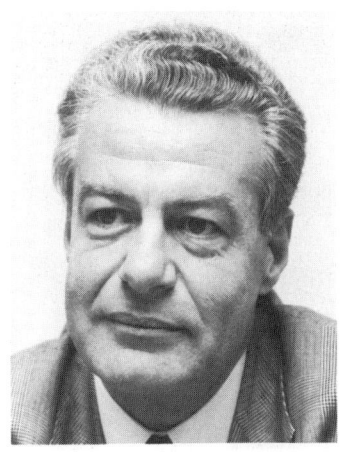

Therapie mit anabolen Steroiden, z. B. Deutsche Apotheker-Zeitung 103, 49 : 1629 (1963); gemeinsam mit Herrn Dr. A. Granitza: „Was ist Drug Monitoring?", Diagnostik 18, 3 : 29 (1985); mehrere Beiträge zu gesundheitspolitischen Themen.
Anschrift:
Schering AG, Referat Gesundheitspolitik,
Müllerstraße 170–178,
1000 Berlin 65;
Telefon: (0 30) 4 68 55 33
privat:
Endestraße 45,
1000 Berlin 39;
Telefon: (0 30) 8 05 31 34

AG. Mitglied des Beirates der Kaiserin-Friedrich-Stiftung für das ärztliche Fortbildungswesen. Stellvertretendes Mitglied des Stiftungsrates des Deutschen Herzzentrums Berlin. Vorstandsmitglied des German Pharma Health Fund e. V. Mitglied des gesundheitspolitischen Ausschusses der Medizinisch-Pharmazeutischen Studiengesellschaft e. V. (MPS) und des Arbeitsausschusses für Gesundheitspolitik des BPI. – Medizinstudium in Hamburg (1948–1953). Approbation als Arzt und Promotion (1953). Assistenzarzt am Allgemeinen Krankenhaus Altona in Hamburg (1954–1960). Tätigkeit in verschiedenen Positionen in medizinisch-wissenschaftlichen und Vertriebsabteilungen der Schering AG (1960–1972). Leiter des Regionalbereiches Pharma Deutschland der Schering AG (1972–1984). Leiter des Referates Gesundheitspolitik der Schering AG (seit 1984). Veröffentlichungen aus den Jahren 1963–1966 über die

Dr. med. Heinz Ried

geb. am 18. März 1932 in Heidelberg. Geschäftsführer der Boehringer Ingelheim Deutschland GmbH (seit 1990). Mitglied des geschäftsführenden Vorstands und des Ge-

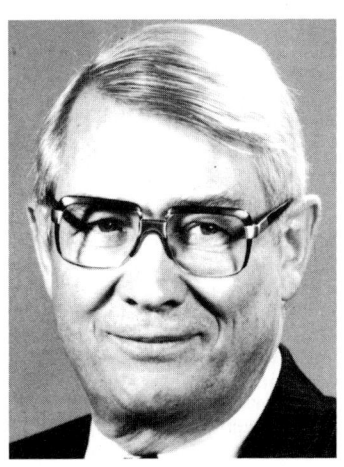

samtvorstands des Bundesverbands der Pharmazeutischen Industrie (BPI), Frankfurt/Main. Stellvertretender Vorsitzender des Landesverbands Baden-Württemberg des Bundesverbands der Pharmazeutischen Industrie, Baden-Baden. – Studium der Medizin in Heidelberg und Freiburg, Staatsexamen und Promotion (1957). Approbation (1959). Wissenschaftlicher Mitarbeiter der Firma C. H. Boehringer Sohn, Ingelheim/Rhein (1959). Geschäftsführer der Firma Dr. Karl Thomae GmbH (1975). Vorsitzender der Geschäftsführung der Firma Dr. Karl Thomae GmbH (1980). Geschäftsführer der Boehringer Ingelheim Deutschland GmbH (1990). Publikationen: Zahlreiche Veröffentlichungen, Buchbeiträge, Rundfunk- und Fernsehinterviews zu fachwissenschaftlichen und gesundheitspolitischen Themen.
Anschrift:
Binger Straße 173,
Postfach 200,
6507 Ingelheim/Rhein;
Telefon: (0 61 32) 77-38 25

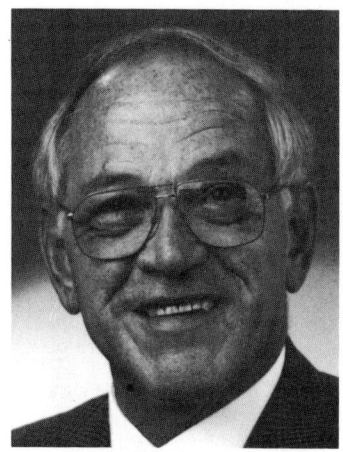

Vorstandsmitglied der Krankenhausgesellschaft Rheinland-Pfalz. Vorstandsmitglied des kath. Krankenhausverbandes. Vorsitzender der Arenberger Caritasvereinigung Koblenz-Arenberg. – Abitur (1949). Studium der Rechts- und Staatswissenschaften in Bonn, München und Münster, Studium der Theologie. Priesterweihe (1959). Kaplan in Neuwied. Berufung zum Caritasdirektor für den Regierungsbezirk Koblenz (1962). Leiter des Kath. Büros Mainz, Kommissariat der Bischöfe Rheinland-Pfalz (1968–1982). Vorsitzender des Caritasverbandes für die Diözese Trier (1982). Päpstlicher Ehrenprälat. Träger des Bundesverdienstkreuzes erster Klasse, des Verdienstordens des Landes Rheinland-Pfalz und der Malteser-Verdienstplakette in Gold.

Domkapitular Prälat Roland Ries

geb. am 23. Juni 1930 in Remagen. Vorsitzender des Caritasverbandes für die Diözese Trier. Präsident der Deutschen Krankenhausgesellschaft (1992/1993). Mitglied des ZDF-Fernsehrates. Vorsitzender der Caritasträgergesellschaft Trier (Trägerin von 30 Caritaseinrichtungen). Mitglied im Zentralvorstand des Deutschen Caritasverbandes.

Anschrift:
Predigerstraße 15 A,
5500 Trier;
Telefon: (06 51) 4 55 69

Sanitätsrat
Dr. med. Helmut Ripplinger

geb. am 16. September 1918 in Bernkastel-Cues. Delegierter der Ärztekammer Trier und der KV Trier

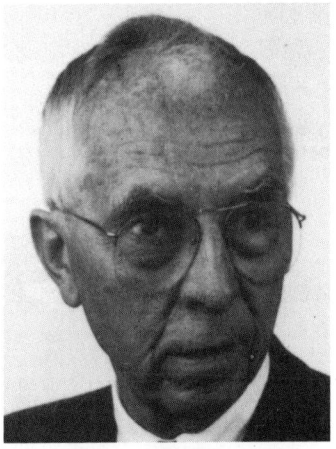

seit 1963. Landesdelegierter der Kammer (1967–1987). Mitglied in verschiedenen Ausschüssen: Röntgen-Prüfungsausschuß, mehr als 30 Jahre lang Prüfungskommission (zuletzt stellv. Vorsitzender), Berufungsausschuß u.a.m. Stellv. Vorsitzender der Kassenärztlichen Vereinigung Trier. – Abitur (humanistisches Gymnasium Trier) (1937). Staatsexamen und Promotion (1942). Facharzt für Innere Medizin (1950). Hildegardis Plakette. Bundesverdienstmedaille des VDK in Silber.

Anschrift:
Friedr.-Wilh.-Straße 28,
5500 Trier;
Telefon: (06 51) 7 58 25

Edward R. Roberts

geb. am 13. September 1934 in Rhyl/Großbritannien. Mitglied der Geschäftsleitung und persönlich

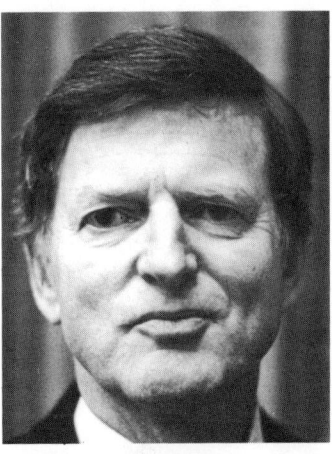

haftender Gesellschafter von E. Merck, Darmstadt. Leitung Unternehmensbereich Pharma. Mitglied des Vorstandes der Medizinisch-Pharmazeutischen Studiengesellschaft (MPS). – Studium als Apotheker an der Leicester School of Parmacy. Eli Lilly International Corp., USA: Verschiedene Führungspositionen in USA, England, Deutschland und Frankreich. Geschäftsführendes Vorstandsmitglied Eli Lilly Internat. Corp. Präsident Elanco Products Company, Tochterfirma von Eli Lilly.

Anschrift:
E. Merck,
Frankfurter Straße 250,
6100 Darmstadt;
Telefon: (0 61 51) 72-24 13

Dr. med.
Karl-Heinz Röderer

geb. am 5. März 1942 in Ulm/Donau. Niedergelassener Internist, Belegarzt, Betriebsarzt. Stellv. Vorsit-

kammer Baden-Württemberg (1991).
Anschrift:
Heidenheimerstraße 141,
7900 Ulm/Donau;
Telefon: (07 31) 2 10 66

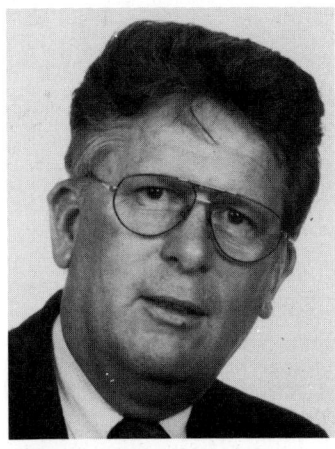

Dr. med. Dietrich Rohde

geb. am 5. Januar 1941 in Königsberg. Niedergelassener Internist, Teilgebiet Lungen- und Bronchial-

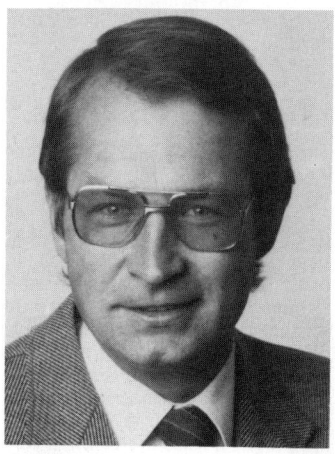

zender des Hartmannbund-Landesverbandes Baden-Württemberg. Mitglied des Geschäftsführenden Vorstandes des Hartmannbundes (Bundesverband). – Abitur (1963). Med. Staatsexamen (1969). Promotion und Approbation (1970). Facharztanerkennung Internist und Internist – Teilgebiet Pneumologie (1977). Niedergelassen (seit 1. Januar 1978). Hartmannbundmitglied (1. Januar 1971). Beisitzer Hartmannbund GfV Bonn (1989). Stellv. Landesvorsitzender Hartmannbund LV Baden-Württemberg (1989). Geschäftsführer Ärztliche Laborgemeinschaft Ulm/Neu-Ulm (1979). Vorsitzender Kreisärzteschaft Ulm (1982). Vorstand Bezirksärztekammer Südwürttemberg (1987). Vizepräsident Landesärzte-

heilkunde. Vorsitzender des Bundesverbandes der Pneumologen (seit 1984). Mitglied des Geschäftsführenden Vorstandes des Hartmannbundes e. V. (seit 1987). Vorsitzender des Hartmannbund-Landesverbandes Nordrhein (seit 1988). Vorstandsmitglied der Ärztekammer Nordrhein (seit 1985). Mitglied der Vertreterversammlung der kassenärztlichen Vereinigung Nordrhein (seit 1984). Mitglied der Vertreterversammlung der Kassenärztlichen Bundesvereinigung. – Abitur 1962. 2 Jahre Bundeswehr. Leutnant der Res. Studium in Münster, Innsbruck, Wien, Münster. Staatsexamen (Dez. 1969). Medizinalassistent (1970). Weiterbildung Pneumologie (1971/1972). Weiterbildung Internist (1976). Niederlassung in Gemeinschaftspraxis und Praxisgemeinschaft (1976). Publikationen: Zahlreiche Beiträge zur Gesundheits- und Sozialpolitik in „Der Deutsche Arzt" u. a.

Anschrift:
privat: Heini-Dittmar-Straße 11, 4330 Mülheim/Ruhr;
Telefon: (02 08) 37 35 51
Praxis:
Schloßstraße 22,
Telefon: (02 08) 44 52 69

Dr. jur. Christoph Rosset

geb. am 5. November 1954 in Freiburg i. Br. Rechtsanwalt und Justitiar der Kassenärztlichen Vereini-

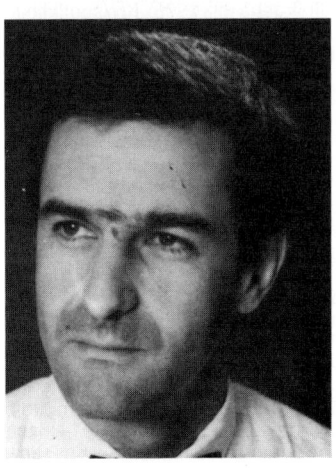

gung Südbaden. – Nach Schulbesuch in Freiburg und Wehrdienst Studium in Freiburg und Regensburg (1976–1980). Anschließend Referendar in Regensburg und wissenschaftlicher Mitarbeiter an der dortigen Universität am Lehrstuhl für Arbeits- und Sozialrecht. Rechtsanwalt in Freiburg (seit 1984). Publikationen: Rechtssubjektivität des Betriebsrats und Haftung seiner Mitglieder, Heidelberg 1985.

Anschrift:
Gerberau 46,
7800 Freiburg i. Br.;
Telefon: (07 61) 28 26 60

Dr. med. Axel de Rossi

geb. am 23. Dezember 1943 in Leipzig. Stellv. Vorsitzender Kassenärztliche Vereinigung Nordbaden (seit

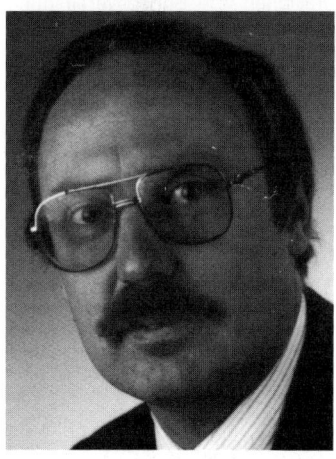

1989). – Abitur am Altsprachl. Bismarck-Gymnasium Karlsruhe (1965). Medizinisches Staatsexa-

255

men an der Ruprecht-Karl-Universität Heidelberg (1971). Promotion (Thema: Wirkung einzelner alkohol. Getränke auf das ZNS) (2/1972). Approbation (12/1972). Medizinische Klinik, Chefarzt Dr. Gerardy, Kreiskrankenhaus Kandel (1973). Medizinische Klinik, Chefarzt Prof. Dr. Reisert, St.-Vincentius-Krankenhäuser Karlsruhe (1974–1976). Funktions-Oberarzt (1975). Radiologische Abteilung, Chefarzt Prof. Dr. Maurer, St.-Josefs-Krankenhaus Heidelberg (1977–1978). Anerkennung als Facharzt für Innere Medizin (1978). 1. Oberarzt der Medizinischen Klinik der St.-Vincentius-Krankenhäuser Karlsruhe und ständiger Vertreter des Chefarztes Prof. Dr. Reisert (1978–1983). Erwerb des Teilgebietes Gastroenterologie (1982). Praxisgründung als Internist und Gastroenterologe in Karlsruhe (Sept. 1983). Mitglied der Kassenärztlichen Bundesvereinigung (KBV). Vorstand der Kassenärztlichen Vereinigung, Karlsruhe. Vorsitzender der Landesgruppe Nordbaden des BDI (Berufsverband Deutscher Internisten) (seit 1988). Vorsitzender der Bezirksgruppe Karlsruhe des BDI; Obmann der Karlsruher Internisten.

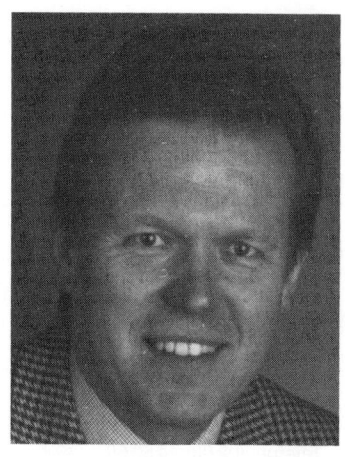

Anschrift:
Durlacher Allee 4
(am Durlacher Tor),
7500 Karlsruhe 1;
Telefon: (07 21) 66 10 26
Telefax: (07 21) 60 60 48

Dr. med. Wolf-Rüdiger Rudat

geb. am 19. August 1946 in Gräfenroda. Niedergelassener Internist (seit 1991). KV-Vorsitzender Thüringen (seit 1991). Mitglied Chefredaktion Ärzteblatt Thüringen. Ausschuß „Öffentlichkeitsarbeit" der KBV. – Studium Humanmedizin FSV Jena (1966). Approbation (1972). Facharztausbildung Innere Medizin an der Medizinischen Universitätspoliklinik Jena (bis 1978). Kreispoliklinik Jena (1979–1990). Zuletzt Leiter der Inneren Abteilung.

Anschrift:
Dorfstraße 24 b,
O-6901 Jenaprießnitz
Telefon: (0 36 41) 2 62 77 (privat)
(0 36 41) 42 61 51 (Praxis)

Hagen Rudolph

geb. am 16. Februar 1941 in Weißstein. Chefredakteur der „Ärzte Zeitung"; Autor. – Abitur, Redakteurs-Ausbildung, Ressortchef für Politik und Kultur bei Tageszeitungen, Chefredakteur „Pardon", Chefredakteur „Der informierte Arzt", Chefredakteur „Musik und Medizin",

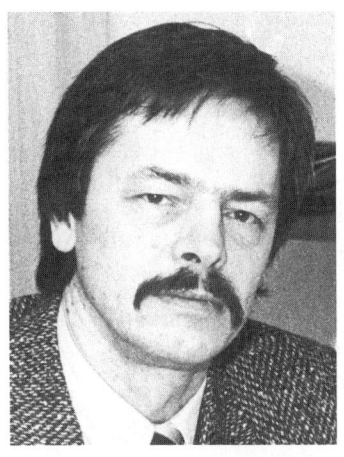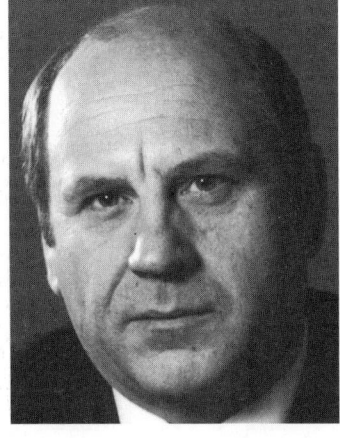

Autor beim „Stern", Chefredakteur „Arzt heute". Publikationen: „Die verpaßten Chancen – Die vergessene Geschichte der Bundesrepublik Deutschland", Gruner + Jahr (1979).
Anschrift:
privat:
Hergenröderstraße 4,
6050 Offenbach;
Telefon: (0 69) 83 67 14
dienstlich:
Am Forsthaus Gravenbruch 5–7,
6078 Neu-Isenburg;
Telefon: (0 61 02) 50 60

Studium der Chemie (1966). Promotion zum Dr. rer. nat. (1971). Habilitation (1983). Honorardozent an der Technischen Universität Dresden (1987). Eintritt in das Arzneimittelwerk Dresden als Leiter der Hauptabteilung technologische Forschung (1982). Vorsitzender der Geschäftsführung der AWD GmbH (1990).
Anschrift:
Arzneimittelwerk Dresden GmbH,
Meißner Straße 35,
O-8122 Radebeul
Telefon: (03 51) 7 93 13 36

Dr. Claus Rüger

geb. am 19. Oktober 1946 in Schneeberg / Erzgebirge. Vorsitzender der Geschäftsführung der Arzneimittelwerk Dresden GmbH in Radebeul. Mitglied des Gesamtvorstandes des Bundesverbandes der Pharmazeutischen Industrie (BPI). Stellvertretender Vorsitzender des Landesverbandes Ost des BPI. –

Senator
Ortwin Runde

geb. am 12. Februar 1944 in Elbing / Ostpreußen. Senator. Präses der Behörde für Arbeit, Gesundheit und Soziales, Hamburg. – Schulbesuch

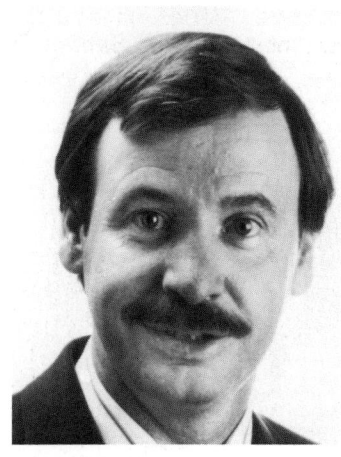

Anschrift:
Freie und Hansestadt Hamburg,
Behörde für Arbeit, Gesundheit
und Soziales
Hamburger Straße 47,
2000 Hamburg 76;
Telefon: (0 40) 2 91 88-0

Dr. med. Kurt Samuel

geb. am 3. September 1928 in Berlin.
Mitglied der Vertreter-Versammlung
der KV-Berlin. Vorsitzender des Zu-

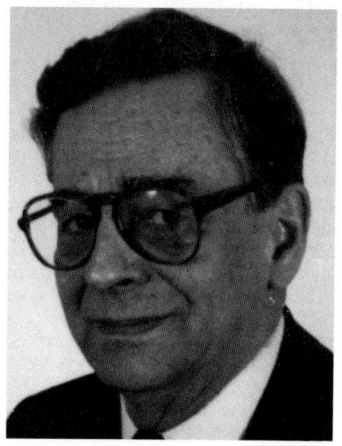

in Aurich/Ostfriesland. Abitur
(1964). Studium der Soziologie und
der Volkswirtschaft zunächst in
Münster. Examen als Diplom-So-
ziologe in Hamburg (1969). Wissenschaftlicher Angestellter der Ar-
beits- und Sozialbehörde (seit
1970). Leiter des Amtes für Soziales
und Rehabilitation in der Behörde
für Arbeit, Jugend und Soziales (seit
1981). Senator für Arbeit, Gesundheit und Soziales (seit 8. Juni 1988).
Mitglied der SPD (seit 1968). Mitglied des Landesvorstandes der
Jungsozialisten Hamburg (1969–
1971). Abgeordneter der Hamburgischen Bürgerschaft (1974–1982).
Mitglied des Landesvorstandes der
SPD Hamburg (seit 22. Mai 1976).
Stellv. Landesvorsitzender der SPD
(25. Nov. 1978 – 22. Apr. 1983).
Landesvorsitzender der Hamburger
SPD (22. Apr. 1983 – 25. Juni 1988).
Mitglied der Hamburgischen Bür-
gerschaft (1974–1982). Ruhen des
Mandats gemäß Artikel 38 a HV (seit
Juni 1991).

lassungsausschusses der KV-Berlin. 2. Vorsitzender der Notfall-
dienstkommission der Kassenärztlichen Vereinigung Berlin. Mitglied
des Bundesvorstandes des BPA
(Bundesschatzmeister). 2. Vorsitzender des Landesverbandes BPA
Berlin-Brandenburg. 2. Vorsitzender BPA-Wirtschafts-Gesellschaft.
Weiterbildungsausschuß II der Ärztekammer Berlin, Krankenhauskon-
ferenz Berlin-Neukölln. Ehrenamtlicher Richter am Arbeitsgericht Ber-

lin. Komitee „Ärzte für die 3. Welt" (Vorstandsmitglied KV Berlin (1980–1984)). Delegierter des Ärztetages (bis 1986). – Abitur (Berlin-Neukölln) (1947). Studium der Medizin (Humboldt-Univers. Johann-Wolfgang-Goethe-Univers. Frankfurt/Main, Freie Univers. Berlin. Staatsexamen (1954). Pflichtassistent, Approbation (1956). Promotion 1955. Assistenzarzt an versch. Berliner Krankenhäusern, Facharzt für Chirurgie (1961). Niedergelassener Kassenarzt (durch Übernahme väterlicher Praxis) in Berlin-Britz (1965). Arzt für Allgemeinmedizin (1972). Lehrbeauftragter für Allgemeinmedizin an der FU Berlin (1980–1986). Weiterbildungsermächtigter. Berufspolitische Tätigkeit (Marburger Bund; Betriebsratsmitglied i. Krankenhaus). Eintritt in BPA Bezirksdelegierter (1968). Comptur des Silvester-Ordens durch Papst Johannes Paul II für Verdienste um das Sanitätswesen des Katholikentages in Berlin (1980). Publikationen: Zahlreiche Publikationen auf berufspolitischem und allgemeinmedizinischem Gebiet, empirische und statistische Erfahrungsberichte in Standes- und Allgemeinpresse. Chefredakteur des „Berliner Ärzteblatt" (Rotes Blatt) (1979–1981). Langjähriges Mitglied des Presse-Ausschusses der Ärztekammer Berlin.

Anschrift:
Britzer Damm 1–3,
1000 Berlin 47;
Telefon: (0 30) 6 25 30 04

privat:
Regensburger Straße 3,
1000 Berlin 49;
(0 30) 7 44 82 33

Oberreg.-Medizinalrat a. D. Dr. med. Winfried Sander

geb. am 18. März 1924. Niedergelassener Arzt in Hannover. Lehrbeauftragter für Allgemeinmedizin an

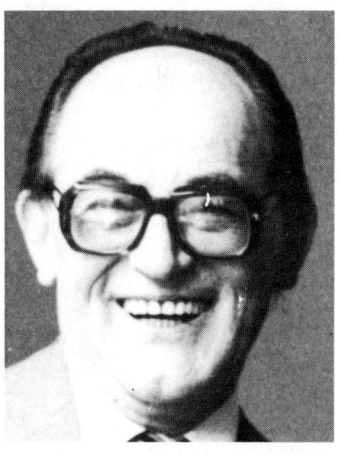

der Medizinischen Hochschule Hannover. Landesvorsitzender Niders.-Bremen, NAV-Virchowbund. – Medizinstudium in Münster/Westf. u. Kiel. Kriegsteilnehmer. Feldunterarzt. Kriegsgefangenschaft. Staatsexamen (Münster) (1949). Promotion zum Dr. med. (1951). Klinische Ausbildung in Bremen u. Hannover. Ärztl. Tätigkeit in der Kriegsopferversorgung (1958–1968). Niederlassung in Hannover (1968). Lehrbeauftragter (1981). Publikationen: Medizinjournalistische Tätigkeit für diverse Tageszeitungen und Journale (seit 1958). Mitautor am Lehrbuch für Allgemeinmedizin (Springer Verlag) und großen Gesundheitsbüchern.

Anschrift:
Bömelburgstraße 37,
3000 Hannover 1;
Telefon:
Praxis: (05 11) 3 52 17 27
privat: (05 11) 60 95 22

Botho Prinz
zu Sayn-Wittgenstein-
Hohenstein

geb. am 16. Februar 1927 in Eise-
nach/Thüringen. Präsident des
Deutschen Roten Kreuzes. Vorsit-

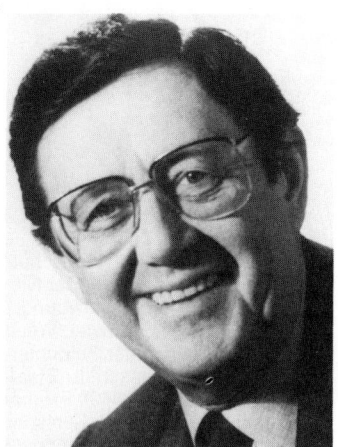

zender der Waldbesitzergesell-
schaft Wittgenstein. Mitglied des
ZDF-Verwaltungsrates. Zahlreiche
weitere ehrenamtliche Tätigkeiten.
– Abitur, Studium der Medizin, 2.
Staatsexamen in Marburg (1953).
Med. Tätigkeit an verschiedenen
Kliniken und Instituten. Expedi-
tionsarzt der Deutschen Indien-Ex-
pedition (1955/1956). Bürgermeister der Stadt Bad Laasphe
(1958–1968). Mitglied des Bundestages und zeitweise gesundheitspolitischer Sprecher der CDU/
CSU-Bundestagsfraktion (1965–
1980). Zeitweise stellv. Vorsitzender
des Ausschusses Jugend, Familie
und Gesundheit. Vorsitzender des
Unterausschusses Arzneimittel-
recht. Zeitweise Vorsitzender Inter-
parlamentarischen Arbeitsgemeinschaft. Wahl in das Präsidium des
Deutschen Roten Kreuzes (1979).
Präsident des Deutschen Roten
Kreuzes (seit 1982). Großes Bundesverdienstkreuz mit Stern. Ehrenzeichen des Deutschen Roten
Kreuzes sowie zahlreiche andere
Orden.

Anschrift:
Friedrich-Ebert-Allee 71,
5300 Bonn 1;
Telefon: (02 28) 54 11

Wilfried Schad
Zahnarzt

geb. am 18. Juli 1930 in Darmstadt.
Zahnarzt in eigener Praxis (seit

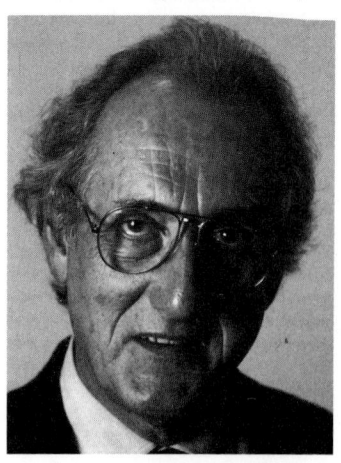

1955). Vorsitzender der Kassen-zahnärztlichen Bundesvereinigung, Köln. – Zunächst dentistische Ausbildung mit Staatsexamen (1953). Bestellung zum Zahnarzt (1955). Bundesverdienstkreuz (1980).

Anschrift:
privat:
Ludwigstraße 17,
6100 Darmstadt;
Telefon: (0 61 51) 2 54 33
dienstlich:
Kassenzahnärztliche
Bundesvereinigung,
Universitätsstraße 71–73,
5000 Köln 41;
Telefon: (02 21) 40 01-0

Abitur. Studium Philologie und Geschichte an den Universitäten Göttingen, Poitiers und Freiburg i. Br. Im höheren Schuldienst des Landes Baden-Württemberg (1960–1980). Landtagsabgeordnete (seit 14. Febr. 1979). Ministerin für Arbeit, Gesundheit, Familie und Frauen (1984–1992). Trägerin des Bundesverdienstkreuzes 1. Klasse, Landesverdienstmedaille des Landes Baden-Württemberg. Publikation: Sucht geht uns alle an, 1992 herausg..

Anschrift:
Heinrich-Weitz-Straße 16,
7500 Karlsruhe 41;
Telefon: (07 21) 47 23 33

Barbara Schäfer MdL, Ministerin a. D.

geb. am 18. Oktober 1934 in Borken / Westfalen. Mitglied des Landtags von Baden-Württemberg. –

Dr. med. Otfrid P. Schaefer

geb. am 12. Juli 1928 in Schleswig. Internist, Medizinische Informatik. Vorsitzender der Kassenärztlichen

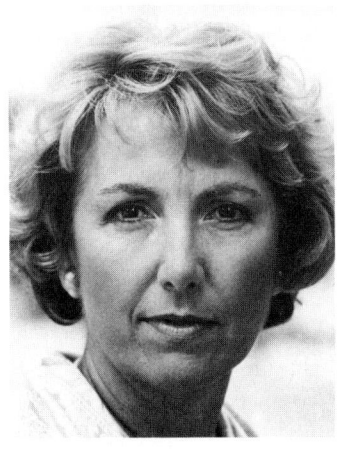

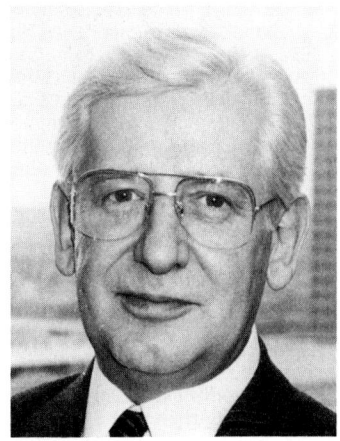

Vereinigung Hessen (seit 1987). Zweiter Vorsitzender der Kassenärztlichen Bundesvereinigung (seit 1989). – Medizinstudium in Erlangen, Innsbruck und Würzburg (1947–1953). Staatsexamen und Promotion Würzburg (1953). Intership und Residency in Internal Medicine Hackensack N. J. USA im Rahmen des „Read Programms" (Ventnor Foundation) (1954/55). Chirurgischer Assistent am Stadtkrankenhaus Kassel und Kreiskrankenhaus Gelnhausen (1956–1958). Internistische Weiterbildung, zuletzt Oberarzt der inneren Abteilung (1958–1962). Niederlassung als freipraktizierender Internist in Kassel (1963). Mitglied der Deutschen Gesellschaft für Innere Medizin (seit 1962). Vorsitzender des Landesverbandes Hessen des Hartmannbundes – Verband der Ärzte Deutschlands (1968–1984). Mitglied des Präsidiums der Landesärztekammer Hessen und Delegierter zu den Deutschen Ärztetagen (1976–1984). Mitglied der Akademie der Fachärzte (jetzt: Akademie der Gebietsärzte) der Bundesärztekammer (1979–1988). Leiter des Arbeitskreises „Praktische Medizin" in der Deutschen Gesellschaft für medizinische Dokumentation, Informatik und Statistik (1970–1986). Verantwortlicher Projektleiter des vom Bundesministerium für Forschung und Technologie geförderten Forschungs- und Entwicklungsvorhabens „Informationssystem für den Niedergelassenen Arzt, INA" (Juni 1972–Dezember 1974). Mitglied des EDV-Sachverständigenkreises des Wissenschaftsministeriums und gleichzeitig Mitglied der Sachverständigenkommission des Bundesministers für Arbeit und Sozialordnung: Weiterentwicklung der sozialen Krankenversicherung – EDV-Ausschuß – und Mitglied des Unterausschusses Datenschutz (1969–1974). Mitglied der Abgeordnetenversammlung der Kassenärztlichen Vereinigung Hessen (KVH) (seit 1973). Sprecher der Abgeordnetenversammlung (1981–1983). Datenschutzbeauftragter der KVH (1981 bis Dezember 1983). Zweiter Vorsitzender der KVH (seit Januar 1984). Erster Vorsitzender der KVH (seit April 1987). Zweiter Vorsitzender der Kassenärztlichen Bundesvereinigung (seit März 1989). Zahlreiche Veröffentlichungen und Buchbeiträge zu den Themen: Gesundheitspolitik, Datenverarbeitung in der Medizin, Datenschutz, Praxisrationalisierung, Tumornachsorge und AIDS. Ehrenplakette der Landesärztekammer Hessen (Okt. 1984). Verleihung des Verdienstkreuzes am Bande des Verdienstordens der Bundesrepublik Deutschland (Aug. 1986). Verleihung der Hartmann-Thieding-Plakette (Okt. 1989). Verleihung des Verdienstkreuz 1. Klasse des Verdienstordens der Bundesrepublik Deutschland (April 1992).

Anschrift:
c/o Kassenärztliche Vereinigung Hessen
Georg-Voigt-Straße 15,
6000 Frankfurt/M. 97;
Telefon: (0 69) 7 95 02-0

Privat:
Karthäuserstraße 19,
3500 Kassel;
Telefon: (05 61) 1 33 80

Dr. med.
Silvia Schattenfroh

geb. am 27. September 1940. Medizinjournalistin. „Frankfurter Allgemeine Zeitung", Redaktion Berlin. –

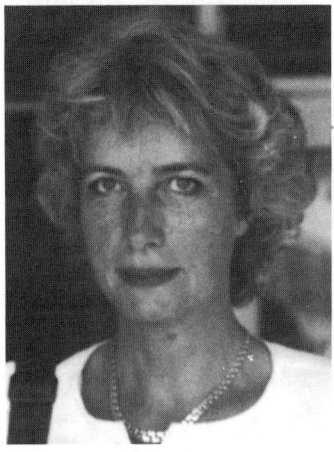

Medizinstudium in Köln, München, Düsseldorf, Ann Arbor, Michigan (USA) (1959–1965). Promotion in Düsseldorf. Staatsexamen und klinische Ausbildung in München. Medizinjournalistin (seit 1970). Zunächst ein Jahr lang beim Bayerischen Fernsehen als Moderatorin einer naturwissenschaftlich-medizinischen Life-Sendung, später als Redakteur einer medizinischen Fachzeitschrift in München. Freie Journalistin für Rundfunk, Tages- und Fachpresse in Berlin (seit 1979). Leitung des Berliner Büros der medizinischen Tageszeitung „Die Neue Ärztliche" (seit 1986) bis zu deren Einstellung (1991). „Walter Trummert Medaille" der Deutschen Medizinischen Fach- und Standespresse (1985). Seither vertraglich

an die FAZ in Berlin gebunden. Journalisten-Preis „Medizin im Wort" (1991).
Anschrift:
dienstlich:
F.A.Z.-Berlin,
Meinekestraße 13,
1000 Berlin 15;
Telefon: (0 30) 8 81 80 70/79
privat:
Bambergerstraße 5,
1000 Berlin 30;
Telefon: (0 30) 2 18 20 14

Heinz Schemken MdB

geb. am 11. März 1935 in Velbert. Mitglied des Deutschen Bundestages. Zentralvorsitzender des Deut-

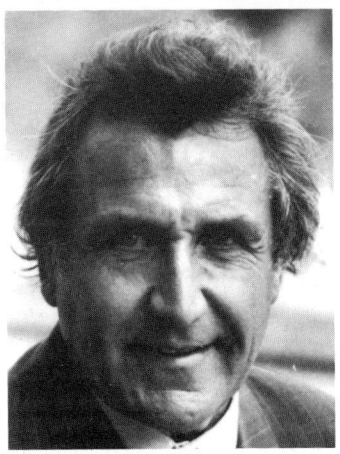

schen Kolpingwerkes. Bürgermeister der Stadt Velbert. – Volksschule. Lehre in einem Handwerksbetrieb (1949–1952). Meisterprüfung als Kunst- und Bauschlosser (1958). Ausbilder in der Gemeinschafts-

263

lehrwerkstatt der Industrie von Velbert und Umgebung e. V., gemeinnütziger Verein für die Berufsaus- und -weiterbildung (1963). Geschäftsführer (seit 1969).

Anschrift:
Bundeshaus
5300 Bonn 1

Professor Dr.
Hans Uwe Schenck

geb. am 24. August 1942 in München. Vorstandsvorsitzender der Knoll AG, Ludwigshafen. Mitglied

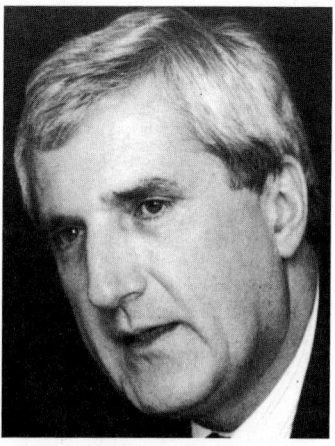

des Gesamtvorstandes des Bundesverbandes der Pharmazeutischen Industrie (BPI). – Studium der Physik in Freiburg (1961). Studium der Chemie, FU Berlin und Stuttgart (1962). Diplom Organische Chemie (1967). Promotion, Makromolekulare Chemie. Honorarprofessor für industrielle organische Chemie an der FU Berlin (1989). Eintritt in die

BASF AG (1970). Leitung einer Forschungsgruppe in der Polymerforschung (1977). Vicepresident, R & D-Leiter der BASF-Tochter in USA (1981). Leiter des Hauptlabors der BASF AG in Ludwigshafen mit Schwerpunkten bei Pharmawirkstofforschung und Biotechnologie (1985). Vorstandsmitglied Knoll AG und Leiter Forschung und Entwicklung (1990). Vorsitzender des Vorstands der Knoll AG und Leiter des Unternehmensbereiches Pharma der BASF-Gruppe (seit Juli 1990). Mitglied der Gesellschaft Deutscher Chemiker, Vorstandsmitglied der Medizinisch Pharmazeutischen Studiengesellschaft. Mitglied des Wissenschaftlichen Beirates der Robert-Koch-Stiftung. Vorsitzender des Landesverbandes Rheinland-Palz im BPI (1992).

Anschrift:
c/o Knoll AG
Postfach 21 08 05,
6700 Ludwigshafen

Dr. med. Hanno Scherf

geb. am 11. September 1946 in München. Niedergelassener Internist in einer Gemeinschaftspraxis in Hamburg (Partner Internist/Gastroenterologe) mit diagnostischem Schwerpunkt (Sonographie, Endoskopie, Teil-Radiologie). Vorsitzender des Vereins Hamburger Internisten (seit 1991). Mitglied der Kammerversammlung der Ärztekammer Hamburg (seit 1990). – Humanistisches Gymnasium in Saarbrücken. Vorklinisches Medizin-Studium in

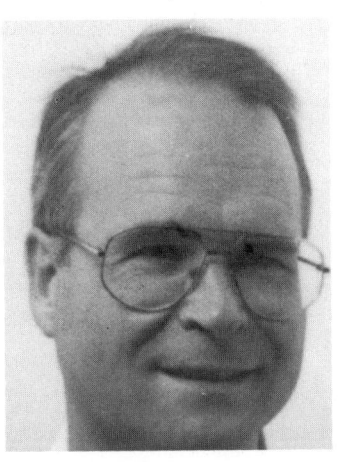

Prof. Dr. med. Dr. h. c. mult. Gotthard Schettler

geb. am 13. April 1917 in Falkenstein/Vogtland. Director emeritus der Medizinischen Universitätskli-

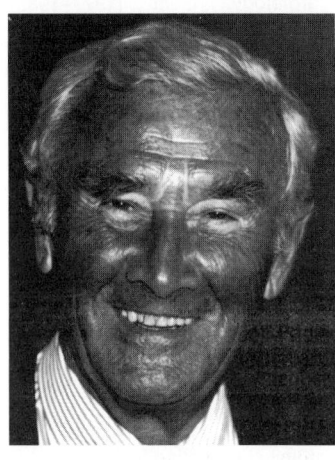

München, klinisches in Hamburg, Staatsexamen (1971). Dissertation über den gestörten Magnesium-Stoffwechsel bei chronischen Haemodialyse-Patienten. 10 Jahre klinisch-internistische Tätigkeit an 4 großen Hamburger Krankenhäusern. Niedergelassener Internist (seit 1982). Publikationen: Die Diagnostik der thrombotisch-thrombozytopenischen Purpura (DMW 1982). Überlebensraten von Immunozytomen (Hamburger Ärzteblatt 1981). Segmentale Fundus-Adenomyomatose der Gallenblase (Symposion Hamburg – Der seltene gastroentologische Fall – 1990 – Demeter-Verlag). Facetten des Phaechromozytoms (XVI. Hamburger Symposion 1991 Verlag Ad Manum Medici).

Anschrift:
Max-Brauer-Allee 36,
2000 Hamburg 50;
Telefon: (0 40) 38 44 56
(0 40) 3 89 45 78

nik Heidelberg. Präsident der Heidelberger Akademie der Wissenschaften (1986–1990). 1. Vorsitzender der Kongreßgesellschaft für ärztliche Fortbildung e. V. Berlin (1962–1991). – Studium in Jena, Leipzig, Wien und Tübingen. Med. Staatsexamen in Tübingen (1942). Habilitation in Tübingen (1950). Apl. Professor (1955). Direktor, Medizinische Klinik Stuttgart-Bad Cannstatt (1956–1961). Direktor II. Med. Klinik und Poliklinik der FU Berlin (1961–1963). Direktor der Med. Univ. Klinik Heidelberg (1963–1986). Präsident European Atherosclerosis Group (1962–1972). Vorsitzender des Westdt. Med. Fakultätentages (1968–1971). Präsident der Internat. Arterioskleroseforscher (1973). Vorsitzender des Klinikumsvorstands der Universität Heidelberg (1973–1986). Präsident der International Atherosclerosis Society (1977–1985). Chairman, Scientific Council on Arteriosclerosis, International Society & Federation of Cardiology, Genf (1977–1985). Chairman Scientific Board (Intern. Soc. & Fed. of Cardiol.) WHO Genf (seit 1985). Ehrenpromotionen TU München, University of Edinburgh, GB, Univ. Padua, Italien, Univ. Montpellier, FU Berlin, Budapest/Ungarn. Ehrenprofessor der Univ. Wuhan-China. Großes Bundesverdienstkreuz mit Stern. Mehrere Ehrenmedaillen. Mitgliedschaften und Ehrenmitgliedschaften in- und ausländischer Gesellschaften. Publikationen: Zahlreiche Originalarbeiten, Lehr- und Handbücher zum Thema Herz- und Gefäßkrankheiten, Stoffwechselkrankheiten, insbesondere Lipidstoffwechselstörungen. Allgemeine Innere Medizin.

Anschrift:
Klinisches Institut für Herzinfarktforschung,
Med. Univ. Klinik,
Bergheimer Straße 58,
6900 Heidelberg;
Telefon: (0 62 21) 56 88 30

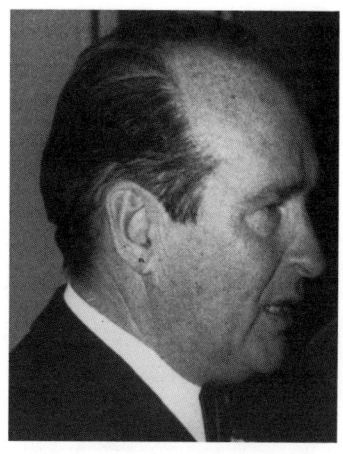

Dr. med.
Klaus-Christof Schimmel

geb. am 29. März 1931 in Breslau. Internist, Chefarzt der Parkklinik Meersburg, Vorsitzender des Zentralverbandes der Ärzte für Naturheilverfahren, Hauptschriftleiter der Ärztezeitschrift für Naturheilverfahren. – Abitur und kaufmännische Lehre (1949). Studium der Rechtswissenschaften (1951). Studium der Medizin in Erlangen, Kiel und München (1952). Staatsexamen (1958). Promotion (1961). Assistenzarzt an der Universitäts-Nervenklinik München, am Kreiskrankenhaus Heidenheim/Brenz, am Homöopathischen Krankenhaus Höllriegelskreuth und am Krankenhaus der Barmherzigen Brüder in München (1958–1967). Facharzt für innere Krankheiten (1966). Oberarzt am Krankenhaus für Naturheilweisen in München am Klinikum Harlaching (1968–1979). Chefarzt der Kurklinik Kronprinz in Prien (1979–1984). Chefarzt der Klinik für Naturheilverfahren in Bad Füssing (1984–1988). Chefarzt der Parkklinik „Meersburg" (seit 1988). Vorsitzender des Zentralverbandes der Ärzte für Naturheilverfahren, Sitz Stuttgart (seit 1980). Berufung als 1. Stellvertreter in die Arzneimittelkommission E am Bundesgesundheitsamt in Berlin durch den Minister für Jugend, Familie, Frauen und Gesundheit (1978–1981). Ordentliches Mitglied der Arzneimittelkommission E am Bundesgesundheitsamt Berlin (seit 1982). Als Vorsitzender des Zentralverbandes der Ärzte für Naturheilverfahren e. V. (seit 1980). Vorstandsmitglied der Deutschen Ärztegesellschaft für Naturheilverfahren – Vorsitzender dieser Gesellschaft in den Jahren 1981, 1984, 1987, 1990 (seit 1981). Schriftleiter (seit 1975). Hauptschriftleiter der Fachzeitschrift „Physikalische Medizin und Rehabilitation" (seit 1980). Planung und Durchführung von seither 26 weiteren ärztlichen Fortbildungskongressen des Zentralverbandes der Ärzte für Naturheilverfahren als Vorsitzender (1980–1992) mit jeweils 1.500 bis 2.000 Teilnehmern. Umfangreiche Vortragstätigkeit auf nationalen und internationalen Fachkongressen, Fachbeiträge in Rundfunk und Fernsehen. Mitglied des geschäftsführenden Vorstandes des Hartmannbundes, Verband der Ärzte Deutschlands. Fachberater beim Bundestagsausschuß für Forschung und Entwicklung und beim Bundesminister für Arbeit und Sozialordnung (seit 1988). Auszeichnungen: Ehrenplakette in Gold des Malteser Hilfsdienstes (1967). Ehrennadel in Gold des Zentralverbandes der Ärzte für Naturheilverfahren (1987). Kneipp-Medaille in Silber des Kneippärztebundes Bad Wörishofen (1988). Verleihung des Bundesverdienstkreuzes am Bande (1991). Verleihung der Hufelandmedaille des Zentralverbandes der Ärzte für Naturheilverfahren (1992). Publikationen: u. a. Lehrbuch der Naturheilverfahren.

Anschrift:
Stefan Lochner Straße 37,
7758 Meersburg;
Telefon: (0 75 32) 71 65

Dr. rer. pol.
Hans-Joachim Schlauß
Dipl.-Volkswirt

geb. am 24. November 1937 in Berlin. Stellvertretender Hauptgeschäftsführer des Hartmannbundes,

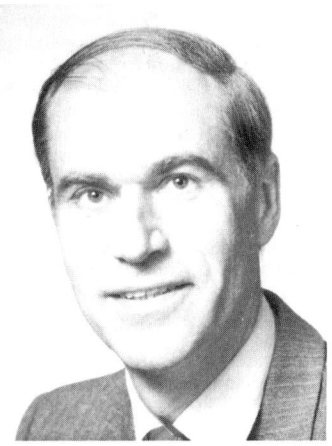

Verband der Ärzte Deutschlands e. V. Freier Mitarbeiter bei der Zeitschrift „Der Deutsche Arzt", im Wissenschaftlichen Institut der Ärzte Deutschlands und in der Friedrich-Thieding-Stiftung des Hartmannbundes. Vorstandsmitglied im Verein zur Förderung des Informationsdienstes „Forum Sozialstation e. V.". – Abitur in Berlin (1958). Studium der Volkswirtschaftslehre in Marburg und Berlin (1958–1963). Promotion (1971): „Die Ausgaben der gesetzlichen Krankenversicherung für Krankenhauspflege im Jahrzehnt" (1958–1967). – Entwicklung, Analyse und Beeinflußbarkeit der Krankenhauskosten". Tätigkeit als Marketing-Referent (1964), Mitarbeiter im Vertragsreferat im Bundesverband der Ortskrankenkassen (1965–1970). Geschäftsführer im Hartmannbund (seit 1970). Stellvertretender Hauptgeschäftsführer (seit 1973). Mitwirkung im Hartmannbund bei allen berufs-, wirtschafts-, gesundheits- und sozialpolitischen Fragestellungen, Verlautbarungen und Veröffentlichungen, Wahrnehmung aller daraus folgenden Kontaktmöglichkeiten. Publikationen: Kommentar zum Krankenhausfinanzierungsgesetz und zur Bundespflegesatzverordnung. Konzertierte Aktion im Gesundheitswesen. Gebührenordnungen für Ärzte (Robert-Bosch-Stiftung, Beitrag zur Gesundheitsökonomie). Gruppenpraxis heute. Ambulante Pflegedienste, Anhaltszahlen für die Arztpraxis.

Anschrift:
privat:
Steinkaul 4,
5480 Remagen;
Telefon: (0 26 42) 2 17 44
dienstlich:
Hartmannbund,
Godesberger Allee 54,
5300 Bonn 2;
Telefon: (02 28) 81 03-1 17

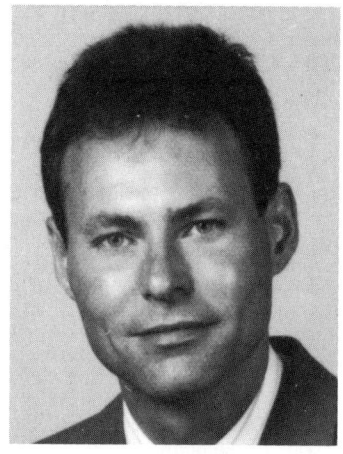

Hartmut Schlegel
geb. Lengerer,

geb. am 31. Dezember 1958 in Nördlingen. Pressereferent im Bundesministerium für Gesundheit, Bonn. – Grundschule und Gymnasium in Dillingen/Do. (1965–1978). Studium evangelische und katholische Theologie in Neuendettelsau, Erlangen, Innsbruck und Bonn (1978–1985). Sozialwissenschaften und Erziehungswissenschaft in Bonn (1988–1990). Theologisches Examen und Staatsprüfung für Lehrämter. Vikar der Evang.-Luth. Kirche in Bayern (1985–1988). Theologische Anstellungsprüfung. Wissenschaftliche Hilfskraft des Evang.-Theol. Seminars der Universität Bonn (1988–1990). Trainee der Commerzbank AG, Frankfurt (1991). Pressereferent im Bundesministerium für Gesundheit, Bonn (seit Januar 1992). Publikationen: „Die Kunst der Visualisierung. Erfolg durch zeitgemäße Präsentation" mit Karsten Bredemeier (Orell-Füssli-Verlag 1991).

Anschrift:
Hatschiergasse 23,
5300 Bonn 1

Ursula Schleicher MdEP

geb. am 15. Mai 1933 in Aschaffenburg. Mitglied des Europäischen Parlamentes (MdEP)-CSU. Vizepräsidentin des Ausschusses für Umweltfragen, Volksgesundheit und

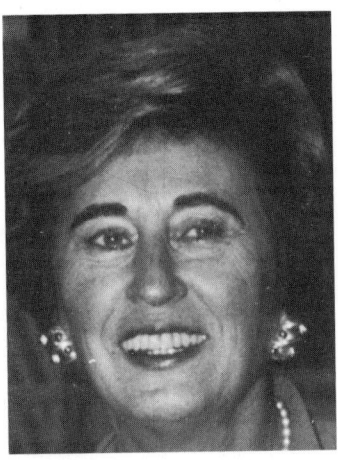

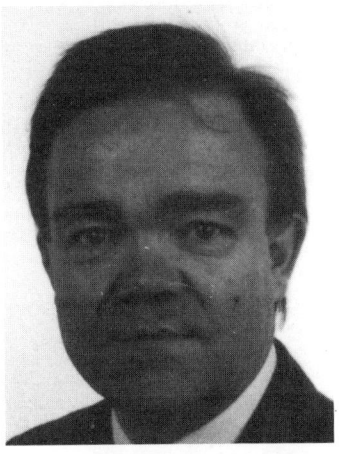

Pharmazierat Dr. rer. nat. Hartmut Schmall

geb. am 22. Oktober 1941 in Königs-
wusterhausen. Apotheker für Offizinpharmazie. Leiter der Apotheke

Verbraucherschutz. – Nach dem
Abitur in Aschaffenburg Studium an
der Johann-Wolfgang-Goethe-
Universität in Frankfurt/M. Studium
der Medizin (1953–1957). Studium
an der Staatlichen Hochschule für
Musik in München: Hauptfach Harfe
(1957–1961). Mitglied des Deutschen Bundestages (1972–1980).
Mitglied des Europäischen Parlamentes (seit 1979). Bundesverdienstkreuz 1. Klasse. Bayerischer
Verdienstorden. Commendatore „Al
Merito della Reppublica Italiana".
Ehrenzeichen der Deutschen Ärzteschaft, Ehrennadel des VdK-Bayern
in Gold. Publikationen: Transnational Nr. 27: Lebensmittelrecht in der
EG. Transnational Nr. 30: Europäischer Binnenmarkt für pharmazeutische Produkte.

Anschrift:
Bundeshaus,
Atrium, Zi. 17 c,
5300 Bonn 1;
Telefon: (02 28) 16 77 45

an der Steipe, 5500 Trier, Haupt-
markt 16. Präsident der Landesapo-
thekerkammer (LAK) Rheinland-
Pfalz, 6500 Mainz, am Gautor 15.
Pharmazierat bei der Bezirksregie-
rung Trier. – Studium der Pädagogik.
Studium der Pharmazie an der Jo-
hannes-Gutenberg-Universität,
Mainz. Staatsexamen, Approbation
als Apotheker, Anfertigung einer
Dissertation unter Anleitung von
Herrn Prof. Dr. rer. nat., Dr. med.
Walter Schunack. Wissenschaftli-
cher Mitarbeiter im Fachbereich
Pharmazie der Joh.-Gutenberg-
Universität Mainz, Übernahme der
Leitung obiger Apotheke (1975).
Mitglied der Vertreterversammlung
der Landesapothekerkammer
Rhld.-Pfalz (1976). Mitglied des Vor-
standes (Arbeitsgebiete: Fort-, Wei-

terbildung, Öffentlichkeitsarbeit) (seit 1982). Präsident der LAK (seit Nov. 1991).
Anschrift:
Hauptmarkt 16,
5500 Trier;
Telefon: (06 51) 4 83 28
oder
Am Gautor 15,
6500 Mainz;
Telefon: (0 61 31) 22 67 25

Heinz-Gert Schmickler

geb. am 6. August 1950 in Leverkusen. Leiter des Referates Öffentlichkeitsarbeit des Bundesfachverban-

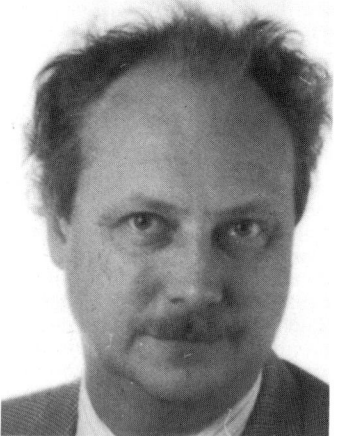

des der Arzneimittel-Hersteller (BAH) e. V., Bonn. Chefredakteur der Zeitung „Das freie Medikament". – Nach Abitur, Bundeswehr, Studium der Rechtswissenschaften und Tätigkeit in der Industrie Redakteur für Gesundheits- und Sozialpolitik beim Verband der niedergelassenen Ärzte Deutschlands (NAV)

(1982–1986). Pressestelle der deutschen Ärzteschaft (1986–1988). Pressereferent im Bonner Büro des Bundesverbandes der Pharmazeutischen Industrie (BPI) (1988–1992). Beim BAH (seit 1992). Autor zahlreicher Zeitschriften- und Zeitungsartikel über die Gesundheits- und Sozialpolitik in Deutschland.
Anschrift:
Alte Landstraße 87,
5090 Leverkusen 1;
Telefon: (02 14) 6 22 77
dienstlich:
BAH, Ubierstraße 73,
5300 Bonn 2;
Telefon (02 28) 36 10 26

Dr. med. Manfred Schmid

geb. am 31. Juli 1946 in Stuttgart. Praktischer Arzt (Allergologie). Landesvorsitzender des BPA-Landes-

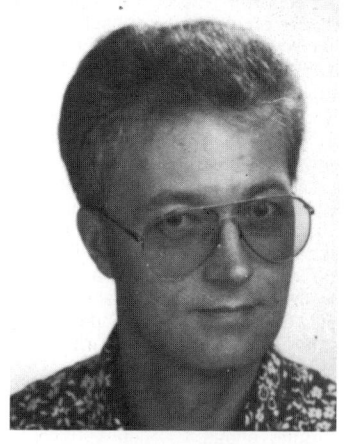

verbandes von Baden-Württemberg. Mitglied des Ärzteschaftsvorstandes Stuttgart. – Medizinstudium

in Tübingen (1966–1972). Promotion in Tübingen (1973). Medizinalassistent (1972–1973). Assistenzarzt Kreiskrankenhaus Vaihingen/Enz (1973–1974). Fachausbildung Hautarzt an der Hautklinik Stuttgart – Bad Cannstatt (1974–1977). Als Praktischer Arzt niedergelassen in eigener Praxis (seit 2. Jan. 1978).
Anschrift:
Sparrhärmlingweg 93,
7000 Stuttgart 50;
Telefon: (07 11) 54 52 33

referent Senat/Gesundheitswesen in Hamburg. Pressestelle Ärztekammer (seit 1975). Publikationen: Autor von „Aeskulap und die Alstermuse" (1991) Hanse-Stad-Verlag, Hamburg.
Anschrift:
Lerchenfeld 48,
2000 Hamburg 76;
Telefon: (0 40) 22 48 08

Hans-Jürgen Schmidt

geb. am 17. Januar 1935 in Berlin-Steglitz. Niedergelassener Allgemeinarzt. 1. Vorsitzender der Kas-

Dieter W. Schmidt

geb. am 1. Januar 1935 in Hildesheim. Leiter der Pressestelle der Hamburger Ärzteschaft. Korrespon-

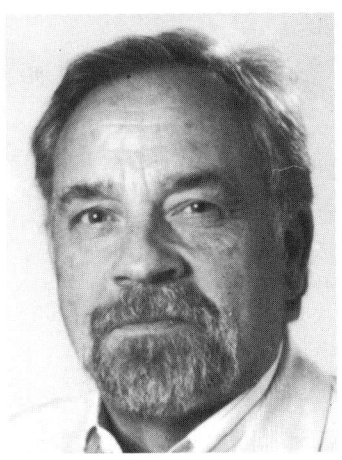

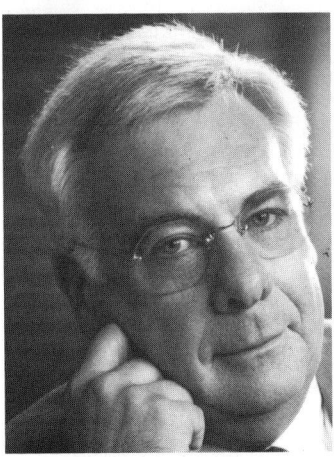

senärztlichen Vereinigung Nordbaden. Bezirksvorsitzender Nordbaden des Berufsverbandes der Praktischen Ärzte und Ärzte für Allgemeinmedizin (BPA) Baden-Württemberg. – Medizinalassistent KK Freital/Sachsen (1957–1958). Poliklinik Dresden-Blasewitz (1958–1959). Assistent d. Inn. Abt. Bezirks-

dent verschiedener Zeitschriften/Zeitungen/Sender. Freier Autor. – Abgeschl. Lehre als Industriekaufmann, Werbeagenturen. Studium der Publizistik im 2. Bildungsweg. Tätigkeit in Großverlagen, Presse-

KH Dresden-Friedrichstadt (1959–1960). Assistenzarzt Innere Abt. Heinrich-LaNZ-KH Mannheim (1961–1964). Niederlassung (1964).
Anschrift:
Konstanzerstraße 20,
6800 Mannheim 61;
Telefon: (06 21) 47 15 84

der KMU – Leipzig (1983–1988). Approbation in Leipzig (1988). Ausbildungsassistent an der Poliklinik Dessau (1988–1990). Tätigkeit als Zahnarzt bei eigener Praxis von Dr. P. Schmidt (seit 1990).
Anschrift:
Fischereiweg 24,
O-4500 Dessau;
Telefon: (03 40) 47 58

Dipl. stom. Jochen Schmidt

geb. am 21. November 1962 in Aschersleben. Landesvorsitzender Freier Verband Deutscher Zahnärz-

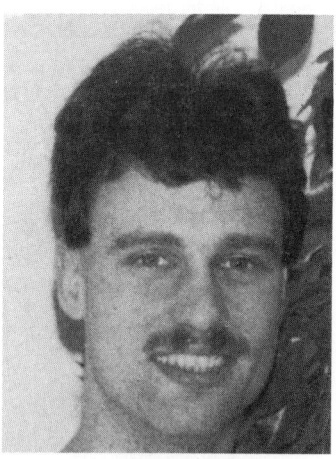

te Sachsen/Anhalts. Mitglied im Hochschulausschuß im Freien Verband. Stellv. Vorsitzender in der Vertreterversammlung der Kassenzahnärztlichen Vereinigung (KZV) Sachsen-Anhalt (S/A). Mitglied im Disziplinarausschuß der KZV S/A. Mitglied im Berufungsausschuß VdAK der KZV S/A. Vorstandsmitglied im „Verein niedergelassener Zahnärzte Dessaus". – Studium an

Klaus Schmidt

geb. am 24. Juli 1942 in Essen. Freier Fachjournalist für ärztliche Berufspolitik, Gesundheits- und So-

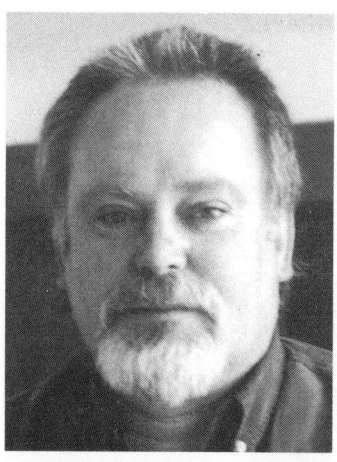

zialpolitik, Praxismanagement, Wirtschaftsfragen für den Arzt. Seit Februar 1992 verantwortlicher Redakteur des Bayerischen Ärzteblatts. – Abitur am Ernst-Moritz-Arndt-Gymnasium in Krefeld (1962). Studium am Dolmetscher-Institut der Universität Mainz in Germersheim (Russisch, Französisch) (1963–1966). Lehrredaktion der Deutschen Journalistenschule in

München (1966–1967). Praktikum in der Nachrichtenredaktion der Süddeutschen Zeitung. Zwei Jahre als Reporter in der Lokalredaktion der Abendzeitung, München. Ein Jahr in einer Zeitschriften-Redaktion des Burda-Verlages. Ressortleiter für ärztliche Berufspolitik, Gesundheits- und Sozialpolitik des Ärztemagazins Selecta (1970–1990). Freiberuflich tätig (seit 1990).

Anschrift:
privat:
Rudolfstraße 48,
8033 Planegg;
Telefon: (0 89) 8 59 87 55
dienstlich:
Otilostraße 2,
8032 Gräfelfing;
Telefon: (0 89) 8 54 54 60
Fax: (0 89) 85 12 25

Assessor
Thomas Schmidt

geb. am 27. Oktober 1958 in Kiel. Justitiar der Kassenärztlichen Vereinigung Mecklenburg-Vorpommern. – Studium der Politologie und der Rechtswissenschaft mit dem Abschluß der ersten juristischen Staatsprüfung an der CAU-Kiel (1. Okt. 1979 – 10. Mai 1988). Referendariat und Studium an der Hochschule für Verwaltungswissenschaften Speyer mit dem Abschluß der großen juristischen Staatsprüfung in Hamburg (1. Dez. 1988 – 19. Dez. 1991).

Anschrift:
Bismarckallee,
W-2360 Bad Segeberg;
Telefon: (0 45 51) 8 18 03

Dr. med. dent.
Ulrich E. Schmidt

geb. am 18. Juni 1946 in Fürstenstein / Passau. Niedergelassener Zahnarzt in Hamburg. Landesvor-

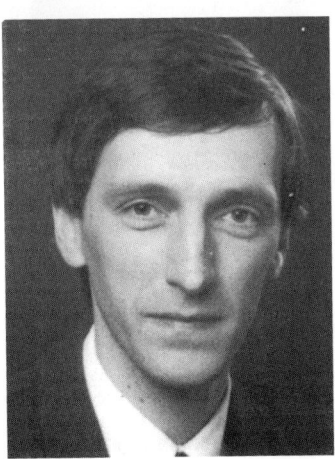

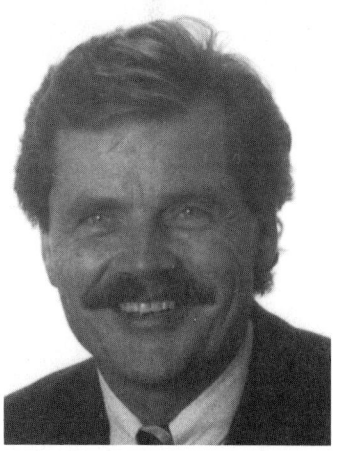

sitzender des Freien Verbandes Deutscher Zahnärzte Hamburg. Gründer und Vorstandsmitglied der

Germadent eG, (Wirtschaftsvereinigung Deutscher Zahnärzte). – Studium in Würzburg und Hamburg. Examen (1974). Promotion (1978). Diverse Assistentenstellen u. a. Chirurgie. Eigene Praxis (seit 1977).
Anschrift:
Alsterdorfer Straße 19 A,
2000 Hamburg 60;
Telefon: (0 40) 48 52 22
Fax: (0 40) 48 18 34

Wilfried Schmieder

geb. am 3. November 1934 in Tübingen. Verleger Kassenarzt-Verlag und systemed-verlag. Chefredak-

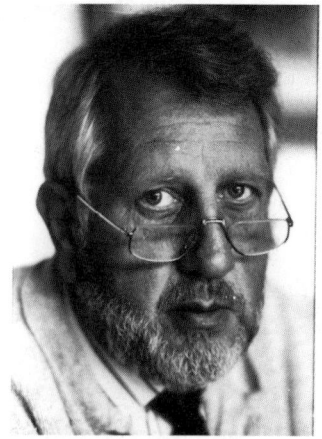

teur „Der Kassenarzt". Vorstand der Arbeitsgemeinschaft La-Med. – Kepler-Gymnasium, Tübingen. Schriftsetzerlehre, Werbefachschule Hamburg. Werbeassistent, Werbeleiter, Marketingleiter, Geschäftsführer in Unternehmen der pharmazeutischen Industrie. Lehrtätigkeit

in der Werbefachschule Dortmund. Verbandsgeschäftsführer. Chefredakteur, Verleger.
Anschrift:
Kastanienstraße 8,
4670 Lünen;
Telefon: (0 23 06) 5 70 57

Dr. med. Bruno Schmolke

geb. am 21. Januar 1940 in Deutschwartenberg/Schlesien. Niedergelassener HNO-Arzt (seit 1974). Vizepräsident der Ärztekammer Hamburg. Vorsitzender des Landesverbandes des Deutschen Berufsverbandes der HNO-Ärzte e. V. Mitglied der Vertreterversammlung der Kas-

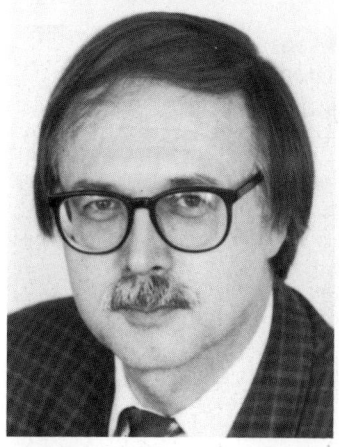

senärztlichen Vereinigung Hamburg; Vorsitzender der Hamburger Stiftung für Schwerhörige und Ertaubte; Mitglied der Arbeitsgemeinschaft zur Regelung der Arbeitsbedingungen der Arzthelferinnen (AAA) und des Tarifbeirates. – Abitur

in Hamburg (1960). Studium in Hamburg, Würzburg (1960–1966). Examen in Hamburg (1967). Medizinalassistent an der Univers.-Krankenhaus Hamburg Eppendorf und Allgem. Krankenhaus St. Georg, Hamburg (1968/1969). Wissenschaftlicher Assistent im Univ.-Krankenhaus Eppendorf (1970–1974). Publikationen: Herpes Viren. Selbsthilfegruppen. HNO-Themen.
Anschrift:
Osterstraße 126,
2000 Hamburg 20;
Telefon: (0 40) 4 91 00 81

Dr. Alois Schneck

geb. am 24. 6. 1947 in Kirchseeon. Niedergelassener Zahnarzt. Lan-

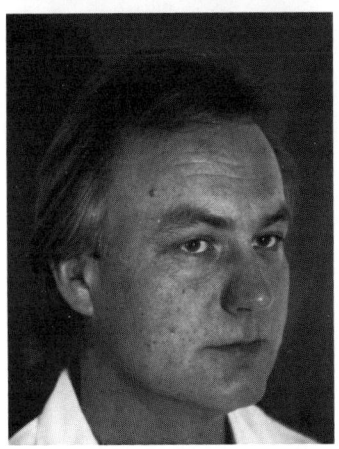

desvorsitzender des Freien Verbandes Deutscher Zahnärzte (FVDZ) Bayern. Referent des Vorstandes (BLZK). Mitglied der Akademie Praxis und Wissenschaft. Lehrer an der Akademie Praxis und Wissenschaft

(DGZMK). – Abitur und Studium ZHK in München. Niederlassung (1982). Promotion (1984). Mitglied APW. Mitglied des Bundesvorstandes FVDZ (bis 1991). Berufung in den Lehrkörper APW (DGZMK) (1990). Landesvorsitzender Bayern des FVDZ (1992).
Anschrift:
Südl. Auffahrtsallee 64,
8000 München 19;
Telefon: (0 89) 17 74 54

Dr. rer. pol.
Erich-Dieter Schneider
Dipl.-Kfm.

geb. am 6. Februar 1932 in Gelsenkirchen. Vorstandsvorsitzender der Sandoz AG. Mitglied des Gesamt-

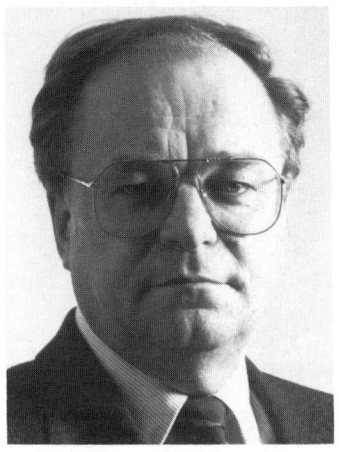

vorstandes des Bundesverbandes der Pharmazeutischen Industrie e. V. Frankfurt, und des Landesverbandes Bayern, München. – Nach Tätigkeiten im pharmazeutischen Großhandel und in der pharmazeu-

tischen Industrie in der Sandoz AG, Nürnberg (seit 1964). Vorstandsvorsitzender der Biochemie Ges. m. b. H., Kundl, einer Tochtergesellschaft der Sandoz AG, Basel (1981–1983). Vorstandsvorsitzender der Sandoz AG, Nürnberg (seit 1983).
Anschrift:
Deutschherrnstraße 15,
8500 Nürnberg;
Telefon: (09 11) 27 32 17

Dr. med. Ingo Schneider

geb. am 12. Mai 1942 in Glaubitz. Hausarzt in einer Gemeinschaftspraxis mit Ehefrau. Stellv. Vorsitzender der KV Mecklenburg-Vorpommern. – Studium der Medizin in Sofia (1960–1962) und in Dresden

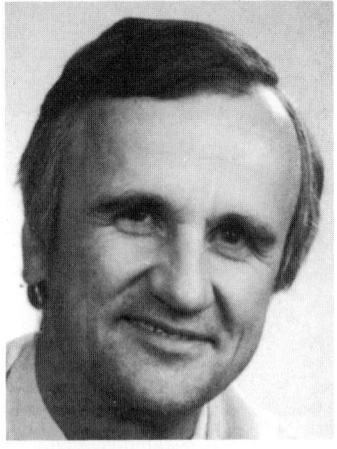

(1962–1965). Pflichtassistenz und Poliklinisches Jahr in Dresden Weiterbildung zum Facharzt f. Allgemeinmedizin in Dresden und Pirna (bis 1971). Hausarzt in einer polikli-

nischen Außenstelle in Dresden (bis 1973), danach in Rostock (bis 1992). Kassenarzt mit eigener Praxis (seit 19. März 1992).
Anschrift:
Augustenstraße 19 a,
O-2500 Rostock 1;
Telefon: (03 81) 1 13 08

Dr. med. Willy E. J. Schneidrzik

geb. am 10. September 1915 in Berlin. Journalist und Schriftsteller. – Studium der Medizin in Berlin. Ap-

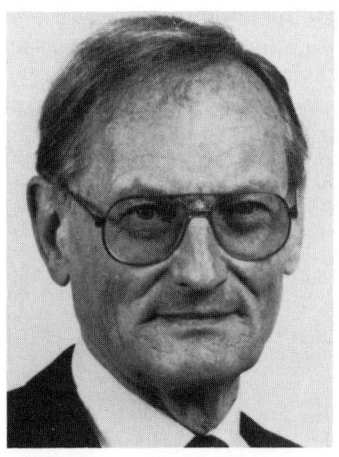

probation und Promotion Berlin (Friedrich-Wilhelm-Universität) (1941). Facharzt für Chirurgie (August 1950). Assistent in Berlin (Paul-Gerhardt-Stift) (bis 1943). Wehrdienst (1943–1945). Assistent Chirurgische Universitätsklinik Bonn (1945–1953). Oberarzt Chirurgische Universitätsklinik Köln (1953–1957). Aufbau der plast.-chir. Abteilung an der Universitäts-Hautklinik Köln und Leiter derselben (1957–1959). Chir. Fach-Praxis Köln (1959–1972). Auslandsstudien: England (Thoraxchirurgie) (1948–49). Frankreich (plast. Chirurgie) (1952). Oxford (plast. Chirurgie) (1958). Freier Schriftsteller und Journalist (seit 1960). Walter-Trummert-Medaille (Fach- und Standespresse) (1983). Publizistikpreis „Medizin im Wort" (Kollegium d. Medizinjournalisten (1985). Bundesverdienstkreuz am Bande (1987). Publikationen: Zahlreiche wissenschaftliche Veröffentlichungen in Fachzeitschriften und in der Publikumspresse. Ein Lehrbuch (Taschenbuch der praktischen Thoraxchirurgie). Mehrere Sachbücher. Zuletzt: Die richtige Arznei (Lübbe) 1985/86. Gutes Aussehen – eine Chance mehr (Ariston) 1986. Die Welt der Medikamente (Gustav Fischer) 1987. Gesundheitsratgeber für Senioren (Gustav Fischer) 1990/1992). Romane, Lyrik.

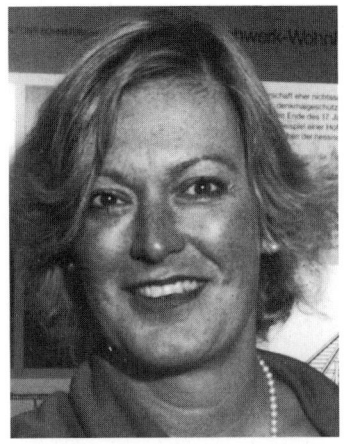

Anschrift:
Kunibertskloster 5,
5000 Köln 1;
Telefon: (02 21) 12 25 64 und
(0 22 52) 63 10

schaftliche Mitarbeiterin bei CDU-Bundestagsabgeordneten in Bonn (1978– 1987). Leiterin des Referats für Presse, Öffentlichkeit und Information des hessischen Ministeriums für Landwirtschaft, Forsten und Naturschutz und Pressesprecherin (1987–1991). Arbeit für den Hartmannbund (seit Dez. 1991).
Anschrift:
Am Höms 89,
5462 Bad Hönningen

Regierungsdirektorin a. D.
Lilo Schön

geb. am 13. Januar 1951 in Neuwied/Rhein. Pressereferentin des Hartmannbundes. – Abitur (1969). Studium der Geschichte, Geographie und Pädagogik an den Universitäten Freiburg und Mainz. 1. Staatsexamen (1972). 2. Staatsexamen (1976). Anschließend zwei Jahre Tätigkeit als Lehrerin an der Realschule Linz/Rhein. Wissen-

Dr. med.
Willi Schönwald

geb. am 26. September 1925 in Rheinhausen/Ndrh. Internist und Belegarzt Krankenhaus Wallerfangen bis Januar 1992. Flugmediziner, Versehrtensportarzt. Delegierter der KV-Saar (1976–1984). Delegierter

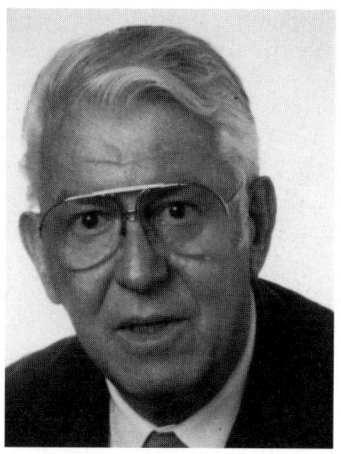

Prof. Dr. med.
Josef Scholtholt

geb. am 20. November 1933 in Bor-
ken/Westfalen. Geschäftsführer für
den Geschäftsbereich Medizin und

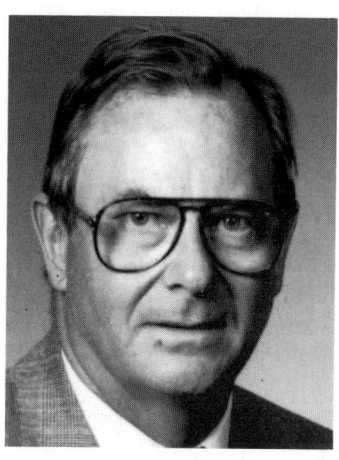

der Ärztekammer Saar (1986-1990).
Rentenausschuß. Landesvorsitzender des Hartmannbundes Saarland.
Stellv. Vorsitzender (seit 1987). Mitbegründer des Arthroseforschungs-
zentrums Wallerfangen, Initiator des
Gesundheitsberatungs-Zentrum
Dillingen. Im Vorstand der Alois
Lauerstiftung Dillingen (seit 1990). –
Luftwaffenpilot (1942- 1945). Gefangenschaft (1945-1947). Abitur
extern (1948). Studium Universität
Homburg/Saar (1948- 1954). Assistent Völklingen und Dillingen. Facharztanerkennung (1960). Niedergelassen als Internist und Belegarzt
(seit 1961). Leiter der Flugmedizini-
schen Untersuchungs-stelle Dillin-
gen/Saar (seit 1964). Eheberatung
kath. Volksbildungswerk Dillingen
(1967-1987). Verleihung der Hartmann-Thieding-Plakette (6. Okt.
1990).

Anschrift:
Böckingstraße 11
6638 Dillingen/Saar
Telefon: (0 68 31) 70 39 69

Pharmazie des Bundesverbandes
der Pharmazeutischen Industrie
e. V. – Abitur (1954). Studium der
Medizin in Münster (1955-1957), in
Wien (1957-1958), in Düsseldorf
(1958-1960). Medizinisches Staatsexamen und Promotion (1960). Medizinische Assistentenzeit in Haan/
Rheinland und Wuppertal-Barmen
(1960-1962). Internship am Memorial Hospital in Pawtucket, Rhode
Island (USA) (1962-1962). Approbation (1963). Assistent am Physiologischen Institut der Universität Düsseldorf unter Professor Dr. Wilhelm
Lochner (1963-1969). Habilitation
(1969). Laborleiter für den Bereich
Herz/Kreislauf/Pharmakologie der
Firma Cassella AG in Frankfurt/
Main (1969-1977). Anerkennung als
Arzt für Pharmakologie (1972). Apl.

Professor für Physiologie der Universität Düsseldorf (1973). Leiter der Abteilung für Pharmakologie der Hoechst AG (1977–1988). Zuletzt als Abteilungsdirektor.
Anschrift:
c/o Bundesverband der Pharmazeutischen Industrie e. V.
Karlstraße 21,
6000 Frankfurt/M. 1

Dr. med. Bernd Schottdorf

geb. am 6. Februar 1940 in Berlin. Laborarzt. – Studium der Medizin München (1959–1965). Promo-

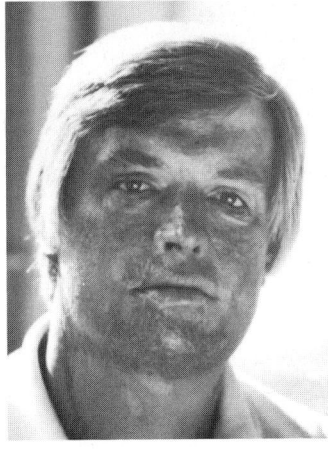

tionsarbeit Inst. f. Physiol. Chemie und Univ. München (1962–1967). Ausbildung F. A. f. Lab. Med. (1968–1972). Niedergelassen (seit 1972).
Anschrift:
August Wessels-Straße 5
8900 Augsburg

Minister
Werner Schreiber

geb. am 17. August 1941 in Saarbrücken. Minister für Arbeit und Soziales des Landes Sachsen-Anhalt.

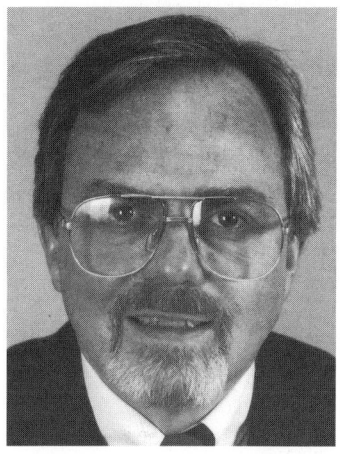

Stellv. Mitglied des Bundesrates. Vors. des Ausschusses für Frauen und Jugend des Bundesrates. Volksschule (1947–1955). Lehre Betonbauer (1955–1958). Betonbauer (1955–1961). Nach Bundeswehrdienst: 2. Bildungsweg, Studium Sozialarbeit in Freiburg/Br. Staatsexamen (1965). Staatl. Anerkennung (1966). Sozialarbeiter (1966–1975). Mitglied der Saarl. Landtages (1975–1983). Mitglied des Deutschen Bundestages (1983–1991). Co-Autor Herausforderung Außenpolitik. Co-Autor Christentum und Politik.

Anschrift:
Wilhelm Höpfner-Ring 4,
O-3037 Magdeburg;
Telefon: (0391) 567-460

Dr. med.
Karl Bernhard Schröder

geb. am 8. Juli 1928 in Kiel. Allgemeinarzt in Kiel. Betriebsarzt in zwei Kieler Betrieben. Abgeordneter der

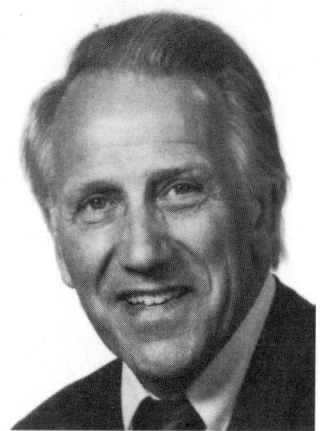

KV Versammlung Schleswig-Holstein (seit 1966). Gründer der Pro Familia in Schleswig-Holstein. Vorsitzender des Berufsverbandes Prakt. Ärzte und Ärzte für Allgemeinmedizin (BPA) Schleswig-Holstein. – Nach Studium in Kiel, Freiburg und München Assistenzarzt in Kaufbeuren (Chirurgie, Innere) Hannover (Frauenheilkunde und Geburtshilfe) Kiel (Innere, Kinder) Übernahme der väterlichen Praxis.

Anschrift:
Ringstraße 33,
2300 Kiel;
Telefon: (04 31) 6 29 15
Fax: (04 31) 66 57 27

Günther Schroeder-Printzen,
Assessor jur.

geb. am 28. August 1924 in Hamburg. Vorsitzender Richter am BSG i. R. (Vorsitzender des Kassenarzt

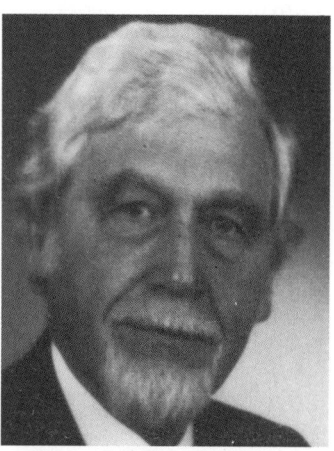

und des Krankenversicherungssenats). Vorsitzender des Bundesausschusses der Ärzte und Krankenkassen. Vorsitzender des Landesausschusses der Ärzte und Krankenkassen in Thüringen. – Mitglied des Obverversicherungsamtes der Freien Hansestadt Bremen (1953). Richter am Sozialgericht (1954). Richter am Landessozialgericht (1963). Bundesrichter (1967). Vorsitzender Richter am BSG (1976). Großes Verdienstkreuz des Verdienstordens der Bundesrepublik Deutschland. Preis der Fresenius-Stiftung für außergewöhnliche Verdienste um die ärztliche Fortbildung und Kongreßgestaltung. Publikationen: Ca. 130 wissenschaftliche Artikel. Herausgeber oder Mitautor an einer Reihe von Kommentaren zum So-

zial-, Sozialverfahrens- und Sozial-
prozeßrecht.
Anschrift:
Knüllweg 47,
3500 Kassel;
Telefon: (05 61) 40 26 30

Gerhard Schulte
Ministerialdirektor

geb. am 11. Juni 1943 in Menden
(Sauerland). Ministerialdirektor. Leiter der Abteilung Gesundheitsver-

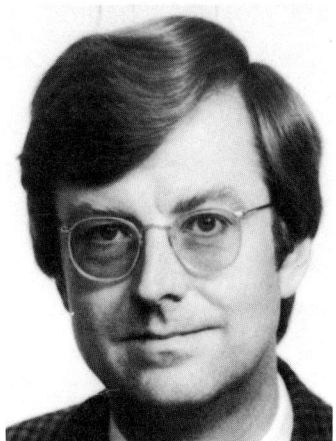

sorgung und Krankenversicherung.
– Abitur in Menden (1964). Studium
der Rechtswissenschaft und Politischen Wissenschaft in Münster,
Köln und Freiburg im Breisgau. 1.
und 2. juristische Staatsprüfung in
Freiburg. Anschließend Rechtsanwalt. Leiter der Abteilung Personal
im Bischöflichen Ordinariat Limburg (1975–1979). Direktor des Caritasverbandes für die Diözese Limburg (1980–1985). Leiter des Referates Arbeit und Sozialordnung (seit
Herbst 1985), dann Leiter der Grup-

pe Sozial- und Gesellschaftspolitik
im Bundeskanzleramt. Abteilungsleiter im Bundesministerium für Gesundheit (seit März 1991).
Anschrift:
Koblenzer Straße 112,
5300 Bonn 2;
Telefon: (02 28) 9 41 20 00

Assessor Bernd
Schulz-Dusenschön

geb. am 7. Mai 1939 in Lübeck.
Justitiar der Kassenärztlichen Vereinigung Schleswig-Holstein. Abi-

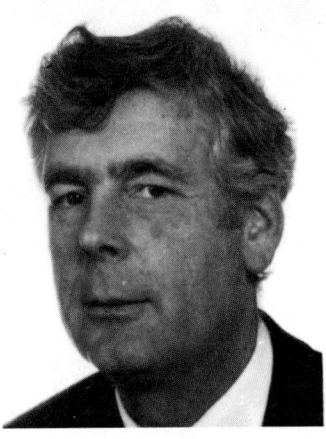

tur in Lübeck (1959). Jura-Studium in
Hamburg und Marburg/Lahn. Erste
Juristische Staatsprüfung (1965).
Große Juristische Staatsprüfung
(1968). Seither Justitiar des KVSH.
Anschrift:
dienstlich:
Kassenärztliche Vereinigung
Schleswig-Holstein
Bismarckallee 1–3,
2360 Bad Segeberg;
Telefon: (0 45 51) 8 92 30

privat:
Teichstraße 11,
2361 Wittenborn;
Telefon: (0 45 54) 61 92

Anschrift:
Kirchenstraße 2,
O-2602 Krakow am See
Telefon: 23 17

Dr. med. dent.
Rolf Schulz

geb. am 1. Juni 1943 in Parchim.
Niedergelassener Zahnarzt. Vorsitzender des Freien Verbandes Deut-

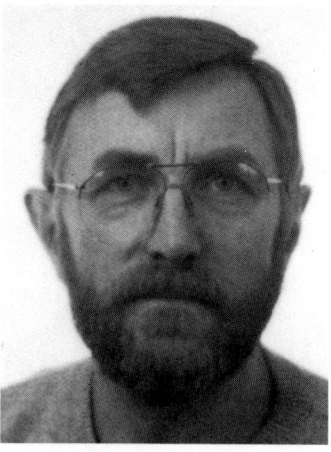

scher Zahnärzte, Landesverband Mecklenburg-Vorpommern. – Abitur (1961). Studium an der Universität Rostock (1965–1970). Ausbildungsassistent Poliklinik Angermünde (1970–1975). Angestellter Fachzahnarzt für Allgemeine Stomatologie (1975–1978). Abteilungsleiter im Landambulatorium Krakow/See (1978–1990). Niederlassung (1990).

Dr. med. Otto
Schumacher-Wandersleb

geb. am 19. Mai 1925 in Mönchengladbach-Odenkirchen. Badearzt in eigener Praxis in Bad Münsterei-

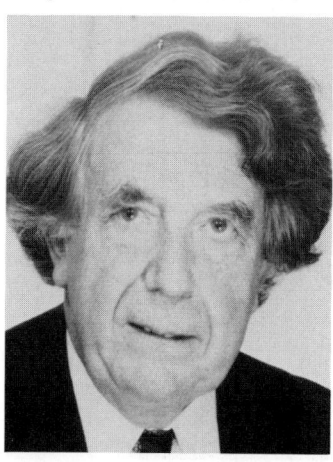

fel. Präsident der deutsch-japanischen Gesellschaft für Kneipp-Physiotherapie, Prävention, Rehabilitation e. V. 1. Vorsitzender des Kneippärztebundes. Lehrbeauftragter für Allgemeinmedizin an der Universität Bonn. – Abitur (1943). Approbation und Promotion (1951). Niederlassung in eigener Praxis (1955). Lehrbeauftragter für Allgemeinmedizin (seit 1976). Hufelandmedaille. Bundesverdienstkreuz 1. Klasse. Schriftleiter der Zeitschrift „Kneipp Physiotherapie".

Anschrift:
Seb.-Kneipp-Promenade 28–30,
5358 Bad Münstereifel

Dr. med.
R. Werner Schuster
MdB

geb. am 20. Janaur 1939 in Sanya/
Moshi, Tansania. Mitglied des Deutschen Bundestages. Arzt. – Abitur

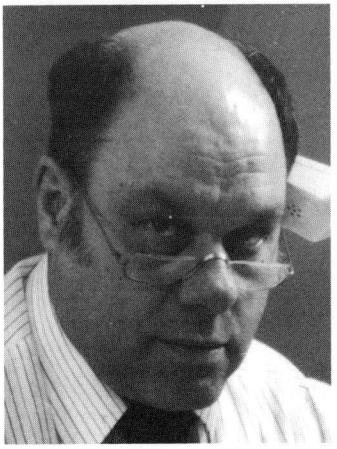

am humanistischen Gymnasium Rosenheim (1958). Wehrpflicht bei den Gebirgsjägern/Sanitätsgruppe (1959/60). Studium der Medizin an der Universität Tübingen. Staatsexamen und Promotion Dr. med. (1966). Approbation, St. Joseph-Hospital Bremerhaven (1970). Zertifikat der Ges. f. Med. Informatik und Statistik (GMDS) als Medizinischer Informatiker (1983). Dezernent für den Bereich Gesundheitswesen der Hessischen Zentrale für Datenverarbeitung (HZD), Wiesbaden. Dto.

beim Kommunalen Gebietsrechenzentrum (KGRZ), Gießen (1984). Notarzt im Rahmen des ärztlichen Notfall-Vertretungsdienstes, Wiesbaden (seit 1971). Mitglied Marburger Bund, Ärztekammer, GMDS, Berufsverband Medizinischer Informatiker. SPD-Eintritt (1964). Vorsitzender des SPD-Unterbezirks Rheingau-Taunus (seit 1985). Stadtverordneter in Idstein/Ts. (1982–1989). Fraktionsvorsitzender der SPD-Stadtverordnetenfraktion (1975–1985). Kreistagsabgeordneter im Rheingau-Taunus-Kreis (seit 1989). Abgeordneter des Deutschen Bundestages (seit 1990). Mitglied des Bundestagsausschusses für Wirtschaftliche Zusammenarbeit (AWZ). Stellv. Mitglied im Gesundheitsausschuß des Bundestages.

Anschrift:
Bundeshaus
NHA 332
Telefon: (02 28) 16 35 19
Fax: (02 28) 1 68 69 40
Bürgerbüro:
König-Adolf-Platz 1,
6270 Idstein;
Telefon: (0 61 26) 30 71
privat:
Im Exboden 29,
6271 Idstein-Heftrich;
Telefon: (0 61 26) 36 33

Dr. Wolf-Dietrich Schwabe

geb. am 10. Dezember 1943 in Schwerin. Geschäftsführer der Dr. Willmar Schwabe GmbH & Co., Karlsruhe. Mitglied des Gesamtvorstandes des Bundesverbandes der Pharmazeutischen Industrie (BPI). Pharmazeutisches Vorexamen, Betriebswirtschaftsstudium in München, Promotion in Regensburg.

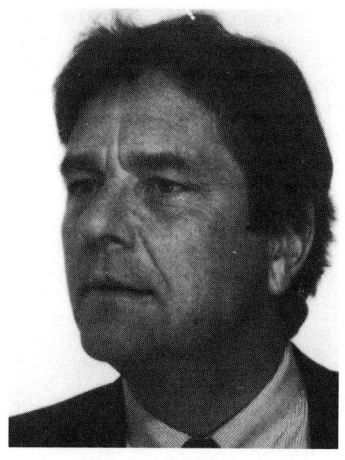
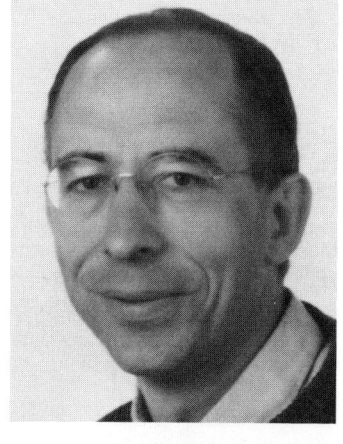

Eintritt in die Fa. Dr. Willmar Schwabe GmbH & Co. als Marketingleiter (1973). Geschäftsführer Marketing In- und Ausland (seit 1977). Mitglied im Ausschuß für wissenschaftliche Information und Werbung (1976 bis 1989). Mitglied des Absatzausschusses (seit Ende 1989). Vorstand des Landesverbandes Baden-Württenberg (seit April 1982). Im Gesamtvorstand des BPI (seit Mai 1988).

Anschrift:
c/o Dr. Willmar Schwabe GmbH & Co.
Postfach 41 09 25,
7500 Karlsruhe 41

Prof. Dr. med. habil. Friedrich Wilhelm Schwartz

geb. am 13. September 1943 in Waldenburg/Schlesien. Universitätsprofessor. Vorsteher Abteilung für Epidemiologie u. Sozialmedizin, Zentrum Öffentliche Gesundheitspflege, Medizinische Hochschule Hannover. Mitglied des Sachverständigenrates für die Konzertierte Aktion im Gesundheitswesen (1985–1988). – Studium Medizin und Sozialwissenschaften in München und Marburg (1963–1969). Diss. zur Geschichte der Medizin des öffentlichen Gesundheitswesens Frankfurt (Senckenberg-Institut b. G. Mann) (1973). Habilitation für Sozialmedizin und Epidemiologie (1982). Medizinische Hochschule Hannover (bei M. Pflanz). Klinik (1970–1972). Kassenärztliche Bundesvereinigung (1972–1984). Leiter des Zentralinstituts für die kassenärztliche Versorgung (1974–1985). Berufung Medizinische Hochschule Hannover (Lehrstuhl M. Pflanz) (1985). Publikationen: Ca. 320 Veröffentlichungen zu sozialmedizinischen und epidemiologischen Themen.

Anschrift:
Medizinische Hochschule
Hannover,
Ab. Epidemiologie u.
Sozialmedizin,
Konstanty-Gutschow-Straße 8,
3000 Hannover 61;
Telefon: (05 11) 5 32-44 62/44 22

Porf. Dr. med.
Hans-Joachim Schwarzkopf

geb. am 4. September 1931 in Ratzeburg/Lauenburg. Leitender Arzt der Medizinischen Abteilung im

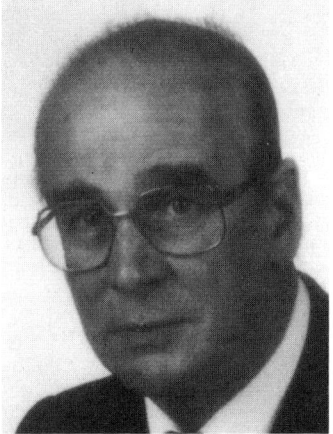

Krankenhaus Itzehoe. Vorsitzender der BDI-Landesgruppe Schleswig-Holstein. - Studium in Freiburg, Göttingen und Kiel. Ausbildung am Physiologischen Institut der Universität Hamburg als Stipendiat der Deutschen Forschungsgemeinschaft. Internistische Ausbildung in der I. Medizinischen Universitätsklinik Kiel unter den Professoren

Reinwein und Bernsmeier. Ludolph-Brauer-Medaille der Nordwestdeutschen Gesellschaft für Innere Medizin. Arbeiten über Probleme der Herzinsuffizienz, der mechanischen Unterstützung des Herzkreislaufsystems, der Durchblutung des Coronargefäßsystems und peripheren Organe sowie über diagnostische Probleme angeborener und erworbener Herzerkrankungen.

Anschrift:
Königsberger Allee 68 a,
2210 Itzehoe;
Telefon: (0 48 21) 7 15 77

Dr. med. Peter Schwenke

geb. am 2. Juli 1934 in Leipzig. Vizepräsident der Sächsischen Landesärztekammer. - Stationsarzt

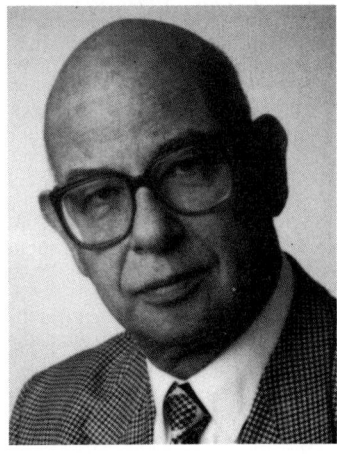

am Keiskrankenhaus in Wurzen/Sa. (1958-1963). Daneben Betriebsarzt und praktischer Arzt ebendort (1959–1969). Wissenschaftlicher Mitarbeiter am Patholog. Institut (Prof. Holle) (1963–1965). An der Medizinischen Klinik (Prof. Emmrich) der Universität Leipzig (1965–1970). Ärztlicher Direktor der Kreispoliklinik Merseburg (1970–1972). Internist in einer Stadtbezirksambulanz (1973–1979). Leiter der Röntgen-Abteilung einer großen Stadtbezirkspoliklinik in Leipzig (1979–1992). „Runder Tisch Gesundheitswesen in Leipzig (1990). Gründungsmitglied der sächsischen Landesärztekammer, nach Wahl deren Vizepräsident (1991). Gründung der Kreis-Ärztekammer Leipzig Stadt-Land-Universität, Wahl zum Vorsitzenden (1991). – Medizinstudium Universität Leipzig (1952–1957). Weiterbildung zum Facharzt f. Innere Medizin am Kreiskrankenhaus Wurzen und an der Medizin. Klinik der Universität Leipzig. Promotion. Wissenschaftliche Arbeit auf dem Gebiet der Histologie des Knochens und des Knochenmarkes, insbes. bei hämatolog. Erkrankungen. Als ärztlicher Direktor Aufbau einer Kreispoliklinik in Merseburg mit 14 Fachabteilungen und 42 akademischen Mitarbeitern (1970). Wegen politischer Gegensätze zur örtlichen Partei- und Staatsführung entlassen (1972). Internist in einer Stadtbezirksambulanz in Leipzig (1972–1979). Leiter einer poliklinischen Röntgen-Abteilung, Facharzt für Radiologische Diagnostik (Akademie für Ärztliche Fortbildung Berlin) (1979–1992).

Anschrift:
Virchowstraße 21,
O-7022 Leipzig;
Telefon: 58 12 77

Dr. med. Peter Schwoerer

geb. am 9. Februar 1941 in Waiblingen. Arzt für Allgemeinmedizin, Titisee-Neustadt. Vorsandsvorsitzen-

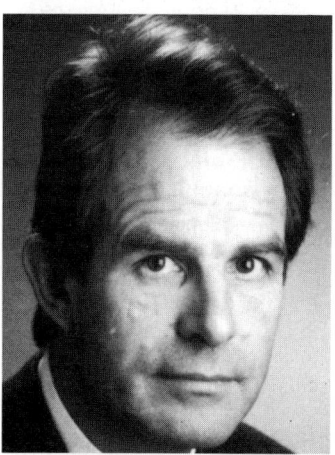

der der Kassenärztlichen Vereinigung Südbaden, Freiburg. – Studium in Bonn und Freiburg. Ausbildung zum Arzt für Allgemeinmedizin überwiegend an der Poliklinik Freiburg. Niederlassung (1973).
Anschrift:
Dr. med. Peter Schwoerer
Hochfirstweg 13,
7825 Lenzkirch-Saig

Bundesminister Diplomverwaltungswirt (FH) Horst Seehofer (MdB)

geb. am 4. Juli 1949 in Ingolstadt. Bundesminister für Gesundheit. Mitglied des Deutschen Bundestages. Landesvorstandsmitglied der

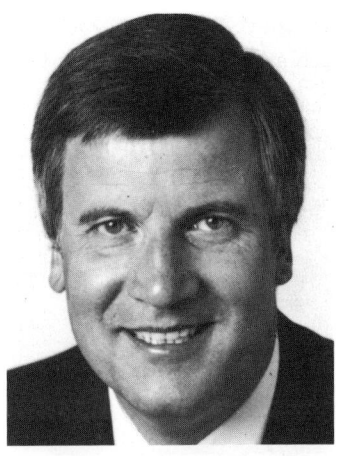 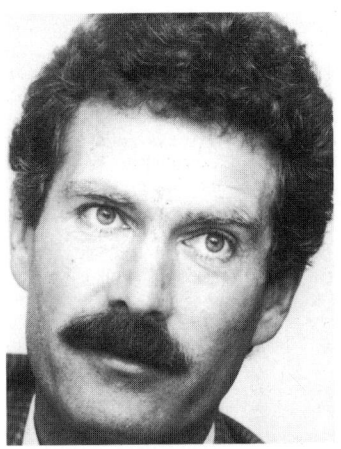

Christlich-Sozialen-Arbeitnehmerschaft (CSA). – Abschlußdiplom an der Verwaltungs- und Wirtschaftsakademie München (1979). Geschäftsführer des Planungsverbandes und Rettungszweckverbandes Region Ingolstadt (1974–1980). Parlamentarischer Staatssekretär im Bundesministerium für Arbeit und Sozialordnung (1989). Bundesminister für Gesundheit (seit 8. Mai 1992).
Anschrift:
Bundesministerium für Gesundheit,
Koblenzer Straße 112,
5300 Bonn 2;
Telefon: (02 28) 9 41-10 00

Dr. jur. Mark Seidscheck

geb. am 18. Oktober 1944 in Hemmerde, jetzt Unna, Kreis Unna, NRW. Hauptgeschäftsführer des Bundesfachverbandes der Arzneimittel-Hersteller e. V. (BAH). Rechtsanwalt.

– 1. und 2. juristisches Staatsexamen. Wissenschaftlicher Assistent der FDP-Bundestagsfraktion (1972–1979). Geschäftsführer des BAH (seit Sept. 1979). Hauptgeschäftsführer des BAH (seit Jan. 1982).
Anschrift:
c/o BAH
Ubierstraße 73,
5300 Bonn 2;
Telefon: (02 28) 36 10 26

Prof. Dr. med. Klaus Seifert

geb. am 8. August 1929 in Barmen. Niedergelassener HNO-Arzt mit Belegabteilung, Chirotherapie. – Med. Studium (1948–1953). Assistenzarzt in verschiedenen Fächern. 5 1/2 Jahre wiss. Assistent Pathologie, Facharzt f. Path. Anat. HNO (seit 1961). Facharzt (1964). Habilitation (1967). Apl. Prof., Univ. Kiel (1975). Ehrenmitglied der ungarischen Ges. f. HNO-Heilkd., Hofmann-Preis Dt. Ges. HNO (1991).

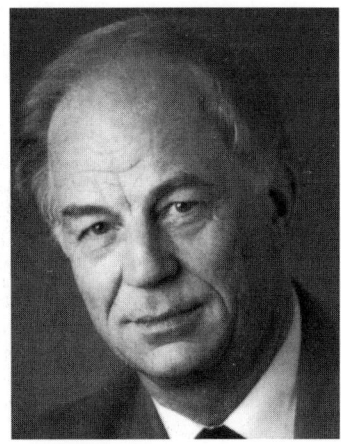

Prof. Dr. med. Klaus Seifert

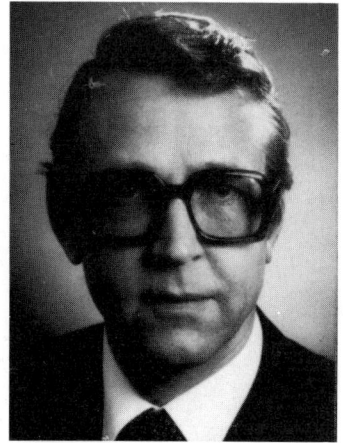

Argo Semlitsch

Anschrift:
Mühlenhof 2–4,
2350 Neumünster

Argo Semlitsch

geb. am 15. Juli 1937 in Berlin.
Schriftleiter der Verbandszeitschriften des AOK-Bundesverbandes
„DOK" (Die Ortskrankenkasse) und
„SdO" (Selbstverwaltung der Ortskrankenkassen). – Krankenkassenausbildung bei der AOK Dortmund.
Bundesverband der Betriebskrankenkassen in Essen (1963–1979),
zuletzt Redaktionsleiter der BdB-Verbandszeitschriften „Die Betriebskrankenkasse" und „Selbstverwaltung und Selbstverantwortung". AOK-Bundesverband in
Bonn, Stellvertretender Schriftleiter
(seit 1979) bzw. Schriftleiter der
DOK und der SdO (seit 1991).

Anschrift:
dienstlich:
AOK-Bundesverband
Kortrijker Straße 1,
5300 Bonn 2;
Telefon: (02 28) 8 43-0
privat:
Vulkanstraße 24,
5300 Bonn-Bad Godesberg;
Telefon: (02 28) 34 67 63

Prof. Dr. med. Dr. h. c. Hans Joachim Sewering

geb. am 30. Januar 1916 in Bochum.
– Studium der Medizin in München
und Wien (1934–1941). Internist –
Lungen- und Bronchialheilkunde.
In eigener Kassenpraxis in Dachau
niedergelassen (seit 1947). Präsident der Bayerischen Landesärztekammer (1955–1991). Mitglied des
Vorstandes der Bundesärztekammer (1955–1991). Vizepräsident der
Bundesärztekammer (1959–1973).

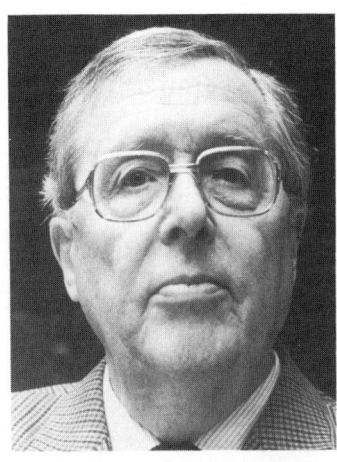

Präsident der Bundesärztekammer und des Deutschen Ärztetages (1973–1978). Vorsitzender des Ausschusses und der Ständigen Konferenz ärztliche Weiterbildung (vor 1970 Konferenz der Facharztausschußvorsitzenden) der Bundesärztekammer (1959–1991). Vorsitzender des Ausschusses Auslandsbeziehungen der Bundesärztekammer (1978–1991). Vorsitzender der Ständigen Konferenz ärztliche Fortbildung der Bundesärztekammer (1978–1991). Vorstandsmitglied der Kassenärztlichen Vereinigung Bayerns (1951–1992). Vorstandsvorsitzender der Kassenärztlichen Vereinigung Bayerns (seit 1972). Mitglied der Vertreterversammlung der Kassenärztlichen Bundesvereinigung (seit 1955). Mitglied des Länderausschusses der Kassenärztlichen Bundesvereinigung (1972–1992). Mitglied des Vorstandes des Zentralinstitutes für die Kassenärztliche Versorgung in der Bundesrepublik Deutschland (seit 1973). Seit der Gründung Mitglied der deutschen Delegation im Ständigen Ausschuß der Ärzte der Europäischen Gemeinschaft (1959–1991). Dessen Generalsekretär (1965–1968). Deutscher Delegierter in der Generalversammlung des Weltärztebundes (seit 1959). Mitglied des Vorstandes des Weltärztebundes (seit 1966). Dessen Schatzmeister (seit 1971). Ernennung zum Honorarprofessor der Sozialmedizin und ärztlichen Rechts- und Berufskunde (17. Mai 1968). Mitglied des Bayerischen Senats als Vertreter der Gruppe Freie Berufe (seit 1971). Sprecher der Ärzteschaft in der Bayerischen Ärzteversorgung (seit 1954). Vorsitzender des Präsidiums der Bayerischen Akademie für Arbeits- und Sozialmedizin (1968–1973). Verleihung „Dr. med. h.c." der Medizinischen Fakultät der Technischen Universität München (Dez. 1985). Bayerischer Verdienstorden (1962). Goldenes Ehrenzeichen der Österreichischen Ärzteschaft (1965). Cavaliere des Italienischen Verdienstordens (1966). Bundesverdienstkreuz 1. Klasse (1969). Commendatore des Italienischen Verdienstordens (1970). Bayerische Staatsmedaille für Soziale Verdienste (1974). Großes Bundesverdienstkreuz (1975). Stern zum Großen Verdienstkreuz der Bundesrepublik Deutschland (1981). Bayerische Verfassungsmedaille in Silber (1981). In Gold (1988). Großes Verdienstkreuz der Bundesrepublik Deutschland mit Stern und Schulterband (1986).

Anschrift:
dienstlich:
Mühlbaurstraße 16,
8000 München 80;
Telefon: (0 89) 4 14 71

privat:
Am Oberanger,
8060 Dachau;
Telefon: (0 81 31) 7 10 77

Anschrift:
Stadthausstraße 1 A,
6500 Mainz 1;
Telefon: (0 61 31) 22 42 89

Dr. med. dent.
Klaus-Peter Sitte

geb. am 8. Oktober 1944 in Jauer/
Schlesien. Niedegelassener Zahnarzt. Vorsitzender der Kassenzahn-

Dr. rer. oec.
Edwin Smiegielski

geb. am 22. Januar 1951 in Oer-
Erkenschwick. Geschäftsführer der
Medizinisch-Pharmazeutischen

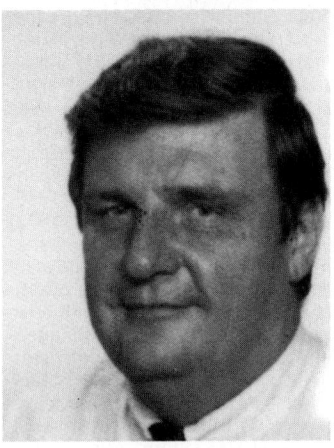

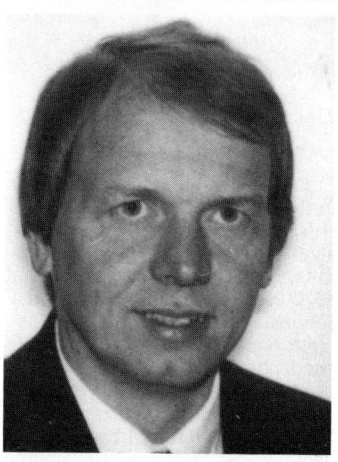

ärztlichen Vereinigung (KZV)
Rheinhessen. Mitglied des Beirates
der Kassenzahnärztlichen Bundesvereinigung. – Abiur (1966). Studium
Zahnmed. in Mainz (1966–1971).
Ass.-Arzt Uniklinik Mainz (Chir. und
Prothetik) (1971–1975). Niederlassung Mainz (1975). Stellv. Vorsitzender der KZV Rheinhessen (1987).
Vorsitzender der KZV Rheinhessen
(1990). KO-Autor „Zahnärztliche
Praxisführung", Hanser Verlag
1991.

Studiengesellschaft e. V. (MPS) in
Bonn. – Studium der Wirtschaftswissenschaften (1971–1976), anschließend wissenschaftlicher Assistent am Lehrstuhl für Wirtschafts-
und Sozialpolitik an der Universität
Duisburg. Promotion zum Dr. rer.
oec. (1980). Tätigkeit in verschiedenen Funktionen beim AOK-Bundesverband (1980–1989). Referent
für Grundsatzfragen in der Ver-
tragsabteilung (1980–1983). Aufbau
und Leitung der verbandspolitischen Planungsgruppe (1983–

1986). Leitung des Geschäftsbereichs Versicherungsdienste mit den Abteilungen Vertrag, Leistungen und Beiträge (1987–1989). Geschäftsführer der Kassenärztlichen Vereinigung Nordrhein (1989–1991). Zahlreiche Publikationen zur Gesundheits- und Sozialpolitik.
Anschrift:
c/o MPS
Dreizehnmorgenweg 44,
5300 Bonn 2

Dr. Dieter Sommer

geb. am 1. März 1939 in Heidelberg. Niedergelassener Zahnarzt. Mitglied des Bundesvorstandes des

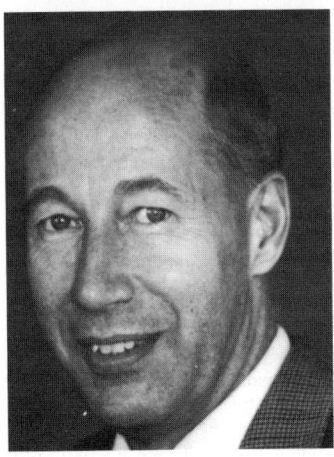

Freien Verbandes Deutscher Zahnärzte. – Studium Heidelberg. Approbation. Promotion. Assistententätigkeit. Eigene Praxis in Heidelberg (1964).

Anschrift:
Luisenstraße 4,
6900 Heidelberg;
Telefon: (0 62 21) 2 23 49

Ass. Jörg-Erich Speth

geb. am 29. November 1943 in Nieder-Weisel. Hauptgeschäftsführer der Ärztekammer Westfalen-Lippe.

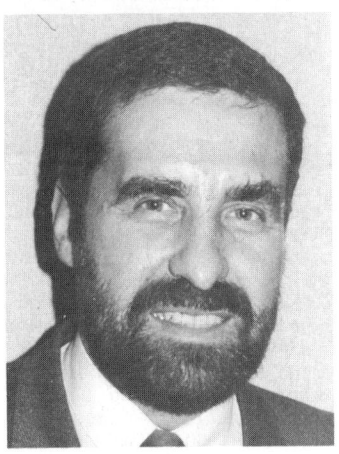

Bankkaufmann. Assessor. Justitiar der Ärztekammer Westfalen-Lippe. Hauptgeschäftsführer der Ärztekammer Westfalen-Lippe.
Anschrift:
Kaiser-Wilhelm-Ring 4/6,
4400 Münster;
Telefon: (02 51) 3 75 00

Dr. rer. pol.
Thorlef Spickschen

geb. am 1. März 1941 in Königsberg/Ostpreußen. Vorsitzender der

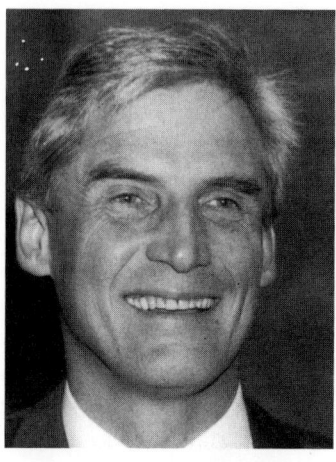

Anschrift:
Sandhofer Straße 116,
6800 Mannheim 31;
Telefon: (06 21) 7 59-34 83
privat:
Traubenweg 25,
6104 Seeheim-Jugenheim;
Telefon: (0 62 57) 8 23 39

Professor Dr. med.
Heinz Spiess

geb. am 13. April 1920 in Mühlhau-
sen/Th. Ordinarius em. für Kinderheilkunde an der Ludwig-Maximi-

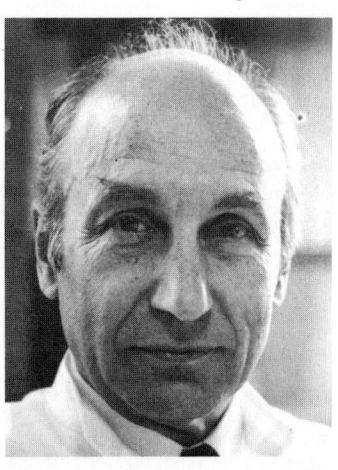

Geschäftsführung der Boehringer
Mannheim GmbH. Sprecher des
Vorstandes der Medizinisch-Phar-
mazeutischen Studiengesellschaft,
Bonn. Mitglied im Landesbeirat der
Commerzbank Baden-Württem-
berg. Mitglied im Verwaltungsbeirat
der Gesellschaft für Konsum-,
Markt- und Absatzforschung e.V.,
Nürnberg. – Ausbildung zum Phar-
makaufmann bei C. H. Boehringer,
Ingelheim (1960–1963). Studium der
Betriebswirtschaftslehre, Abschluß
Dipl.-Kfm. (1964–1967). Post Gra-
duate Studies an der University of
California, Berkeley (1968–1969).
Pharmamarketing, Eli Lilly in USA
und Deutschland (1969–1972). Un-
ternehmensberatung Mc Kinsey &
Company, Düsseldorf (1972–1976).
Geschäftsführer der Eli Lilly GmbH,
Bad Homburg (1976–1985). Mitglied
der Geschäftsführung der Boehrin-
ger Mannheim GmbH (seit 1985).
Publikationen: Werbeplanung in der
Pharmaindustrie, Gabler Verlag,
Wiesbaden.

lians-Universität München. Mitglied
der Ständigen Impfkommission des
Bundesgesundheitsamtes und verschiedener wissenschaftlicher Bei-
räte. Präsident Deutsches Grünes
Kreuz. – Studium der Medizin, Philosophie und Psychologie mit Approbation (1945). Promotion zum Dr.
med. in Göttingen. Wissenschaftlicher Assistent und Oberarzt an der
Kinderklinik in Göttingen, mit Unter-

brechungen (1948) für Untersuchungen der Wirkung und Nebenwirkungen von Radium-224 bei
Kindern u. Erwachsenen im Trilke-
gut Hildesheim. 1 Jahr als Research
fellow des British Medical Research
Council, London (1955). 4 Monate
Forschungsauftrag USA (1958). Berufung als Professor u. Direktor der
Kinderpoliklinik der LMU München
(seit 1. April 1968). Bundesverdienstkreuz 1. Klasse. Publikationen: Über 200 aus dem wissenschaftlichen Bereich der Kinderheilkunde, insbesondere Schutzimpfungen. Herausgabe des Lehr-
buchs „Schutzimpfungen", 2. Aufl.
Thieme 1966. Impfkompendium 4.
Aufl. Thieme 1992.

Anschrift:
Kinderpoliklinik der
Ludwig-Maximilians-Universität
München
Pettenkoferstraße 8 a,
8000 München 2;
Telefon: (0 89) 51 60 36 75

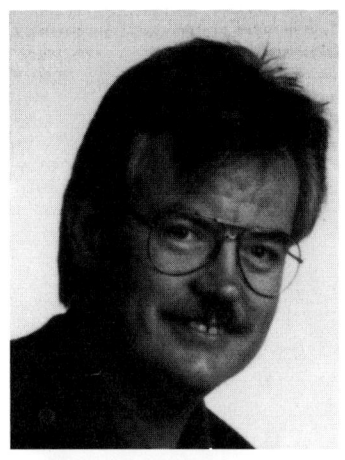

Dr. med. Thomas Stamm

geb. am 24. 6. 1951 in Gronau/
Westfalen. Niedergelassener Arzt
für Neurologie u. Psychiatrie, Psychotherapie, Naturheilverfahren in
der niedersächsischen Kreisstadt
Nienburg an der Weser. Ordentliches Mitglied der Kammerversammlung der Ärztekammer Niedersachsen sowie Beisitzer für den
Berufsvorstand von Kammer und
KV in Verden. Vorsitzender des Ner-
venarztverbandes in Niedersachsen stellvertretender Vorsitzender
des Hartmannbundes in Niedersachsen. – Medizinisches Staatsexamen an der MHH (1975) nach
dem Medizin-Studium (1969–1975).
ECFMG in Hamburg (1975). Promotion zum Dr. med. mit einem neuro-
pharmakologischen Thema (1975).
Ausbildung zum Arzt in Neurologie
u. Psychiatrie, Psychotherapie an
der Medizinischen Hochschule
Hannover, dem Landeskranken-
haus Wunstorf (1976– 1982). Publikationen und Vorträge zum Thema
Polyneuropathien, Biopsie-Techni-
ken. Fortbildungsvorträge zum Thema: Depressionsbehandlung, Hi-
morgenische Psychosyndrome, U.
Parkinson.

Anschrift:
Arzt für Neurologie u. Psychiatrie,
Psychotherapie und
Naturheilverfahren
Hafenstraße 2,
3070 Nienburg/Weser;
Telefon:
Praxis: (0 50 21) 6 30 61
Fax: (0 50 21) 6 30 62
privat:
Telefon: (0 50 21) 26 84

Prof. Dr. med.
Johannes Staudt

geb. am 2. April 1932 in Szakadát/
Ungarn. Lehrstuhl für Anatomie an
der Humboldt-Universität, Medizi-

Anschrift:
Ifflandstraße 4,
O-1020 Berlin;
Telefon: (0 30) 2 79 31 55

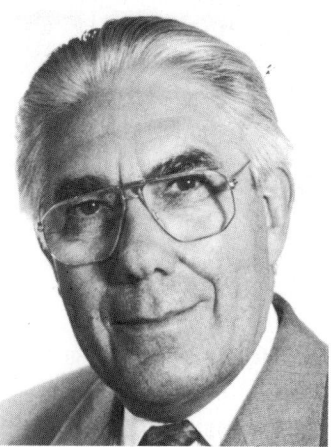

Peter-Georg Stein

geb. am 22. Februar 1930 in Breslau.
Vorsitzender der Geschäftsführung
der Fa. Pfizer GmbH Karlsruhe. Ge-

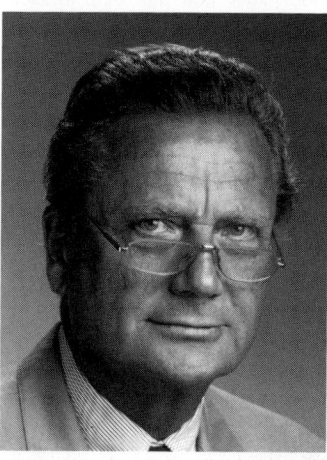

nische Fakultät (Charité). Geschäftsführender Direktor des Instituts für Anatomie der Medizinischen
Fakultät (Charité) der Humboldt-
Universität zu Berlin. Gewählter Senator der Humboldt-Universität zu
Berlin. Stellv. Vorsitzender des Landesverbandes Berlin des Hartmannbundes. – Ungarische Mittelreife.
Deutsches Abitur. Medizinstudium
an der Humboldt-Universität zu Berlin. Wissenschaftlicher Assistent in
der Anatomie. Wissenschaftlicher
Assistent in verschiedenen Kliniken
der Charité. Habilitation für das Fach
Anatomie. Hochschuldozent. Lehrstuhl für Anatomie. Publikationen:
Über 100 Publikationen in referier-
ten Zeitschriften. 2 Lehrbücher der
Anatomie. Mitarbeiter im Pschyrem-
bel Klinisches Wörterbuch.

schäftsführender   Gesellschafter
der Fa. H. Mack Nachf., Illertissen.
Mitglied des Gesamtvorstands des
Bundesverbandes der Pharmazeutischen Industrie. Vorsitzender des
Landesverbandes Baden-Württemberg im Bundesverband der Pharmazeutischen Industrie. Mitglied
des Vorstandes der AOK Karlsruhe.
– Studium der Rechtswissenschaften in Frankfurt und Marburg. Anschließend juristischer Vorbereitungsdienst in Frankfurt. Große juristische Staatsprüfung in Frankfurt
(1958). Finanzverwaltung des Lan-

des Hessen. Referent im Hessischen Finanzministerium (seit 1961). Mitglied der Geschäftsleitung der Pfizer GmbH, Karlsruhe (seit 1964). Alleiniger Geschäftsführer (seit 1972). Vorsitzender der Geschäftsführung der Firmen Pfizer GmbH, Karlsruhe und Heinrich Mack Nachf., Illertissen (seit 1984).
Anschrift:
Pfizer GmbH,
Pfizerstraße 1,
Postfach 49 49,
7500 Karlsruhe 1;
Telefon: (07 21) 61 01-01

Habilitation Uni Nervenklinik Mainz (1966). Leiter Sportmedizinischen Abteilung Uni Mainz (1966–1970). Abteilungsleiter Hessisches Sozial Ministerium Wiesbaden (1970–1977). Abteilungsleiter im BMG (seit 1977). Publikationen: Veröffentlichungen zu unterschiedlichen neurolog./psychol. gesundheitspolitischen und sportmedizinischen Themen.
Anschrift:
c/o Bundesministerium für Gesundheit
Deutschherrenstraße 87,
5300 Bonn 2

Prof. Dr. med.
Manfred Steinbach

geb. am 18. August 1933 in Sprottau/Schlesien. Abteilungsleiter im Bundesministerium für Gesundheit

Bertram Steiner

geb. am 21. März 1952 in Berlin. Zahnarzt. Mitglied im Bundesvorstand des Freien Verbandes Deut-

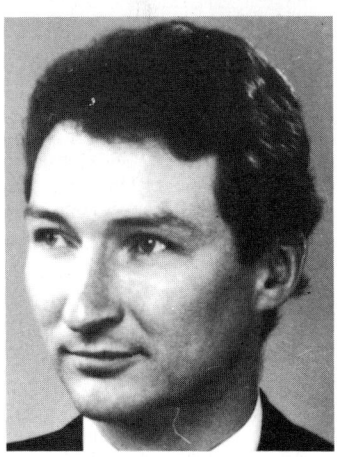

(BMG). Hochschullehrer TH Darmstadt und Uni Mainz. – Staatsexamen Göttingen (1959). Facharzt und

scher Zahnärzte (FVDZ). – Studium Geschichte und Kunstgeschichte (1970–1973). Studium Zahnheilkun-

de in Köln und Berlin (1974–1980). Assistenzzeit bei Kieferchirurgen (1981–1982). Selbständig (seit 1983).
Anschrift:
Sonnenallee 124,
1000 Berlin 44;
Telefon: (0 30) 6 87 42 44

Dr. jur. Gernot Steinhilper

geb. am 4. April 1943 in Bruchsal. Justitiar bei der Kassenärztlichen Vereinigung Westfalen-Lippe,

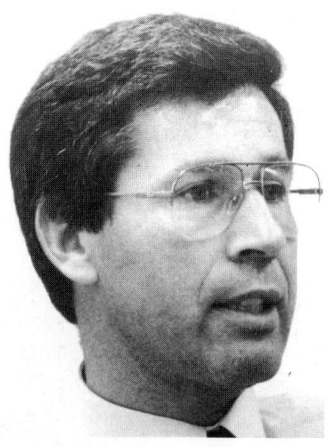

Rechtsanwalt. – Nach Studium der Rechtswissenschaft an den Universitäten Heidelberg, Göttingen, Berlin, Erlangen Bundeskriminalamt (Forschungsabteilung) (1972–1978). Niedersächsisches Ministerium der Justiz (1978–1987). Publikationen: Veröffentlichungen zu strafrechtlichen, strafprozessualen, kriminologischen und arztrechtlichen Themen.

Anschrift:
Kassenärztliche Vereinigung Westfalen-Lippe
Westfalendamm 45,
4600 Dortmund 1;
Telefon: (02 31) 41 07-2 45

Dr. rer. nat.
Manfred Steinigen

geb. 28. Juni 1934 in Reichstädt (Sachsen). Leiter des Deutschen Arzneiprüfungsinstituts in Mün-

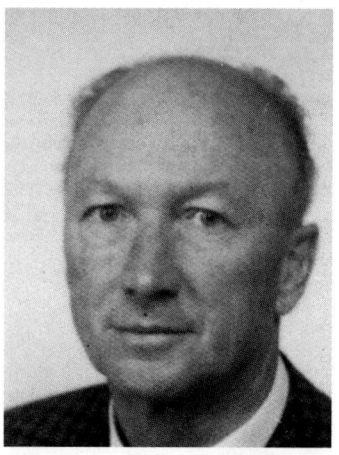

chen. – Abitur an der Oberschule in Altenberg/Erzgeb. (1952). Pharmaziestudium an der Universität Leipzig (1952–1956). Kandidatenzeit in der Löwen-Apotheke in Dippoldiswalde (1956–1958). Wiss. Mitarbeiter im Staatlichen Institut für Arzneimittelprüfung in Berlin-Weißensee (1958–1961). Wiss. Mitarbeiter im Deutschen Arzneiprüfungsinstitut in München (1962–1973). Promotion zum Dr. rer. nat., „Spektrophotometrische Bestimmung von Vitamin A durch Dehydratisierung" an der Universität München (1967). Leiter des Instituts (seit 1973). Publikationen: Analytische Prüfung und Beurteilung von Fertigarzneimitteln, Qualitätsvergleichende Reihenuntersuchungen analog zusammengesetzter Arzneimittel, Analyse suchtstoffverdächtiger Proben und unbekannter Zubereitungen (z. B. Wundermittel).

Anschrift:
Deutsches Arzneiprüfungsinstitut
Maria-Theresia-Straße 28,
8000 München 80;
Telefon: (0 89) 92 62 62

schusses der Landesärztekammer Thüringen, Mitarbeit in der KVT. Vorsitzender des Landesverbandes Thüringen des NAV-Virchowbundes. – Medizinstudium in Leipzig (1958–1964). Pflichtassistent Krankenhaus Markkleeberg (1964/1965). Facharztausbildung Kreiskrankenhaus Weißenfels (1965–1969). Übernahme einer staatlichen Arztpraxis in Greiz (1969). Niedergelassener Arzt (seit Dez. 1990). Umwandlung und Fortführung dieser Praxis nach der Wende.

Anschrift:
Carolinenstraße 50
O-6600 Greiz;
Telefon: (0 36 61) 26 38

Dr. med. Andreas Steudel

geb. am 22. April 1939 in Leipzig. Niedergelassener Arzt in Gemeinschaftspraxis mit Ehefrau Dr. med.

Dipl. rer. pol. Franz F. Stobrawa

geb. am 4. Februar 1949 in Hindenburg/Oberschlesien. Dezernent der Bundesärztekammer. Geschäfts-

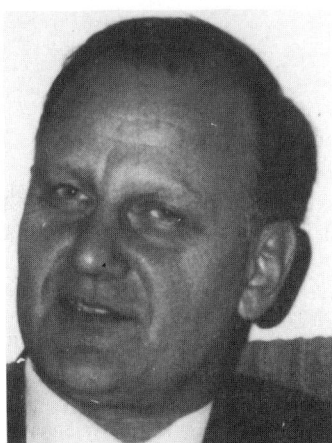

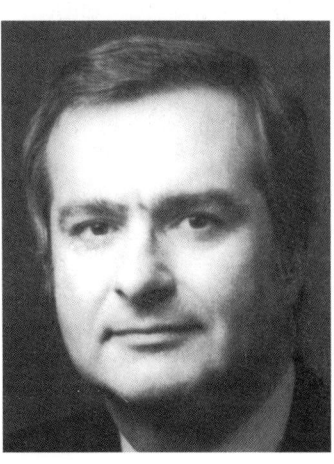

Helga Steudel als Fachärzte für Allgemeinmedizin (+ Sportmedizin). Mitglied des Berufsbildungsaus-

führer und Schatzmeister der Deutschen Ges. f. Med. Informatik, Biometrie und Epidemiologie e. V. (FMDS). Mitglied des Hauptausschusses des Bundesinstituts für Berufsbildung. – Studium der Volkswirtschaftslehre in Bonn und Freiburg. Assistent bei einem Mitglied des Deutschen Bundestages. Tätigkeit in einem Wirtschaftsverband. Tätigkeit bei der Bundesärztekammer (seit 1972). Ehrenzeichen der Deutschen Ärzteschaft. Publikationen: Die ärztlichen Organisationen – Entstehung u. Struktur, 2. Aufl. u. a.

Anschrift:
Bundesärztekammer
Herbert-Lewin-Straße 1,
5000 Köln 41;
Telefon: (0221) 40 04-2 56

Dr. med. Dietmar Straube

geb. am 29. Juli 1941 in Chemnitz. Inhaber von Mediengruppe Dr. Straube, perimed Verlag Dr.

med. Dietmar Straube, perimed Compliance Verlag Dr. Dietmar Straube GmbH, Franken Funk und Fernsehen GmbH. – Abitur in Münster, Westfalen (1961). Studium der Medizin in Erlangen und München, Examen (1968). Approbation (1969). Gründung des perimed Verlages Dr. med. Dietmar Straube und weiterer Firmen (1969).

Anschrift:
perimed Verlag,
Postfach 37 40,
Weinstraße 70,
8520 Erlangen;
Telefon: (0 91 31) 60 91 00

Karlheinz Strelow

geb. am 17. Februar 1940 in Berlin. Leiter Pressestelle deutsche Ärzteschaft. (Kassenärztliche Bundes-

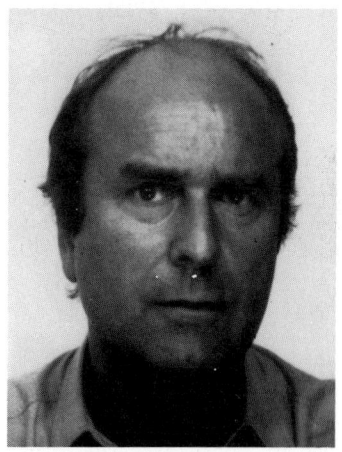

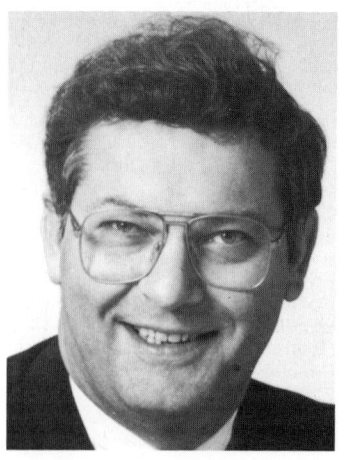

vereinigung / Bundesärztekammer). – Studium. 5 Jahre Redakteur. Pressesprecher (Bundeswehr).

Anschrift:
Pressestelle der deutschen
Ärzteschaft
Herbert-Lewin-Straße 5,
5000 Köln 41 (Lindenthal);
Telefon: (02 21) 40 04-2 62

Anschrift:
Unstrutstraße 14,
3300 Braunschweig;
Telefon: (05 31) 84 67 09

Klaus Stürzbecher

geb. am 23. September 1933 in Berlin. Präsident der Bundesvereinigung Deutscher Apotheker ABDA.

Dr. med. dent.
Claus Stridde

geb. am 11. Juli 1935 in Salzwedel. Zahnarzt (in eigener Praxis). Stellv. Bundesvorsitzender des FVDZ

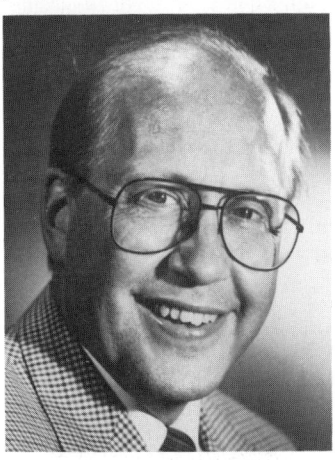

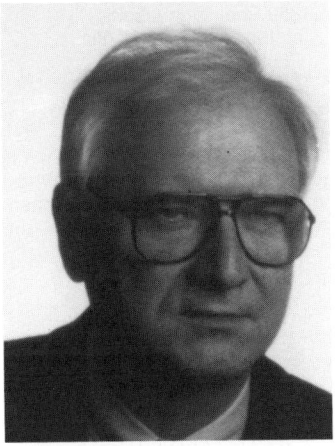

Präsident der Apothekerkammer Berlin. – Abitur am Sophie-Scholl-Gymnasium (1953). Erste Oberschule mit wissenschaftlichem Zweig in Berlin-Schöneberg. Nach dem Abitur zwei Jahre Praktikum in Berliner Apotheken. Pharmazeutische Vorprüfung (März 1955). Pharmaziestudium an der Freien Universität Berlin. Staatsexamen (1958). Übernahme einer Pachtapotheke in Berlin-Spandau (1960). Besitzer der Falken-Apotheke in Spandau (seit 1966). Wahl zum 1. Vorsitzenden des Berliner Apotheker-Vereins e. V.

(Freier Verband Deutscher Zahnärzte). Stellv. Landesvorsitzender des Landesverbandes Niedersachsen des FVDZ. Vorsitzender der Kreisstelle Braunschweig der ZKN. – Staatsexamen in Rostock (1958). Assistent und Stationsarzt in Magdeburg Med. Akademie (1958–1962). Leit. Zahnarzt Poliklinik Torgau (1963–1973). Niederlassung in eigener Praxis in Braunschweig.

(1973). Präsident der Apotheker-kammer Berlin (seit 1975). Wahl zum Vizepräsidenten der ABDA (1980). Wahl zum Präsidenten der ABDA (1981).
Anschrift:
Apothekerkammer Berlin,
Carmerstraße 3,
1000 Berlin 10;
Telefon: (0 30) 3 12 50 91

Rolf Stuppardt
Dipl.-Sozialwissenschaftler
Dipl.-Betriebswirt

geb. am 16. Juli 1948 in Neheim-Hüsten Krs. Arnsberg. Geschäfts-führer des Bundesverbandes der

der Sozialwissenschaften (1972–1977). Beim Bundesverband der Betriebskrankenkassen, zuletzt Ab-teilungsleiter Wirtschaft und Stati-stik sowie Forschung und Entwick-lung (1977 – Jan. 1992). Geschäfts-führer des Bundesverbandes der Innungskrankenkassen (seit Febr. 1992).
Anschrift:
dienstlich:
IKK-Bundesverband,
Kölner Straße 1–5,
5060 Bergisch Gladbach 1;
Telefon: (0 22 04) 44-3 00
privat:
Franzstraße 3,
4350 Recklinghausen;
Telefon: (0 23 61) 6 20 08

Bundestagspräsidentin
Prof. Dr. Rita Süssmuth

geb. am 17. Februar 1937 in Wup-pertal. Präsidentin des Deutschen Bundestages.   Bundesministerin

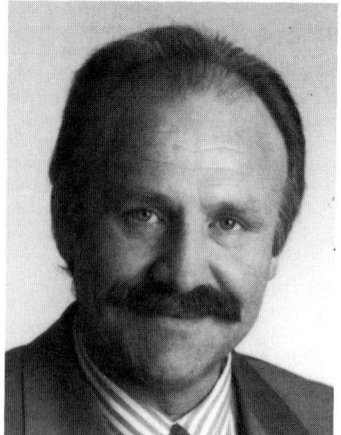

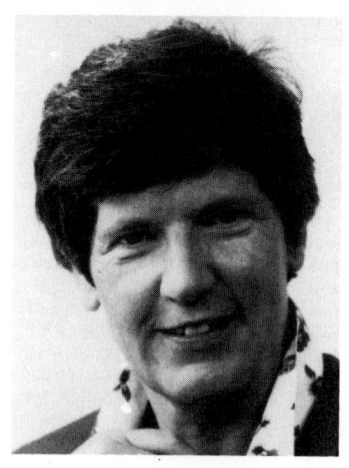

Innungskrankenkassen. Mitglied verschiedener Gremien des Ge-sundheitswesens auf nationaler und europäischer Ebene. Vorsit-zender der Ost-West-Gruppe der AIM. – Studium der Betriebswirt-schaftslehre (1969–1972). Studium

a. D. – Abitur in Rheine (1956). Studium der Romanistik und Geschichte in Münster, Tübingen und Paris. Erstes Staatsexamen. Postgraduiertenstudium in Erziehungswissenschaft, Soziologie und Psychologie. Promotion zum Dr. phil. (1964). Wissenschafltiche Assistentin an den Hochschulen Stuttgart und Osnabrück (1963–1966). Dozentin an der Pädagogischen Hochschule Ruhr (1966). Professorin an der Ruhr-Universität Bochum für International Vergleichende Erziehungswissenschaft (1969). Lehrbeauftragte (bis 1982). Ordentliche Professorin für Erziehungswissenschaft an der Pädagogischen Hochschule Ruhr (1971). Lehrstuhlinhaberin für Erziehungswissenschaft an der Universität Dortmund (seit 1973). Z. Z. beurlaubt. Direktorin des Instituts „Frau und Gesellschaft" in Hannover (1982 – Sept. 1985). Mitglied des Wissenschaftlichen Beirats für Familienfragen beim Bundesminister für Jugend, Familie und Gesundheit (1971–1985). Mitglied der 3. Familienberichtskommission (1977). Mitglied des Bundesjugendkuratoriums (1982). Mitglied und Vorsitz der 7. Jugendberichtskommission (1984). Vizepräsidentin des Familienbundes der Deutschen Katholiken (FDK). Mitglied im Zentralkomitee der Deutschen Katholiken (1979–1991). Vorsitzende der Kommission „Ehe und Familie" (1982–1985). Präsidentin des Deutschen Volkshochschulverbandes (seit Apr. 1988). Verleihung der Ehrendoktorwürde der Hochschule Hildesheim (1988). Verleihung der Ehrendoktorwürde der Ruhr-Universität Bochum (1990). Mitglied des Board of Directors des Institute for East-West-Studies (IEWS) (seit Juni 1990). Mitglied des Präsidiums der Deutschen Gesellschaft für Auswärtige Politik (DGAP) (seit Mai 1991). Mitglied des Board of Directors, International Youth Foundation (IYF) (seit Aug. 1991). Mitglied im Kuratorium des Aspen-Instituts Berlin (seit 1989). CDU-Mitglied (1981). Vorsitzende des Bundesfachausschusses für Familienpolitik der CDU (1983). Bundesvorsitzende der Frauen-Union der CDU (seit 1986). Mitglied des Präsidiums der CDU. Mitglied des Bundestages, Wahlkreis Göttingen (seit 1987). Bundesministerin für Jugend, Familie und Gesundheit (26. Sept. 1985 – 5. Juni 1986). Bundesministerin für Jugend, Familie, Frauen und Gesundheit (6. Juni 1986 – 25. Nov. 1988). Präsidentin des Deutschen Bundestages (25. Nov. 1988). Wiedergewählt (20. Dez. 1990).

Anschrift:
Bundeshaus
5300 Bonn 1;
Telefon: (02 28) 16-29 00 / 16-29 01

Dr. Hans-Joachim Tascher

geb. am 27. Oktober 1950 in Homburg/Saar. Zahnarzt. Vorsitzender des Freien Verbandes Deutscher Zahnärzte (FVDZ), Landesverband Saar. – Abitur Ludwigsgymnasium Saarbrücken (1969). Studium Nancy (Frankreich) Medizin (1970). Physikum Medizin u. Zahnmedizin in Homburg/Saar (1972). Staatsexamen dort (1976). Promotion Homburg/Saar (1977). Niederlassung Heusweiler/Saar (1978).

Anschrift:
Holzer Platz 4,
6601 Heusweiler;
Telefon: (0 68 06) 8 35 35
Fax: (0 68 06) 8 62 42

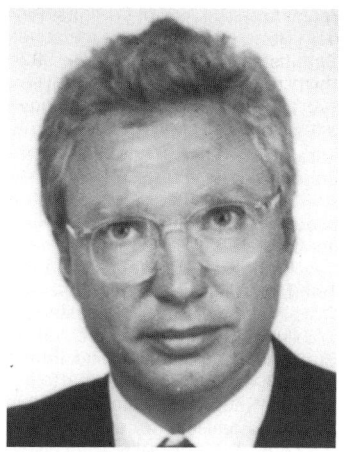

Dr. Hans-Joachim Tascher

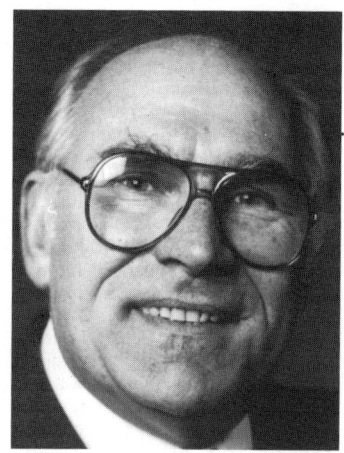

Staatssekretär Tegtmeier

Staatssekretär
Dr. rer. pol. Dipl.-Kfm.
Volkswirt Werner Tegtmeier

geb. am 27. September in Hannover.
Staatssekretär (Bundesministerium
für Arbeit und Sozialordnung). Mitglied der Kammer für soziale Ord-
nung der EKD. – Industriekaufmann.
Geschäftsführer Evidenzbüro Mit-
bestimmungskommission. Bundeskanzleramt (1971–76). BMA (seit
1977). Publikationen: Wirkungen
der Mitbestimmung der Arbeitnehmer (1973). Der demographische
Wandel, Herausforderung an Ar-
beitsmarkt- u. Sozialpolitik (1986).
Zukunft des Sozialstaates, in SRH
(1988). Sozialstaat und europäische
Integration (1990) u. a.
   Anschrift:
   Rochusstraße 1,
   5300 Bonn;
   Telefon: (02 28) 5 27 21 95

Wilhelm Thaer

geb. am 12. August 1931 in Greifswald. Justitiar der Kassenärztlichen
Vereinigung Hamburg. – Studium

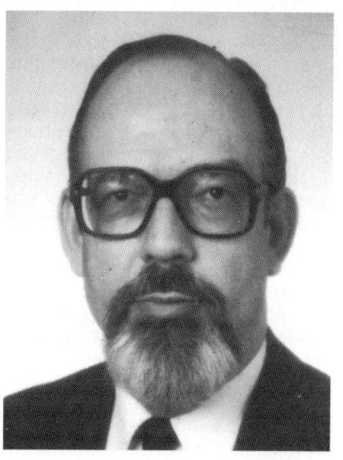

der Rechts- und Staatswissen-
schaften in Marburg, Berlin und
Bonn (SS 1951–SS 1955). Nach dem
2. jur. Staatsexamen zunächst
Rechtsanwalt in Essen. Danach
DO-Angestellter beim Bundesver-
band der Ortskrankenkassen in Bad
Godesberg; zuletzt als Justitiar des
BdO (1961–1965). Justitiar der KVH
(seit 1. Juli 1965).
Anschrift:
Humboldstraße 56,
2000 Hamburg 76;
Telefon: (0 40) 22 80 23 16

Prof. Dr. med.
Wilhelm Theopold

geb. am 12. Dezember 1915 in La-
ge/Lippe. Ehem. Chefarzt der Kinderklinik am Städt. Krankenhaus

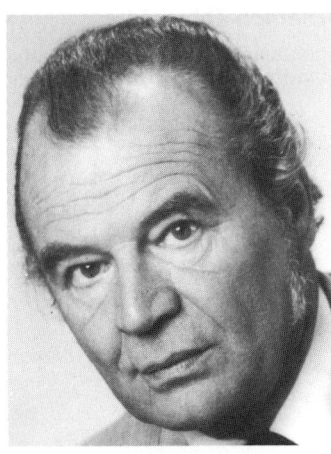

Frankfurt-Höchst. Präsident der
Landesärztekammer Hessen (1964–
1968). Vizepräsident von (1956–
1964). Schriftleiter des Hessischen
Ärzteblattes (seit 1958). Präsident
des Bundesverbandes Deutscher
Schriftsteller — Ärzte (1982–1992).
Vorsitzender des Ausschusses
„Vorbeugende Gesundheitspflege"
der Bundesärztekammer und Ent-
wicklung des Vorsorgeprogramms
für Kinder 1964–1969). – Studium
der Medizin, der Geschichte und
Psychologie an den Universitäten
Marburg, Jena, Graz, Tübingen.
Während des Krieges Sanitätsoffizier d. R. Assistent an der Med. Klinik und Kinderklinik der Universität
Marburg. Kriegsauszeichnungen:
EK 2. Klasse, Kriegsverdienstkreuz
1. Klasse, Verwundetenabzeichen. –
Bundesverdienstkreuz 1. Klasse,
Paracelsus-Medaille der Deutschen Ärzteschaft, Ehrenplakette in
Gold der Landesärztekammer Hessen, Ernst-von-Bergmann-Plakette
der Bundesärztekammer, Bernhard-
Christoph-Faust-Medaille des Landes Hessen, Wilhelm von Hum-
boldt-Plakette des Bundesverbandes der Freien Berufe, Médaille Re-
né Cassin (Straßburg), Grande Médaille d' Honneur des Anciens Com-
battants (Paris), Adolf-Grimme-
Preis (Silber), Literaturpreis der
Bundesärztekammer, Ehrenpräsident des Deutschen Ärztetages
1988, Ehrenmitglied der Deutschen
Gesellschaft für Kinderheilkunde,
Ehrenpräsident des Bundesverbandes Deutscher Schriftsteller-Ärzte.
Nicht-medizinische Veröffentlichungen: Schiller, Sein Leben und die
Medizin, Stuttgart (1964). Der Herzog und die Heilkunst. Die Medizin
an der Hohen Carlsschule zu Stuttgart, Köln und Berlin (1967). Hab ein
kostbar Gut erfleht. Ein Essay über
Votivmalerei, München (1977). Votivmalerei und Medizin, München
(1978). 2. Aufl. (1981). Das Kind in
der Votivmalerei, München (1981).

Mirakel, München (1983). Doktor und Poet dazu, Mainz (1986). 2. Aufl. (1987). Lose Lieder (Gedichte), Mainz (1991). Medizinisch-literarischer Almanach auf das Jahr (1986) (Hrsg.).
Anschrift:
Herrnwaldstraße 11,
6240 Königstein / Ts.;
Telefon: (0 61 74) 31 69

Dr. med. Günter Theurer

geb. am 30. März 1936 in Horb/ Neckar. Berufspolitiker, Apotheker, Arzt. Vorsitzender des Landesapo-

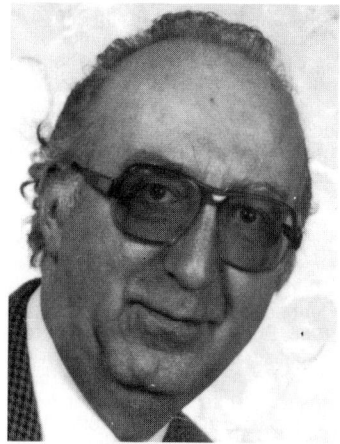

thekerverbandes Baden-Württemberg. Vorstand DAV, Vorstand VSA, Erw. Vorstand ABDA, Verwaltungsrat VfA, Orts- und Kreisvorsitzender der AWO, Kabinettsbeauftragter für Suchtprävention und KFG von Lions International 111 SW. – Abitur (1955). Staatsexamen Pharmazie (1960). Staatsexamen und Doktor-

arbeit in Medizin (1968). Approbation Pharmazie (1962). Medizin (1970). Beirat im Apothekerverein Württemberg (1970). Stellv. Vorsitzender Baden-Württemberg Apothekerverein (1977). Vorsitzender, gleichzeitig im Vorstand des Deutschen Apotheker-Vereins und erw. Vorstand der Bundesvereinigung Deutscher Apothekerverbände (ABDA) (1987). Im Vorstand der Verrechnungsstelle der Süddeutschen Apotheken und Verwaltungsrat der Versicherungsstelle für Apotheker (seit 1988). Diverse berufspolitisch aktuelle Themen in Fachzeitungen.
Anschrift:
Schillerstraße 14,
7240 Horb;
Telefon: (0 74 51) 26 78

Dr. med. Dietrich Thierfelder

geb. am 23. August 1940 in Schwerin. Facharzt für Gynäkologie und

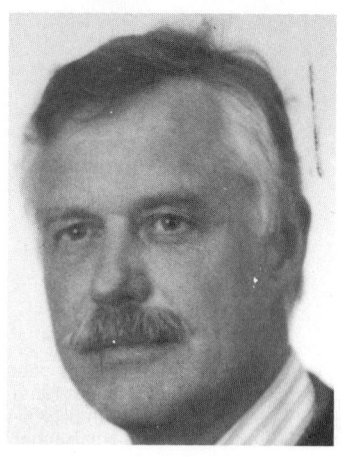

Geburtshilfe. Vorsitzender des Vorstandes der Kassenärztlichen Vereinigung Mecklenburg-Vorpommern. Während und nach der Wende politisches Engagement in der SPD (1989). Einstieg in die ärztliche Berufspolitik (seit Febr. 1990). Abitur (1959). Studium der Medizin in Rostock und Leipzig, Staatsexamen in Leipzig (1966). Facharztausbildung im Bezirkskrankenhaus Schwerin, dort selbst tätig als Geburtshelfer (bis 1978). Eigene Niederlassung (seit 1979).
Anschrift:
Wismarsche Straße 150,
O-2750 Schwerin;
Telefon: (03 85) 86 38 77

Dr. rer. pol.
Wolfgang Thöle
Dipl.-Betriebswirt,
Dipl.-Sozialwirt

geb. am 24. September 1950 in Osnabrück. Kaufmännischer Ge-

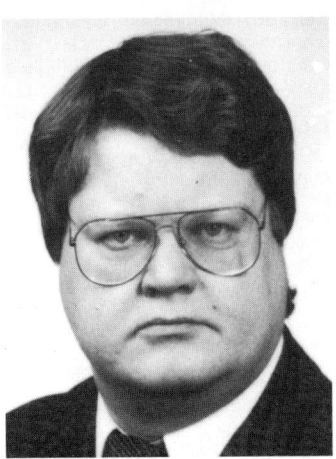

schäftsführer der Landesärztekammer Thüringen. – Referent für Gesundheitsplanung Stadt Osnabrück (1981). Kaufmännischer Geschäftsführer Landesärztekammer Thüringen (1991).
Anschrift:
Landesärztekammer Thüringen,
Körperschaft des öffentlichen Rechts,
Stoystraße 2,
O-6900 Jena;
Telefon: (0 36 41) 2 55 41

Dr. rer. pol.
Dieter Thomae MdB

geb. am 23. Juni 1940 in Dahlem/Eifel. Dipl.-Kfm. Mitglied des Deutschen Bundestages (seit 1987). Mit-

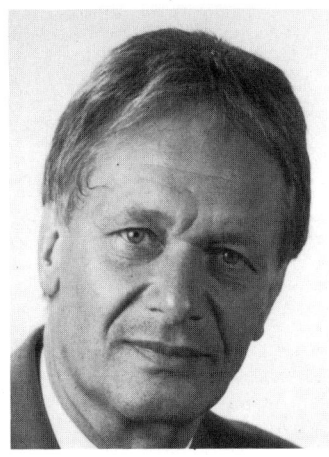

glied im Arbeitskreis III der F.D.P.-Fraktion (Arbeit und Soziales, Jugend, Familie und Gesundheit). Eintritt in die F.D.P. (1970). Kreisvorsitzender der F.D.P. im Kreis Ahrweiler

(1976–1980). Bezirksvorsitzender des F.D.P.-Bezirksverbandes Koblenz (seit 1980). Vorsitzender des Ausschusses für Gesundheit des Deutschen Bundestages (seit 1990).
Anschrift:
Bundeshaus,
5300 Bonn;
Telefon: (02 28) 16 91 54
Fax: (02 28) 1 68 64 54

Dr. med.
Hans-Jürgen Thomas

geb. am 10 Oktober 1939 in Brieg/Schlesien. Praktischer Arzt in Erwitte. Betriebsarzt bei mehreren Fir-

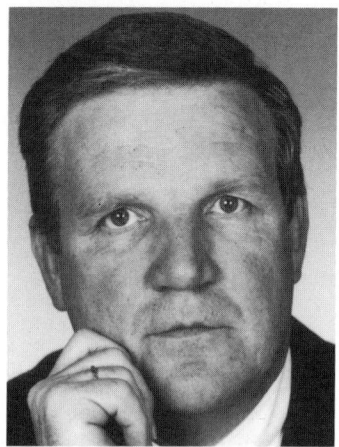

men. Ärztlicher Leiter einer Laborgemeinschaft. Vorsitzender des Hartmannbundes (seit 1989). Mitglied der konzertierten Aktion im Gesundheitswesen. Delegierter der Vertreterversammlung der Kassenärztlichen Bundesvereinigung (seit 1989). Vorsitzender des Kuratoriums der Friedrich-Thiedig-Stiftung des Hartmannbundes (seit 1989). Mitglied des Vorstandes der Hartmannbund-Stiftung „Ärzte helfen Ärzten" (seit 1989). Vorsitzender des Hartmannbund-Landesverbandes Westfalen-Lippe. – Besuch des Gymnasiums Petrinum in Dorsten. Abitur (1961). Wehrdienst (1961/62). Medizinstudium in Münster und Wien. Staatsexamen und Promotion zum Doktor der Medizin (1969). Approbation (1970). Klinische Weiterbildung in Münster und Beckum. Praktischer Arzt in Erwitte (seit 1971). Bereitschaftsarzt des DRK-Erwitte (1973–1973). Vorstandsmitglied der Ärztevereins Lippstadt. Mitbegründer und Vorsitzender einer Laborgemeinschaft (seit 1977). Mitglied der Vertreterversammlung der KV Westfalen-Lippe und Mitglied mehrerer Ausschüsse. Vorsitzender des Hartmannbund-Landesverbandes Westfalen-Lippe (seit 1981). Mitglied des Geschäftsführenden Vorstandes des Hartmannbundes (seit 1985). Mitglied der Kammerversammlung der Ärztekammer Westfalen-Lippe (seit 1985). Mitglied im Vorstand der UEMO (Europäische Vereinigung der Allgemeinärzte) (1987–1990).

Anschrift:
privat:
Gografenstraße 9,
4782 Erwitte;
Telefon: (0 29 43) 5 51

dienstlich:
c/o Hartmannbund
Godesberger Allee 54,
5300 Bonn 2;
Telefon: (02 28) 81 04-0

Prof. Dr. med. Lothar Thomas

geb. am 26. Juli 1941 in Kaufungen/
Hessen. Chefarzt des Zentrallabors
Krankenhaus Nordwest in Frank-

dienstlich:
Krankenhaus Nordwest
Steinbacher Hohl 2–26,
6000 Frankfurt 90

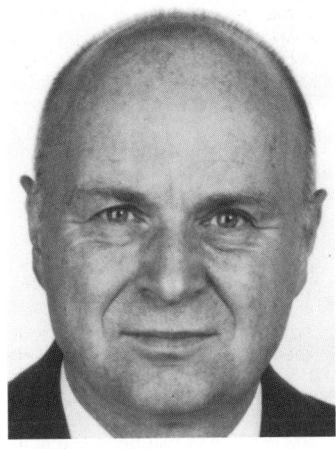

furt. Chefredakteur der Zeitschrift
Laboratoriumsmedizin. Vizepräsident. Präsident der Gesellschaft für
Laboratoriumsmedizin (seit Mai
1993). – Studium der Humanmedizin
an der FU Berlin. 5 Jahre Grundla-
genforschung am Max-Planck-Institut für Biophysik in Frankfurt. Weiterbildung zum Arzt für Laboratoriumsmedizin sowie Mikrobiologie
und Infektionsepidemiologie. Habilitation und apl-Professur an der
Universität Frankfurt. Ärztlicher Direktor des Krankenhauses Nordwest. Herausgeber von Labor und
Diagnose eines Standardwerkes
der Laboratoriumsmedizin. In 4 Auf-
lagen erschienen (seit 1978).
Anschrift privat:
Kirschbaumweg 8,
6000 Frankfurt 90;
Telefon: (0 69) 78 40 91

Dr. jur. Burkhard Tiemann

geb. am 15. Januar 1945 in Wen-
den/Westf. Hauptgeschäftsführer
der Kassenzahnärztlichen Bundes-

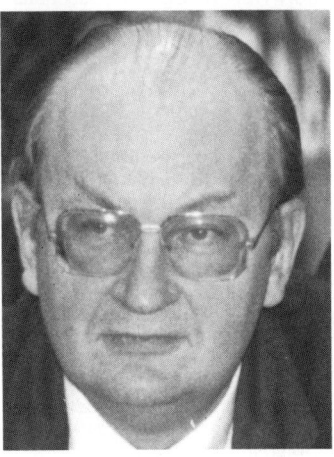

vereinigung (KZBV). Geschäftsführender Direktor des Instituts der
Deutschen Zahnärzte. Mitglied in
zahlreichen gesundheits- und sozialpolitischen Institutionen und
wissenschaftlichen Gremien u. a.
Konzertierte Aktion im Gesundheitswesen, Bundesschiedsamt für
die kassenzahnärztliche Versorgung, Vorstand und Präsidium der
Gesellschaft für Versicherungsaus-
schuß des Deutschen Sozialrechtsverbandes, Wiss. Beirat der Zeitschrift „Medizinrecht". – Besuch des
Freiherr-vom-Stein-Gymnasiums in

307

Lünen. Abitur (1964). Studium der Rechts- und Wirtschaftswissenschaften an den Universitäten Bonn und München. 1. und 2. Staatsprüfung (1968 u. 1972). Promotion (1969). Wissenschaftlicher Assistent und Lehrbeauftragter an der Universität München. Rechtsanwalt in München. Ernennung zum Wissenschaftlichen Direktor (1979). Hauptgeschäftsführer der Kassenzahnärztlichen Bundesvereinigung, KdöR (1980). Zugleich Geschäftsführender Direktor des IDZ (in Trägerschaft von Bundeszahnärztekammer und KZBV) (seit 1987). Zahlreiche Publikationen zum Staats-, Verwaltungs-, Sozial- und Arztrecht sowie zur Gesundheits- und Sozialpolitik. Monographien u. a.: Gemeinschaftsaufgaben von Bund und Ländern in verfassungsrechtlicher Sicht (1970). Versorgungsausgleich und steuerliche Folgen der Ehescheidung (1977). Rechtsstellung des Zahnarztes im System des Kassenarztrechts (1977). Kassenarztrecht im Wandel (zus. m. S. Tiemann) (1983). Mitautor des Beck'schen Formularbuches zum Bürgerlichen-, Handels- und Wirtschaftsrecht, 4. Aufl. (1986).

Anschrift:
Im Meisengrund 4 a,
5000 Köln 50;
und KZBV,
Universitätsstraße 73,
5000 Köln 41;
Telefon: (02 21) 40 01-0

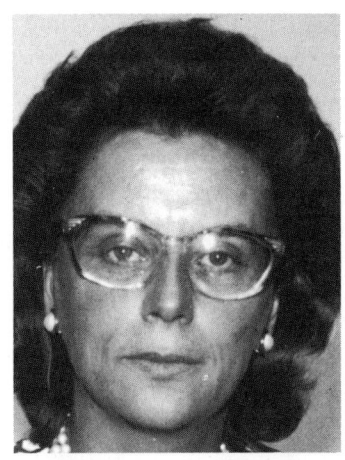

Dr. jur. Susanne Tiemann

geb. am 20. April 1947 in Schwandorf, Bayern. Präsidentin des Bundes der Steuerzahler. Vertreterin des Bundesverbandes der Freien Berufe im Vorstand des SEPLIS. – Abitur am St. Marien Gymnasium der Englischen Fräulein in Regensburg (1966). Anschließend Studium der Rechtswissenschaften an der Ludwig-Maximilian-Universität in München. Erstes Juristisches Staatsexamen, anschließend Ableistung des Referendardienstes am Oberlandesgericht München (1970). Zweites Juristisches Staatsexamen (1973). Promotion zum Dr. jur. bei Prof. Dr. Hans F. Zacher über „Die staatsrechtliche Stellung der Finanzkontrolle des Bundes" an der juristischen Fakultät der Ludwig-Maximilian-Universität München mit dem Abschluß „magna cum laude" (1973). Zulassung zur Rechtsanwalt am Oberlandesgericht München und Niederlassung als Rechtsanwalt in München (1975). Niederlassung als Rechtsanwalt in Köln. Schwerpunkte der anwaltlichen Tätigkeit: Öffentliches Recht und Sozialrecht, besondere Spezialisierung im Recht der Heilberufe (1980). Berater verschiedener Organisationen der Heilberufe, u. a. der Kassenzahnärztlichen Vereinigung Nordrhein, Düsseldorf, Körperschaft des öffentlichen Rechts (seit 1977). Mitglied des Landesschiedsamts für die kassenzahnärztliche Versorgung in Nordrhein und im Landesausschuß der Zahnärzte und Krankenkassen. Auch Vertretung des Bundesverteidigungsministeriums (Abteilung U II) in zahlreichen planungsrechtlichen Prozessen (seit 1978). Fachanwalt für Sozialrecht (seit 1988). Lehrauftrag der juristischen Fakultät der Rheinischen Friedrich-Wilhelms-Universität Bonn über „Krankenversicherungsrecht" und „Sozialversicherungsrecht" (seit Wintersem. 1986/1987). Auch über „Europäisches Sozialversicherungsrecht" (seit Sommersem. 1991). Ernennung durch den Ministerrat der Europäischen Gemeinschaften auf Vorschlag des Bundesverbandes der Freien Berufe und der Bundesärztekammer zum Vertreter der Freien Berufe der Bundesrepublik Deutschland und der Deutschen Ärzteschaft im Wirtschafts- und Sozialausschuß der Europäischen Gemeinschaften in Brüssel (Mai 1987). Rege Vortrags- und Veröffentlichungstätigkeit, besonders im Bereich der Freien Berufe im In- und Ausland, um diesen die Bedeutung der europäischen Einigung nahe zu bringen und sie darauf vorzubereiten. Erstellung von Grundsätzen für eine „Europäische Charta der Freiberuflichkeit". Enge Zusammenarbeit mit dem Referat Freie Berufe des Bundeswirtschaftsministeriums. Auf Vorschlag des Präsidenten der Bundesrechtsanwaltskammer Wahl zum Mitglied des Präsidiums des Bundesverbandes der Freien Berufe (Mai 1988). Vertreter des Bundesverbandes der Freien Berufe im Vorstandes des SEPLIS (Europäischer Dachverband der Freien Berufe, Brüssel) (Sept. 1988). Wahl zum Vizepräsidenten des SEPLIS (Herbst 1988). Wahl zum Präsidenten des SEPLIS (März 1989). Vorsitzende des Arbeitskreises „Berufsrecht und Ethik" der Weltunion der Freien Berufe, Paris (seit 1988). Vorsitzende des Ausschusses „Europa" der Gesellschaft für Versicherungswissenschaft und -gestaltung, Köln (seit Frühjahr 1989). Hier Erarbeitung einer gemeinsamen Stellungnahme der Versicherungsträger und Heilberufe zu Grundsätzen des Systems sozialer Sicherung in Europa. Initiierung eines Freundschaftsabkommens zwischen den Organisationen der Freien Berufe Deutschlands und Frankreichs zur Institutionalisierung enger deutsch-französischer Kooperation (1989). Wiederbestellung als Mitglied des Wirtschafts- und Sozialausschusses der Europäische Gemeinschaften durch den EG-Ministerrat auf Vorschlag des Präsidenten des Bundesverbandes der Freien Berufe, und des Präsidenten der Bundesärztekammer. Vizepräsident des Wirtschafts- und Sozialausschusses der Europäischen Gemeinschaften (seit Okt. 1990). Vizepräsident des Bundes der Steuerzahler (seit Sept. 1991). Präsident des Bundes der Steuerzahler (seit Sept. 1992).

Anschrift:
Coudenberg 70,
B-1000 Bruxelles;
Telefon: (0 03 22) 5 11 44 39

Dr. rer. pol., Dipl.-Volksw. sozw. R. Gerhard Timm

geb. am 17. August 1957 in Karl-Marx-Stadt. Geschäftsführer des Bundesausschusses der Ärzte und

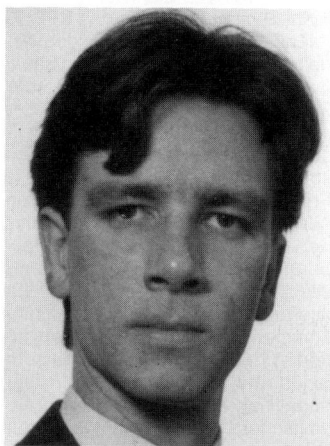

Krankenkassen. Vorstandsreferent der Kassenärztlichen Bundesvereinigung (KBV). Lehrbeauftragter für Gesundheitspolitik an der Universität zu Köln. – Studium Volkswirtschaft, Politikwiss. und Soziologie in Köln und Bern (1977–1983). Assistent an der Universität zu Köln (1983–1989). Mitarbeiter der Hauptgeschäftsführung der KBV (seit 1990). 7 Monate Referent im Bundesumweltministerium (1990/91). Publikationen: Die wissenschaftliche Beratung der Umweltpolitik, Wiesbaden (1989). Im Dienste der Umwelt und der Politik. Zur Kritik der Arbeit des Sachverständigenrates für Umweltfragen, Berlin (1990) (Hrsg. zus. mit H. Schreiber), div. Aufsätze zur Umweltpolitik.

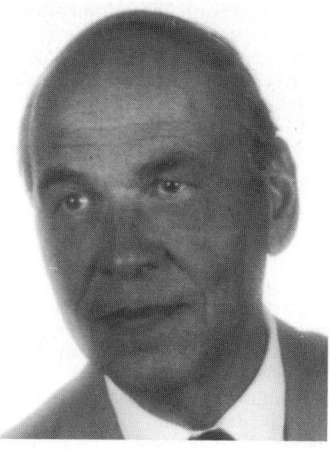

Anschrift:
Bismarckstr. 70,
5000 Köln 1;
Telefon: (02 21) 52 57 53
Kassenärztliche
Bundesvereinigung
Herbert-Lewin-Straße 3,
5000 Köln 41;
Telefon: (02 21) 4 00 52 53-2 54

Apotheker Heinz Trautmann

geb. am 7. Oktober 1926 in Berlin. Apothekenleiter. Vorsitzender des Berliner Apothekerverein-Apothe-

kerverband Berlin, ehrenamtliche Tätigkeit (seit 1982). – Apothekerpraktikant (1946–1948). Apothekerassistent (bis 1950). Pharmazie-Studium an der FU Berlin (bis 1953). Approbation als Apotheker (1954). Tätigkeit in Apotheken in Berlin. Erwerb der Apotheke am Sportpalast (1962). Gebietsbezeichnung Apotheker für Offizin-Pharmazie (1981).

Anschrift:
Apotheke am Sportpalast
Potsamer Str. 159,
1000 Berlin 30;
Telefon: (0 30) 2 16 25 05

Prof. em. Dr. med. habil.
Heinz Trenckmann

geb. am 20. Juni 1920 in Magdeburg. Ehemal. Leiter der Kardiol. Abteilung der Klinik für Innere Medi-

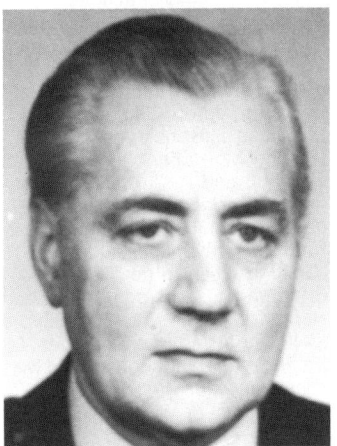

zin der Universität Leipzig. Chefredakteur der Zeitschrift für die gesamte Innere Medizin und ihre Grenzgebiete. – Studium der Humanmedizin in Berlin, Wien und Würzburg. Staatsexamen (1944). Promotion (1944). Medizinische Habilitation (1960). Akademie Magdeburg, Dozentur Magdeburg (1960). Berufung als Leiter der Kardiol. Abteilung Univ. Leipzig (1960). Professor für Innere Medizin (1965). Chefredakteur der Z. gesamte Innere

Med. (seit 1963). Publikationen: Ca. 250 Originalarbeiten und Übersichten der Inneren Medizin, insbes. Kardiologie/Angiologie. – Monographie Mißbildung des Herzens u. der großen Gefäße.
Anschrift:
Lausickerstraße 31,
O-7027 Leipzig;
Telefon: (03 41) 8 16 43

Apotheker
Werner Trockel

geb. 28. April 1934 in Castrop-Rauxel. Selbständiger Apotheker in Homburg. Vorsitzender des Saar-

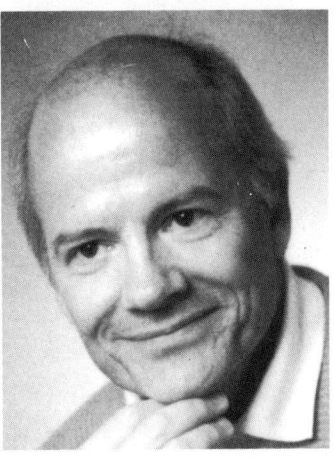

ländischen Apothekerverein. Stellvertr. Vorsitzender des Deutschen Apotheker-Verbandes, Frankfurt/M. Mitglied des Vorstandes der ABDA. – Abitur in Bielefeld (1955). Studium der Pharmazie in Innsbruck und Münster. Staatsexamen in Münster (1960). Mitarbeiter in meh-

311

reren Apotheken (1960–1963). Selbständig in Völklingen (1963). Selbständig in Homburg/Saar (seit 1965).

Anschrift:
Eisenbahnstraße 52,
6650 Homburg/Saar;
Telefon: (0 68 41) 40 81

Prof. Dr. med. Jürgen Frhr. v. Troschke

geb. am 19. März 1941 in Gladbeck/Westf. Leiter der Abteilung für Medizinische Soziologie der Albert-Lud-

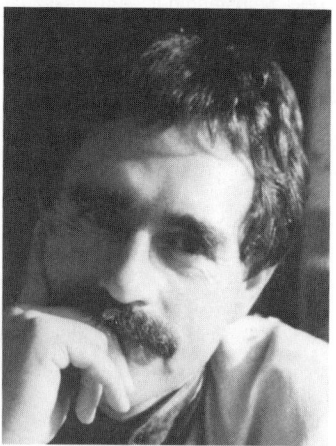

wigs-Universität in Freiburg. – Abitur in Hannover. Studium der Medizin, Philosophie, Psychologie und Soziologie in Würzburg und München. Gruppendynamischer Trainer im DAGG. Wissenschaftlicher Assistent an der Abteilung für Medizinsoziologie und Sozialphsychologie der Universität Ulm (1969–1973). Habilitation in Ulm. Professor an der Universität Freiburg (seit 1973). Ein 1978 ergangener Ruf auf den Lehrstuhl für Medizinische Soziologie der Universität Gießen wurde nicht angenommen. Zusatzbezeichnung Sozialmedizin (1987). Hufeland-Preis 1983 Niedieck-Preis (1985). Mitglied im Hartmannbund, VDW, DGSMP, BDS, DAGG, DGMS, WAT u. a. Publikationen (Bücher): „Das Kind als Patient im Krankenhaus". „Die ärztliche Gruppenpraxis in der Bundesrepublik Deutschland". „Gesundheit ist lernbar". „Kontakte – Eine Sendung für Patienten". „Patientenheft". „Gesundheitswochen in Emmendingen". „Möglichkeiten und Grenzen ärztlicher Gesundheitsberatung". „Information und Beratung durch den Apotheker". „Ärztliche Entscheidungskonflikte". „Smoker Motivation". „Das Rauchen – Genuß und Risiko". „Erfolge gemeindebezogener Prävention – Ergebnisse aus der Deutschen Herz-Kreislauf-Präventionsstudie (DHP)", „Gesund leben in der Gemeinde – Erfahrungen aus der Deutschen Herz-Kreislauf-Präventionsstudie (DHP)", u. a. Verfasser von über 200 Beiträgen in Handbüchern und wissenschaftlichen Zeitschriften.

Anschrift:
Stefan-Meier-Straße 17,
7800 Freiburg;
Telefon: (07 61) 2 03-41 46
Fax: (07 61) 2 03-41 40
Hölderlinstraße 34,
7830 Emmendingen;
Telefon: (0 76 41) 5 19 07

Dr. med. Hansdieter Ullmann

geb. am 20. Juni 1934 in Völklingen Saar. In Saarbrücken niedergelassener Internist (seit 1968). Gründer

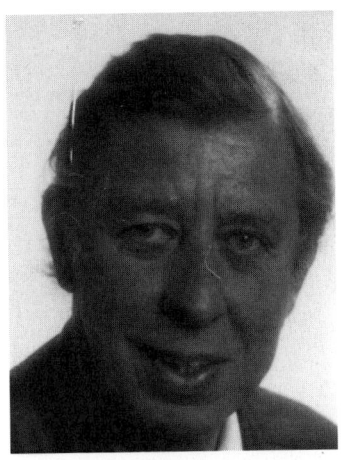

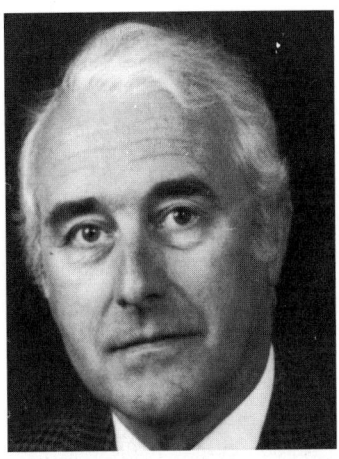

der Landesgruppe Saar im Berufsverband Deutscher Internisten (BDI)
und seither deren Vorsitzender
(1974). Vizepräsident des BDI (seit
1988). Seit 20 Jahren Mitglied der
Delegiertenversammlung der Ärzte
des Saarlandes. Mitglied im Beirat
der Saarl.-Pfälz. Internistengesell-
schaft. Tätig in diversen Ausschüssen von KV und Kammer. – Medizinstudium in Heidelberg und Paris mit
Abschluß in Heidelberg (1960). Internistische Facharztausbildung in
den Städtischen Krankenhausan-
stalten Winterberg, Prof. Gros, Dr.
Erbsen, Prof. Schüssler.
Anschrift:
Praxis: Bahnhofstraße 72,
6600 Saarbrücken;
Telefon: (06 81) 3 67 77 o. 3 30 27
Privat: Rotenbühler Weg 26,
6600 Saarbrücken 3

Dr. med. Karsten Vilmar

geb. am 24. April 1930 in Bremen.
Chirurg/Unfallchirurgie. Präsident

der Bundesärztekammer und des
Deutschen Ärztetages. Präsident
der Ärztekammer Bremen. – Abitur
(1950). Medizinstudium an der Ludwig-Maximilians-Universität München (1950–1955). Dort Staatsexamen und Promotion. Städtische
Krankenanstalten Bremen in diversen Kliniken (1955–1957). Chirurgische Klinik (1957–1961). Unfallchirurgische Klinik (1961). Oberarzt der
Unfallchirurgischen Klinik des Zentralkrankenhauses   St.-Jürgen-
Straße – Krankenhausbetrieb der
Freien Hansestadt Bremen (seit
1964). Mitglied der Delegiertenversammlung der Ärztekammer Bremen (seit 1968). Mitglied der Vertreterversammlung der Kassenärztlichen Vereinigung Bremen (seit
1972). Präsident der Ärztekammer
Bremen (seit 1976). Mitglied des
Bundesvorstandes des Marburger
Bundes – Verband der angestellten
und beamteten Ärzte Deutschlands
(seit 1970). 1. Vorsitzender des Marburger Bundes – Bundesverband

(1975–1979). Ehrenvorsitzender des
Marburger Bundes – Bundesverband (seit 1979). Vizepräsident der
Bundesärztekammer und des Deutschen Ärztetages (1975–1978). Präsident der Bundesärztekammer und
des Deutschen Ärztetages (seit
1978). Für die Amtsperiode
1986–1989 Präsident des Ständigen
Ausschusses der Ärzte der EG. Publikationen: Zahlreiche berufs-, ge-
sundheits- und sozialpolitische
Veröffentlichungen.

Anschrift:
Schubertstraße 58,
2800 Bremen 1;
Telefon: (04 21) 34 53 39
und
Bundesärztekammer
Herbert-Lewin-Straße 1,
Postfach 41 02 20
5000 Köln;
Telefon: (02 21) 40 04-2 36
und
Ärztekammer Bremen,
Schwachhauser Heerstraße 24,
Postfach 10 77 29
2800 Bremen 1;
Telefon: (04 21) 34 04-2 36
oder 34 04-2 30

Dr. Giuseppe Vita

geb. am 28. April 1935 in Sizilien
(Italien). Vorsitzender des Vorstandes der Schering AG. Mitglied des
Vorstandes der Medizinisch-Pharmazeutischen Studiengesellschaft
(MPS). – Abitur, anschließend Beginn eines Medizinstudiums in Ca-
tania und Rom (1953). Promotion
zum Dr. med. (1959). Staatsexamen
als Arzt (1960). Anerkennung als
Facharzt für Radiologie (1961). Assistent am Röntgeninstitut der Universität Mainz (1962). Eintritt bei

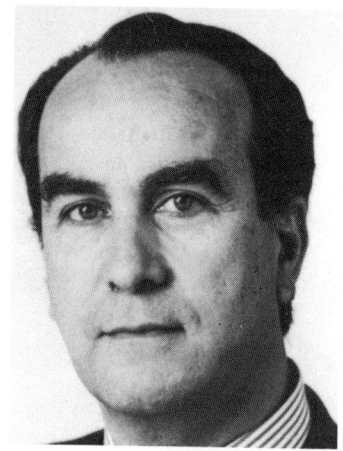

Schering als wissenschaftlicher
Mitarbeiter für Kontrastmittelfragen
in der Klinischen Forschung (1964).
Geschäftsführer der Schering SpA,
Mailand (1965). Ernennung zum
Stellvertretenden Vorstandsmitglied
(1987). Ernennung zum Ordentlichen Vorstandsmitglied (1988). Ernennung zum Vorstandsvorsitzenden (1989).

Anschrift:
Schering AG,
Müllerstraße 170–178,
1000 Berlin 65

Dr. Marita Völker-Albert

geb. am 15. September 1956 in Pa-
penburg/Ems. Pressereferentin im
Bundesministerium für Gesundheit.
– Studium der Oecotrophologie und
Biologie Uni Bonn (1975–1982).
Promotion am Institut für Agrarpoli-
tik und Agrarsoziologie der Uni
Bonn (1983–1987). Stipendium der
Konrad-Adenauer-Stiftung und der

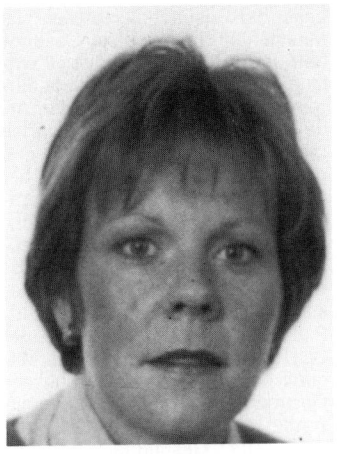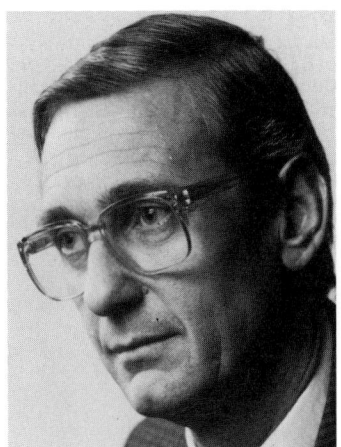

Internationalen Stiftung für Ernährungsforschung und Ernährungsaufklärung (ISFE). Produkt-Managerin i. d. Marketingabteilung der Firma Eden (1987–1990). PR-Managerin im Eckes-Konzern (1990–1991). Pers. Referentin von BM Gerda Hasselfeldt (Jan.–Mai 1992). Referentin in der Presse des Bundesgesundheitsministeriums (seit Mai 1992).

Anschrift:
Bundesministierum für
Gesundheit
Koblenzer Straße 112,
5300 Bonn 1;
Telefon: (0 2 28) 9 41 11 42

Dr. med. Klaus Voelker

geb. am 8. September 1935 in Kassel. Niedergelassener Internist. Vorsitzender der Kassenärztlichen Vereinigung Hamburg (seit 1984). Mitglied des Vorstandes der Kassenärztlichen Bundesvereinigung (seit 1985) sowie verschiedener Ausschüsse der KBV. Mitglied des Bundesausschusses Ärzte / Krankenkassen (seit 1985). Mitglied des Vorstandes des Zentralinstituts für die kassenärztliche Versorgung in der Bundesrepublik Deutschland e. V. (seit Nov. 1989). Mitglied des Vorstandes der Berufsgenossenschaft f. Gesundheitsdienst und Wohlfahrtspflege (seit 1986). – Studium der Medizin in Marburg. Examen (1959). Medizinassistent in Gießen, Osterholz-Scharmbeck, München, Approbation (1962). Assistentenzeit – Fachausbildung Innere – in Augsburg und München. Während dieser Zeit Mitglied des Landesvorstandes des Marburger Bundes Bayern (1965–1967). Praxis (Internist) Kassel (seit 1967– 1973). Praxis (Internist) Hamburg (seit 1973).

Anschrift:
Lupinenkamp 22,
2000 Hamburg 63;
Telefon: (0 40) 59 28 25

Prof. Dr. med.
Hans Rüdiger Vogel

geb. am 15. Mai 1935 in Worms/
Rhein. Ministerialdirigent a. D.
Hauptgeschäftsführer des Bundes-

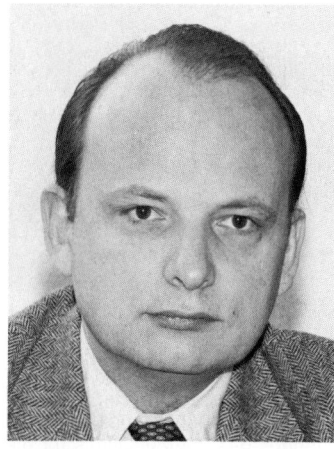

verbandes der Pharmazeutischen
Industrie e. V. Vorsitzender der Internationalen Gesellschaft für Gesundheitsökonomie e. V. – Abitur
(1954). Medizinstudium in Freiburg
und Mainz (1954–1960). Medizinalassistent in Mainz, Lübeck und
Überlingen (1963). Approbation
(1963). Wissenschaftlicher Assistent am Physiologischen Institut
der Universität Mainz (seit 1964).
Geschäftsführender Arzt der
Landesärztekammer Rheinland-
Pfalz, Mitglied des Landesgesundheitsrates und Mitglied verschiedener Ausschüsse der Bundesärztekammer (seit 1967). Habilitation in
Mainz; Ernennung zum Professor
am Staatlichen Hochschulinstitut
für Leibeserziehung und Leiter der
Sportphysiologischen Abteilung.

Leiter der Gesundheitsabteilung im
Ministerium für Soziales, Gesundheit und Sport des Landes Rheinland-Pfalz (1968). Ministerialdirigent (1971). Beauftragter der Arbeitsgemeinschaft der Leitenden
Medizinalbeamten der Länder und
geschäftsführender Beamter der
Gesundheitsminister (1975). Hauptgeschäftsführer der Medizinisch-
Pharmazeutischen Studiengesellschaft e. V. Gründer und Vorstandsmitglied der „Landeszentrale für Gesundheitserziehung e. V. Rheinland-
Pfalz" (1976–1980). Mitglied der
CDU (seit 1970). Langjähriges Mitglied des Bundesfachausschusses
Gesundheitspolitik der CDU. Vorsitzender der Internationalen Gesellschaft für Gesundheitsökonomie
e. V. Mit dem Boehringer-Ingelheim-
Preis der Medizinischen Fakultät
der Universität Mainz für die beste
medizinische Habilitationsschrift
des Jahres 1968 ausgezeichnet
(März 1969). Verleihung der Ernst-
von-Bergmann-Plakette (1971).
Leibniz-Medaille der Akademie der
Wissenschaften und der Literatur,
Mainz (1983). Samuael Thomas von
Soemmering-Medaille für besondere Verdienste um die Gesundheit der
Bevölkerung in Rheinland-Pfalz
(1984). Bundesverdienstkreuz am
Bande. Publikationen: Zahlreiche
Handbuch- und Lehrbuchbeiträge
sowie Originalbeiträge auf den Gebieten der Präventivmedizin, Epide-
miologie, Pharmakotherapie und
Gesundheitsökonomie.

Anschrift:
Weidmannstraße 17,
6500 Mainz;
Telefon: (0 61 31) 8 21 81
und BPI,
Karlstraße 21,
6000 Frankfurt/M.;
Telefon: (0 69) 25 56-12 02

Dr. phil. Michael Vogt M. A.

geb. am 16. Dezember 1953 in Kassel. Geschäftsführer Kommunikation beim Bundesverband der Phar-

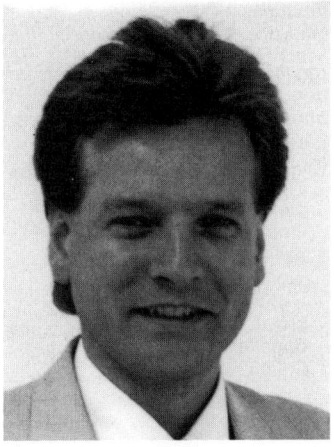

mazeutischen Industrie. – Studium der Politikwissenschaft, Germanistik und Geschichte. 5 Jahre als Autor und Regisseur von TV-Dokumentarfilmen für den BR und den WDR tätig, danach mehrere Jahre Leiter von Industriepressestellen und deren Öffentlichkeitsarbeit. Mitglied der Geschäftsführung des Bundesverbandes der Pharmazeutischen Industrie e. V. in Frankfurt/Main und dort Leiter des Geschäftsbereiches Kommunikation (seit 1989).

Anschrift:
c/o Bundesverband
der Pharmazeutischen Industrie
Karlstraße 21,
6000 Frankfurt/M.

Hans-Werner Volkmann Betriebswirt (BWA)

geb. am 17. Dezember 1944 in Gütersloh. Geschäftsführer im Hartmannbund, Verband der Ärzte

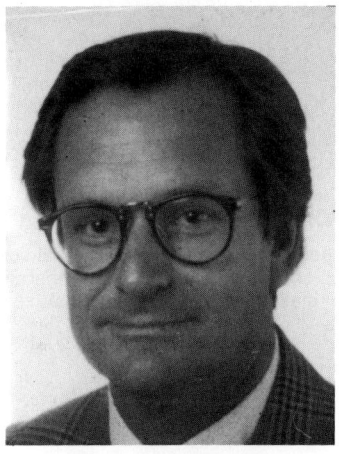

Deutschlands e. V. Geschäftsführer der Wirtschafts- und Verlags GmbH des Verbandes. Freier Mitarbeiter bei der Zeitung „Der Deutsche Arzt", im Wissenschaftlichen Institut der Ärzte Deutschlands, in der Friedrich-Thieding-Stiftung des Hartmann und in der Hartmannbund-Stiftung „Ärzte helfen Ärzten". Präsidiumsmitglied im „Wirtschaftspolitischen Club Bonn e. V." – Nach einer kaufmännischen Ausbildung Studien an der Wirtschafts- und Verwaltungsakademie Bonn, der Kölner Steuerfachschule und der Betriebswirtschaftsakademie Wiesbaden. Mehrjährige Tätigkeit als Abteilungsleiter im Verlag des Hauptverbandes der landwirtschaftlichen Buchstellen und Sachverständigen e. V. Bonn. Leiter der Finanzabteilung (1971) und Geschäftsführer im Hartmannbund (seit 1976).

Anschrift:
Privat:
Birzentalstraße 16,
5300 Bonn 2;
Telefon: (02 28) 33 28 73
Dienstlich:
c/o Hartmannbund
Godesberger Allee 54,
5300 Bonn 2;
Telefon: (02 28) 81 04-1 23

Dr. med. Joachim Volkmann

geb. am 30. Mai 1938 in Großwalditz (Schlesien). Chefarzt der Inneren Abteilung des Kreiskrankenhauses Bautzen unter Leitung von Prof. Haring. Oberarzt der Inneren Abteilung des Kreiskrankenhauses Bautzen (1970). Chefarzt der Inneren Abteilung des Kreiskrankenhauses Waren (Müritz) (seit 1974). Leitender Chefarzt des Krankenhauses Waren (Müritz) (seit 19990). Vorsitzender der Landesgruppe Mecklenburg-Vorpommern des Berufsverbandes Deutscher Internisten e. V. (seit 1990).

Anschrift:
dienstlich:
Innere Abteilung
Kreiskrankenhaus Waren
Weinbergstraße 19,
O-2060 Waren (Müritz)
privat:
Specker Straße 61,
O-2060 Waren (Müritz)

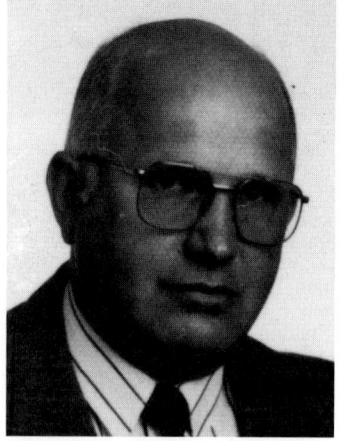

Waren (Müritz). Vorsitzender der Landesgruppe Mecklenburg-Vorpommern des Berufsverbandes Deutscher Internisten e. V. – Nach Studium in Berlin und Dresden Medizinisches Examen. Weiterbildung zum Internisten an der Inneren Ab-

Rainer Vollmer

geb. am 1. Oktober 1940 in Lüdenscheid. Freiberuflicher Fachjournalist in Bonn für Sozial- und Gesundheitspolitik und Versicherungen. Inhaber des Redaktionsbüros Vollmer. Bonner Korrespondent für „Ärzte Zeitung", „Arzneimittel Zeitung" und „Pharmazeutische Zeitung". Herausgeber und Chefredakteur des Hintergrund-Informationsdienstes „der gelbe dienst". Dozent für Sozialpolitik, Presse und Public Relations. – Realschulabschluß, Schriftsetzer-Lehre und Zeitungs-Volontariat. Redakteur bei verschiedenen Tageszeitungen. Ressortleiter Nachrichten und stellv. Ressortchef Politik bei Recklinghäuser Zeitung (bis 1972). Leiter des Referates Öffentlichkeitsarbeit im Bundesverband der Innungskrankenkassen

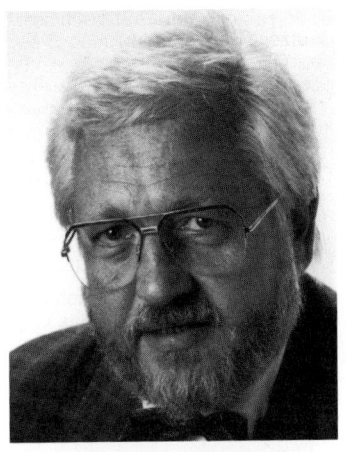
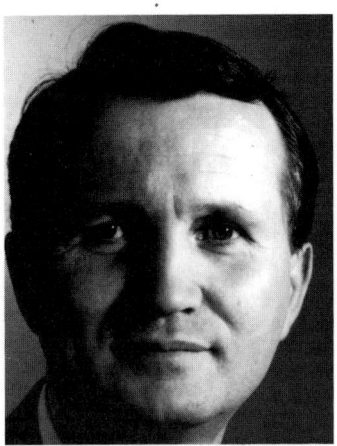
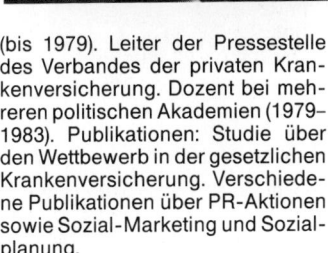

(bis 1979). Leiter der Pressestelle des Verbandes der privaten Krankenversicherung. Dozent bei mehreren politischen Akademien (1979–1983). Publikationen: Studie über den Wettbewerb in der gesetzlichen Krankenversicherung. Verschiedene Publikationen über PR-Aktionen sowie Sozial-Marketing und Sozialplanung.

Anschrift:
Büro Bonn:
Rheinweg 31,
5300 Bonn 1;
Telefon: (02 28) 23 90 48 / 49

Dr. jur.
Ulrich Vorderwülbecke

geb. am 5. Oktober 1949 in Wimbern/Ruhr. Geschäftsführer Wirtschafts-, Gesundheits- und Sozialpolitik des Bundesverbandes der Pharmazeutischen Industrie e. V. – Abitur (1968). Apothekerpraktikum mit pharmazeutischer Vorprüfung (1968–1970). Studium der Rechts- und Wirtschaftswissenschaften in Münster und Freiburg (1970–1974). Erste juristische Staatsprüfung (1974). Juristischer Vorbereitungsdienst (1974–1976). Zweite juristische Staatsprüfung (1976). Tätigkeit an der Universität Freiburg (1974–1978). Promotion und Eintritt in den BPI als Referent (1978). Abteilungsleiter (1983). Geschäftsführer (1989).

Anschrift:
Hopfengarten 26,
6234 Hattersheim 2;
BPI
Karlstraße 21
6000 Frankfurt/M. 1

Staatssekretär
Baldur Wagner

geb. am 24. Januar 1939 in Marienbad (CSFR). Staatssekretär im Bundesministerium für Gesundheit. –

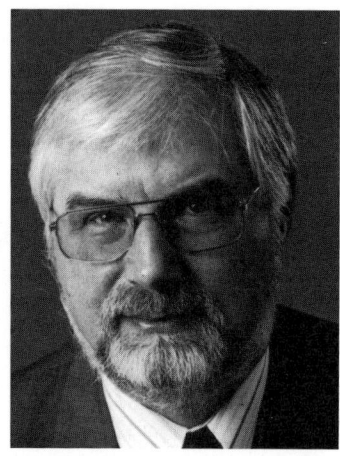

Staatssekretär im Bundesministerium für Gesundheit (seit Febr. 1991).
Anschrift:
Koblenzer Straße 112,
5300 Bonn 2;
Telefon: (02 28) 9 41-10 30

Dr. med. Klaus Wagner

geb. am 7. Juli 1935 in Petershagen bei Kolberg. Vorsitzender des Landesverbandes   Hartmannbund

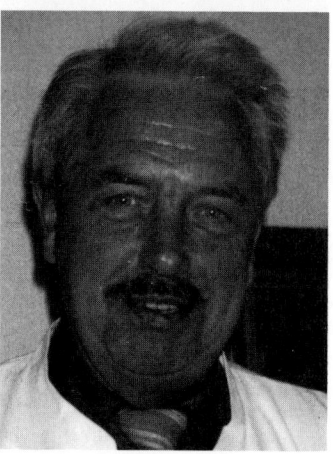

Abitur in Weiden/Oberpfalz (1959). Wehrdienstzeit: Olt (Fallschirmjäger) (1959-1961). Studium der Volkswirtschaft an der Universität in Saarbrücken (1961-1966). Wissenschaftlicher Mitarbeiter bei Prof. Dr. E. Liefmann-Keil, Saarbrücken (1966/1967). Referent in der Planungsgruppe des Bundesministeriums für Arbeit und Sozialordnung (1967-1969). Planungs- und Grundsatzreferent im Ministerbüro des Ministeriums für Soziales, Gesundheit und Sport von Rheinland-Pfalz (1969-1972). Referent im Planungsstab der CDU/CSU-Bundestagsfraktion (1972/1973). Mitglied der Planungsgruppe für Gesellschaftspolitik im Ministerium für Soziales, Gesundheit und Sport von Rheinland-Pfalz (1973-1977). Leiter der Abteilung für Wirtschafts- und Sozialpolitik in der CDU-Bundesgeschäftsstelle (1977-1984). Gruppenleiter im Bundeskanzleramt (1985-1987). Abteilungsleiter im Bundeskanzleramt (1987-1991).

Hamburg und Pressereferent (seit 1981). Vorstandsmitglied der Kassenärztlichen Vereinigung Hamburg (seit 1977). Mitglied des onkologischen Arbeitskreises der Kassenärztlichen Vereinigung Hamburg. Genossenschaftsvertreter der Deutschen Ärzte- und Apothekerbank (seit 1974). Mitglied verschiedener Ausschüsse der Ärztekammer und KV. Mitglied des Arbeitskreises der EG: „Europäische Allge-

meinärzte gegen den Krebs" und 2
weiterer EG-Ausschüsse. Abitur
(1956). Beginn des Medizinstudiums in Hamburg, später Freie Universität Berlin. Dort Staatsexamen
und Promotion (1962). Freiwilliger
Einsatz auf dem Hospitalschiff „Hel-
goland" in Vietnam als verantwortlicher, Leitender Arzt der Inneren Abteilung und des Labors. Kurze Residency in Milwaukee/USA. Als Allgemeinarzt niedergelassen (seit
1968). Verdienstorden 2. Klasse (zi-
vile Verdienste) der Republik Vietnam (1967). Bundesverdienstkreuz
am Bande der Bundesrepublik
Deutschland (1986). Publikationen:
Verfasser einzelner Artikel über
Vietnam in „Die Zeit" (1969) und „Die
Welt". Verfasser des Taschenbuches „Kleiner medizinischer Ratgeber" (1973), des Buches „Vietnam in
jenen Tagen" (1992), zahlreicher
berufspolitisch orientierter Artikel
im „Hamburger Ärzteblatt" und an-
derswo.
Anschrift:
privat Wolffsonstieg 3,
2000 Hamburg 60;
Praxis:
(0 40) 2 29 03 49 oder 2 29 72 07
Fax: (0 40) 2 20 41 25

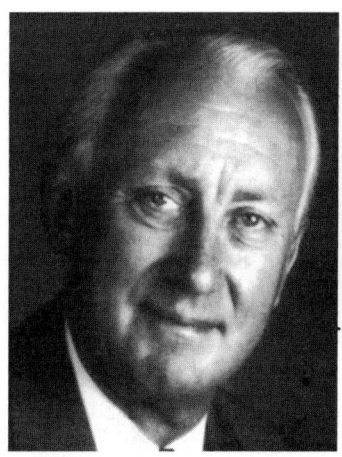

rungsdirektor. Wahl in die Geschäftsführung der Barmer Ersatzkasse (1. Dez. 1969). Vorsitzender
der Geschäftsführung (seit 1988).
Anschrift:
privat:
Richard-Strauß-Allee 14,
5600 Wuppertal 2;
dienstlich:
Barmer Ersatzkasse,
Hauptverwaltung,
Untere Lichtenplatzer Straße 100–102,
5600 Wuppertal;
Telefon: (02 02) 5 68 14 06

Norbert Wagner

geb. am 9. August 1931 in Demmin/
Pommern. Vorsitzender der Geschäftsführung der Barmer Ersatzkasse; Vorstandsmitglied des Verbandes der Angestellten-Krankenkassen e. V., Siegburg. – Studium
der Rechtswissenschaften in Berlin
und Münster/Westf. Nach der 2.
juristischen Staatsprüfung Mitarbeiter im Bundesversicherungsamt
(1957–1969). Zuletzt als Regie-

Dr. med. Helmut Walther

geb. am 27. Februar 1914 in Mainz.
Niedergelassener Arzt für Allgemeinmedizin auf dem Lande (Juni
1945 – Ende 1985). Bundesvorsitzender des Deutschen Kassenarzt-
verbandes e. V. (seit 1959). Geschäftsführer der Gesellschaft für
ärztliche Pressearbeit und Fortbildung. Leiter des Kongreßdienstes

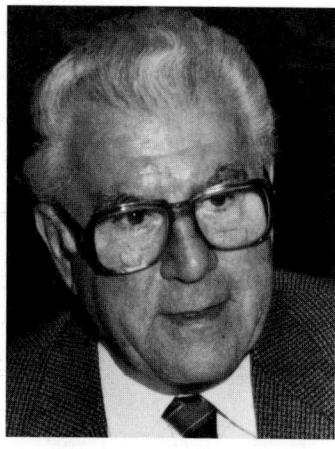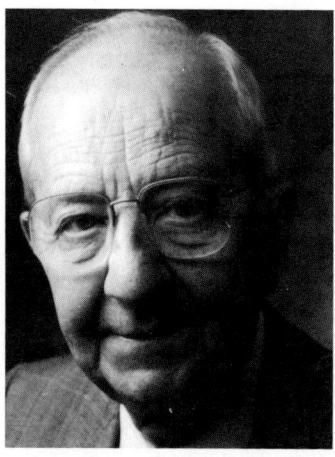

Deutscher Kassenarztverband.
Bundesverdienstkreuz 1. Klasse.
DRK-Ehrenzeichen u. a. Zahlreiche
berufspolitische Aufrufe und Artikel.
 Anschrift:
 privat:
 Mainzer Straße 112,
 6087 Büttelborn 1;
 Telefon: (0 61 52) 5 45 00
 dienstlich:
 Deutscher
 Kassenarztverband e. V.
 Darmstädter Straße 29,
 6080 Groß-Gerau

Dr. jur utr.
Georg Wannagat

geb. am 26. Juni 1916 in Brzeziny/
Polen. Honorarprofessor für Sozialrecht an den Universitäten Tübingen und Frankfurt/M. Hauptamtl.
Tätigkeiten: Präsident des Bundessozialgerichts, Präsident des Hessischen Landessozialgerichts. Senatspräsident am Bad.-Württ. Landessozialgericht, Referent im Bad.-
Württ. Arbeitsministerium, Kammervorsitzender am Oberversicherungsamt Stuttgart, Rechtsanwalt in
Bayreuth, Referent bei der Stadtverwaltung Bayreuth. Nebenamtl. Tätigkeiten: Ehrenvorsitzender des
Deutschen Sozialrechtsverbandes.
Wissenschaftliches Mitglied des
Sozialbeirats (1979–1991). Ehrenvorsitzender des Kuratoriums des
Max-Planck-Instituts für ausländisches u. internationales Sozialrecht. Ehrenmitglied der Juristischen Gesellschaft zu Kassel. Vorsitzender der beim BMA gebildeten
Beratergruppe zur Neuordnung der
Krankenhausfinanzierung (1983).
Vorsitzender des Kuratoriums der
Ev. Akademie Hofgeismar (1976–
1988). Landessynodaler. – Abitur am
Humanistischen Gymnasium in
Lodz (1934). Magister juris der Universität Warschau (1938). Assessor-
prüfung in Berlin (1943). Promotion
zum Dr. jur. in Erlangen (1948). Refe-

rent bei der Stadtverwaltung Bayreuth (1945–1947). Rechtsanwalt in Bayreuth (1948–1952). Kammervorsitzender am Württembergischen Oberversicherungsamt (1952/1953). Referent im Arbeitsministerium in Stuttgart (1953–1957). Senatspräsident am Landessozialgericht Baden-Württemberg (1957–1962). Präsident des Hessischen Landessozialgerichts (1962–1969). Honorarprofessor an der Universität Tübingen (1965). An der Universität Frankfurt/M. (1967). Präsident des Bundessozialgerichts (1969–1984). Großes Verdienstkreuz mit Stern und Schulterband des Verdienstordens der Bundesrepublik Deutschland. Das Große Goldene Ehrenzeichen mit dem Stern der Republik Österreich. Goldene Ehrennadel des VDK Deutschland. Sonderstufe des Reichsbund-Ehrenschildes. Goldene Ehrenmedaille des Bundes der Kriegsblinden Deutschlands, Wappenring der Stadt Kassel. Publikationen: Verfasser des „Lehrbuch des Sozialversicherungsrechts", der Schrift „Das vernachlässigte Sozialrecht in der juristischen Ausbildung" und Herausgeber und Mitverfasser des Buches „Kassel als Stadt der Juristen/Juristinnen und der Gerichte in ihrer tausendjährigen Geschichte". Diverse wissenschaftliche Veröffentlichungen. Herausgeber des „Gesamtkommentar zum Sozialgesetzbuch" u. des Jahrbuchs „Sozialrecht der Gegenwart" (14 Bände). Mitherausgeber u. Schriftleiter der Fachzeitschrift „Die Sozialgerichtsbarkeit".

Anschrift:
Firnsbachstraße 12,
3500 kassel-Wilhelmshöhe;
Telefon: (05 61) 3 78 83

Dr. med.
Gerd-Rüdiger Wasmuth

geb. am 5. Oktober 1944 in Kirchen/Sieg. Arzt für Allgemeinmedizin, Gemeinschaftspraxis mit Ehefrau.

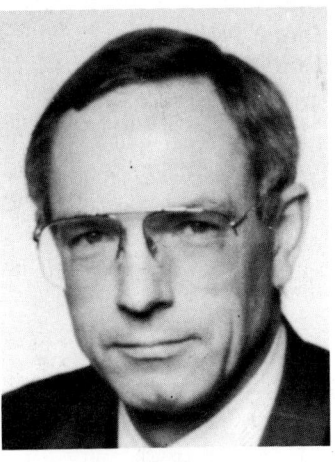

1. Vorsitzender des Berufsverbandes der praktischen Ärzte und Ärztinnen für Allgemeinmedizin (BPA) LV Nordrhein (seit 1992). Mitglied des Hauptvorstandes der Kassenärztlichen Vereinigung Nordrhein (seit 1989). Mitglied des Verwaltungsrates der KV No. Bezirksstelle Köln (seit 1989). Mitglied in Kammer- und KV-Kreisstelle des Kreises Euskirchen (seit 1985). – Medizinisches Staatsexamen (20. Juli 1973). Approbation (2. Sept. 1974). Promotion (9. März 1978). Anerkennung als Arzt für Allgemeinmedizin (22. Sept. 1978). Niederlassung in eigener Praxis (2. April 1979).

Anschrift dienstlich:
Kölnstr. 33,
5352 Zülpich
Telefon: (0 22 52) 65 44
Fax: (0 22 52) 8 12 08

privat:
Merowingerstr. 4
5352 Zülpich;
Telefon: (0 22 52) 65 44

Dieter Weber
Betriebswirt

geb. am 10. März 1948 in Remscheid. Stellv. Geschäftsführer des Deutschen Ärzte-Verlages. –

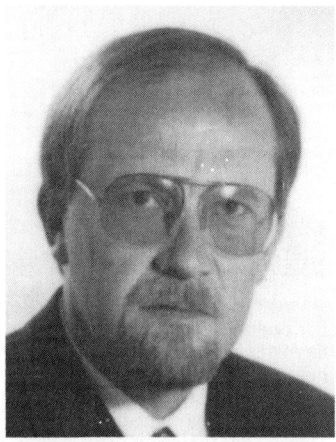

Kaufm. Lehre/Kaufmannsgehilfenprüfung. Studium der Betriebswirtschaft an der Fachhochschule Köln mit Abschluß Dipl.-Betriebswirt. Wehrdienst. Tätigkeit im Marketing in der pharmazeutischen Industrie. Beim Deutschen Ärzte-Verlag, Köln (seit 1973). Zunächst Leiter der Abteilung Markt- und Media-Service. Leiter der Abteilung Controlling (seit 1980). Ernennung zum stellv. Geschäftsführer mit Verantwortung für alle Verkaufsbereiche des Verlages (Sept. 1986). Vorstandsmitglied des Vereins der Zeitschriftenverlage in Nordrhein-Westfalen e. V. Vorstandsmitglied der Fachgruppe Fachzeitschriften im Verband Deutscher Zeitschriftenverleger e. V. sowie Delegierter des Verbandes Deutscher Zeitschriftenverleger e. V.
Anschrift:
dienstlich:
c/o Deutscher Ärzte-Verlag GmbH
Dieselstraße 2,
5000 Köln 40;
Telefon: (0 22 34) 70 11-2 15
privat:
Im Bruchfeldchen 10,
5010 Bergheim-Glessen;
Telefon: (0 22 38) 4 19 26

Dr. med. vet.
Bernd Wegener

geb. am 27. November 1947 in Dinslaken. Geschäftsführer der Marion Merrell Dow GmbH Rüsselsheim

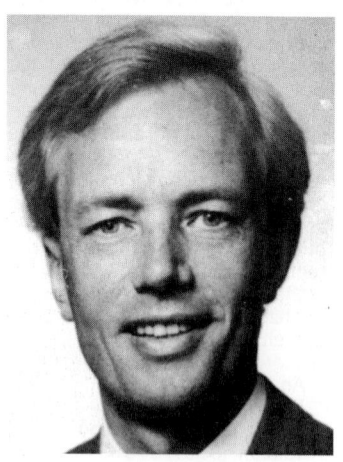

und der Henning Berlin GmbH Berlin. Vorsitzender des Landesverbandes Hessen im Bundesverband der Pharmazeutischen Industrie (BPI). Mitglied des Gesamtvorstandes des Bundesverbandes der Pharmazeutischen Industrie. – Boehringer Ingelheim KG (1974–1981). Zuletzt Außendienstleiter Deutschland. Vertriebsleiter Deutschland Degussa Pharma-Gruppe (1981–1984). Geschäftsführer Marion Merrell Dow GmbH (seit 1984). Geschäftsführer Henning Berlin GmbH (seit 1992).

Anschrift:
c/o Marion Merrell Dow GmbH,
Postfach 16 39,
Eisenstraße 40,
6090 Rüsselsheim;
Telefon: (0 61 42) 6 91-0

Ernst-Heinrich Wehle

geb. am 5. April 1935 in Dresden. Apotheker. Präsident der Apothekerkammer Schleswig-Holstein.

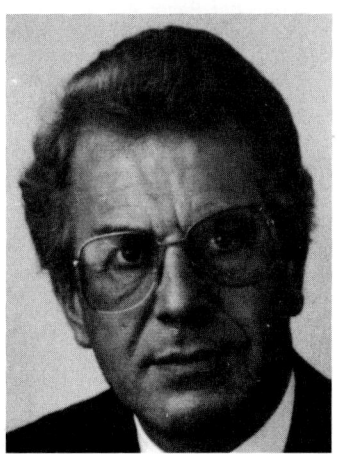

Vorstand Deutsches Arzneiprüfungs-Institut. Mitglied erweiterter Vorstand ABDA. – Studium der Pharmazie in Marburg. Approbation (1961). Inhaber der St. Stephanus-Apotheke, 2000 Schenefeld.
Anschrift:
St. Stephanus-Apotheke
Hauptstraße 33–35,
2000 Schenefeld;
Telefon: (0 40) 8 30 04 04

Dr. med. Wolfgang Weidig

geb. am 5. April 1939 in Straßfurt. Facharzt für Radiologie. Chefarzt der Radiologischen Abteilung des

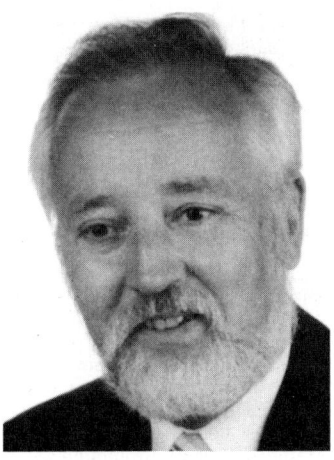

Kreiskrankenhauses Güstrow. Mitglied der Fachkommission Radiologie im Weiterbildungsausschuß der Ärztekammer Mecklenburg-Vorpommern. Vorsitzender des Hartmannbund-Landesverbandes Mecklenburg-Vorpommrn. – Studium der Humanmedizin an der Universität

Jena (1959–1961) und an der Medizinischen Akademie Erfurt (bis 1965). Facharztweiterbildung an der Zentralklinik für Herz- u. Lungenkrankheiten Bad Berka und der Medizinischen Akademie Erfurt (1965–1970). 1. Oberarzt in der Zentralen Röntgenabt. der Zentralklinik Bad Berka (1971–1977). Chefarzt der Radiologischen Abteilung des Kreiskrankenhauses Güstrow (seit 1. Aug. 1977). Pneumopathia osteoplastica nodosa. Der solitäre Lungenrundherd.

Anschrift:
privat:
Haus 38 a,
O-2601 Mühl Rosin;
Telefon: (0 38 43) 6 13 35
dienstlich:
Kreiskrankenhaus Güstrow
Radiologische Abt.
Plauer Straße 81,
O-2600 Güstrow;
Telefon: (0 38 43) 5 83 90

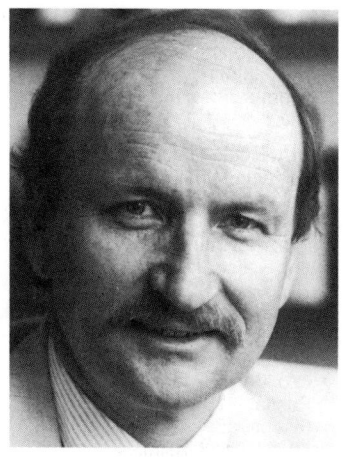

Prof. Dr. med. Thomas R. Weihrauch

geb. am 23. November 1942 in München. Leiter des Fachbereiches Medizin und Entwicklung im Pharma-Forschungszentrum der Bayer AG in Wuppertal. Vorstandsmitglied der Medizinisch-Pharmazeutischen Studiengesellschaft (MPS). Sprecher des Vorstands der Paul-Martini-Stiftung. – Promotion an der Universität München (1970). Klinikausbildung in Phoenix/USA (1970–1971). I. Med. Klinik u. Poliklinik Universität Mainz (1971–1981). Habiliation (Innere Medizin) und Ernennung zum Professor, Mainz (1979). Berufung als Professor auf Lebenszeit (Innere Medizin mit Schwerpunkt Gastroenterologie), Klinikum Steglitz, Freie Universität Berlin (1981). Eintritt in die Pharma-Forschung der Bayer AG (1982). Leiter der Hauptabteilung Klin. Pathophysiologie und Klinische Forschung I im Pharma-Forschungszentrum der Bayer AG, Wuppertal (1982). Leiter des Fachbereiches Medizin und Entwicklung (seit 1985). Gleichzeitig Ressortleiter Medizin und Mitglied der Geschäftsleitung des Geschäftsbereiches Selbstmedikation (1984–1987). Ernennung zum Direktor der Bayer AG (1986). Mitglied der Geschäftsleitung des Geschäftsbereiches Pharma (seit 1991). – Autor zahlreicher klinischer und klinisch-pharmakologischer Publikationen, Mitglied in bedeutenden wissenschaftlichen Gesellschaften. Alleinherausgeber des Standardwerkes „Internistische Therapie" (seit 1990).

Anschrift:
Dellestraße 52,
4000 Düsseldorf 12;

dienstlich:
Fachbereich Medizin und
Entwicklung
Pharma-Forschungszentrum der
Bayer AG
Aprather Weg,
5600 Wuppertal 1;
Telefon: (02 02) 36 85 14

Prof. Dr. med.
Ernst-Eberhard Weinhold

geb. am 26. Mai 1920 in Breslau.
Niedergelassener Landarzt. Ehrenvorsitzender des Hartmannbundes

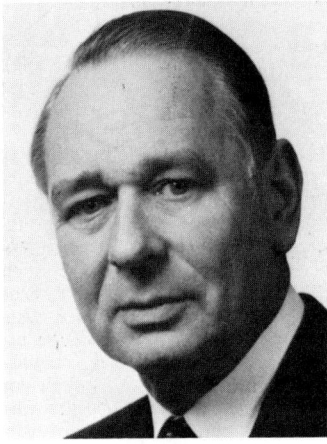

in Niedersachsen, Ehrenvorsitzender der KVN. Mitgied des Sachverständigenrates für die konzertierte
Aktion im Gesundheitswesen. Mitglied des Beirates des Hartmannbundes. – Schüler des Gymnasiums
zu St. Maria Magdalena in Breslau.
Medizinstudium in München und
Breslau. Dort Staatsexamen (1944).
Promotion in Hamburg (1946). Wei-

terbildung in Frauenheilkunde, Innerer Medizin, Chirurgie. Niederlassung als Landarzt in Spieka/Krs.
Wesermünde – jetzt Nordholz/
Landkreis Cuxhaven (1956). Wahl
zum Kreisobmann des Marburger
Bundes (1948). Mitglied des Hartmannbundes (seit 1950). Delegierter für Niedersachsen der Hauptversammlung (1955–1967). 2. Vorsitzender des Landesverbandes Niedersachsen im Hartmannbund
(1956–1967). 1. Vorsitzender dieses
Landesverbandes (1967–1977). Mitglied des Gesamtvorstandes. Mitglied des Geschäftsführenden Vorstandes des Hartmannbundes,
stellvertretender Vorsitzender des
Hartmannbundes auf Bundesebene
(1968–1973). Schriftleiter der Zeitschrift „Der Hartmannbund in Niedersachsen und Bremen" (1965-
1970). Vorstandsmitglied der Ärztekammer (1952). Bezirk Stade. Vorsitzender (1974–1989). Vorstandsmitglied des KVN-Bezirks Stade
(1957). 1. Vorsitzender (1977–1988).
Vorsitzender der Vertreterversammlung der Kassenärztlichen
Vereinigung Niedersachsen und
Mitglied des Vorstandes der Ärztekammer (1973–1977). 1. Vorsitzender des Vorstandes der Kassenärztlichen Vereinigung Niedersachsen
und Mitglied des Vorstandes der
Kassenärztlichen Bundesvereinigung (1977–1989). Mitglied des Präsidiums des Deutschen Ärztetages
(1968–1088). Delegierter des Deutschen Ärztetages (seit 1973). Verleihung der Hartmann-Thieding-Plakette (1974). Bundesverdienstkreuz
am Bande (1975). Verdienstkreuz 1.
Klasse (1980). Ehrenzeichen des
Karlsruher Bundes (1987). Großes
Bundesverdienstkreuz (1989). Pa-
racelsius-Medaille der Deutschen
Ärzteschaft (1989). Mitautor der

„Thesen für ein gesundheitspoliti-
sches Programm der Ärzteschaft für
die Bundesrepublik Deutschland"
(1970–1974) und des „Blauen Pa-
piers" (1974). Zahlreiche Veröffentlichungen zur Gesundheits- und
Sozialpolitik. Honorarprofessor an
der Medizinischen Hochschule
Hannover. Lehrtätigkeit in Rechts-
und Standeskunde sowie Allgemeinmedizin.
Anschrift:
Dorfstraße 140,
2859 Nordholz;
Telefon: (0 47 41) 13 40

Hannover. KV-Arbeit in Bezirksstelle Hannover. Vorstandsmitglied in
der Kassenärztlichen Vereinigung
Niedersachsen. Mitglied der Vertreterversammlung der KBV (seit
1984). BDI-Präsident (seit 1988).
Anschrift:
Schöne Aussicht 5,
6200 Wiesbaden;
Telefon: (06 11) 52 50 18

Dr. med. Gerlinde Weise

geb. am 13. November 1942 in Gr.
Ottersleben. Fachärztin Allgemeinmedizin – Psychotherapie. Grün-

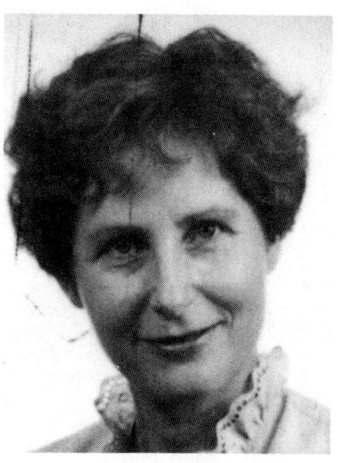

Dr. med. Harthmut Weinholz

geb. am 27. Mai 1936 in Gera/
Thüringen. Facharzt für innere Medizin – Praxis. Präsident des Be-

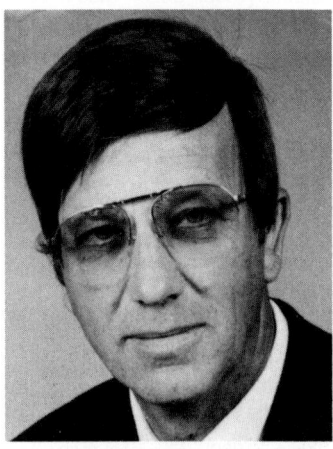

rufsverbandes Deutscher Interni-
sten (BDI). Studium Würzburg, Wien,
Kiel. Facharzt – Weiterbildung in
München. Eigene Praxis in Seelze/

dungsmitglied der ÄK Sachsen-
Anh. Vizepräsidentin der Ärztekammer Sachsen-Anhalt. Vorsitzende
des Finanzausschusses der Ärztekammer. Mitglied d. Aussch. Psychiatrie, Psychotherapie, Psychosomatik d. ÄK. Mitglied d. Weiter-
bild.kreises f. Psychotherapie, Psychosomatik u. Tiefenpsychologie in

Sachsen-Anhalt. Stellv. d. Vorsitz. des Ausschusses „Ärztinnen" bei der BÄK. Vorsitzende d. Ausschusses „Ärztinnen" der Ärztekammer Sachsen-Anh. Mitglied d. Aufsichtsrates des Ärztlichen Versorgungswerkes Sachsen-Anhalt. – Abitur, danach Ausbildung zur Hebamme (1961). Medizinstudium an der Medizinischen Akad. Magdeburg (1965–1971). Facharzt für Allgemeinmedizin (1971–1976). Beschäftigung und Besuch von Lehrgängen ü. Psychotherapie (seit 1975). Allg. med. Sprechstunde; i. Abendstunden psychotherap. Sprechstunde (1976–1979). Leiter d. Psychotherapieabt. der Polikl. Mitte Magdeburg (1979). Niedergelassen i. Praxisgemeinsch. mit Nervenärztin (seit 1. Apr. 1992).

Anschrift:
Emilien-Privatweg 5,
O-3060 Magdeburg;
Telefon: (03 91) 3 60 11

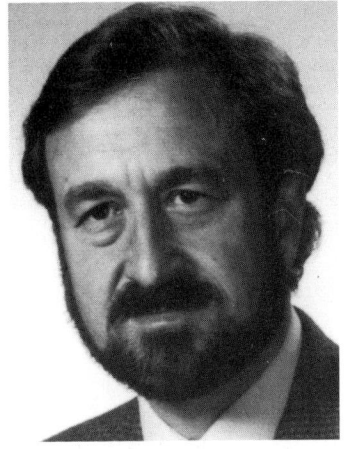

Anschrift:
Am Leymberg 54,
5400 Koblenz;
Telefon: (02 61) 5 12 02
Fax: (02 61) 1 62 46

Dr. med. Josef Weismüller

geb. am 24. Juli 1948 in Oberrod / Westerwald. Internist – Gastroenterologe. Vorsitzender Landesgruppe Koblenz Berufsverband Deutscher Internisten. – Medizinstudium Uni Gießen. Ärztliche und fachärztliche Ausbildung Limburg und Koblenz. Oberarzt Städt. Krankenhaus Koblenz (seit 1982). Niedergelassen in Koblenz-Innenstadt in gastroenterolog. Gemeinschaftspraxis (seit 1986). Zahlreiche wissenschaftliche Publikationen und Vorträge, u. a. über Tumoren der Verdauungsorgane, Magenlymphom, chron. Darmentzündung.

Dr. med. Eckhard Weisner

geb. am 16. Juni 1937 in Kiel. Niedergelassener Allgemeinarzt in Preetz in Holstein (seit 1968). In Gemeinschaftspraxis (seit 1977). Vorsitzender der Kassenärztlichen Vereinigung Schleswig-Holstein (seit 1989). Mitglied des Vorstandes der Kassenärztlichen Bundesvereinigung (seit 1989). Mitglied des Bundesausschusses der Ärzte und Krankenkassen. – Nach dem Abitur auf dem Internats-Gymnasium Schloß Plön (1956). Studium der Medizin in Hamburg, Tübingen und Kiel. Examen in Kiel (1961). Medizinalassistententätigkeit in Kiel und

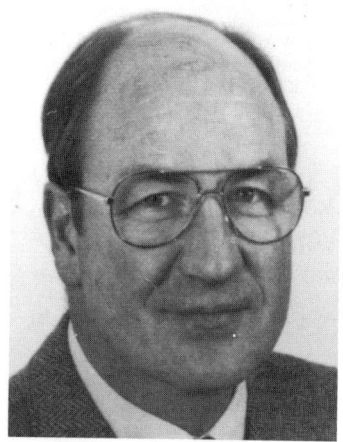

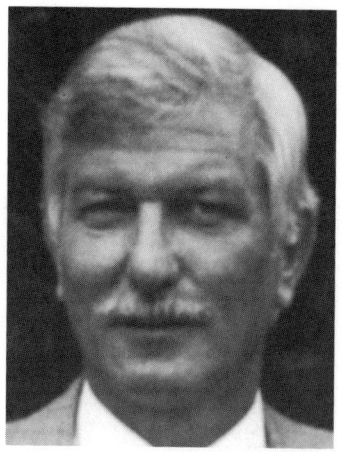

Neumünster. Assistententätigkeit in Kiel, Lübeck und Preetz.

Anschrift:
privat: Justus-von-Liebig-Straße 6,
2308 Preetz;
Telefon: (0 43 42) 8 38 39
dienstlich:
Kassenärztliche Vereinigung
Schleswig-Holstein
Bismarckallee 1–3,
2360 Bad Segeberg;
Telefon: (0 45 51) 8 90

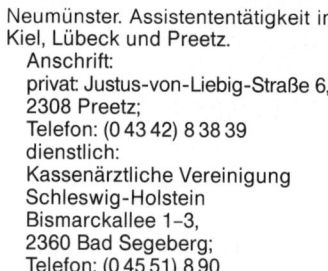

Friedrich Georg Wendl

geb. am 13. Dezember 1943 in Bonn. Stellv. Chefredakteur des „Hartmannbund-Magazins"; Vorsitzender des Betriebsrates im Hartmannbund – Verband der Ärzte Deutschlands e. V. – Nach dem Abitur am Aloisiuskolleg in Bonn-Bad Godesberg Studium der Germanistik und Geschichte an der Universität Bonn. Während des Studiums journalistische Ausbildung und freie Mitarbeit an Bonner Tageszeitungen. Verantwortlicher Redakteur für das Wochenblatt „Blickpunkt" (1970–1973). Leiter der Lokalredaktion Bad Godesberg der „Bonner Rundschau" (1973–1981). Verantwortlicher Redakteur für das Anzeigenblatt „Godesberger Schaufenster" und zahlreiche Verlagsbeilagen. Redakteur (seit Okt. 1981). Stellv. Chefredakteur (seit Juli 1982) der Hartmannbund-Zeitschrift „Der Deutsche Arzt", aus der das seit Jan. 1993 erscheinende „Hartmannbund-Magazin" hervorgegangen ist. Vorsitzender des Hartmannbund-Betriebsrates (seit 1987).

Anschrift:
privat:
Mecklenburger Straße 6,
5300 Bonn;
Telefon: (02 28) 37 52 53
dienstlich:
c/o. Hartmannbund,
Godesberger Allee 54,
5300 Bonn 1;
Telefon: (02 28) 81 04-1 42

Hans-Dieter Wendt

geb. am 14. Dezember 1930 in Leipzig. Mitglied der Geschäftsführung und Leiter der Abteilung für Infor-

dienstlich:
c/o ABDA, Postfach 15 01 08
Beethovenplatz 1–3,
6000 Frankfurt/M. 15;
Telefon: (0 69) 75 44-1

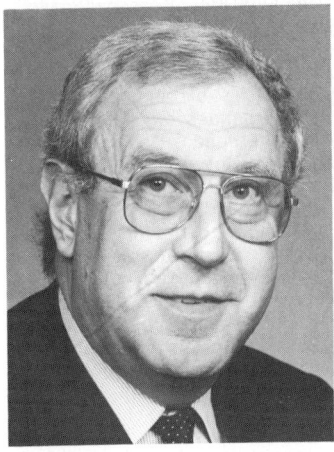

Dr. med. vet. Dipl.-Kfm. Walter Wenninger

geb. am 15. Februar 1938 in Wemding/Bayern. Leiter des Sektors Gesundheit der Bayer AG, Leverku-

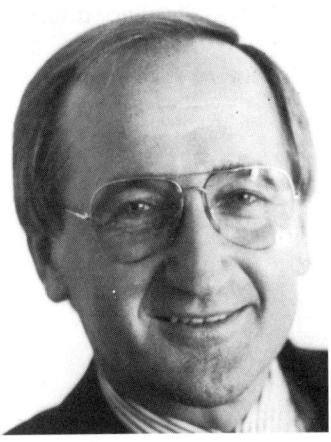

mation und Öffentlichkeitsarbeit der ABDA Bundesvereinigung Deutscher Apothekerverbände sowie Geschäftsführer der Werbe- und Vertriebsgesellschaft Deutscher Apotheker mbH. Mitglied des Beirates der Bundesvereinigung für Gesundheitserziehung e. V. – Besuch des Gymnasiums in Leipzig und Studium an den Universitäten Leipzig, Bonn und Hamburg. Nach journalistischer Tätigkeit und PR-Aufgaben in der Mineralölindustrie Eintritt in die ABDA (1958). Mitglied der DPRG und des DJV. Träger des italienischen Verdienstkreuzes.

Anschrift:
privat:
Hainkopfstraße 13,
6239 Eppstein/Ts.;
Telefon: (0 61 98) 15 16

sen. Studium der Tiermedizin (Promotion zum Dr. med. vet.) und der Betriebswirtschaft (Dipl.-Kfm.) an der Universität München. Eintritt bei Bayer Pharma (1968). Leitende Funktionen bei Cutter, Berkeley/USA (heute Miles Inc.), bei Bayer Pharma in Belgien, als Leiter Pharma Deutschland und als Geschäftsbereichsleiter Diagnostica bei Miles in Elkhart/USA (1984). Leiter des Geschäftsbereichs Selbsmedikation (1987). Leiter des Sektors Gesundheit, der die Ge-

schäftsbereiche Pharma, Selbstmedikation und Diagnostica umfaßt (seit 1989). Stellv. Sprecher des Vorstandes der Medizinisch-Pharmazeutischen Studiengesellschaft (MPS), des Zusammenschlusses von sieben forschenden Arzneimittelherstellern in Deutschland.
Anschrift:
Bayer AG
Sektor Gesundheit
D-5090 Leverkusen, Bayerwerk;
Telefon: (02 14) 30 86 89

Sanitätsrat Dr. med. dent. Werner Werling

geb. am 9. April 1928 in Landau/Pfalz. Zahnarzt in Hochstadt/Krs. Südl. Weinstraße. Vorstandsvor-

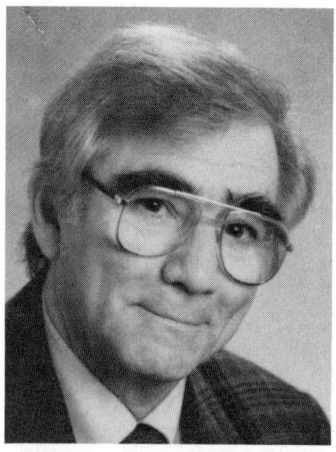

sitzender der Kassenzahnärztlichen Veeinigung (KZV) Pfalz in Ludwigshafen (seit 1987). – Lufwaffenhelfer, Kriegsdienst, Gefangenschaft (1944). Abitur in Landau (1947). Studium der Zahnheilkunde an der Johannes-Gutenberg-Universität in Mainz (1948). Approbation als Zahnarzt (1951). Verschiedene regionale Ehrenämter (seit 1953). Mitglied der Vertreter-Versammlung der Kassenzahnärztlichen Vereinigung/Bezirkszahnärztekammer Pfalz sowie der Landeszahnärztekammer Rheinland-Pfalz (seit 1977). Vorstandsmitglied und stellv. Landesvorsitzender des Freien Verbandes Deutscher Zahnärzte Landesverband Rheinland-Pfalz (1979–1984). Stellv. Vorsitzender der KZV Pfalz (1984–1987). Stellv. Vorsitzender der BZK Pfalz (1984–1992). Vizepräsident der Landeszahnärztekammer Rheinland-Pfalz (1987–1992). Ehrennadel der Deutschen Zahnärzte in silber (1986). Ernennung zum Sanitätsrat durch den Ministerpräsidenten von Rheinland-Pfalz (1990).
Anschrift:
Hauptstraße 155,
6741 Hochstadt/Pfalz,
Kreis Südliche Weinstraße

Dipl.-Pol. Justin Westhoff

geb. am 13. Juli 1948. Medizin- und Wissenschaftsjournalist, Selbständig. Autor, Moderator, Reporter und Kolumnist für Tageszeitungen, Fachzeitschriften, Hörfunk und Fernsehen. – Studium der Politologie und Publizistik, Volontariate bei Zeitung, Hörfunk und Fernsehen, Pressestelle, Mitglied im Arbeitskreis Medizinpublizisten und im DJV. Theodor-Wolff-Preis (1988). Wächterpreis der Tagespresse (1988). Journalistenpreis der Deutschen AIDS-Stiftung (1987).

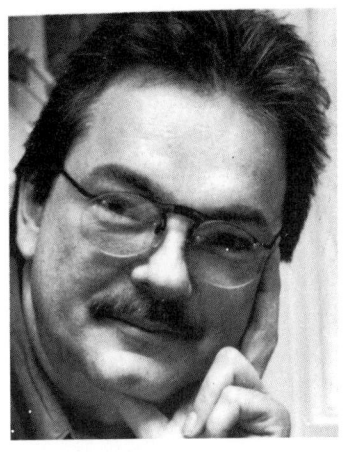

Dipl.-Pol. Justin Westhoff

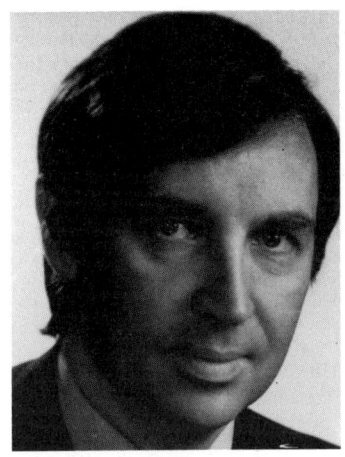

Dr. med. dent. Ulrich Wick

Anschrift:
Silingenweg 5,
1000 Berlin 19;
Telefon: (0 30) 3 02-20-10
Fax: (0 30) 2 03-30-20

Dr. med. dent. Ulrich Wick

geb. am 1. April 1945 in Zeitz. Zahn-
arzt. Mitglied im Bundesvorstand
des Freien Verbandes Deutscher
Zahnärzte (FVDZ). Stellvertretender
Landesvorsitzender im Landesver-
band Niedersachsen des FVDZ.
Mitglied im Vorstand der kassen-
zahnärztlichen Vereinigung Nieder-
sachsen (KZVN). Approbation und
Promotion (1970). Niederlassung in
eigener Praxis (1972). Publikatio-
nen zum betriebswirtschaftlichen
Umfeld der zahnärztlichen Praxis.
Anschrift:
Langenweg 95,
2900 Oldenburg i. O.;
Telefon: (04 41) 3 04 60 00
Fax: (04 41) 3 04 62 04

Prof. Dr. med. habil. Dr. med. Wolfgang Wildmeister

geb. am 21. Juni 1939 in Düsseldorf.
Chefarzt der Inneren Abteilung und
ltd. Chefarzt des Hospitals z. Hl.
Geist, Kempen, 1. Vizepräsident des
Berufsverbandes Deutscher Internisten (BDI). Fortbildungsbeauftrag-
ter der Nordrhein. Akad. f. ärztl. Fort-
u. Weiterbildung der ÄK und Kassenärztl. Vereinigung Nordrhein.
Vorsitzender des BDI – Landesgruppe Nordrhein. Vorsitzender der
Gemeinschaft fachärztl. Berufsverbände Nordrhein. Vorsitzender des
Kath. Hilfswerks für Behinderte.
Verantwortl. Redakteur der Mitteilungen des BDI in DER INTERNIST,
Springer Verlag. – Beginn des Medizinstudiums (1961). Staatsexamen
und Promotion (1967). 2. Med. Universitätsklinik Düsseldorf (seit
1969). Wahl zum Chefarzt der Inne-

333

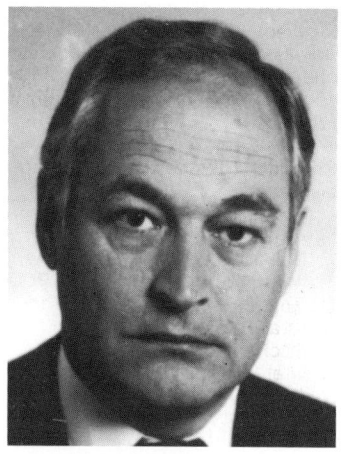 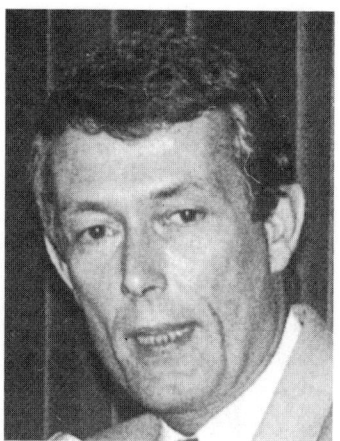

ren Abt. des Hospitals z. Hl. Geist
und Habilitation (1975). Professor
für Innere Medizin (Universität Düsseldorf) (1979). Publikationen: 5 Medizinische Bücher, über 150 Publikationen.
Anschrift:
c/o Hospital zum Hl. Geist
Von-Broichhausen-Allee 1,
4152 Kempen 1;
Telefon: (0 21 52) 14 23 70 (382)
Fax: (0 21 52) 14 23 11

Dr. med. dent.
Winfried Will

geb. am 26. September 1941 in Köln.
Niedergelassener Zahnarzt in eigener Praxis. Mitglied des Vorstands
der Kassenzahnärztlichen Bundesvereinigung. Mitglied des Vorstands
der Kassenzahnärztlichen Vereinigung Nordrhein. Referent für Öffentlichkeitsarbeit der KZBV. –
Staatsexamen und Promotion

(1966). Niederlassung (1969). Stu-
dium Universität Köln (1961–1966).
Anschrift:
Stammheimer Straße 103–105,
5000 Köln 60;
Telefon: (02 21) 76 51 11
Fax: (02 21) 7 60 38 97

Professor Dr. rer. pol.
Eberhard Wille

geb. am 15. April 1942 in Berlin.
Universitätsprofessor für Volkswirtschaftslehre und Finanzwissenschaft an der Universität Mannheim,
dort Inhaber des Lehrstuhls für
Volkswirtschaftslehre, insbesondere Planung und Verwaltung öffentlicher Wirtschaft. – Studium der
Volkswirtschaftslehre an der Universität Bonn, ebenda Abschluß als
Diplom-Volkswirt (1962–1966). Promotion an der Universität Mainz
(1969). Habilitation an der Universität Mainz mit der Venia Legendi für

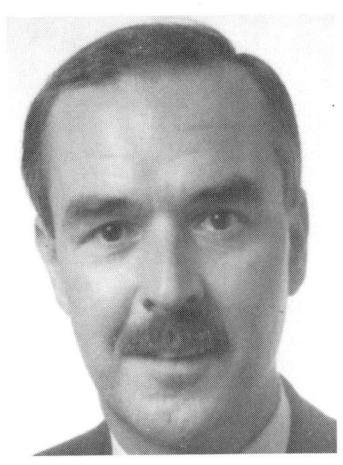

schungsbereiches 5 (1984–1987). Mitglied des Wissenschaftlichen Beirats der Gesellschaft für öffentliche Wirtschaft (seit 1990). Publikationen: Planung und Information, Berlin 1970. Die mehrjährige Finanzplanung (zusammen mit K. Schmidt), Tübingen 1970. Beiträge zur gesamtwirtschaftlichen Allokation, Frankfurt et al. 1983. Informations- und Planungsprobleme in öffentlichen Aufgabenbereichen, Frankfurt et al. 1986. Konkrete Probleme öffentlicher Planung, Frankfurt et al. 1986.

Anschrift:
Josef Braun-Ufer 23,
6800 Mannheim;
Telefon: (06 21) 41 46 09

die Fächer „Volkswirtschaftslehre und Finanzwissenschaft" (1973). Ruf auf die ordentliche Professur für Volkswirtschaftslehre und Finanzwissenschaft an der TU-Darmstadt; Ruf auf den Lehrstuhl für Volkswirtschaftslehre IV an der Universität Mannheim (1975). Ruf auf den Lehrstuhl für Finanzwissenschaft an der Universität Passau (1978) und auf einen solchen an der Universität Gießen (1982). Ruf auf den Lehrstuhl bzw. das Institut für Verwaltungswissenschaften an der Hochschule der Bundeswehr Hamburg und Ruf auf den Lehrstuhl für Wissenschaftliche Staatswissenschaften, insbesondere Finanzwissenschaft an der Hochschule für Verwaltungswissenschaften Speyer (1990). Preis der Fakultät und eine Förderung durch die Gesellschaft der Freunde der Universität für die Dissertation, Mitglied des Wissenschaftlichen Beirats beim Bundesministerium für Wirtschaft (seit 1983), Sprecher des Sonderfor-

Dr. med.
Jochen Wimmenauer

geb. am 23. Dezember 1943 in Metz. Hauptgeschäftsführer der Landesärztekammer Rheinland-Pfalz und

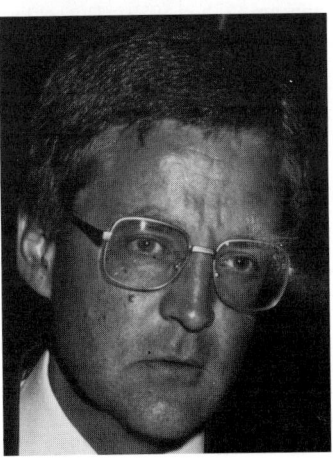

derer Akademie für ärztliche Fortbildung. Redaktion des Ärzteblattes
Rheinland-Pfalz. – Nach dem Abitur
Banklehre (1965). Studium der Juri-
sprudenz in Berlin und Köln (1971)
und der Medizin in Mainz (1978). In
der Folge wissenschaftlicher Mitarbeiter beim IMPP, Medizinaldezer-
nent beim Regierungspräsidium in
Darmstadt und Gutachter beim Lan-
desversorgungsamt Hessen. Kaufmännischer Geschäftsführer der
Landesärztekammer Hessen (seit
1986). Wechsel zur Landesärztekammer Rheinland-Pfalz (1990).
Anschrift:
dienstlich: Deutschhausplatz 3,
6500 Mainz;
Telefon: (0 61 31) 22 58 31
privat: Eleonorenstraße 18,
6503 Mainz-Kastel;
Telefon: (0 61 34) 2 66 11

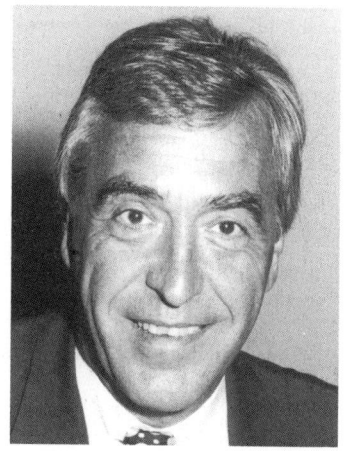

Diplom-Betriebswirt Werner Wimmer

Diplom-Betriebswirt
Werner Wimmer

geb. am 12. Juni 1939 in Düsseldorf.
Bankdirektor. Mitglied des Vorstandes der Deutschen Apotheker- und
Ärztebank eG, Düsseldorf. Mitglied
des Aufsichtsrates der GAD Gesellschaft für automatische Datenverarbeitung eG, Münster. – Abschluß
der kaufmännischen Ausbildung
(1958). Studium (1965). Eintritt in die
Deutsche Apotheker- und Ärztebank eG, Hauptverwaltung, Düsseldorf (1. Juli 1965). Bestellung zum
stellvertretenden Mitglied des Vorstandes (1983). Bestellung ordentlichen Mitglied des Vorstandes
(1988).
Anschrift:
Emanuel-Leutze-Straße 8,
4000 Düsseldorf 11;
Telefon: (02 11) 59 98-1 35

Günther Windschild

geb. am 15. April 1930 in Köthen/
Anhalt. Politischer Korrespondent
für den Westdeutschen Rundfunk in
Bonn mit Schwergewicht auf Innen-
und Sozialpolitik. Kommentator bei
Radio Bremen, Bayerischem Rundfunk, Hessischem Rundfunk, Süd-
deutschem Rundfunk. Kommentator und Berichterstatter für Publikationen der Ärzte- und Zahnärzteschaft sowie der sozialen Krankenversicherung. – Studien der
Theologie und der politischen Wissenschaften an der Kirchlichen
Hochschule Berlin und der Universität Marburg. Nach Abitur und
Landwirtschaftslehre in der DDR
Tätigkeit als Verlagsbuchhändler in
Berlin, zugleich freie Mitarbeit beim
Sender Freies Berlin. Redakteur der
Zeitschrift „Die Mitarbeit" und Dozent an der Evangelischen Sozial-

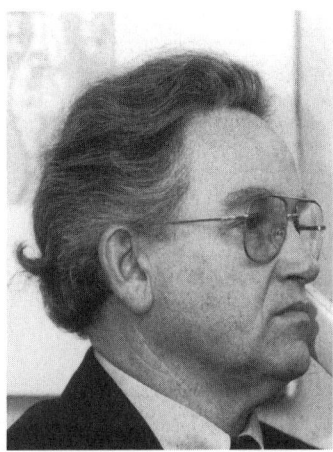

Dr. med. Kuno Winn

geb. am 7. März 1945 in Pasewalk/
Pommern. Praktischer Arzt. Beisitzer im geschäftsführenden Bundes-

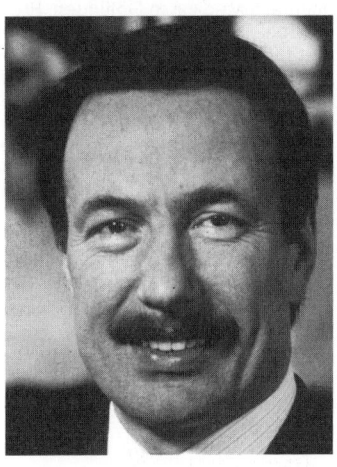

akademie in Friedewald/Wester-
wald (1955–1961). Redakteur für
Sozialpolitik beim Westdeutschen
Rundfunk in Köln (1962–1979). Politischer Korrespondent für den WDR
Bonn (seit 1980). Träger der Goldenen Ehrennadel des Behinderten-
verbandes VdK Deutschland und
der Ehrennadel der Deutschen
Apothekerschaft. Publikationen:
„Tips für Arbeitnehmer – Rechte und
Chancen der Bürger. Überblick über
die soziale Sicherung", herausgegeben von Presse- und Informa-
tionsamt des Bundesregierung. Mitautor des Stern-Buches „Was der
Staat Dir schuldet".
Anschrift:
privat:
Am Börschsgarten 20,
5000 Köln 90;
Telefon: (0 2 03) 6 50 81
dienstlich:
WDR, Studio Bonn,
Dahlmannstraße 15,
5300 Bonn 1;
Telefon: (02 28) 20 62 15

vorstand des Hartmannbundes.
Schatzmeister des Hartmannbundes. Vorsitzender des Landesverbandes Niedersachsen im Hartmannbund. Delegationsleiter der
deutschen Delegation bei der UE-
MO. Beisitzer im Vorstand der Kassenärztlichen Vereinigung Niedersachsen, Bezirksstelle Hannover.
Mitglied der Vertreterversammlung
der Kassenärztlichen Vereinigung
Niedersachsen. Mitglied des Lan-
desfachausschusses „Gesundheitspolitik" der CDU Niedersachsen. Mitglied des Kreisvorstandes
der CDU Hannover-Stadt. Vorsitzender des CDU Ortsverbandes
Isernhagen-Süd. Beratender Bürger im Gesundheitsausschuß des
Rates der Landeshauptstadt Hannover. Landtagskandidat der CDU
(1990). – Abitur auf dem 2. Bildungs-

337

weg in Göttingen (1968). Studium der Humanmedizin an der Georg-August-Universität Göttingen, Staatsexamen (1973). Dissertation am Max-Planck-Institut für experimentelle Medizin in Göttingen, Promotion (1973). Medizinalassistentenzeit mit anschließender Approbation (1974/1975). Stabsarzt bei der Bundeswehr (1975/1976). Assistenzarzt in der Urologischen Klinik der Medizinischen Hochschule Hannover (bis Aug. 1977). Niedergelassener praktischer Arzt (seit 1977). Lehrbeauftragter für Allgemeinmedizin an der Universität Marburg (WS 1986/1987). Mehrere wissenschaftliche Veröffentlichungen.

Anschrift:
Uhlandstraße 31,
3000 Hannover 1;
Telefon: (05 11) 58 00 08

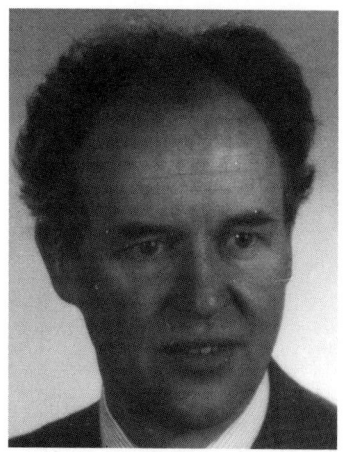

Anschrift:
c/o Grünenthal GmbH
Postfach 1 29,
5190 Stolberg;
Telefon: (0 2402) 10 33 42

Dr. Franz A. Wirtz

geb. am 14. November 1932 in Aachen. Geschäftsführender Gesellschafter der Grünenthal GmbH, Aachen. Schatzmeister. Mitglied des Geschäftsführenden Vorstandes und des Gesamtvorstandes des Bundesverbandes der Pharmazeutischen Industrie (BPI). – Studium der Chemie in München, Bonn und Aachen. Promotion zum Dr. rer. nat. (Sommer 1960). Ein Jahr Pharma-Marketing in den USA. Eintritt in die Firma Grünenthal. Ernennung zum Geschäftsführer (Nov. 1962). Mitglied des Landesvorstandes Nordrhein-Westfalen (seit 1964). Mitglied des Gesamtvorstandes (seit 1976). Schatzmeister des BPI (seit 1982).

Oberpharmazierat
Dr. rer. nat.
Diplomökonom
Apotheker
Helmut Wittig

geb. am 3. Juni 1939 in Udestedt bei Erfurt. Inhaber der Böttger-Apotheke in Schleiz/Thüringen. Vorsitzender des Thüringer Apothekerverbandes e. V. (Mitglied des ABDA-Vorstandes (kooptiert seit Sept. 1991). – Studium der Pharmazie in Jena (1957–1962). Apothekenleiter in Schleiz und Kreisapotheker (seit 1965). Fern-Studium der Wirtschaftswissenschaften/Ökonomie in Jena (1970–1975). Diplomökonom (1975). Betrieb einer privaten Apotheke (seit Okt. 1990).

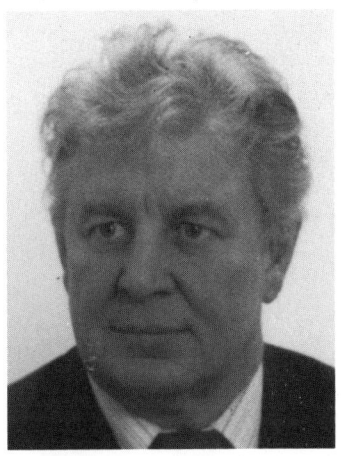 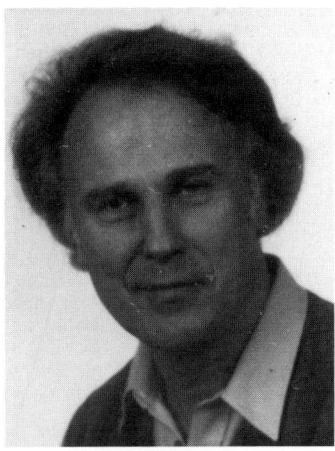

Anschrift:
privat:
Geschwister-Scholl-Weg 38,
O-6551 Gräfenwarth;
Telefon: 03 66 47 / 7 28
dienstlich:
Markt 5 / 6
O-6550 Schleiz
Telefon: 0 36 63 / 30 21

Priv.-Doz. Dr. med. Roland Wönne

geb. am 23. März 1940 in Berlin. Chefarzt am Clementine-Kinderhospital Frankfurt am Main. Leiter der Abteilung Pädiatrische Pneumologie und Allergologie. Sekretär der Gesellschaft für Pädiatrische Pneumologie. Lehre am Zentrum der Kinderheilkunde der Universität Frankfurt. Landesverbands-Vorsitzender des Marburger Bundes Hessen. – Studium der Medizin (1960–1966). Promotion (1966). Medizinalassi-stent (1967–1969). Wiss. Arbeiten an der Univ. Rochester, N. Y. USA (1969–1971). Weiterbildung Pädiatrie Univ.-Kinderklinik Frankfurt (1972–1975). Wiss. Studien am Hospital for Sick Children, Toronto, Canada (1977). Oberarzt der Abteilung Allgemeine Pädiatrie II am Zentrum für Kinderheilkunde der Univ. Frankfurt am Main (1978–1991). Habilitation für das Gebiet Kinderheilkunde mit einer Pneumologischen Arbeit (1988). – Über 70 wiss. Publikationen.

Anschrift:
Theobald-Christ-Straße 16,
6000 Frankfurt 1;
Telefon: (0 69) 40 58 07-70
Fax: (0 69) 43 26 84

Heinz-Günter Wolf

geb. am 13. Januar 1947 in Cuxhaven. Apotheker, Inhaber der Rathaus-Apotheke Hemmoor. Vorsit-

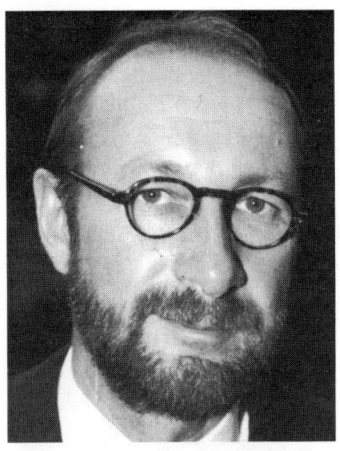 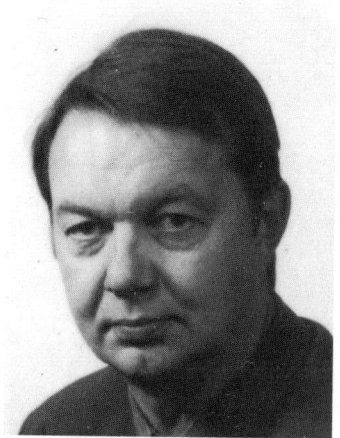

zender des Landesapothekerverbandes Niedersachsen. Vorstandsmitglied des Deutschen Apothekervereins. – Studium der Pharmazie in Passau und München. Tätigkeit als mitarbeitender Apotheker in Bayern und Niedersachsen. Eröffnung der Rathaus-Apotheke (1978). Publikationen: Autor der Reihe „Rezeptur des Monats" in der Pharmazeutischen Zeitung.

Anschrift:
Zentrumstr. 11,
2170 Hemmoor;
Telefon: (0 47 71) 32 42
Fax: (0 47 71) 52 42

Dr. med. Udo Wolter

geb. am 8. Februar 1948 in Wittstock/Dosse (Ostprignitz). Arzt (seit 1974). Weiterbildungsassistent für Chirurgie (Wittstock und Neuruppin) (seit 1974). Facharzt für Chirurgie am Bezirkskrankenhaus Neuruppin (seit 1979). Oberarzt auf der Unfallchirurgischen Abteilung des Bezirkskrankenhauses (seit 1985). Gründungsmitglied der Landesärztekammer Brandenburg zuständig für Weiterbildung (Juni 1990). 1. Legislaturperiode Vorsitzender Ausschuß Weiterbildung (bis Apr. 1992). 2. Legislaturperiode Vizepräsident der Landesärztekammer (seit Apr. 1992). – Abitur (1966). Zunächst ein Jahr Hilfspfleger am Kreiskrankenhaus Wittstock. Wehrdienst. Danach Studium der Humanmedizin an der Ernst-Moritz-Arndt-Universität in Greifswald (1968–1974). Staatsexamen und Diplom-Mediziner. Weiterbildungsassistent für Chirurgie in Wittstock (1974–1977). Am Bezirkskrankenhaus Neuruppin (bis 1979). Facharzt auf der Unfallchirurgischen Abteilung in Neuruppin (seit 1979). Bis jetzt als Unfallchirurg tätig. Promotion mit einem unfallchirurgischen Thema (1981–1984). Oberarzt und stellv. Chefarzt am jetzigen Ruppiner Krankenhaus (seit 1985).

Anschrift:
August-Fischer-Straße 9,
O-1950 Neuruppin;
Telefon: (0 33 91) 53 52

Dr. Bernhard Worms

geb. am 14. März 1930 in Stom-
meln/Rheinland. Staatssekretär im
Bundesministerium für Arbeit und

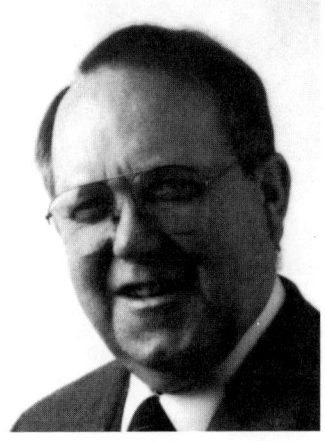

Sozialordnung. Bundesvorsitzender der Senioren-Union. – Landrat
Erftkreis (1975–1983). Vorsitzender
der Landtagsfraktion NRW (1983–
1990). Mitglied des Deutschen Bundestages (1. Dez. 1992). Staatssekretär im Bundesministerium für Arbeit und Sozialordnung (seit 1. Febr.
1991).
Anschrift:
Staatssekretär im
Bundesministerium für Arbeit und
Sozialordnung
Rochusstraße 1,
5300 Bonn 1;
Telefon: (02 28) 5 27 51 60

Dipl.-Volksw. Dr. rer. pol. Thomas Zalewski

geb. am 28. März 1951 in Stuttgart.
Hauptgeschäftsführer der Kassenärztlichen Vereinigung Nord-Würt-

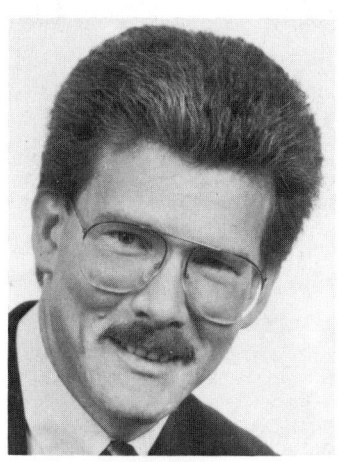

temberg. – Nach dem Studium der
Volkswirtschaftslehre an der Technischen Universität Berlin wissenschaftlicher Mitarbeiter am Institut
für Gesundheits-System-For-
schung Kiel mit dem Schwerpunkt
Weiterentwicklung der gesetzlichen
Krankenversicherung unter dem
Aspekt ihrer langfristigen Finanzier-
barkeit. 1984 Berufung zum Mitglied
der Institutsleitung. Im selben Jahr
Promotion zum Dr. rer. pol. an der
Universität Hannover. 1985 Übernahme des Grundsatzreferats in der
Kassenärztlichen Vereinigung
Nord-Württemberg in Stuttgart. Seit
1. Juli 1987 Hauptgeschäftsführer
der Kassenärztlichen Vereinigung
Nord-Württemberg. Zahlreiche Pu-
blikationen.

Anschrift:
Aichelestraße 17,
7000 Stuttgart 70;
Telefon: (07 11) 45 52 87

Jürgen Zellmann

geb. am 5. Juni 1940 in Ludwigshafen/Rh. Freier Journalist mit Schwerpunkt Gesundheits- und

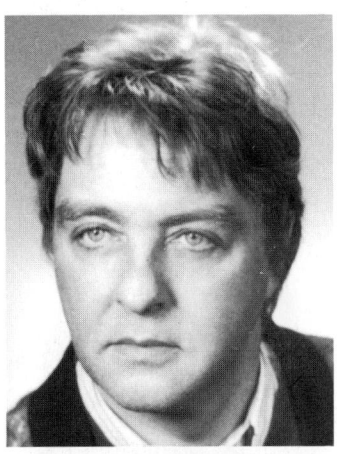

Dr. med. Albert Zeller

geb. am 6. August 1920 in Stuttgart. Allgemeinarzt in 7000 Stuttgart 50. Stellv. Vorsitzender der Kassenärzt-

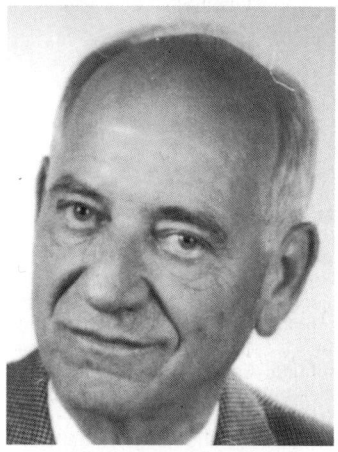

lichen Vereinigung Nord-Württemberg (seit Januar 1977). – Medizin-Studium in München und Tübingen. Weiterbildung hauptsächlich im Städt. Krankenhaus Esslingen. Bundesverdienstkreuz 1. Klasse. Zahlreiche Artikel in med. und standespolitischen Zeitschriften.

Anschrift:
Einsteinstraße 53,
7000 Stuttgart 50 (Bad Cannstatt);
Telefon: (07 11) 5 30 05 08

Sozialpolitik. – Nach Abitur Studium Rechtswissenschaft u. Sprachen (1959). Volontariat (1966–1968). Werbetexter in Kaufhauskonzern (1969). Redakteur beim Verband Deutscher Drogisten (VDD) in Köln. Redakteur der NAV-Verbandszeitschrift „der niedergelassene arzt" (1975). Redakteur der Zeitschrift des Hartmannbundes „Der Deutsche Arzt" (1975-1980). Wiedereintritt in die NAV-Redaktion (1981). Chefredakteur der Zeitschrift „der niedergelassene arzt", offizielles Organ des Verbandes der niedergelassenen Ärzte Deutschlands (1982–1987).

Anschrift:
Krohstraße 2/12,
5000 Köln 51;
Telefon: (02 21) 34 36 14/18

Sanitätsrat Dr. med. dent.
Franz Zimmer

geb. am 13. Nov. 1928 in Stuttgart. Zahnarzt. Präsident der Kassenzahnärztlichen Vereinigung Saar-

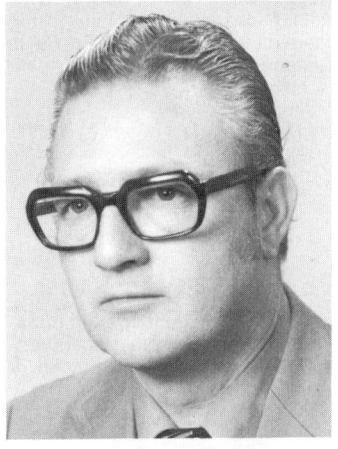

land. Vorstandsmitglied der KZBV (1970–1978). Stellv. Vorsitzender (1974–1978). Wieder KZBV-Vorstandsmitglied (seit 1990). – Nach dem Besuch des Realgymnasiums in Merzig Studium der Zahnheilkunde in Mainz. Staatsexamen und Approbation als Zahnarzt (1955). Promotion (1956). Assistententätigkeit in der väterlichen Praxis in Merzig/Saar. Niederlassung als Nachfolger des Vaters in eigener Praxis (1961). Präsident der Kassenzahnärztlichen Vereinigung Saarland (seit Jan. 1967). Vorstandsmitglied der Kassenzahnärztlichen Bundesvereinigung (1970). Vorsitzender des Vereins der Saarknappschafts-Zahnärzte e. V. (seit März 1970). Stellv. Vorsitzender der Ärztekammer des Saarlandes – Abteilung Zahnärzte – (seit Mai 1974). Stellv. Vorsitzender der Kassenzahnärztlichen Bundesvereinigung (1974–1978). Ehrennadel der Deutschen Zahnärzte in Silber (Sept. 1976). Bundesverdienstkreuz am Bande (30. Okt. 1978). Ernennung zum Sanitätsrat durch die Regierung des Saarlandes (Nov. 1980). Ehrennadel der Deutschen Zahnärzte in Gold (Jan. 1983). Bundesverdienstkreuz 1. Klasse (11. März 1985). Autor der Struktur- und Bedarfsanalyse „Die zahnärztliche Versorgung im Saarland".
Anschrift:
Dolomitenstraße 14,
6640 Merzig;
Telefon: (0 68 61) 24 66

Dr. med.
Gerd W. Zimmermann

geb. am 1. Januar 1949 in Offenbach/Main. Prakt. Arzt. Freier Medizinjournalist. Chefredakteur

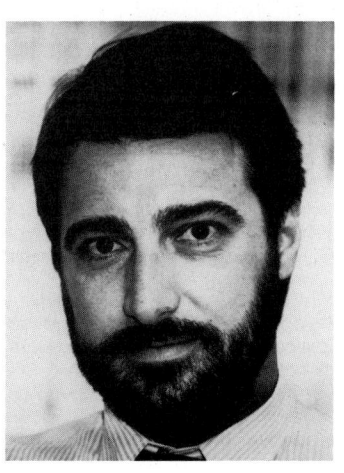

„Hausarzt in Hessen". Stellvertretender Landesvorsitzender des BPA Hessen. Mitglied des BPA Bundesvorstandes. – Studium Medizin Frankfurt/Main, Staatsexamen „sehr gut", Weiterbildung in Pfronten/Allg., Darmstadt u. Frankfurt/M. (1969–1976). Promotion „Summa cum lande" (embryolog. Thema). Publikationen: Gebührenliste (Kommentar zur Gebührenordnung (EBM), regelmäßige Publikationen in der medizinischen Fach- u. Standespresse.
Anschrift:
Hauptstraße 49
6238 Hofheim/Taunus;
Telefon: (0 61 92) 2 88 85
Fax: (0 61 92) 2 84 79

Dr. med. dent.
Klaus Zöller

geb. am 3. Juli 1937 in Steinfeld/Oldbg. Fachzahnarzt für Kieferorthopädie. Vorstandsmitglied der

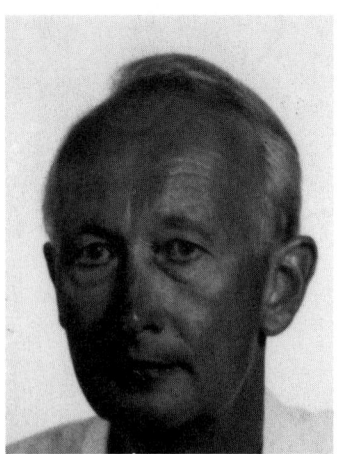

Kassenzahnärztlichen Bundesvereinigung. Vorstandsmitglied des Berufsverbandes der Deutschen Kieferorthopäden. – Abitur in Vechta/Oldbg. (1959). Staatsexamen/Promotion (1965). Bundeswehr (1966). Assistent Uni-Zahn-Klinik Köln/Fachausbildung (bis 1971). Niederlassung in freier Praxis in Osnabrück (seit 1971). Standespolitik (seit 1985).
Anschrift:
Lotter Straße 75,
4500 Osnabrück;
Telefon: (05 41) 4 80 66/67
Fax: (05 41) 43 26 11

Dr. med. Siegfried Zöllner

geb. am 23. November 1935 in Saparua/Indonesien. Niedergel. Internist. 2. Vorsitzender d. Bezirksärzte-

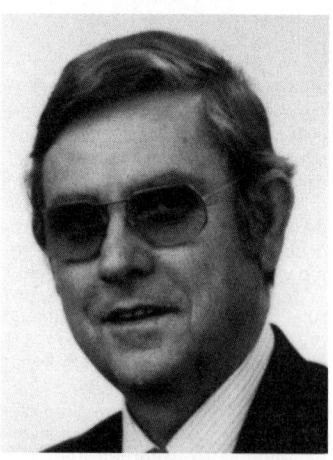

kammer Rheinhessen. Mitglied im Kuratorium und Vorstand der Akademie für Ärztliche Fortbildung Rheinland-Pfalz. Vorsitzender d.

Öffentlichkeitsausschusses d. Bezirksärztekammer u. Kassenärztlichen Vereinigung Rheinhessen. Vorsitzender d. BDI-Landesgruppe Rheinhessen. – Staatsexamen, Universität Heidelberg (1965). Promotion zum Dr. med. (1965). Bestallung als Arzt (1967). Anerkennung als Arzt für Innere Medizin (1973). Als Internist in Mainz niedergelassen (seit 1974).
Anschrift:
Adam-Karrillon-Straße 24,
6500 Mainz;
Telefon: (0 61 31) 67 21 80

Martin Andreas Zündorf

geb. am 9. April 1957 in Köln. Leiter Kommunikation der Medizinisch-Pharmazeutischen Studiengesell-

senschaften mit den Nebenfächern Philosophie und Religionspädagogik (1978–1983). Magisterexamen (1983). Freier Mitarbeiter bei der Siegburger Redaktion des „Kölner Stadt-Anzeigers" (1984). Redakteur bei der Marburger Bund-Zeitschrift „der arzt im krankenhaus" (1985). Chefredakteur der Marburger Bund-Zeitschrift „der arzt im krankenhaus" (1986). Chefredakteur der Marburger Mitgliedszeitung „marburger bund – Ärztliche Nachrichten" (1988–1992). Leiter der Abteilung Kommunikation der Medizinisch-Pharmazeutischen Studiengesellschaft e. V., Bonn (seit 1992).
Anschrift:
Medizinisch-Pharmazeutische Studiengesellschaft e. V.
Abt. Kommunikation
Dreizehnmorgenweg 44,
5300 Bonn 2;
Telefon: (02 28) 8 19 99-17

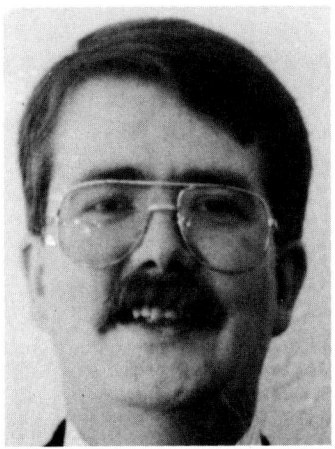

schaft (MPS). – Abitur am Städt. Blücher-Gymnasium Köln (1976). Ableistung des Zivildienstes (1976–1978). Studium der Politischen Wis-

Porträts nach Sparten

Ärzteschaft

Abel, Dr. Dietrich von	21
Abshagen, Prof. Dr. Ulrich W. P.	22
Ackermann, Dr. Else	23
Adam, Dieter Robert	24
Arnold, Prof. Dr. Martin Michael	26
Bachmann, Prof. Dr. Klaus-Ditmar	30
Balthasar, Dr. Rüdiger	31
Bartels, Dr. Horst	32
Beck, Dr. Winfried	33
Beleites, Dr. Eggert	34
Berensmann, Dr. Rolf D.	34
Beyerle, Dr. Ludger	37
Bialas, Dr. Rolf	37
Bittmann, Dr. Klaus	38
Blinzler, Dr. Manfred	39
Blum, Dr. Gernot	40
Boeck, Dr. Dieter	42
Bollmann, Dieter	44
Borelli, Prof. Dr. Siegfried	44
Bosch, Merte	46
Bourmer, Prof. Dr. Horst R.	47
Brandstädter, Prof. Dr. Walter	48
Braun, Dr. Michael	49
Braunsdorf, Dr. Andreas	51
Brautmeier, Bernhard	51
Brenner, Dr. Gerhard	51
Brinker, Fritz	52
Broglie, Maximilian Guido	53
Brüggemann, Dr. Eckhard	53
Calais, Dr. Peter	54
Carstens, Dr. Veronica	55
Dahl, Dr. Peter	59
Damerau-Dambrowski, Dr. Volker von der	60
Demmer, Ralf	61
Diettrich, Prof. Dr. Heinz	66
Donner, Dr. Andreas	69
Dulce, Prof. Dr. Hans-Joachim	72
Eberle, Dr. Sibylle	73
Eckel, Prof. Dr. Heyo	73
Eckhard, Dr. Werner	74
Eggstein, Gerd	75
Eitmann, Dr. Heinrich	76
Enders, Dr. Wolfram	77
Engbrocks, Helga	78
Engelhard, Dr. Hans Heinrich	78
Erkens, Dr. Reinhard	79
Feige, Dr. Lothar	81
Feldmann, Dr. Hans Uwe	81
Feyerabend, Dr. Horst	82
Flatten, Dr. Günter	83
Flenker, Dr. Ingo	83
Freier, Dr. Sighart	85
Freund, Raimund	85
Friebel, Dr. Henning	86
Fritz, Dr. Rüdiger O.	87
Fuchs, Prof. Dr. Christoph	90
Furch, Dr. Wolfgang	91
Gadomski, Dr. Franz	91
Gerhardt, Dr. Günter	96
Gießwein, Dr. Hans	97
Göthlich, Peter	99
Gottstein, Prof. Dr. Ulrich	101
Gräf, Stefan	102
Grifka, Dr. Joachim	104
Guthmann, Dr. Dieter	108
Hach, Dr. Friedrich	110
Härter, Prof. Dr. Georg	110
Hahn, Dr. Klaus-Michael	111
Hammerschlag, Lutz	113
Hasselblatt-Diedrich, Dr. Ingrid	115
Hauenstein, Dr. Elisabeth	116
Heck, Helmut	117
Hege, Dr. Hans	117
Hellbrücke Prof. Dr. Theodor, Friedrich	121
Helming, Dr. Hans-Joachim	122
Henke, Rudolf	122
Henninges, Dr. Dietrich	124
Herborn, Dr. Ulrich	125
Herzog, Dr. Horst	126
Hess, Dr. Rainer	127
Hess, Renate	127
Hinrichs, Dr. Folkert	129
Hirschmann, Dr. Erwin	130
Höfgen, Ralf	131
Hoffmann, Prof. Dr. Hermann	132
Hofmann, Dr. Gerd Guide	133
Hofmann, Dr. Mariantonius	134
Hollmann, Prof. Dr. Wildor	135

Hollmann, Dr. Angela 136
Holzgartner, Dr. Hartwig 136
Hommel, Dr. Hans-Jürgen 137
Hoppe, Dr. Jörg-Dietrich 137
Horn, Donald 139
Huber, Dr. Ellis 139
Hügle, Dr. Bernd 141
Humbert, Dr. Rolf 142
Illiger, Prof. Dr. Hans Jochen 142
Jarmatz, Dr. Heinz F. 145
Jepsen, Dr. Hartwin 146
Jesberger, Hans-Jürgen 146
Jöckel, Dr. Hans 147
Joussen, Dr. Kurt 148
Junker, Dr. Martin 150
Kachel, Dr. Reiner 150
Kamps, Dr. Hans 151
Kater, Dr. Hermann 151
Kellner, Dr. Ehrhard 154
Kielstein, Dr. Helga 155
Kindt, Dr. Lutz 156
Kirchhoff, Dr. Ulrich 157
Kirchner, Dr. Roger 157
Kirsten, Dr. Wolf-Dieter 158
Klitzsch, Dr. Wolfgang 162
Klotz, Dr. Helmuth 162
Knuth, Dr. Peter 164
Koch, Bertram 165
Koch, Dr. Peter 165
Kochsiek, Prof. Dr. Kurt 167
Köhler, Elke 168
Kölle, Dr. Günter 169
König, Prof. Dr. Benno 169
Kößling, Prof. Dr. Friedrich Karl 170
Kohne, Dr. Horst 171
Kolkmann, Prof.
Dr. Friedrich-Wilhelm 172
Kossow, Dr. Klaus-Dieter 173
Kreuter, Dr. Hansheinz 177
Kruse-Jarres, Prof. Dr. Jürgen D. 179
Kunze, Prof. Dr. Detlef 182
Lange, R. Hartwig 185
Lenz, Dr. Fritz 188
Leonhardt, Prof. Dr. Peter 188
Lerch, Dr. Wolfgang 189
Kori-Lindner, Dr. Claus 190
Lipinski, Jens 191
Loch, Prof. Dr. Franz Carl 191

Löckermann, Dr. Horst 192
Maas, Dr. Hans-Jürgen 195
Mader, Dr. Frank H. 196
Mahn, Dr. med. Hermann 198
Martin, Dr. Georg 200
Mau, Prof. Dr. Harald 200
Meier-Greve, Dr. Hans-Jürgen 204
Meinke, Dr. Ludger 204
Meisel, Dr. Eckhard 205
Merten, Dr. Utz P. 206
Mitrenga, Dr. Dieter 207
Möhrle, Dr. Alfred R. 208
Mössinger, Dr. Paul 209
Montgomery, Dr. Frank Ulrich 210
Morell, Dr. Christian 211
Morhard, Dr. Kurt 212
Müller, Dr. Hubertus 214
Müller, Dr. Jürgen 215
Müller, Wolfgang 216
Müller, Dr. Wolfgang 216
Munter, Dr. Karl-Heinz 218
Naundorf, Dr. Frank 219
Nick, Dr. Gernot 221
Nöldner, Klaus 222
Norpoth, Prof. Dr. Kurt 225
Oberer-Haag, Dr. Jutta 227
Ocklenburg, Dr. Heinz-Rudi 228
Oelze, Dr. Fritz 229
Oesingmann, Dr. Ulrich 230
Oettgen, Hans-Jürgen 230
Ollenschläger Dr. Günter 231
Overmeyer, Franz-Egon 233
Pack, Dr. Willi 234
Paul, Dr. Carola 235
Piepgras, Dr. Guido 237
Popović, Dr. Michael F. R. 239
Preyss, Dr. Johann
Alexander von 242
Prößdorf, Dr. Klaus 243
Ratschko, Dr. Karl-Werner 245
Regler, Konrad 246
Reichel, Dr. Klaus 247
Reinauer, Dr. Hans 248
Reitinger, Dr. Jürgen 249
Retzlaff, Dr. Ingeborg 250
Ries, Roland 252
Ripplinger, Dr. Helmut 253
Röderer, Dr. Karl-Heinz 254

348

Rohde, Dr. Dietrich	254	Ernst-Eberhard	327
Rosset, Dr. Christoph	255	Weinholz, Dr. Harthmut	328
Rossi, Dr. Axel de	255	Weise, Dr. Gerlinde	328
Samuel, Dr. Kurt	258	Weismüller, Dr. Josef	329
Sander, Dr. Winfried	259	Weisner, Dr. Eckhard	329
Schaefer, Dr. Otfrid P.	261	Wildmeister, Prof. Dr. Wolfgang	333
Scherf, Dr. Hanno	264	Wimmenauer, Dr. Jochen	335
Schimmel, Dr. Klaus-Christof	266	Winn, Dr. Kuno	337
Schlauß, Dr. Hans-Joachim	267	Wönne, Dr. Roland	339
Schmid, Dr. Manfred	270	Wolter, Dr. Udo	340
Schmidt, Hans-Jürgen	271	Zalewski, Dr. Thomas	341
Schmidt, Thomas	273	Zeller, Dr. Albert	342
Schmolke, Dr. Bruno	274	Zimmermann, Dr. Gerd W.	343
Schneider, Dr. Ingo	276	Zöllner, Dr. Siegfried	344
Schönwald, Dr. Willi	277		
Schottdorf, Dr. Bernd	279		
Schröder, Dr. Karl Bernhard	280		
Schulz-Dusenschön, Bernd	281		

Apothekerschaft

Schumacher-Wandersleb, Dr. Otto	282	Articus, Volker	27
Schwenke, Dr. Peter	285	Behnsen, Dr. Gerhard	33
Schwoerer, Dr. Peter	286	Bethge, Dr. Ulrich	36
Seifert, Prof. Dr. Klaus	287	Blume, Prof. Dr. Henning	41
Sewering, Prof. Dr. Hans Joachim	288	Braun, Prof. Dr. Rainer	49
Speth, Jörg-Erich	291	Dinnendahl, Prof. Dr. Volker	67
Stamm, Dr. Thomas	293	Doppert, Dr. Hans	68
Staudt, Prof. Dr. Johannes	294	Friese, Hans-Günter	87
Steinhilper, Dr. Gernot	296	Funke, Jürgen	90
Steudel, Dr. Andreas	297	Gelberg, Dr. Hans-Jochen	95
Stobrawa, Franz F.	297	Haupt, Dr. Manfred	116
Thaer, Wilhelm	302	Keller, Hermann Stefan	153
Theopold, Prof. Dr. Wilhelm	303	Klämbt, Dr. Richard	160
Thierfelder, Dr. Dietrich	304	Kochsiek, Prof. Dr. Kurt	167
Thöle, Dr. Wolfgang	305	Langeneckert, Dr. Willy	186
Thomas, Dr. Hans-Jürgen	306	Maiß, Dr. Johannes	198
Thomas, Prof. Dr. Lothar	307	Mannetstätter, Dr. Egon	199
Timm, Dr. Gerhard	310	Münkner, Dr. Dietrich	217
Ullmann, Dr. Hansdieter	312	Nettesheim, Horst E.	220
Vilmar, Dr. Karsten	313	Pieck, Dr. Johannes	237
Voelker, Dr. Klaus	315	Raida, Dr. Wilhelm	245
Volkmann, Hans-Werner	317	Reichert, Gerhard	248
Volkmann, Dr. Joachim	318	Schmall, Dr. Hartmut	269
Wagner, Dr. Klaus	320	Stürzbecher, Klaus	299
Walther, Dr. Helmut	321	Theurer, Dr. Günter	304
Wasmuth, Dr. Gerd-Rüdiger	323	Trautmann, Heinz	310
Weidig, Dr. Wolfgang	325	Trockel, Werner	311
Weinhold, Prof. Dr.		Vorderwülbecke, Dr. Ulrich	319
		Wehle, Ernst-Heinrich	325

Wittig, Dr. Helmut 338
Wolf, Heinz-Günter 339

Zahnärzte

Babin, Dr. Wolfgang 29
Blanck, Dr. Klaus-Jürgen 38
Braun-Himmerich, Dr. Jürgen 50
Eckert, Dr. Peter 74
Frank, Dr. Michael 84
Gilles, Manfred 98
Groß, Dr. Bernd-Volker 104
Grosse, Dr. Norbert 105
Gutermann, Dr. Wolfgang 108
Gutmann, Dr. Ralph 108
Harndt, Prof. Dr. Raimund 114
Hünecke, Dr. Hans 141
Kopp, Dr. Wilfried 172
Krenkel, Dieter 177
Kultscher, Dr. Eberhard 181
Löffler, Dr. Rolf-Jürgen 192
Mahlenbrey, Dr. Kurt 197
May, Dr. Christian 201
Müller, Erich H. 213
Natusch, Dr. Dieter 219
Osing, Dr. Wilhelm 232
Raff, Horst 244
Schad, Wilfried 260
Schmidt, Jochen 272
Schmidt, Dr. Ulrich, E. 273
Schneck, Dr. Alois 275
Schulz, Dr. Rolf 282
Sitte, Dr. Klaus-Peter 290
Sommer, Dr. Dieter 291
Steiner, Bertram 295
Stridde, Dr. Claus 299
Tascher, Dr. Hans-Joachim 301
Tiemann, Dr. Burkhard 307
Werling, Dr. Werner 332
Wick, Dr. Ulrich 333
Will, Dr. Winfried 334
Zimmer, Dr. Franz 343
Zöller, Dr. Klaus 344

Pharma

Afting, Prof. Dr. Ernst-Günter 24

Detert, Dr. Dirk 65
Geursen, Dr. Robert 97
Granitza, Dr. Axel 102
Hartl, Dr. Fritz 114
Hell, Dr. Thomas 118
Huber, Dr. Walter Th. 140
Kramer, Dr. Rolf 175
Krebs, Prof. Dr. Rolf 176
Labs, Dr. Rotraut 183
Lang, Dr. Bertil 184
Loeper, Dr. Hubertus von 193
Madaus, Dr. John-Werner 196
May, Dr. Manfred 202
Mrosek, Dr. Helmut 212
Münnich, Prof. Dr. Frank E. 217
Musshafen, Gerhard 218
Nelde, Hansjürgen 220
Nolden-Temke, Hans Günter 224
Nord Prof. Dr. Dietrich 224
Osterhus, Werner 233
Pütter, Dr. Sigurg 244
Richter, Dr. Hermann 250
Ried, Dr. Heinz 251
Roberts, Edward R. 253
Rüger, Dr. Claus 257
Schenck, Prof. Dr Hans Uwe 264
Schneider, Dr. Erich-Dieter 275
Scholtholt, Prof. Dr. Josef 278
Schwabe, Dr. Wolf-Dietrich 283
Schwarzkopf, Prof. Dr.
Hans-Joachim 285
Seidscheck, Dr. Mark 287
Smiegielski, Dr. Edwin 290
Spickschen, Dr. Thorlef 291
Stein, Peter-Georg 294
Vita, Dr. Giuseppe 314
Vogel, Prof. Dr. Hans Rüdiger 316
Wegener, Dr. Bernd 324
Weihrauch, Prof. Dr.
Thomas R. 326
Wenninger, Dr. Walter 330
Wirtz, Dr. Franz 338

Krankenkassen

Frommknecht, Heinrich 88
Fruschki, Hansjoachim 90

Glaeske, Dr. Gerd	98	Tegtmeier, Dr. Werner	302
Heinz, Gustav	119	Thomae, Dr. Dieter	305
Jegust, Horst	145	Wagner, Baldur	319
Kaula, Karl	152	Worms, Dr. Bernhard	341
Stuppardt, Rolf	300		
Wagner, Norbert	321		

Politiker /
Ministerialbeamte

Altherr, Dr. Walter	25
Axtheim, Dr. Hans-Henning	28
Babel, Dr. Gisela	29
Bergmann-Pohl, Dr. Sabine	35
Blüm, Dr. Norbert	39
Cronenberg, Dieter-Julius	58
Dreßler, Rudolf	70
Gaertner, Irmgard	92
Galle, Ulrich	92
Geisler, Dr. Hans	95
Gollert, Dr. Klaus	101
Günther, Horst	107
Heyenn, Günther	128
Hiller, Walter	128
Hoppensack, Dr. Hans-Christoph	138
Jansen, Günther	144
Jung, Karl	148
Knaape, Dr. Hans-Hinrich	164
Krajewski, Christiane	174
Kraus, Rudolf	176
Lehr, Prof. Dr. Ursula Maria	187
Luther, Peter	194
Menzel, Dr. Bruno	206
Otto, Dr. Helga	233
Pfaff, Prof. Dr. Martin	235
Pförringer, Prof. Dr. Wolfgang	236
Runde, Ortwin	257
Schäfer, Barbara	261
Schemken, Heinz	263
Schleicher, Ursula	268
Schreiber, Werner	279
Schulte, Gerhard	281
Schuster, Dr. R. Werner	283
Seehofer, Horst	286
Steinbach, Prof. Dr. Manfred	295
Süssmuth, Prof. Dr. Rita	300

Journalisten

Abdolvahab-Emminger, Hamid	21
Apfelbach, Dr. Jörg	26
Aumiller, Dr. Jochen	27
Barske, Udo	32
Bodenstein, Joe F.	41
Boehm, Gero von	42
Bollinger, Hans Michael	43
Born, Ulrich	45
Brandt, Michael	48
Burkart, Günter	54
Clade, Dr. Harald	55
Clemens, Prof. Dr. Hans-Joachim	57
Combach, Rolf	57
Conradt, Max	58
Dallibor, Klaus	59
Daniel, Andreas	60
Demus, Dr. Helmut	62
Ditzel, Peter	68
Doppelfeld, Prof. Dr. Elmar	69
Dreher, Jürgen	70
Drexler, Ingrid	71
Dückers, Alexander	72
Elkeles, Dr. Thomas	77
Eschenbach, Klaus-Dieter	80
Esser, Elmar	80
Flöhl, Dr. Rainer	84
Friel, Hartmut	86
Frühmorgen, Prof. Dr. Peter	88
Fruhstorfer, Dr. Beate	89
Gehlen, Arnold	93
Grasmugg, Dr. Bruno	103
Große-Nordhaus Dr. Henning	105
Habrich, Eberhard	109
Häussermann, Dr. Ekkhard	111
Halter, Dr. Hans	112
Hamm, Prof. Dr. Walter	113
Heinzl, Dr. Susanne	120
Hennings, Rosmarie	123
Henning, Klaus Jürgen	124

Jachertz, Norbert	143	**Weitere Porträts**	
Kathe, Helmut	152	Baier, Prof. Dr. Horst	30
Kieselbach, Kurt	155	Beske, Prof. Dr. Fritz	36
Kißmann, Regina	159	Deneke, Prof. J. F. Volrad	63
Koch, Wolfgang	166	Derwein, Ursula	64
Kosek, Dr. Peter J.	173	Deutsch, Richard	65
Kramarz, Susanna	175	Eimeren, Prof. Dr. Wilhelm van	76
Kühnemann, Dr. Antje-Katrin	180	Eitmann, Dr. Heinrich	76
Küpper, Dr. Jost	180	Engelen-Kefer, Dr. U.	78
Lange, Wolfgang W.	185	Geiger, Hans	93
Laschet, Helmut	186	Geiger, Dr. Helmut	93
Lojewski, Günter von	193	Großklaus, Prof. Dr. Dieter	106
Massing, Dr. Horst-Aloysius	200	Helf, Jürgen	120
Maus, Josef	201	Herder-Dorneich, Prof. Dr.	
Meenzen, Ursel	203	Philipp	125
Mohl, Dr. h. c. Hans	210	Hoffmeister, Prof. Dr. Hans	133
Morck, Dr. Hartmut	211	Holler, Albert	134
Nürnberger, Klaus	226	Jagoda, Bernhard	143
Ochel, Ursula Anne	228	Kleinsorge, Prof. Dr. Hellmuth	160
Ossen, Peter	232	Klinkhammer, Dr. Ferdinand	161
Pauling, Ute	235	Kröger, Prof. Dr. Hans	178
Plassmann, Walter	238	Labisch, Prof. Dr. Alfons	183
Pohl, Dieter J. R.	238	Liebold, Rolf	189
Postina, Thomas	240	Manasek, Dr. Andreas	199
Preusker, Dr. Uwe K.	241	Maydell, Prof. Dr. Bernd	
Pritzel, Martin	243	Baron von	202
Retiet, Malte	249	Metzler, Arno	207
Rudolph, Hagen	256	Müller Prof. Dr. Hans-Werner	213
Schattenfroh, Dr. Silvia	263	Neubauer, Prof. Dr. Günter	221
Schlegel, Hartmut	268	Nösser, Bruno	223
Schmickler, Heinz-Gert	270	Oberender, Prof. Dr. Peter	226
Schmidt, Dieter W.	271	Pott, Dr. Elisabeth	241
Schmidt, Klaus	272	Rehnig, Klaus O.	247
Schmieder, Wilfried	274	Sayn-Wittgenstein-Hohenstein,	
Schneidrzik, Dr. Willy E. J.	276	Botho Prinz zu	260
Schön, Lilo	277	Schettler, Prof. Dr. Gotthard	265
Semlitsch, Argo	288	Schroeder-Printzen, Günther	280
Strelow, Karlheinz	298	Schwartz, Prof. Dr.	
Trenckmann, Prof. Dr. Heinz	311	Friedrich Wilhelm	284
Völker-Albert, Dr. Marita	314	Spiess, Prof. Dr. Heinz	292
Vogt, Dr. Michael	317	Steinigen, Dr. Manfred	296
Vollmer, Rainer	318	Straube, Dr. Dietmar	298
Wendl, Friedrich Georg	330	Tiemann, Dr. Susanne	308
Wendt, Hans-Dieter	331	Troschke, Prof. Dr. Jürgen	
Westhoff, Justin	332	Freiherr von	312
Zündorf, Martin Andreas	345	Wannagat, Dr. Georg	322
		Weber, Dieter	324
		Wille, Prof. Dr. Eberhard	334
		Wimmer, Werner	336